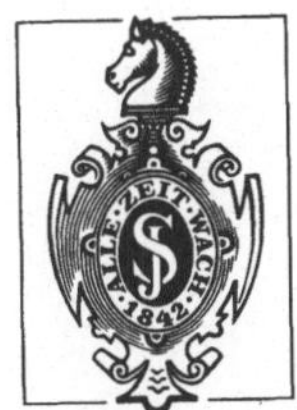
ALLE ZEIT WACH
1842

K. H. Wiedmann (Hrsg.)

Therapeutische Probleme bei chronischen Lebererkrankungen

Unter Mitarbeit von
E.-H. Egberts, O. Epstein, A. Jedrychowski, C. Niederau
M. Scheurlen, J. Schölmerich, W. Stremmel, G. Strohmeyer
K. H. Wiedmann

Mit einem Geleitwort von W. Dölle

Mit 56 Abbildungen und 79 Tabellen

Springer-Verlag Berlin Heidelberg New York
London Paris Tokyo Hong Kong

Karl Hermann Wiedmann, Priv.-Doz. Dr. med., Oberarzt
Medizinische Universitätsklinik, Abteilung I
Otfried-Müller-Str. 10
D-7400 Tübingen

ISBN-13:978-3-540-51022-2 e-ISBN-13:978-3-642-74671-0
DOI: 10.1007/978-3-642-74671-0

CIP-Titelaufnahme der Deutschen Bibliothek
Therapeutische Probleme bei chronischen Lebererkrankungen /
K. H. Wiedmann (Hrsg.). Unter Mitarb. von E.-H. Egberts ... -
Berlin ; Heidelberg ; New York ; London ; Paris ; Tokyo ; Hong Kong
Springer, 1989
ISBN-13:978-3-540-51022-2 (Berlin ...) brosch.

NE: Wiedmann, Karl H. [Hrsg.]; Egberts, Eick-Hartwig [Mitverf.]

Satz: Daten- und Lichtsatz-Service, Würzburg

2121/3130-543210 – Gedruckt auf säurefreiem Papier

Geleitwort

Wie der Titel dieses Buches unterstreicht, gibt es bei der Therapie chronischer Leberkrankheiten viele Probleme. Auf kaum einem Gebiet der Inneren Medizin findet sich eine solche Diskrepanz zwischen der Zahl der vorgeschlagenen Behandlungsverfahren und den wissenschaftlich nachgewiesenen Therapieerfolgen. Die Fülle der auf dem Markt befindlichen Pharmaka mit dem Anspruch der Besserung oder Heilung von Lebererkrankungen dokumentiert dieses Dilemma. Hinzu kommt, daß die chronischen Lebererkankungen ein weites Spektrum ätiologisch und pathogenetisch unterschiedlicher Krankheitsbilder umfassen. Außerdem sind noch viele Fragen zur Ätiologie und Pathogenese unbeantwortet. Der häufig schubweise und keineswegs immer fortschreitend sich verschlechternde Spontanverlauf vieler chronischer Leberkrankheiten erschwert zudem die kritische Beurteilung von Therapiemaßnahmen und erfordert eine aufwendige und häufig notwendigerweise über lange Zeiträume durchzuführende klinische Prüfung. Nur so kann bei der Therapie die Spreu vom Weizen getrennt werden.

Dieses Buch hat sich zur Aufgabe gestellt, auf dem Gebiet der chronischen Leberkrankheiten den gegenwärtigen Wissensstand über die Therapie darzustellen und insbesondere die Probleme und die damit noch offenen Fragen herauszuarbeiten. Das Buch kann zwar keinen Anspruch auf Vollständigkeit erheben, die wesentlichen Aspekte der Therapie chronischer Lebererkrankungen werden jedoch, auch unter Einbeziehung der besonderen Formen chronischer Lebererkrankungen, berücksichtigt. Dabei zeigt sich immer wieder, daß, von Ausnahmen abgesehen, nur in ganz wenigen Fällen eine echte kausale Behandlung möglich ist. Vielmehr handelt es sich in der Mehrzahl der Therapieverfahren um den Versuch, korrigierend in das pathophysiologische Geschehen einzugreifen und auf diese Weise das weitere Fortschreiten einer im natürlichen Verlauf progressiven Lebererkrankung zu verzögern oder zu verhindern. Ferner gelingt es auf diese Weise, Komplikationen und sekundäre Krankheitsphänomene, wie z.B. Aszites oder Encephalopathie, therapeutisch zu beeinflussen.

Ich wünsche dem Buch eine breite Leserschaft unter den Ärzten, damit kritisches Verständnis für die Probleme der Therapie chronischer Lebererkrankungen sich in einer rationalen Behandlung für möglichst viele Patienten auswirken kann.

Tübingen, Mai 1989 W. Dölle

Vorwort

Das therapeutische Vorgehen bei chronischen Leberkrankheiten ist in den letzten Jahren zunehmend komplizierter geworden, was sich in einer Vielzahl von Publikationen auf diesem Gebiet widerspiegelt. Der therapeutische Nihilismus früherer Jahre ist von differenzierten Therapieversuchen abgelöst worden, in die auch dank neuer Erkenntnisse zur Pathogenese und Pathophysiologie von Leberkrankheiten moderne Behandlungen Eingang gefunden haben.

Im vorliegenden Buch werden einige ausgewählte wichtige Therapieformen chronischer Leberkrankheiten und der damit verbundenen Probleme diskutiert und vor dem Hintergrund pathogenetischer und pathophysiologischer Überlegungen entwickelt. Auf dem Gebiet der Differentialtherapie der chronischen Hepatitis wurden die speziellen Therapieformen der autoimmunen und virusinduzierten Hepatitis, der primär biliären Zirrhose, des Morbus Wilson und der Hämochromatose ausgewählt, bei den Komplikationen chronischer Leberkrankheiten werden die Behandlung des Aszites und Nierenversagens, der Ösophagusvarizenblutung, der portosystemischen Enzephalopathie und der Gerinnungsstörungen besprochen. Die Autoren haben sich bemüht, den derzeitigen Stand der Therapie aufzuzeigen und praktische Richtlinien für den Leser zu geben.

Tübingen, Mai 1989 K. H. Wiedmann

Inhaltsverzeichnis

Mitarbeiterverzeichnis

Prof. Dr. med. E.-H. Egberts, Kreiskrankenhaus, Röntgenstr. 18, D-4930 Detmold

Dr. O. Epstein, Department of Medicine, Royal Free Hospital, Pondstreet, London NW 3 2 QG, England

Prof. Dr. med. A. Jedrychowski, Medizinische Universitätsklinik, Abteilung I, Otfried-Müller-Str. 10, D-7400 Tübingen

Dr. C. Niederau, Abteilung für Gastroenterologie des Zentrum für Innere Medizin der Universitätsklinik Düsseldorf, Moorenstr. 5, D-4000 Düsseldorf

Dr. M. Scheurlen, Medizinische Universitätsklinik, Abteilung I, Otfried-Müller-Str. 10, D-7400 Tübingen

Prof. Dr. med. J. Schölmerich, Medizinische Universitätsklinik, Hugstetterstr. 55, D-7800 Freiburg

Prof. Dr. med. W. Stremmel, Abteilung für Gastroenterologie des Zentrum für Innere Medizin der Universitätsklinik Düsseldorf, Moorenstr. 5, D-4000 Düsseldorf

Prof. Dr. med. G. Strohmeyer, Abteilung für Gastroenterologie des Zentrum für Innere Medizin der Universitätsklinik Düsseldorf, Moorenstr. 5, D-4000 Düsseldorf

Priv. Doz. Dr. med. K. H. Wiedmann, Medizinische Universitätsklinik, Abteilung I, Otfried-Müller-Str. 10, D-7400 Tübingen

Die Differentialtherapie der chronischen Hepatitis

K. H. Wiedmann

Die chronische Hepatitis ist ein heterogenes Krankheitsbild mit verschiedenen klinischen Manifestationen und unterschiedlichen Verläufen. Die Diagnose beruht im wesentlichen auf charakteristischen histopathologischen Leberveränderungen [1], auch wenn eine persistierende Transaminasenerhöhung von mehr als 6 Monaten sowie gelegentlich charakteristische klinische Befunde auf eine solche Erkrankung hinweisen können.

Die histologischen Veränderungen werden nach allgemein gültigen Kriterien in eine chronisch-persistierende Hepatitis (CPH), chronisch-aktive Hepatitis (CAH) und chronisch-lobuläre Hepatitis (CLH) eingeteilt [4]. Besonders bei Vorliegen einer schweren CAH mit ausgeprägten Nekrosen muß mit einem Übergang in eine Zirrhose gerechnet werden.

Hinter den morphologischen Veränderungen der „chronischen Hepatitis" verbergen sich die unterschiedlichsten Ätiologien, deren Abklärung für die Abschätzung des natürlichen Krankheitsverlaufes und für die einzuleitende spezifische Therapie ganz entscheidend ist (Tabelle 1). Die spezifischen Therapieversuche der „klassischen" chronischen Hepatitis – der autoimmunen und virusbedingten Form – und verschiedener anderer Lebererkrankungen, die histologische Wesensmerkmale der chronischen Hepatitis zeigen können, wie der M. Wilson, die Hämochromatose und die primär-biliäre Zirrhose, sind in den entsprechenden Kapiteln dargestellt.

Die Therapie der alkohol- und medikamentenbedingten chronischen Hepatitis besteht im Weglassen der auslösenden Noxe, was in nahezu allen Fällen zum Stillstand der Krankheit führt. Wenig Gesichertes gibt es zur spezifischen Behandlung der primär sklerosierenden Cholangitis. Verschiedene Untersuchungen mit Immunsuppressiva sind im Gang. Entscheidend ist bei dieser

Tabelle 1. Erkrankungen, die sich hinter dem histologischen Bild der chronischen Hepatitis verbergen können

Virushepatitis	Alkohol
– Typ B	Hämochromatose
– Typ Delta	α_1-Antitrypsin-Mangel
– Typ Non-A-non-B	Primär-biliäre Zirrhose
Autoimmune Hepatitis	Primär-sklerosierende Cholangitis
M. Wilson	
Medikamente	
(z. B. α-Methyldopa)	

Erkrankung die antibiotische Behandlung, wenn Cholangitiden auftreten, und die chirurgische oder endoskopische Beseitigung von großen dominierenden Gallengangsstenosen sowie die Aufnahme der Patienten in ein Lebertransplantationsprogramm bei fortgeschrittener Leberkrankheit. Eine Therapie für die chronische Lebererkrankung bei α_1-Antitrypsin-Mangel existiert derzeit nicht.

Verschiedene Maßnahmen, die bei der Behandlung einer chronischen Hepatitis immer wieder zur Diskussion gestellt werden, betreffen die Diät, die körperliche Betätigung, die Alkoholabstinenz und die Frage nach „Leberschutztherapeutika".

Eine spezielle Leberdiät ist nicht angezeigt. Die Ernährung soll ausgewogen sein und ausreichende Kalorien enthalten.

Eine Kochsalzrestriktion und Einschränkung der Eiweißzufuhr sind bei Vorliegen einer portalen Hypertension mit Aszitesbildung und Auftreten einer portosystemischen Enzephalopathie einzuhalten. Körperliche Betätigung ist dem Patienten mit einer chronischen Lebererkrankung zu empfehlen und schadet nicht [3]. Bei portaler Hypertension sind schweres Heben und anstrengende sportliche Betätigungen jedoch nicht ratsam.

Es gibt wenig Information, ob mäßiger Alkoholgenuß eine chronische Hepatitis signifikant verschlechtern kann. Trotzdem wird man allen Patienten mit einer solchen Erkrankung von regelmäßigem Alkoholgenuß abraten.

Eine Therapie mit Leberschutzpräparaten ist nicht zu empfehlen, da ihre Wirkung bei chronischer Hepatitis nicht belegt ist.

Bei Vorliegen einer infektiösen Lebererkrankung ist eine Aufklärung hinsichtlich der potentiellen Infektiösität mit großer Sorgfalt und großem Einfühlungsvermögen durchzuführen, um die Patienten nicht zu traumatisieren. Die Patienten sollten darauf hingewiesen werden, kein Blut, keine Muttermilch, kein Sperma und keine Organe zu spenden. Zahnärzte oder andere behandelnde Ärzte sollten über die Infektion informiert werden. Innerhalb der Familie ist eine sorgfältige Hygiene zu beachten (kein gemeinsames Benützen von Zahnbürsten usw.). Der Partner sollte auf Anti-HBs und Anti-HBc getestet werden. Wenn diese serologischen Marker negativ sind, sollte eine aktive Hepatitis-B-Impfung durchgeführt werden. Auch wenn die sexuelle Übertragung von Non-A-non-B-Viren von Patienten mit Posttransfusionshepatitis wahrscheinlich sehr selten ist [2], kann bei ungeschütztem Sexualkontakt nicht mit letzter Sicherheit eine Ansteckung ausgeschlossen werden.

Literatur

1. DeGroote J, Desmet VJ, Gedegk P et al. (1968) A classification of chronic hepatitis. Lancet 2:626–628
2. Dienstag JL, Stevens CE, Szmuness W (1981) The epidemiology of non-A, non-B hepatitis: Emerging patterns. In: Gerety RJ (ed) Non-A, Non-B hepatitis. Academic Press, New York, pp 119–137
3. Müting D, Kalk JF, Bretscher C, Wuzel H (1987) Körperliche Belastbarkeit von Patienten mit chronischer Hepatitis. Med Klin 14:467–471
4. Review by an International Group (1977) Acute and chronic hepatitis revisited. Lancet 2:914–919

Die Therapie der chronischen Virushepatitis – Ein noch ungelöstes Problem mit neuen Perspektiven

K. H. Wiedmann

1 Einleitung

Die chronische Virushepatitis ist eine heterogene Erkrankung, die entweder durch das Hepatitis-B-Virus, das Hepatitis-Delta-Virus oder durch Non-A-non-B-Viren hervorgerufen werden kann. Die beiden ersten Formen sind aufgrund serologischer und molekularbiologischer Methoden eindeutig definiert, die Diagnose der Non-A-non-B-Hepatitis stellt bislang noch eine Ausschlußdiagnose dar und basiert hauptsächlich auf anamnestischen Angaben (Transfusionen, Gerinnungspräparate, Drogenabusus, epidemisches Auftreten), auch wenn sich hier möglicherweise ein Durchbruch in der serologischen Diagnostik durch den kürzlich gelungenen Nachweis von 2 der Non-A-non-B-Viren abzeichnet [8, 44]. Eine spezifische kausale Therapie der verschiedenen Formen der Virushepatitis gibt es bisher leider noch nicht. In den letzten Jahren ist aber etwas mehr Klarheit in die Therapiekonzepte dieser Erkrankungen eingekehrt, und es zeichnen sich geringe Fortschritte ab. Diese sind eng mit den Fortschritten auf dem Gebiet der Virologie und der Aufklärung der Pathogenese der Hepatititen verknüpft, wie man besonders deutlich am Beispiel der Hepatitis-B-Infektion sehen kann.

2 Chronische Hepatitis B

Eine Infektion mit dem Hepatitis-B-Virus (HBV) kann zu verschiedenen Verläufen führen (Abb. 1). Klinisch am eindrucksvollsten ist die akute Hepatitis B, die in 1% der Fälle fulminant verläuft. Bei der Mehrzahl der Patienten (60–70%) verläuft die Infektion subklinisch und führt zu einer permanenten Immunität. Am bedeutungsvollsten ist die Entwicklung einer chronischen Infektion mit dem Hepatitis-B-Virus. Man schätzt, daß insgesamt etwa 5% der Weltbevölkerung chronische Träger dieses Virus sind [165]. Disponierende Faktoren, die zur Viruspersistenz nach einer Infektion führen, sind das männliche Geschlecht, der Immunstatus des Wirts und das Alter, in dem die Infektion erworben wird. Erwachsene entwickeln in etwa 5%–10% der Fälle eine persistierende Infektion [66]. Wird die Infektion perinatal erworben, wie es in „Hochrisikogebieten“ üblich ist, kommt es in 90% der Fälle zu einem chronischen Virusträgertum [11].

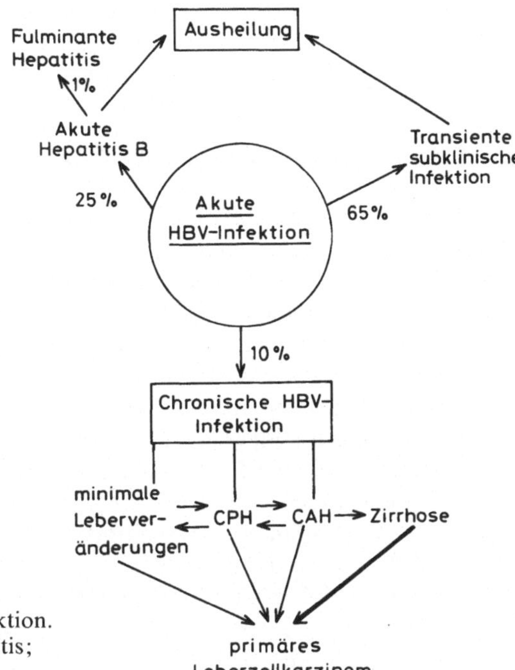

Abb. 1. Verläufe der Hepatitis-B-Infektion. *CPH*, chronisch persistierende Hepatitis; *CAH*, chronisch aktive Hepatitis

Die Bedeutung der Virusträger liegt in ihrer Infektiösität, in der möglichen Entwicklung einer chronischen Leberkrankheit mit allen Spätkomplikationen und in dem erhöhten Risiko, ein primäres Leberzellkarzinom zu entwickeln.

In ihren klinischen, histologischen und viralen Expressionsmustern variiert die chronische Hepatitis stark. Sie kann sehr schwer verlaufen und zur Zirrhose und zum Leberversagen führen oder aber, wie bei den meisten Patienten, mild und asymptomatisch sein, ohne mit einer permanenten Leberschädigung einherzugehen. Die histologischen Veränderungen reichen vom Normalbefund oder minimalen Veränderungen, einer chronisch-persistierenden Hepatitis (CPH), einer chronisch-lobulären Hepatitis (CLH) und einer chronisch-aktiven Hepatitis (CAH) bis hin zur Zirrhose, die in 10–30% aller Fälle zu erwarten ist [67]. Bei Vorliegen einer chronisch-aktiven Hepatitis ist mit einer Progression der Erkrankung in 20–70% der Fälle zu rechnen [27, 84]. Auch bei Vorliegen einer chronisch-persistierenden Hepatitis, der eine günstigere Prognose zugeschrieben wird, entwickelte etwa ein Drittel der Patienten innerhalb der Beobachtungszeit von 38 Monaten eine Progression zur chronisch-aktiven Hepatitis, bzw. Zirrhose, wenn gleichzeitig HBeAg-Positivität vorlag [2].

Die Erforschung der viralen Expressionsmuster der Erkrankung durch Entwicklung serologischer Tests und sensitiver Marker der Virusreplikation mit molekularbiologischen Methoden hat einen tiefen Einblick in die Pathogenese und Dynamik des Verlaufs der chronischen Hepatitis ermöglicht und interessante Assoziationen zwischen der HBV-Replikation und der Aktivität,

Schwere und Progression dieser Erkrankung gezeigt. Zum besseren Verständnis der Therapie werden deshalb zunächst kurz einige virologische und pathogenetische Aspekte der chronischen Hepatitis B erläutert.

2.1 Das Hepatitis-B-Virus (HBV)

Das Hepatitis-B-Virus (Abb. 2) ist ein 42-nm-DNS-Virus, das einzigartig ist und mit einer Reihe anderer Viren die Gruppe der Hepadnaviren bildet [161, 174]. Es hat eine partielle Doppelstrang-DNS, die zirkulär angeordnet ist [132]. Das Nukleokapsid des Virus enthält das Hepatitis-B-core-Antigen (HBcAg), das auch die HBeAg-Determinanten enthält, die als lösliche Proteine im Serum der meisten Patienten mit aktiv replizierendem HBV nachweisbar sind. Die Lipoproteinhülle des Virus ist das HBsAg, das im Blut in Form von 22 nm großen sphärischen und tubulären Strukturen, die nicht infektiös sind, nachgewiesen wird. Die partielle Doppelstrang-DNS hat einen kurzen (+) und einen langen (−) Strang [163], der die genetische Information enthält, die für HBsAg (S-Gen mit Prä-S1 und Prä-S2), HBcAg (C-Gen), die DNS-Polymerase (P-Gen) und das X-Protein (X-Gen) kodiert [174]. Bei der Replikation des Virus wird mit Hilfe einer DNS-Polymerase zunächst die komplette DNS hergestellt, von der eine RNS transkribiert wird, die entweder Virusproteine produziert, oder in HBcAg eingebaut wird. Hier wird dann mit Hilfe einer reversen Transkriptase ein RNS(+)/DNS(−)-Hybrid hergestellt. Der positive DNS-Strang wird dann vom negativen DNS-Strang kopiert [93, 162]. HBV-DNS-Segmente werden im Verlauf der chronischen Infektion an verschiedenen Stellen in die Wirts-DNS der Leber integriert [15, 152]. Nach Beendigung der Virusreplikation führt dies zur weiteren kontinuierlichen Produktion von HBsAg-Partikeln. Die integrierten HBV-Sequenzen könnten über eine Expression von Onkogenen oder Wachstumsfaktoren zur Entstehung des primären Leberkarzinoms beitragen.

2.2 Korrelation molekularbiologischer und virologischer Befunde mit dem Verlauf der chronischen HBV-Infektion

Im natürlichen Verlauf der chronischen HBV-Infektion lassen sich aufgrund molekularbiologischer Befunde 2 Phasen unterscheiden [67, 169]: eine frühe,

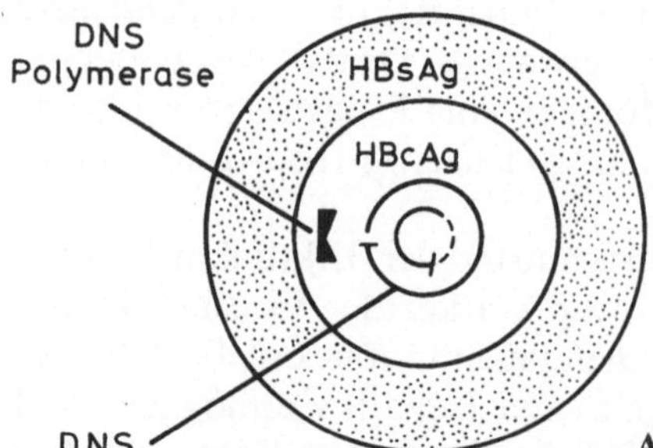

Abb. 2. Struktur des Hepatitis-B-Virus

replikative und eine späte, nichtreplikative Phase (Abb. 3). In der replikativen Phase steht die Virusvermehrung im Vordergrund. Es werden komplette Viruspartikel ins Blut sezerniert, die Patienten sind deshalb hochinfektiös. HBeAg und HBV-DNS-Polymerase sind im Serum als Ausdruck der viralen Aktivität nachweisbar. Im Lebergewebe selbst findet man freie episomale HBV-DNS und HBcAg in den Leberzellen. In dieser Phase kann die chronische Hepatitis klinisch, biochemisch und histologisch sehr aktiv sein und rasch zur Zirrhose und zum Leberversagen führen, aber auch asymptomatisch und milde verlaufen. Das Ausmaß der HBV-Replikation korreliert nicht mit dem Schweregrad der chronischen Leberkrankheit [7, 17, 56]. Patienten mit niedriger Replikationsrate (gemessen an niedrigen HBV-DNS-Spiegeln) können geradezu die schwersten Verläufe einer chronischen Leberkrankheit aufweisen. In einer Untersuchung konnten bei hohen HBV-DNS-Spiegeln keine oder nur selten histologische Veränderungen der Leber nachgewiesen werden, während bei 76% der Patienten mit niedrigen, gerade noch meßbaren Spiegeln histologisch eine chronisch-aktive oder chronisch-lobuläre Hepatitis nachweisbar war [22]. Die replikative Phase kann unterschiedlich lang dauern, u. U. bis zu mehreren Jahrzehnten. Die Beendigung dieses Abschnittes der Infektion und die Einleitung der zweiten, nichtreplikativen Phase zeigt sich gelegentlich in einer Exazerbation der Erkrankung, die klinisch wie eine akute Hepatitis aussehen und mit einer plötzlichen Erhöhung der Transaminasen und Zunahme der histolo-

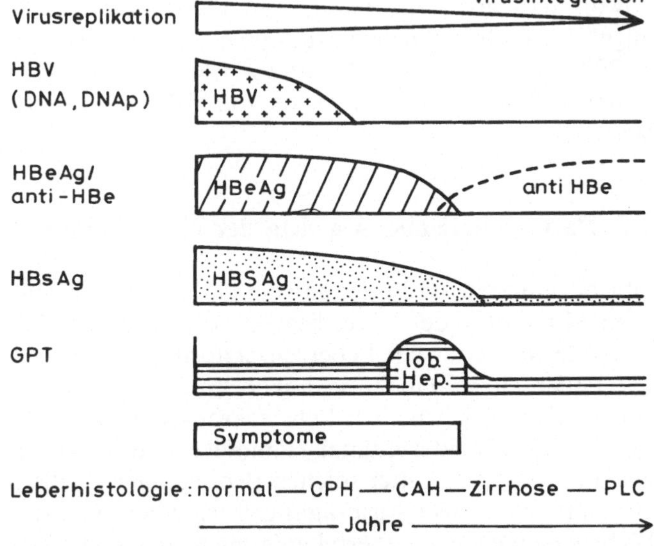

Abb. 3. Natürlicher Verlauf der chronischen Hepatitis-B-Infektion. *CPH*, chronisch persistierende Hepatitis; *CAH*, chronisch aktive Hepatitis; *PLC*, primäres Leberzellkarzinom; *lob. Hep.*, lobuläre Hepatitis. (Nach [169])

gischen Aktivität (chronisch-lobuläre Hepatitis) einhergehen kann [82, 122]. Im weiteren Verlauf kommt es dann zur klinischen Remission mit Abfall der Transaminasen auf Normalwerte und zum Verschwinden der entzündlichen Veränderungen in der Leberhistologie. Serologisch ist diese Phase durch das Verschwinden der DNS-Polymerase, der HBV-DNS und des HBeAg sowie durch das Auftreten von Anti-HBe chrakterisiert. Im Lebergewebe beobachtet man ein Verschwinden der replikativen Form der HBV-DNS und eine Zunahme integrierter HBV-DNS in die Wirts-DNS [15, 56, 152]. Die integrierten Formen der HBV-DNS produzieren weiter geringe Mengen HBsAg, nicht aber andere virale Antigene oder intakte Viren. Deshalb sind die Patienten in der Regel nicht mehr infektiös. Der Übergang von der ersten in die zweite Phase der Erkrankung tritt in 2,5–25% der Patienten pro Jahr auf, gemessen an der Serokonversion von HBeAg zu Anti-HBe [62, 82, 122, 141, 182]. Dies bedeutet in der Regel Abnahme oder sogar Beendigung der viralen Replikation und Übergang in ein latentes Stadium der Infektion mit Inaktivierung der Leberkrankheit (asymptomatische gesunde HBsAg-Träger). Vor dem Hintergrund der spontanen Serokonversion sind die Daten unkontrollierter Therapiestudien bei der chronischen Hepatitis-B-Infektion zu sehen.

Nicht in allen Fällen sistiert nach Serokonversion von HBeAg zu Anti-HBe die entzündliche Aktivität in der Leber. Bei diesen Patienten findet man mit modernsten Methoden (HBV-DNS-Nachweis) weiterhin eine Virusreplikation auf niedrigem Level, ein Befund, der häufig bei südeuropäischen Patienten und Patienten aus dem Orient angetroffen wird [13, 85]. Andere Gründe für eine Verschlechterung oder weiterbestehende Krankheitsaktivität nach Serokonversion zu Anti-HBe sind eine Deltasuperinfektion, eine Infektion mit Non-A-non-B-Viren und möglicherweise auch Autoimmunreaktionen [169], obwohl dies noch Spekulation ist. Ferner kann in der Serokonversion aus ungeklärten Gründen eine „spontane" Reaktivierung der Erkrankung bei bis zu 30% der Patienten beobachtet werden, die mit einer klinischen Verschlechterung und dem Wiederauftreten von HBeAg und HBV-DNS im Serum einhergeht [25].

2.3 Pathogenetische Aspekte der chronischen Hepatitis B

Obwohl eine gewisse Beziehung der aktiven Virusreplikation zu der entzündlichen Aktivität in der Leber besteht, scheint dies nicht der direkt verantwortliche Mechanismus der Leberzellzerstörung zu sein. Dafür spricht, daß manche Patienten bei eindeutig hoher Virusreplikation keine oder nur geringe entzündliche Zeichen einer Lebererkrankung haben – eine Situation, wie man sie häufig bei Kindern, unter Hämodialyse und bei Immunsupprimierten findet [14, 126, 135]. Unter solchen Bedingungen ist die Immunabwehr vermindert, und trotz voller Ausprägung viruskodierter Antigene in Leberzellen wird keine entsprechende Leberschädigung beobachtet. Daraus wurde geschlossen, daß das Virus selbst nicht zytopathogen ist, sondern daß erst die Immunantwort gegen die virusinfizierten Zellen zur Leberschädigung führt [55].

Bei der chronischen Hepatitis B ist das Immunsystem aus unbekannten Gründen nicht in der Lage, die virusreplizierenden Zellen komplett zu eliminieren, obwohl es durch die Virusreplikation, bei der es zur Expression viraler Antigene (wahrscheinlich HBcAg und HBeAg) an der Hepatozytenmembran kommt [97, 117], konstant stimuliert wird. Dem Versagen der Viruselimination kann eine Toleranzentwicklung gegenüber HBV-Proteinen, eine spezifische oder allgemeine Veränderung der zytotoxischen T-Zell-Antwort oder eine Veränderung der humoralen Immunität mit fehlender Virusneutralisation zugrunde liegen. Möglicherweise variieren auch die Mechanismen, die zum chronischen Virusträgertum führen.

Zur Lyse der infizierten Zellen ist eine adäquate Expression von HLA-ABC-Antigenen an der Hepatozytenmembran notwendig, die zusammen mit exprimierten Virusantigenen eine T-Zell-vermittelte zytotoxische Reaktion ermöglichen [33]. Bei Patienten mit chronischer HBV-Infektion wurde nicht wie bei Patienten mit akuter Hepatitis B, wo es zur erfolgreichen Elimination virusinfizierter Zellen kommt, eine Zunahme der HLA-ABC-Expression an der Hepatozytenmembran nachgewiesen [98], was als ein Grund für das Versagen der Immunelimination der infizierten Hepatozyten diskutiert wurde [170].

Wesentliche Faktoren der HLA-Expressionskontrolle sind die Interferone, die bei der Beseitigung verschiedener Virusinfektionen eine entscheidende Rolle spielen [81]. Während man im Ablauf der akuten Hepatitis B „interferoninduzierte" Veränderungen nachweisen konnte [116, 119], wurde von verschiedenen Arbeitsgruppen bei der chronischen Infektion ein vermutlicher Defekt der Interferonproduktion diskutiert [26, 168]. Hinweise dafür sind trotz konstanter Infektion nicht nachweisbare Interferonspiegel im Serum [118], eine fehlende Verstärkung der HLA-ABC-Expression an der Hepatozytenmembran [98] und eine fehlende Aktivierung der zellulären 2′5′-Oligoadenylatsynthetase [119]. Ferner wurde auch gezeigt, daß periphere Blutlymphozyten von Patienten mit chronischer Hepatitis B weniger Alphainterferon produzieren als Lymphozyten von Gesunden, wenn sie mit Viren stimuliert wurden [26, 71, 72, 193]. Es ist bisher aber noch nicht bewiesen, ob diese Veränderungen bereits vor Erwerb der Infektion existent sind und zum chronischen Verlauf beitragen, oder ob es sich um Folgen einer langbestehenden Infektion handelt.

Warum es im Verlauf der chronischen Hepatitis schließlich spontan zur Elimination der virusreplizierenden Zellen und zur Serokonversion von HBeAg zu Anti-HBe kommt, ist derzeit unklar. Von diesem Vorgang bleiben die Hepatozyten, die HBV-Gene integriert haben, unberührt. Diese Zellen enthalten kein HBcAg und HBeAg und sind deshalb auch nicht für dieselben Mechanismen der Immunelimination empfänglich, die zur Lyse virusreplizierender Hepatozyten führten.

2.4 Therapieziele bei der chronischen Hepatitis B

Idealziel einer Behandlung ist die komplette Ausrottung der Infektion mit Verschwinden von HBsAg, HBeAg und der HBV-DNS im Serum und Leber-

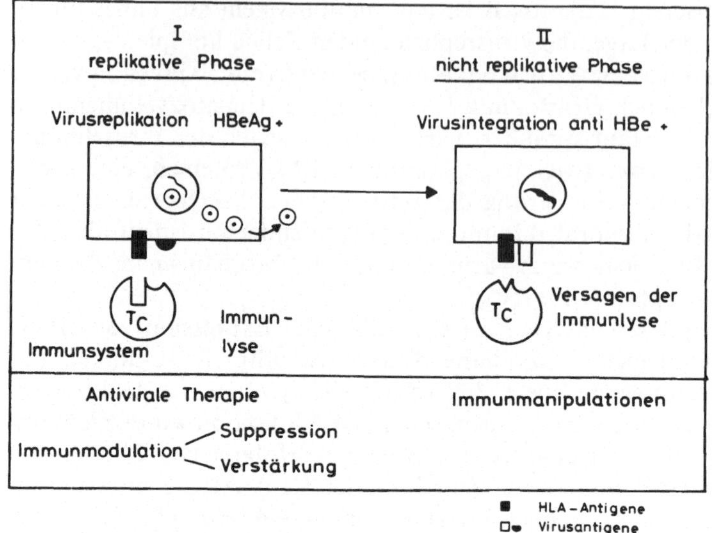

Abb. 4. Therapeutische Ansätze bei der chronischen Hepatitis-B-Infektion in Abhängigkeit vom natürlichen Verlauf der Erkrankung; T_C, zytotoxische T-Lymphozyten

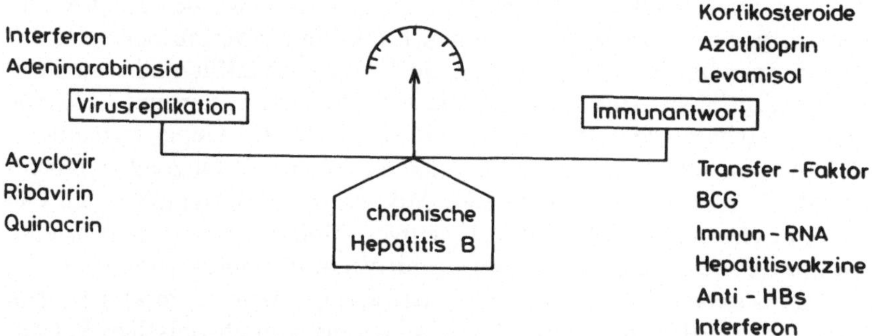

Abb. 5. Antivirale und immunmodulatorische Substanzen zur Therapie der chronischen Hepatitis-B-Infektion

gewebe und damit auch die Beendigung der Lebererkrankung und Infektiosität. Durch die derzeitigen experimentellen Therapieansätze werden aber oft nur Teilziele erreicht. Aufgrund der Überlegungen zur Pathogenese und zum natürlichen Verlauf der Infektion zielen Therapiebemühungen in erster Linie auf die replikative Phase der Erkrankung und damit auf eine Beeinflussung der Virusreplikation und der Immunantwort (Abb. 4). Die Virusreplikation wird durch antivirale Substanzen beeinflußt, die Immunantwort entweder durch stimulierende Substanzen verstärkt oder durch Immunsuppressiva unterdrückt (Abb. 5).

Im Falle der Immunsuppression ist mit keiner Viruselimination, sondern allenfalls mit einer Unterdrückung der Lebererkrankung zu rechnen. Wenn eine antivirale Behandlung vor Eintritt der Virusintegration erfolgreich durchgeführt werden kann, ist das obengenannte Idealziel erreichbar. Wenn es erst nach Eintritt der Virusintegration gelingt, die virusinfizierten Zellen zu eliminieren, kann ein Zustand wie bei natürlicher Serokonversion induziert werden: Persistenz von HBsAg, aber Elimination von replikativen Markern (HBV-DNS und DNS-Polymerase) und damit Beendigung der Infektion, Besserung der Leberkrankheit und Behinderung des Fortschreitens zur Zirrhose, was die Wahrscheinlichkeit einer malignen Entartung stark reduziert, auch wenn natürlich ein Leberzellkarzinom in Abwesenheit einer Zirrhose entstehen kann. Es bleiben dann Hepatozyten mit virusintegriertem Material zurück. Solche Zellen zu eliminieren ist Zukunftsmusik. Eine antivirale Therapie ist nicht sinnvoll, da kein sich vermehrendes Virus vorhanden ist. In Frage kommen verschiedene Immunmanipulationen, die den Versuchen einer Tumortherapie gleichkommen, da diese Zellen auch Ausgangspunkt des klonalen Wachstums des primären Leberzellkarzinoms sind.

2.5 Antivirale Therapie

Von den erprobten antiviralen Substanzen (s. Abb. 5) haben die Interferone, Adeninarabinosid und sein Monophosphat und Aciclovir die größte Bedeutung erlangt.

2.5.1 Interferone

Interferone sind eine Gruppe von natürlich vorkommenden Proteinen, die von Zellen auf bestimmte Stimuli sezerniert werden und die antivirale, immunomodulatorische und antiproliferative Wirkungen entfalten können [75]. Man teilt die Interferone in 3 Hauptklassen ein, die molekular definiert werden können: α-Interferon (α-IFn), β-Interferon (β-IFn) und γ-Interferon (γ-IFn) (Tabelle 1). α- und β-Interferon sind eng verwandt, während γ-Interferon eine eigenständige Substanz darstellt.

α-Interferon wird besonders von Monozyten und transformierten B-Zellen produziert, das vorwiegende Stimulans für seine Produktion sind Viren. Die Hauptquelle von α-Interferon ist ein virusinfizierter Buffy-coat von Leukozyten (Leukozyteninterferon) [18] oder eine lymphoblastoide Zellinie [57]. Dieses

Tabelle 1. Einteilung humaner Interferone

Interferon	Gene	Molekulargewicht	Produzentenzellen	Stimulation
Alpha	16	18000–20000	Monozyten, B-Zellen	Vor allem Viren
Beta	1	20000	Fibroblasten	Viren, RNS
Gamma	1	17000–20000	T-Lymphozyten	PHA, Mitogene, Antigene

natürliche α-Interferon ist ein Gemisch verschiedener Subtypen, die Produkte einer Multigenfamilie sind [104]. Bisher sind mindestens 16 Gene bekannt, die für diese Subtypen kodieren und die jetzt gentechnologisch hergestellt werden können. Sie sind sehr eng miteinander verwandt und besitzen eine Homologie der Nukleotidsequenzen von ungefähr 80% [115], zeigen aber individuelle Unterschiede in ihrer biologischen Funktion [183].

Der Prototyp des menschlichen β-Interferons stammt von Fibroblasten (Fibroblasteninterferon), die durch eine Doppelstrang-RNS stimuliert werden [39]. Es hat mit α-Interferon in der Aminosäurensequenz eine Homologie von etwa 30% [167]. Bis vor kurzem war man der Ansicht, daß für β-Interferon nur ein Gen existiert; möglicherweise sind es jedoch mehrere [137].

γ-Interferon wird vorwiegend von T-Lymphozyten gebildet, wobei alle Mechanismen der T-Zell-Stimulierung (z.B. Mitogene, spezifische Antigene) zur γ-Interferon-Produktion führen können. Für das γ-Interferon ist nur ein Gen bekannt [53], und es besteht keine Homologie zu α- und β-Interferon-Genen.

Die Beurteilung der biologischen Bedeutung der Interferone kann wegen ihrer lokalen Wirkung in geringsten Mengen schwierig sein. Auch sind ihre Effekte auf Zellvorgänge vielfältig und von Zelle zu Zelle oft unterschiedlich. Zunächst wurde man auf ihre antivirale Wirkung aufmerksam [70], die inzwischen für eine Vielzahl von Viren und auch für das HBV nachgewiesen wurde [54, 151]. Die Interferone werden über einen Zellrezeptor, der für α- und β-Interferon gleich, für γ-Interferon verschieden ist, in die Zellen aufgenommen [194]. Es werden dann verschiedene Mechanismen entfaltet, mittels derer sie wirksam werden können [74]: Hemmung der Virusaufnahme in die Zelle, Hemmung der Virusproteinsynthese oder des viralen Replikationszyklus auf anderen Ebenen oder Hemmung des Ausschleusens neu gebildeter Viren. Die Hemmung der Virusproteinsynthese wird durch verschiedene zelluläre Enzyme vermittelt, die nach Aufnahme von Interferon in die Zelle aktiviert werden [80]. Man nimmt an, daß diese dann die Zelle in einen virusresistenten Zustand versetzen können. Zu diesen Enzymen gehören eine dsRNS-abhängige Proteinkinase und eine 2'5'A-Oligoadenylat-Synthetase. Letztere führt zur Produktion von kurzen Oligonukleotiden, die in Anwesenheit von viraler Doppelstrang-RNS zelluläre Endoribonukleasen aktivieren, die virale mRNS degradieren und so zur Verminderung der Virusproteinsynthese führen können. Die Erfordernis von Doppelstrang-RNS (oder auch anderer Aktivatoren) würde die selektive Hemmung der viralen Proteinsysteme erklären.

Die Wirkung von Interferon auf das HBV scheint nicht nur durch eine Hemmung der Virusproteinsynthese, sondern auch durch eine direkte Hemmung der Virus-DNS-Synthese zu erfolgen, wie Analysen der intrahepatischen Virusreplikation und der Serumvirusproteine unter Interferontherapie zeigten [58, 191].

Neben der antiviralen haben die Interferone eine immunmodulatorische Wirkung [74]. Sie stimulieren die Expression von HLA-Antigenen – ein Effekt, der auch auf Hepatozyten bei der chronischen Hepatitis B nachgewiesen wurde [116] und der für die T-Zell-Zytotoxizität und Viruselimination von entscheidender Bedeutung ist. Ferner aktivieren sie Makrophagen, NK-Zellen, die spezifische T-Zell-Zytoxizität und beeinflussen die Funktion von B-Zellen maßgeblich.

Viele biologische Eigenschaften sind zwar allen 3 Interferonen gemeinsam, die immunregulatorischen Wirkungen von γ-Interferon unterscheiden sich aber doch in mehreren Aspekten von denen der anderen Interferone [74]. So ist γ-Interferon ein besonders starker Aktivator der Makrophagen. Unter seinem Einfluß kommt es nicht nur zur HLA-Klasse-I-, sondern auch zur HLA-Klasse-II-Expression. Diese Antigene sind besonders innerhalb des Netzwerks der Immunzellen wichtig, da sie bei der Antigenpräsentation und Kooperation verschiedener Immunzellen eine entscheidende Funktion ausüben. Außerdem ist es ein wichtiges Lymphokin, das für das Wachstum und die Differenzierung von B-Zellen verantwortlich ist.

Klinische Untersuchungen mit Interferon

Greenberg et al. wiesen 1976 als erste den Effekt von Leukozyteninterferon bei der chronischen Hepatitis-B-Infektion nach [54]. Die Behandlung mit Dosen von 1–10 Millionen Einheiten/Tag für eine Woche bis einige Monate führte zu einem sofortigen Abfall der Serumspiegel der HBV-DNS und der HBV-DNS-Polymerase. Nach Beendigung der Kurzzeittherapie kam es rasch wieder zum Auftreten der Hepatitis-B-Marker. Bei 2 Patienten, die über einen längeren Zeitraum behandelt wurden, blieben die HBV-Marker aber auch nach Beendigung der Therapie nicht mehr nachweisbar. Dies war in verschiedenen Zentren der Anstoß zu mehreren Untersuchungen mit Interferonen.
α-Interferon. Bei den meisten klinischen Untersuchungen wurde Leukozyten-(α-)Interferon eingesetzt, das zunächst aus Leukozytenpräparationen menschlicher Blutspender produziert wurde, aber nur in beschränktem Umfang verfügbar war. Erst mit der Produktion von Interferonen aus lymphoblastoiden Zellinien und der Herstellung von rekombinanten Interferonen wurden Untersuchungen in größerem Umfang möglich. Bei der überwiegenden Mehrzahl der Patienten der verschiedenen Studien kam es nur zu einem transienten Abfall der HBV-Replikationsmarker. Bei einer kleineren Patientenzahl wurde eine permanente Ansprechrate, d. h. Verlust der HBV-DNS und DNS-Polymerase sowie Serokonversion von HBeAg zu Anti-HBe und Besserung der Lebererkrankung beobachtet. In verschiedenen nicht randomisierten Untersuchungen trat ein HBeAg-Verlust zwischen 43 und 10% der Fälle auf (Tabelle 2). In einer weiteren Gruppe von Patienten konnte auch gleichzeitig ein permanenter Verlust des HBsAg beobachtet werden, der in den verschiedenen Studien zwischen 11 und 28% lag. Ein Beispiel hierfür zeigt Abb. 6. Nimmt man alle Studien zusammen, haben 17% der behandelten Patienten einen permanenten HBeAg- und 6% einen permanenten HBsAg-Verlust. Diese Zahlen liegen teilweise etwas höher als die spontane Serokonversionsrate von HBeAg zu Anti-HBe und der spontane HBsAg-Verlust, der mit 2,5–25% bzw. 1–2%/Jahr angegeben wird.

Tabelle 2. Unkontrollierte bzw. nicht randomisierte Studien zur Behandlung der chronischen Hepatitis B mit α- Interferon. (*DNSp*, HBV-DNS-Polymerase)

Literatur	Patienten n	Therapie	Dauer	Permanenter Verlust von			
				HBsAg	HBeAg	Serum-HBV-DNS	DNSp
Scullard et al. [145]	8	Leukozyten-IFn $1-3 \times 10^6$	5 Wo., 5 Mon.	0	1 (12%)	–	1 (12%)
Scullard et al. [147]	16	α-IFn, 10×10^6 U/Tag oder Ges.-Dosis $400-900 \times 10^6$ U	5–6 Mon.	2 (12%)	4 (25%)	–	(25%)
	68	Kontrollen		1 (1,4%)	1 (1,4%)	–	6 (9%)
Smith et al. [159]	9	α-IFn 3–60, 8×10^6 U	8 Tage	0	0	–	0
Lok et al. [87]	16	Lymphoblastoid-IFn $5-10 \times 10^6$ 5 Tage, dann $7{,}5-10 \times 10^6$ U/3 × wöchentl.	3 Mon.	2 (12%)	5 (31%)	5 (31%)	–
Lok et al. [88]	6	Lymphoblastoid-IFn $7{,}5-10 \times 10^6/m^2$ tägl.	28 Tage bis 12. Wo.	0	1 (6%)	2 (33%)	2 (33%)
Dusheiko et al. [38]	14	α_2-IFn, Ges.-Dosis $342-1500 \times 10^6$ U	9 Wo	4 (28%)	6 (43%)	6 (43%)	6 (43%)
	11	Kontrollgruppe		0	2 (18%)	3 (27%)	3 (27%)
Omata et al. [108]	15	α_2-IFn, $36-100 \times 10^6$/Tag	28 Tage	0	0	0	0
Dooley et al. [35]	9	α_2-IFn, $18-100 \times 10^6$ U 3 × Wo.	2 Wo.	1 (11%)	2 (22%)	–	2 (22%)
Hess et al. [59]	31	α_2-IFn, 10×10^6 U/m² 2–3 × /Wo.	3 Mon.	2 (6%)	12 (39%)	–	–
Möller et al. [96]	19	α_2-IFn, 5×10^6, 2 × /Wo.	3–6 Mon.	0	2 (10%)	–	–

Auch in den bisher veröffentlichten, kontrollierten und randomisierten Untersuchungen liegen in den interferonbehandelten Gruppen die Ansprechraten meist höher als in den Kontrollgruppen, wobei in den einzelnen Studien sehr unterschiedliche Ergebnisse gewonnen wurden (Tabelle 3). So beträgt im günstigsten Falle die Serokonversionsrate von HBeAg nach Anti-HBe 29% und der HBsAg-Verlust 22% im Vergleich zu 0% bei den Kontrollen, während in anderen Studien keine Unterschiede zwischen behandelten und unbehandelten Patienten nachgewiesen werden konnten.

Die bisherigen Ergebnisse sind etwas enttäuschend, weisen aber darauf hin, daß der Verlauf der Hepatitis B einiger Patienten durch die Therapie beeinflußt werden kann. Für die Wirkung von Interferon bei diesen Patienten spricht das ziemlich konstante Aufflackern der Erkrankung 8–12 Wochen nach Therapiebeginn, was als Hepatitis gewertet werden kann, in deren Rahmen es ähnlich wie bei der spontanen Serokonversion zur Elimination der virusreplizierenden Zellen kommt. Auch der HBsAg-Verlust unter Interferon, der spontan sehr selten beobachtet wird, weist in diese Richtung.

Die unterschiedlichen Ansprechraten bedürfen natürlich einer Analyse von Faktoren, die die Interferonantwort beeinflussen können. Dazu gehören auch

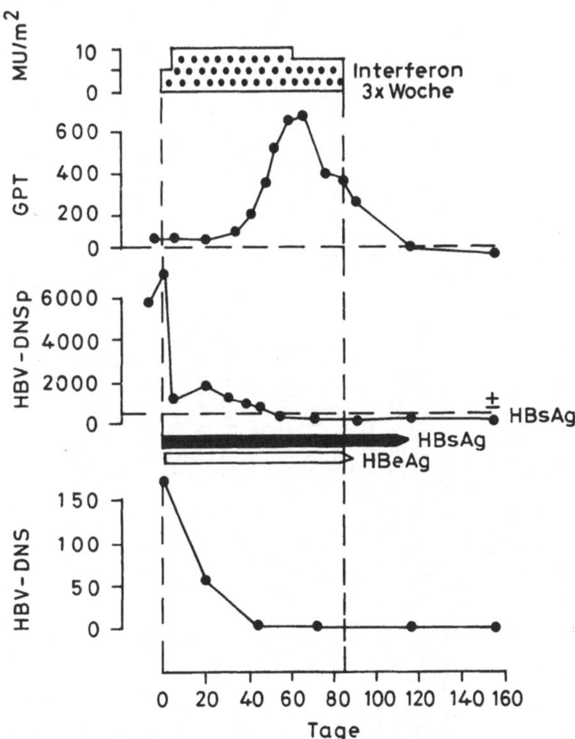

Abb. 6. Erfolgreiche Behandlung eines Patienten mit α-Interferon: Komplette Elimination der HBV-Marker HBsAg, HBeAg, HBV-DNSp und HBV-DNS. Exazerbation der Erkrankung mit Transaminasenanstieg vor Elimination der Virusmarker. (Nach [88])

Tabelle 3. Kontrollierte randomisierte Studien mit α-Interferon zur Behandlung der chronischen Hepatitis B. (*DNSp*, HBV-DNS-Polymerase)

Literatur	Patienten n	Therapie	Dauer	Permanenter Verlust von				Beobachtungszeitraum
				HBsAg	HBeAg	HBV-DNS	DNSp	
Schalm et al. [140]	10	Leukozyten-IFn 165×10^6 U Gesamt	6 Wo.	0	2 (20%)	–	4 (40%)	2 Jahre
	10	Plazebo		0	4 (40%)	–	5 (50%)	
Hoofnagle et al. [65]	31	α_2-IFn, 5×10^6 tgl. oder 10×10^6 jeden 2. Tag	4 Mon.	1 (3%)	6 (19%)	10 (32%)	10 (32%)	3 Mon.–1 Jahr
	14	Kontrollen		0	2 (14%)	2 (14%)	2 (14%)	
Thomas et al. [172]	32	α_2-IFn, $2{,}5-10 \times 10^6$ U/m^2, $3\times$ wöchentl.	6 Mon.	2 (6%)	6 (19%)	6 (19%)	–	–
	9	Kontrollen		0	0	0		
Dusheiko et al. [38]	14	α_2-IFn, $2{,}5-10 \times 10^6$ U/m^2, $3\times$ wöchentl.	6 Mon.	1 (7%)	4 (29%)	4 (29%)	4 (29%)	–
	5	Kontrollen		0	0	0	0	
Lok et al. [86]	20	α_2-IFn, $2{,}5-10 \times 10^6$ U/m^2, $3\times$ wöchentl.	3–6 Mon.	0	1 (5%)	1 (5%)	–	6 Mon.
	6	Kontrollen		0	0	0		
Anderson et al. [6]	14	Lymphoblastoid-IFn $2{,}5-7{,}5 \times 10^6$ U/m^2 tgl.	4 Wo.	0	0	2 (14%)	2 (14%)	5 Mon.–18 Mon.
	16	Kontrollen		0	0	0	1 (6%)	
Franco et al. [47]	8	Lymphoblastoid-IFn $2{,}5-7{,}5 \times 10^6$ U/m^2 tägl.	4 Wo.	0	3 (37%)	–	1 (12%)	14 Mon.
	10	Kontrollen		0	2 (25%)	–	–	
Alexander et al. [3]	23	Lymphoblastoid-IFn	6 Mon.	5 (22%)	6 (26%)	6 (26%)	–	–
	23	Kontrollen		0	0	0	–	

die Dosis, die Dauer der Anwendung und die Art des in den Studien benützten Interferons.

Als Therapiedauer sind wahrscheinlich mindestens 3–4 Monate erforderlich, da ein permanentes Ansprechen auf die Therapie in diesen Zeitraum fällt [3]. Das Maximum der tolerablen Dosis scheint zwischen 2 und 10 Mio. E/Tag zu liegen, höhere Dosierungen bringen keine Wirkungssteigerung [108]. Eine 3mal wöchentliche Applikation von je 10 Mio. E ist genau so effektiv und besser verträglich als die tägliche Injektion [88]. Ob sich Unterschiede zwischen rekombinanten und natürlich vorkommenden Interferonen zeigen lassen, muß abgewartet werden.

Eine ganz bedeutende Rolle für das Ansprechen auf Interferon spielen ethnische und geographische Faktoren [153]. In Europa und USA sind die Ansprechraten wesentlich besser als in China, Taiwan und Afrika, wo z. B. bei Schwarzen unter der Therapie die HBeAg-Elimination nur in 27%, bei Weißen aber in 60% der Fälle eintritt. Ein Grund ist möglicherweise der unterschiedliche Infektionszeitpunkt dieser Populationen, der in Endemiegebieten mit hoher HBsAg-Trägerrate (China, Taiwan, Schwarze in Südafrika) in der Perinatalperiode und in Europa und den USA im Kindes- oder Erwachsenenalter liegt. Ferner könnten in den einzelnen Populationen unterschiedliche Mechanismen vorliegen, die zum chronischen Virusträgertum führen. So scheint bei Patienten in China im Gegensatz zu Patienten aus Europa und Nordamerika kein α-Interferon-Mangel vorzuliegen [168], und damit wäre ein Interferonersatz auch nur bei letzterer Population sinnvoll.

Ein weiterer wesentlicher Faktor für das Ansprechen ist ein intaktes Immunsystem, da Patienten unter immunsuppressiver Behandlung kein Ansprechen auf die Interferontherapie zeigen. Erst wenn es nach Absetzen derselben zur verstärkten Immunantwort kommt, kann die Interferonwirkung voll entfaltet werden [147]. Auch HIV-positive Patienten sind schlechte Responder (Tabelle 4) [59, 91]. Zwischen homosexuellen und heterosexuellen Patienten besteht allerdings kein Unterschied in der Ansprechbarkeit auf Interferon, wie es unter Behandlung mit Adeninarabinosid beobachtet wurde [107, 149].

Interessant sind die Beobachtungen, daß Patienten mit geringer Virusreplikation besser auf Interferon ansprechen als solche mit hoher Replikationsrate [59, 147]. Oft sind dies auch die Patienten mit höherer Krankheitsaktivität (hohe Transaminasen, histologisch chronisch-aktive Hepatitis). Ein solcher Zustand reflektiert eine fortbestehende Immunantwort gegen Hepatozyten,

Tabelle 4. Schlechtes Ansprechen der HIV-positiven Patienten auf eine α-Interferontherapie. (Nach [91])

	Patienten n	Permanenter Verlust von HBeAg u. HBV-DNS	
		Anti-HIV-positiv (17)	Anti-HIV-negativ (24)
Kontrollen	9	0/3	0/6
Interferon ($2{,}5-10 \times 10^6$ U/m^2)	32	0/14	6/18

auf deren Boden dann Interferon möglicherweise erfolgreicher wirken kann. Eine hohe Replikation des HBV-Virus dagegen könnte ebenso wie die HBV-Integration die Leberzelle für exogenes Interferon unempfindlich machen. Dies könnte über eine Einwirkung auf eine kürzlich beschriebene interferonsensitive DNS-Sequenz erfolgen, die innerhalb des HBV-Genoms und des Genoms der Leberzelle nachgewiesen wurde [171] und von der die Interferoninduktion von Proteinen, die die Zelle in einen antiviralen Zustand versetzen, gesteuert wird.

Schließlich gibt es noch Hinweise, daß Frauen besser auf die Interferontherapie anzusprechen scheinen als Männer. In einer Untersuchung betrug die Ansprechrate bei Frauen 67% und bei Männern 31% [147].

Nach dem derzeitigen Stand ist eine Therapie mit Interferon nur für eine ausgewählte Gruppe und nicht für die Mehrzahl der Patienten geeignet. Die folgenden Faktoren begünstigen das Ansprechen auf eine Interferontherapie:

- Weiße,
- kürzlich erworbene Infektion,
- Frauen,
- HIV-negativ,
- HBeAg-positiv,
- niedrige HBV-DNS-Spiegel,
- chronisch-aktive Hepatitis,
- hohe Transaminasen.

β-Interferon hat eine ähnliche Hemmung auf die Hepatitis B Virusvermehrung wie α-Interferon, wenn es i.v. gegeben wird [100]. Gegensätzliche Mitteilungen sind wahrscheinlich auf die intramuskuläre oder subkutane Applikation zurückzuführen, wo es inaktiviert wird [185]. Ein längerfristiger Erfolg konnte mit dieser Substanz als Monotherapie nicht erzielt werden (Tabelle 5). Weitere größere Studien müssen abgewartet werden; eine Langzeitanwendung, die wahrscheinlich wie beim α-Interferon notwendig sein dürfte, ist wegen der Applikationsart nicht sehr praktikabel. Dies könnte sich jetzt allerdings bei Vorliegen von rekombinantem Fibroblasteninterferon ändern, das derzeit in Erprobung steht [40].

γ-Interferon steht seit kurzem als rekombinante Substanz zur Verfügung und ist wegen seiner immunmodulierenden Wirkung interessant. Auf die Virusvermehrung hat es eine deutlich geringer hemmende Wirkung als α- und β-Interferon [12]. Die ersten limitierten Erfahrungen zeigen, daß es in vivo keinen signifikanten Effekt auf die Viruselimination der Patienten hat (Tabelle 6).

Möglicherweise wirkt es aber in Kombination mit einem der stärker virostatischen Interferone besser. In einer Studie von Caselmann et al. konnte immerhin in 20% der Fälle eine HBsAg- und in 50% der Fälle eine HBeAg- und HBV-DNS-Elimination nachgewiesen werden [20], was die spontane Serokonversionsrate bei weitem übertrifft.

Tabelle 5. Behandlung der chronischen Hepatitis B mit β-Interferon. (*HBV-DNSp*, HBV-DNS-Polymerase)

Literatur	Patienten n	Therapie/Dosis	Dauer	Permanenter Verlust von			
				HBsAg	HBeAg	HBV-DNS	HBV-DNSp
Desmyter et al. [29]	1	β-IFn, 10^7 U	7 Tage	0	–	–	–
Weimar et al. [184]	5	β-IFn, Gesamtdosis: $18-42 \times 10^6$ U	2–3 Wo.	0	0	–	0
Kingham et al. [73]	2	β-IFn, 10^7 U	2 Wo.	0	0	–	0
Müller et al.[a] [100]	8	β-IFn, Gesamtdosis: 332–800 U	6 Mon.	1 (12%)	1 (12%)	–	1 (12%)
	8	Kontrollen		0	0	–	0

[a] Prospektiv, randomisiert kontrolliert.

Tabelle 6. Behandlung der chronischen Hepatitis B mit γ-Interferon. (*HBV-DNSp*, HBV-DNS-Polymerase)

Literatur	Patienten n	Therapie/Dosis	Dauer	Permanenter Verlust von			
				HBsAg	HBeAg	HBV-DNS	HBV-DNSp
Müller et al. [100]	5	γ-IFn, $1-2 \times 10^6$ U γ-IFn, 10^3 µg/Tag	4 Mon.	0	0	0	0
Gomez et al. [52]	8	γ-IFn, $2 \times 10^6/m^2$/Tag	6 Mon	0	0	2 (25%)	–
	8	Kontrollen		0	0	1 (12%)	
Bisceglie et al. [12]	8	γ-IFn, $0.1-1 \times 10^6$ U/Tag	8 Wo.	0	0	–	0
Wiedmann et al. (unveröffentlicht)	8	γ-IFn, $3-4 \times 10^6$ U 2 × wöchentlich	6 Mon.	0	0	0	0

Tabelle 7. Interferonnebenwirkungen

Frühe Nebenwirkungen (in den ersten Tagen)	
Hohes Fieber, „Grippe"	
(Muskelschmerzen, Schüttelfrost,	
Gelenkschmerzen, Kopfschmerzen)	
Appetitlosigkeit, Übelkeit	
Späte Nebenwirkungen	
Gewichtsverlust	Reizbarkeit, Depression
Müdigkeit	Leukopenie, Thrombopenie
Muskelschmerzen	Anämie
Haarausfall	
Sehr seltene Nebenwirkungen (nur bei Dosen von 36–100 × 10^6 U)	
EKG-Veränderungen, Krämpfe	
Verwirrtheitszustände, Koma	
Blutdruckabfall	
Schleimhautblutungen	

Interferonnebenwirkungen

Interferon kann erhebliche Nebenwirkungen verursachen, die dosisabhängig und nach Absetzen voll reversibel sind (Tabelle 7) [136].

Grippeähnliche Symptome sind bei weitem am häufigsten. Sie lassen sich in der Regel sehr gut mit Paracetamol behandeln. Die Nebenwirkungen können bei allen Interferonen auftreten, scheinen aber bei γ-Interferon wesentlich geringer zu sein. Bei einzelnen Patienten wird, besonders unter γ-Interferon, ein Zustand von Autoimmunität mit Nachweis von Autoantikörpern induziert, was aber nach unseren bisherigen Beobachtungen ohne klinische Konsequenzen ist (Weber et al. 1988, unveröffentlicht). Schließlich entwickeln einige Patienten Interferonantikörper, die wahrscheinlich keine klinischen Auswirkungen haben, die aber die Ansprechbarkeit auf eine Interferontherapie beeinflussen können [190].

2.5.2 Adeninarabinosid und Adeninarabinosid-Monophosphat

Adeninarabinosid und sein besser wasserlösliches 5'Monophosphat sind synthetische Purinnukleoside, die die virale DNS-Polymerase blockieren. Sie wirken gegen eine Reihe von Viren und sind auch sehr potente Substanzen gegen das Hepatitis-B-Virus.

Unter der Therapie kommt es rasch zu einem steilen Abfall der DNS-Polymerasespiegel [21, 147], allerdings in vielen Fällen ohne HBV-DNS-Abfall [4]. Nach Beendigung der Therapie ist in den meisten Fällen wieder mit einem Anstieg der DNS-Polymerase zu rechnen.

In 7 prospektiven randomisierten Untersuchungen fanden sich, teilweise mit mehreren Therapiezyklen, sehr unterschiedliche Ergebnisse (Tabelle 8). Die Studien aus den USA und Japan zeigten keinen Unterschied zwischen Behandlungs- und Kontrollgruppen [63, 114, 192]. Demgegenüber machten europäische Gruppen günstigere Erfahrungen mit dieser Therapie. In der eng-

Tabelle 8. Adenin-Arabinosid-Monophosphat-(ARA-AMP)-Behandlung der chronischen Hepatitis B: Prospektive randomisierte und kontrollierte Untersuchungen

Literatur	Langzeiterfolg HBV-DNAp, HBeAg negativ, anti-HBe positiv	
	ARA-AMP [%]	Kontrollen [%]
Hoofnagle et al. [63]	20 (2/10)	20 (2/10)
Perillo et al. [114]	5 (1/18)	5 (1/17)
Weller et al. [187]	26 (4/15)	0 (0/14)
Trepo et al. [179]	55 (11/20)	16 (3/19)
	80 (16/20)[a]	16 (3/19)
Ouzan et al. [110]	73 (11/15)	20 (3/15)
Yokosuka et al. [192]	10 (1/10)	20 (2/10)
Garcia et al. [49]	12 (3/24)	4 (1/27)

[a] Ergebnis nach 2 Therapiezyklen.

lischen Untersuchung zeigten 4 von 15 behandelten Patienten einen anhaltenden Erfolg, während dies bei keinem der Kontrollpatienten beobachtet wurde [187]. Die höchsten Ansprechraten mit dieser Therapie wurden in Frankreich beobachtet. Nach einem Behandlungszyklus eliminierten 11 von 20 Patienten (55%) und nach 2 Zyklen sogar 16 von 20 (80%) das Virus, im Gegensatz zu 3 der 19 Kontrollpatienten (16%). Gleichzeitig wurde auch eine signifikante Besserung der Leberkrankheit beobachtet [179].

Diese Ergebnisse wurden inzwischen durch eine französische Multicenterstudie bestätigt [180]. Dabei wurde eine dauerhafte Viruselimination nach 2 Therapiefolgen in 73% (11 von 15 der Patienten) innerhalb eines Jahres nach Therapieende beobachtet. In den Kontrollen verloren 20% die DNS-Polymerase und 7% HBeAg. Nach einer Langzeitbeobachtung von mindestens 3 Jahren hat sich dieser Therapieerfolg bestätigt, da nur 2 der 42 Patienten, die HBeAg und DNS-Polymerase nach dieser Behandlung verloren hatten, eine Reaktivierung ihrer Erkrankung aufwiesen [179]. Die unterschiedlichen Erfahrungen mit dieser Substanz können derzeit nicht befriedigend erklärt werden. Möglicherweise sind die Unterschiede in den sexuellen Gewohnheiten der Patienten begründet. Homosexuelle, die einen Großteil der englischen und nordamerikanischen Patienten ausmachten, scheinen auf ARA-AMP schlechter anzusprechen als heterosexuelle Patienten [107], die das wesentliche Kontingent der französischen Studie ausmachten. ARA-AMP hat gleichzeitig immunsuppressive Eigenschaften, die sich bei der oft bereits gestörten Abwehrlage homosexueller Patienten negativ auswirken könnten. Möglicherweise wurden auch in die französischen Studien Patienten mit schwerer Erkrankung aufgenommen, was ein Faktor für die Ansprechbarkeit der antiviralen Therapie sein könnte.

ARA-AMP kann schwere Nebenwirkungen verursachen [136]. Dazu gehören gastrointestinale Symptome (Übelkeit, Appetitlosigkeit) und eine geringe reversible Suppression auf das Knochenmark. Am schwerwiegensten sind neuromuskuläre Symptome (Kopfschmerzen, Lethargie, Stupor, Tremor, Muskelschmerzen), die oft Monate nach der Therapie noch persistieren [89]. Wegen dieser Nebenwirkungen hat man das Medikament in den USA und England aus dem Handel genommen. Insgesamt ist der Wert dieser potentiell hochwirksamen Substanz für die Therapie der chronischen Hepatitis B noch nicht befriedigend geklärt.

2.5.3 Aciclovir

Aciclovir ist ein Guaninanalog (9-2-Hydroxyäthoxymethyl-Guanin) mit hochwirksamen antiviralen Eigenschaften, besonders gegen Herpesviren [41]. Es ist relativ arm an Nebenwirkungen. Kreatinin- und Leberenzymerhöhungen können vorkommen. Durch eine virusspezifische Thymidinkinase muß es erst in die Monophosphatform überführt werden, die die DNS-Polymerase hemmt [91]. Das Hepatitis-B-Virus besitzt wahrscheinlich keine endogene Thymidinkinase. Ob und in welchem Ausmaß es durch leberzelleigene Thymidinkinasen phosphoriliert wird, ist nicht klar. Trotzdem konnte in mehreren Untersuchungen in Dosen von 10–45 mg/kg/Tag intravenös ein hemmender Effekt auf die HBV-Replikation nachgewiesen werden, der in den meisten Fällen transient und nur in Einzelfällen dauerhaft war [117, 158, 186]. Möglicherweise kann es die Wirksamkeit anderer antiviraler Substanzen amplifizieren [142].

2.5.4 Kombinationstherapien

Kombinationen verschiedener antiviraler Substanzen wurden in der Absicht versucht, den antiviralen Effekt zu erhöhen (Tabelle 9). Mit einer Kombinationstherapie aus Interferon und ARA-AMP wurde eine permanente Hemmung der Virusreplikation in 44% [7, 16] der Fälle beobachtet; ein HBsAg-Verlust trat in 2 Fällen (12%) auf, und es kam zur Remission der Erkrankung [146, 147].

Diese Ansprechraten waren etwas höher als bei Behandlung mit α-Interferon (25%) oder ARA-AMP (16%) allein. In weiteren Untersuchungen mit alternierender Gabe von ARA-AMP und α- oder β-Interferon konnte dieses Ergebnis nicht bestätigt werden [100, 157]. Auch eine kürzlich publizierte doppelblinde placebokontrollierte Studie einer Kombinationsbehandlung von ARA-AMP und α-Interferon zeigte keinen Vorteil gegenüber Placebo oder ARA-AMP allein [49]. 75% dieses Patientenkollektivs waren allerdings Homosexuelle (50% HIV-positiv), die grundsätzlich auf eine Virostase mit ARA-AMP und Interferon schlecht ansprechen. Trotz Dosisreduktion traten ernste toxische Nebenwirkungen mit langanhaltenden Schmerzzuständen auch nach Absetzen auf, die zur Beendigung dieser Therapieversuche führten. Die Zunahme der Nebenwirkungen ist durch eine Änderung der Pharmakodynamik des ARA-AMP durch Interferon bedingt [136]. Aufgrund der vorliegenden Ergebnisse kommt diese Art der Kombinationstherapie also nicht in Frage. Vielversprechender scheinen Kombinationen mit Aciclovir oder Deoxyaciclo-

Tabelle 9. Antivirale Kombinationsbehandlung der chronischen Hepatitis B. (*ARA-AMP*, Adeninarabinosid-Monophosphat, *DNSp*, HBV-DNS-Polymerase)

Literatur	Patienten n	Therapie	Permanenter Verlust von			
			HBsAg	HBeAg	HBV-DNS	DNSp
Scullard et al. [147]	16	α-IFn + ARA-AMP	1 (6%)	7 (44%)	–	7 (44%)
Smith et al. [157]	10	α-IFn + ARA-AMP, alternierend	0	1 (10%)	–	1 (10%)
Müller et al. [100]	8	β-IFn + ARA-AMP	0	1 (12%)	–	0
Schalm et al. [142]	5	α-IFn + Aciclovir	0	3 (60%)	–	4 (80%)
Garcia et al.[a] [49]	13	α-IFn/ARA-AMP, alternierend	0	2 (17%)	2 (17%)	5 (42%)
	27	Plazebo	0	4 (15%)	7 (26%)	10 (37%)
de Man et al.[a] [28]	18	Lymphoblastoid-IFn + Desciclovir	2 (11%)	7 (39%)	7 (39%)	–
	18	Kontrollen	0	0	0	
Caselmann et al. [20]	7	β-IFn + γ-IFn	2 (28%)	3 (43%)	3 (43%)	–
		Kontrollen	1 (14%)	1 (14%)	1 (14%)	–
Gomez et al. [52]	8	α-IFn, anschließend γ-IFn	0	1 (12%)	4 (50%)	–
	8	αIFn + γ-IFn	0	2 (25%)	3 (37%)	–
	8	Kontrollen	0	0	4 (50%)	–

[a] Kontrollierte randomisierte Studien.

vir zu sein, die ohne Steigerung der Toxizität offensichtlich einen synergischen Effekt auf die HBV-Vermehrung ausüben [28, 142] (Tabelle 9).

2.6 Immunsuppression

Immunsuppressiva (Prednisolon, Azathioprin) wurden lange zur Behandlung auch der chronischen Hepatitis-B-Infektion eingesetzt. Durch diese Therapie lassen sich oft rasch eindrucksvolle biochemische und klinische Besserungen erzielen, so daß sie auf den ersten Blick sehr attraktiv ist. Ihr wirklicher Stellenwert in der Therapie der chronischen Hepatitis-B-Infektion blieb lange Zeit unklar. Die Therapieergebnisse verschiedener Studien waren kontrovers. In einigen nicht randomisierten Studien wurde unter Steroiden und/oder Azathioprin ein günstiger Verlauf der Erkrankung beobachtet [24, 37, 83]. In anderen Studien waren Steroide wesentlich weniger günstig, wenn die chronische Hepatitis B mit der HBsAg-negativen chronischen Hepatitis verglichen wurde [27, 50, 92, 143] (vergl. Tabelle 6, S. 54).

In kontrollierten randomisierten Studien aus Hongkong [79] und von der EASL [43] wurde inzwischen gezeigt, daß Prednisolon keine günstige, möglicherweise sogar eher eine nachteilige Wirkung auf den Verlauf der HBsAg-positiven chronischen Hepatitis hat. In der Studie aus Hongkong erhielten die Patienten 15–20 mg Prednisolon oder Placebo. Nach initialer Remission wurde die Prednisolondosis auf 10 mg reduziert und die Behandlung 3,5 Jahre fortgeführt. Die mit Prednisolon behandelten Patienten hatten eine niedrigere Überlebens- und Remissionsrate und eine höhere Rezidiv- und Komplikationsrate als die Placebogruppe (Tabelle 10). Die Analyse der histologischen Daten zeigte dementsprechend auch keine signifikante Besserung durch Prednisolon, es wurde sogar eine Zunahme der Mottenfraßnekrosen und ein Fortschreiten zur Zirrhose beobachtet [189]. Kritische Anmerkungen zur histologischen Analyse dieser Daten sind allerdings angebracht worden [23].

In der Untersuchung der EASL wurden 25 Patienten einer Langzeitbehandlung mit Prednisolon (10 mg/Tag) unterzogen, 25 Patienten erhielten ein Placebo. Die behandelte Gruppe zeigte eine höhere Letalität als die Placebogruppe (8% vs. 22%), worauf die Studie abgebrochen wurde.

Tabelle 10. Ergebnisse der Behandlung der chronischen Hepatitis B mit Prednisolon. (Nach [79])

	Prednisolon	Plazebo
Randomisierte Patienten (n)	25	26
Todesfälle	7	8
Komplikationen	15	11
Rezidiv der Erkrankung nach biochemischer Remission (innerhalb eines Jahres)	13	5
Verminderung der Mottenfraßnekrosen	1/8	5/10

Aufgrund dieser Mitteilungen werden Kortikosteroide derzeit i. allg. zur Behandlung der chronischen Hepatitis B abgelehnt. Gewisse Vorbehalte gegen diese Studien können jedoch vorgebracht werden. Die untersuchten Patientengruppen waren nicht sehr homogen, da auch Patienten im Spätstadium der Zirrhose und Patienten mit erheblichem Alkoholkonsum eingeschlossen waren. Es wurde auch keine Differenzierung nach dem HBeAg/Anti-HBe-System vorgenommen. Gerade dieser Aspekt scheint nicht unwesentlich zu sein [166]. In einer Untersuchung von Sagnelli hatten Anti-HBe-positive Patienten unter einer kombinierten Prednisolon-Azathioprin-Behandlung eine signifikant geringere Verschlechterung ihrer Lebererkrankung und eine niedrigere Letalität im Vergleich zur unbehandelten Kontrollgruppe, während die Patienten mit HBeAg-positiver Hepatitis von einer immunsuppressiven Therapie nicht profitierten [138]. Ähnliche Beobachtungen machten auch andere Autoren [188].

Ein Grund für das schlechte Ansprechen der immunsuppressiven Therapie bei der chronischen Hepatitis B könnte der kürzliche Nachweis einer glukokortikoidsensitiven Region der HBV-DNS sein, die für die Stimulation der HBV-enhancer-Aktivität durch Glukokortikoide verantwortlich ist [181]. Unter einer solchen Therapie ist von verschiedenen Autoren eine Zunahme oder Reaktivierung der Virusreplikation beobachtet worden [138–140].

Als ein weiteres Therapiekonzept einer immunsuppressiven Behandlung wurde ein abruptes Absetzen einer kurzfristigen Kortikosteroidbehandlung (4–8 Wochen) propagiert [101, 148, 160, 188]. Durch diese Manipulation des Immunsystems wurde in retrospektiven Untersuchungen in knapp 50% ein HBeAg und in bis zu 89% der Fälle ein HBV-DNS-Polymeraseverlust und eine Serokonversion zu Anti-HBe nachgewiesen – also weitaus höhere Ansprechraten, als bei der spontanen Serokonversion zu erwarten sind (Tabelle 11). Die Transaminasenaktivität, die während der Steroidtherapie abfiel, stieg 4–12 Wochen nach Absetzen der Therapie deutlich an und erreichte oft

Tabelle 11. Änderung der virologischen HBV-Marker nach Absetzen einer immunsuppressiven Behandlung: Retrospektive Studien. (*DNSp*, DNS-Polymerase; *CAH*, chronisch aktive Hepatitis; *CPH*, chronisch persistierende Hepatitis)

Literatur	Patienten n	Histologische Diagnose	Immunsuppression	Dauer (Monate)	Permanenter Verlust von	
					HBeAg	HBV-DNSp
Müller et al. [101]	11	CAH	Prednison	24	5 (46%)	–
Scullard et al. [148]	21	CAH, ± Zirrhose	Prednison	26	–	8 (38%)
Hoofnagle et al. [60]	15	CAH, CPH	Prednison	9	7 (47%)	7 (47%)
Weller et al. [188]	9	Vorwiegend CAH u. aktive Zirrhose	Prednison/ Azathioprin	16,5	4 (44%)	8 (89%)

höhere Werte als vor der Therapie. Dieses Reboundphänomen der Erkrankung wurde als Exazerbation der Immunantwort nach Beendigung der medikamentösen Immunsuppression gedeutet, in deren Verlauf es zur Entfernung virusinfizierter Zellen und zur Induktion der Serokonversion von HBeAg nach Anti-HBe und schließlich zur klinischen Remission der Lebererkrankung kommen kann. Diese zunächst sehr eindrucksvollen Ergebnisse bleiben fraglich, da sie ohne Kontrollgruppen durchgeführt wurden. Es ist möglich, daß die immunsuppressive Therapie die spontane Serokonversion lediglich verzögert hat, die vorher bei diesen Patienten auch ohne Therapie aufgetreten wäre. Ferner könnte auch bei diesen Patienten die Entscheidung zur immunsuppressiven Therapie wegen einer Verschlechterung (hohe Transaminasen) gefällt worden sein – also in einer Phase, die oft die spontane Serokonversion einleitet. Dann hätte man für die Therapie gerade diejenigen Patienten ausgewählt, die sich ohnehin auf dem Weg zur Serokonversion befanden. Solche Täuschungen können nur in prospektiven randomisierten Untersuchungen ausgeschlossen werden. In 4 prospektiven Untersuchungen ohne Kontrollgruppen [105, 120, 148, 175] und in 2 kontrollierten randomisierten Studien [61, 192] konnten durch plötzlichen Kortikosteroidentzug die initialen retrospektiven Ergebnisse nicht bestätigt werden (Tabelle 12). In einer Untersuchung wurde darüberhinaus bei über der Hälfte der Patienten eine Verschlechterung der Leberhistologie beobachtet, was bei keinem der Patienten in der Kontrollgruppe der Fall war [61]. Zum Teil waren Homosexuelle und Patienten mit milder Hepatitis in die Studien eingeschlossen – beides Faktoren, die ein erfolgreiches Ansprechen auf jede Form der Therapie unwahrscheinlicher machen. Ob dies der Grund für das schlechte Abschneiden nach Kortikosteroidentzug war, muß offen bleiben. Ein Hinweis dafür könnte die Studie von Nair [105] sein, in der überwiegend Patienten mit schwerer Hepatitis und fortgeschrittener Erkrankung eingeschlossen wurden und in der eine Ansprechrate von 62% beobachtet wurde. Gerade bei dieser Patientengruppe aber ist plötzlicher Kortikosteroidentzug nicht ungefährlich. Eine Dekompensation der Lebererkrankung mit Leberversagen wurde beschrieben [105]. Deshalb ist diese Therapieform kontraindiziert.

2.6.1 Immunsuppression und nachfolgende antivirale Therapie

Von 4 Arbeitsgruppen wurde das Prinzip der Immunmodulation mit kurzfristiger Gabe von Kortikosteroiden und konsekutiver antiviraler Therapie (ARA-AMP oder Interferon) kombiniert (Tabelle 13). Alle 4 Gruppen konnten übereinstimmend eine hohe Rate von HBeAg- und DNS-Polymerase-Negativität erzielen [94, 109, 113, 114, 192], ein Befund, der sich hochsignifikant von den Kontrollen unterschied. Längere Nachbeobachtungen müssen zeigen, ob es sich dabei um permanente Serokonversionen mit Besserung der Lebererkrankung handelt. Warum diese interessante Therapiekombination besser wirkt, ist unklar; möglicherweise wird durch eine vorangehende Prednisolonbehandlung die Sensitivität für die nachfolgende virostatische Therapie erhöht.

Tabelle 12. Änderung der virologischen HBV-Marker nach plötzlichem Absetzen einer kurzfristigen Kortikosteroidbehandlung der chronischen Hepatitis B: Prospektive Studien. (*DNSp*, DNSpolymerase; *CAH*, chronisch aktive Hepatitis; *CPH*, chronisch persistierende Hepatitis)

Literatur	Patienten n	Histologische Diagnose	Höchstdosis Prednisolon [mg]	Therapie-Dauer	Permanenter Verlust von		Beobachtungszeitraum
					HBeAg	HBV-DNS/DNSp	
Scullard et al. [148]	3	CAH	30	12 Wo.	0%	1 (33%)	4 Mon.
Rakela et al. [120]	6	CPH	60	6 Wo.	0%	0%	4 Mon.
Tong et al. [175]	8	CPH	60	7 Wo.	0%	0%	12 Mon.
Nair et al. [105]	20	CAH	60	10 Wo.	6 (43%)	10 (62%)	2 Jahre
Yokosuka et al.[a] [192]	14	CAH, CPH	40	4 Wo.	3 (21%)	3 (21%)	9 Mon.
	10		Kontrollen		2 (20%)	2 (20%)	
Hoofnagle et al.[a] [61]	10	CAH	60	4 Wo.	0%	0%	1 Jahr
	5		Plazebo		0%	0%	

[a] Kontrolliert, randomisiert.

Tabelle 13. Kurzfristige Kortikosteroidbehandlung und nachfolgende antivirale Therapie der chronischen Hepatitis B: Änderung der virologischen HBV-Marker. (*K.B.*, kein Befund mitgeteilt)

Literatur	Patienten n	Höchstdosis Prednisolon [mg]	Dauer	Antivirale Therapie	Dauer	Permanenter Verlust von HBeAg [%]	Permanenter Verlust von DNS-HBV/DNSp [%]	Beobachtungszeit
Perillo et al. [114]	11	40	8 Wo.	ARA-AMP	28 Tage	45	34	13 Mon.
Miyakawa et al. [93]	14	40	4 Wo.	ARA-AMP	8 Wo.	64,3	78,6	1 Jahr
Omata et al. [109]	5	40	4 Wo.	α-IFn	K.B.	60	K.B.	5 Mon.
Perillo et al.[a] [113]	18	40	6 Wo.	α-IFn	90 Tage	44	55	8 Mon.
	21	Kontrollen		Kontrollen		14	9	
Yokosuka et al.[a] [192]	9	40	4 Wo.	ARA-AMP	4–8 Wo.	67	67	9 Mon.
	10	Kontrollen				20	20	

[a] Randomisierte kontrollierte Studien.

2.7 Immunstimulation

Trotz interessanter Ansätze konnte mit immunstimmulierenden Therapien bisher kein durchschlagender Erfolg in der Behandlung der chronischen Hepatitis B erzielt werden (s. Abb. 5). Weder mit Hepatitis-B-Immunglobulinen [123] noch mit aktiver Hepatitis-B-Impfung [32, 141] konnte ein therapeutischer Nutzen nachgewiesen werden. Auch mit „nichtspezifischem" oder mit „spezifischem" Transferfaktor aus Lymphozyten von Spendern nach durchgemachter akuter Hepatitis-B-Infektion [133, 160, 176] und mit Immun-RNA [154] konnten bisher keine überzeugenden permanenten Wirkungen gezeigt werden.

2.7.1 BCG-Impfung

Eine Impfung mit dem Calmette-Guerin-Bazillus (BCG) kann die zellvermittelte Immunantwort verstärken. Initial ermutigende Ergebnisse dieser Impfung wurden bei chronischer Hepatitis B berichtet, weitere fortführende Studien gibt es aber bisher nicht. Boszko behandelte 20 Kinder mit chronischer Hepatitis B wöchentlich mit BCG (Gesamtdosis 5,4 ml) über 4–6 Monate [16]. Nach einem Jahr zeigten alle Kinder eine klinische Besserung und Normalisierung der Serumtransaminasen. Acht wurden HBsAg-negativ, andere HBV-Marker wurden nicht erwähnt. In der Studie von Bassendine et al. [10] verloren 2 von 5 Patienten mit chronischer HBV-Infektion HBeAg und DNS-Polymerase-Aktivität; einer von 4 Patienten, die Anti-HBe-positiv und DNS-Polymerase-negativ waren, verlor HBsAg. In beiden Studien wurden aber keine Kontrollen mitgeführt.

2.7.2 Laevamisol

Laevamisol, ein Antihelminthikum, vermag sowohl die zelluläre als auch die humurale Immunantwort zu verstärken [124]. Eine positive Wirkung der Substanz bei kurzfristiger Anwendung konnte nicht nachgewiesen werden [106]. Unter einer längeren Anwendung (bis zu 18 Monaten) konnten dagegen in einer prospektiven randomisierten Studie interessante Aspekte aufgezeigt werden [46]. Nach 2 Jahren war zwar zwischen Kontrollgruppen und behandelten Patienten kein Unterschied in der Rate der HBeAg-Elimination; die HBV-DNS-Spiegel und HBcAg in der Leber waren nach diesem Zeitraum aber in der behandelten Gruppe signifikant niedriger. Längere Beobachtungszeiten und eine Bestätigung dieser Befunde an größeren Patientenkollektiven sind notwendig.

2.8 Therapie der extrahepatischen Manifestationen der HBV-Infektion

Als extrahepatische Manifestation der HBV-Infektion werden Hautveränderungen, Arthritiden, Polyneuropathien, Glomerulonephritiden, Kryoglobulinämien, Pankreatitiden und Pleuraergüsse beobachtet [78]. Eine schwerwiegende Manifestation stellt die generalisierte Vaskulitis und hier besonders die Panarteriitis nodosa dar [36, 51, 111]. Als Ursache werden Immunkomplexe diskutiert, die in Gefäßwände abgelagert werden und in denen auch HBV-Antigene nachgewiesen werden können [69, 180]. Häufig zwingen die genannten Komplikationen zu einer immunsuppressiven Behandlung. Zur Unterdrükkung der entzündlichen Krankheitsaktivität werden dabei oft hohe Dosen von Immunsuppressiva benötigt. Unter diesen kommt es zur Vermehrung der Virusantigene, d. h., das krankheitsauslösende Agens wird dadurch nicht eliminiert.

Ein rationaler Ansatz bei diesen Patienten ist eine antivirale Therapie. Verschiedene Berichte zeigten unter Leukozyteninterferon oder ARA-AMP eine Besserung der HBV-assoziierten Glomerulonephritis [42, 48, 95]. Ferner gibt es auch sehr ermutigende Berichte einer erfolgreichen Kombinationsbehandlung der Polyarteriitis nodosa mit Plasmapheresen und ARA-AMP [178]. Mit diesem Behandlungsregieme wurde bei 5 von 6 Patienten das HBV komplett eliminiert, und alle Patienten konnten in eine stabile Remission der Erkrankung (während einer Nachbeobachtungszeit von bis zu 3 Jahren) gebracht werden. Wir selbst konnten mit α-Interferon erfolgreich einen Patienten mit schwer verlaufender Polyarteriitis nodosa behandeln. Es kam zur Elimination von HBsAg und HBeAg und zur kompletten und dauerhaften Remission der Erkrankung, die ansonsten mit einer sehr schlechten Prognose verbunden ist.

2.9 Zusammenfassung

Eine Langzeit- oder Kurzzeittherapie mit Kortikosteroiden ist nach dem derzeitigen Stand bei der chronischen Hepatitis B nicht indiziert. Es gibt Hinweise, daß sich die Lebererkrankung darunter eher verschlechtert. Die spontane Elimination der Virusantigene wird verzögert, und eine Reaktivierung der Infektion ist möglich. Ob in bestimmten Einzelfällen oder in bestimmten Untergruppen (z. B. bei hochaktiver Anti-HBe-positiver, HBV-DNS-negativer chronischer Hepatitis) eine Kortikosteroidtherapie gerechtfertigt ist, ist derzeit offen.

Auf eine Interferontherapie spricht nur eine ausgewählte Gruppe von etwa 20–30% der Patienten an. Die Ursachen für ein Versagen der Interferonbehandlung bei den übrigen Patienten sind vielfältig und können in genetischen und physiologischen Unterschieden der einzelnen Patienten begründet sein. Das Wiederauftreten der Infektion nach temporärer Hemmung unter Interferon, die bei den meisten Patienten beobachtet wird, könnte in der Zukunft durch genaue Analysen der intrahepatischen replikativen Formen der HBV-DNS besser verstanden und erklärt werden [191]. Dies könnte Hinweise für den Mechanismus der Reinfektion nach Beendigung der Therapie liefern und zusätzliche Möglichkeiten therapeutischer Interventionen aufzeigen.

Am vielversprechendsten scheinen auf Grund bisheriger Untersuchungen Kombinationsbehandlungen mit verschiedenen Interferonen oder mit verschiedenen antiviralen Substanzen sowie Kombinationen aus Immunsuppres-

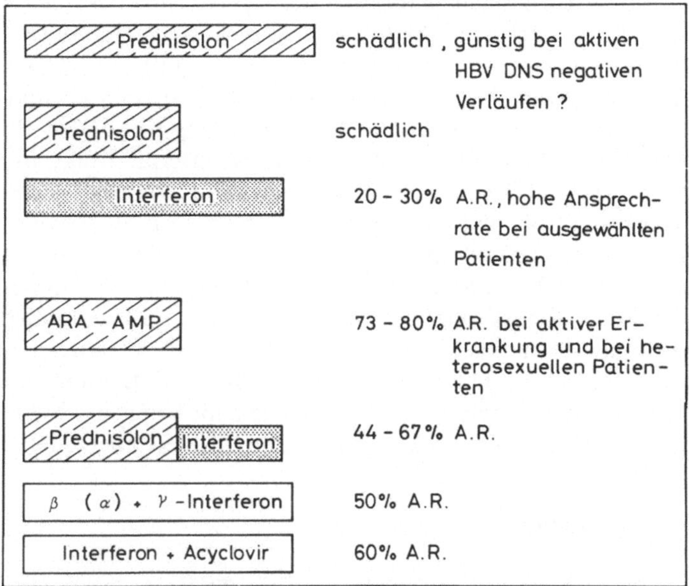

Abb. 7. Zusammenfassung der derzeit wichtigsten Therapiekonzepte der chronischen Hepatitis-B-Infektion und ihrer Ansprechraten (*A.R.*)

sion und nachfolgender antiviraler Therapie zu sein. Mit solchen Kombinationen wurden bisher die höchsten Ansprechraten erzielt (Abb. 7). Es muß betont werden, daß alle diese Therapieformen derzeit noch einen experimentellen Charakter tragen und deshalb nur in kontrollierten Untersuchungen durchgeführt werden sollten.

3 Chronische Deltahepatitis

Seit der Entdeckung des Deltaagens 1977 [128] und der Identifizierung des Hepatitis-Delta-Virus (HDV) als eigenständiges Virus wurde die Deltahepatitis weltweit als wichtige und schwer verlaufende Form einer Virushepatitis erkannt [129]. Das besondere dieser Infektion ist, daß HDV kein autonomes Virus ist und sich eine Infektion nur im Zusammenhang mit einer bestehenden HBV-Infektion etablieren kann [129]. Eine Deltainfektion kann gleichzeitig mit dem HBV (Koinfektion) oder aber bei bereits bestehender HBV-Infektion als Superinfektion erfolgen. Besonders letzterer Zustand scheint ein günstiger Boden für die Entwicklung der Deltainfektion zu sein. Alle Befunde sprechen derzeit auch dafür, daß nur superinfizierte HBsAg-Träger eine chronische Deltainfektion entwickeln, weil offensichtlich nur durch diesen Mechanismus die biologischen Erfordernisse für die persistierende Infektion des inkompletten Virus zur Verfügung gestellt werden können [19, 155].

Das Auftreten einer HDV-Infektion bei einem chronischen HBsAg-Träger wird durch den intrahepatischen Nachweis des HDAg und/oder durch Antikörper gegen das Deltaantigen (über 1:5000) geführt [130]. Persistierende IGM-AK gegen das HDAg weisen ebenfalls auf eine chronische HDV-Erkrankung hin. Durch molekulare Hybridisierung mit cDNS-Proben, die komplementär der HDV-RNS sind, kann Virusmaterial direkt im Blut nachgewiesen werden [156]. Bei der chronischen HDV-Hepatitis ist die zugrundeliegende HBV-Infektion meist inaktiv. Im Serum wird Anti-HBe nachgewiesen, die Marker der HBV-Replikation fehlen [127]. Die chronische Deltahepatitis ist eine schwere Erkrankung mit rascher Progression und hoher Letalität [131]. In 67% der Fälle ist eine CAH und in 23% der Fälle eine Zirrhose nachweisbar. Während einer Nachbeobachtungszeit von 2–6 Jahren wurde eine Letalität von 13% der Patienten beobachtet. 41% der Patienten entwickelten in diesem Zeitraum eine Zirrhose. Im Gegensatz zum Hepatitis-B-Virus scheint das Hepatitis-Delta-Virus direkt zytotoxisch auf die Leberzellen zu wirken.

3.1 Therapie

Es gibt bisher sehr wenige Studien zur *Therapie* dieser Erkrankung. In retrospektiven Untersuchungen scheinen Kortikosteroide die Erkrankung nicht wesentlich zu beeinflussen [131]. Auch Laevamisol zeigte sich nicht effektiv [9]. In Pilotstudien [45, 68] und in einer kleinen kontrollierten randomisierten Untersuchung [134] mit α-Interferon konnte zwar nachgewiesen werden, daß es unter dieser Therapie zu einem Verschwinden des Hepatitis-Delta-Antigens und der Virus-RNS sowie zu einer Besserung der Lebererkrankung kommen kann, der Erfolg war aber nicht dauerhaft. In der kontrollierten Untersuchung von Rosina et al. [134] wurde nur bei einem Patienten ein Erfolg verbucht. Möglicherweise ist eine Langzeittherapie mit Interferon notwendig, um den schweren Verlauf der Erkrankung auf Dauer zu kontrollieren.

4 Chronische Non-A-non-B-Hepatitis

Die Non-A-non-B-Hepatitis ist heute die häufigste Form der Posttransfusionshepatitis und macht auch bis zu 46% der „sporadischen" Hepatitiden aus [31].

Die Meinung, daß die Non-A-non-B-Hepatitis eine gutartige Erkrankung darstelle, hat sich in den letzten Jahren erheblich geändert. Eine hohe Rate an chronischen Verläufen wurde nämlich bei den Infizierten beobachtet. In 60–70% der Posttransfusionshepatitiden werden bei den Patienten länger als ein Jahr erhöhte Transaminasen nachgewiesen [1, 5, 150]. Auch Fälle mit sporadischer Non-A-non-B-Hepatitis gehen häufig in ein chronisches Stadium über, die Zahlen differieren in der Literatur allerdings stark und werden zwischen 7 und 50% angegeben (Übersicht [30]). Obwohl klinisch meist milde verlaufend, wurde bei zunehmender Beobachtungsdauer sichtbar, daß das

Auftreten der chronisch-aktiven Form der Hepatitis und der Zirrhose Bestandteil des natürlichen Verlaufes der Non-A-non-B-Hepatitis ist [30]. Bei Patienten mit Posttransfusionshepatitis werden in 21 % der Fälle eine Zirrhose und in 43% eine chronisch-aktive Hepatitis histologisch nachgewiesen. Bei den sporadischen Formen findet man bei 21 % eine chronisch-aktive Hepatitis und bei 5% eine Zirrhose.

Ein Zusammenhang zwischen der Non-A-non-B-Hepatitis und dem hepatozellulären Karzinom ist bei Fehlen von serologischen Markern schwer zu etablieren. Es gibt aber gutdokumentierte Berichte, wonach ein hepatozelluläres Karzinom eindeutig auf dem Boden einer chronischen Non-A-non-B-Hepatitis entstand [76, 125]. Das Intervall zwischen akuter Hepatitis und Karzinom betrug 17 bzw. 18 Jahre.

4.1 Therapie

Da keine serologischen Marker existieren, ist es schwierig, das Ansprechen verschiedener Therapieformen zu evaluieren. Als einzige Indikatoren einer persistierenden Infektion können die Serumtransaminasen und die Aktivität der Leberhistologie herangezogen werden. Dies ist sicherlich ein Grund, weshalb bisher nur wenige Studien bei dieser Form der Hepatitis durchgeführt wurden.

Kortikosteroide

Wenig Information gibt es zur Therapie mit Kortikosteroiden bei der chronischen Non-A-non-B-Hepatitis. Bei kleinen Fallzahlen sind auch die Ergebnisse uneinheitlich. Insgesamt scheinen Kortikosteroide keinen oder nur wenig Effekt auf den Verlauf der Erkrankung zu haben [69, 90, 121].

Aciclovir

Aciclovir wurde in einer kleinen Pilotstudie bei 5 Patienten untersucht, es wurde kein signifikanter Langzeiteffekt beobachtet [121].

Interferone

Da die Non-A-non-B-Hepatitis eine eindeutig übertragbare Erkrankung ist, lag es nahe, Therapieversuche mit antiviralen Substanzen zu unternehmen, von denen gezeigt wurde, daß sie gegen eine Reihe menschlicher Hepatitisviren wirken. In 4 Pilotstudien konnte gezeigt werden, daß es nach Einleitung einer α- oder β-Interferon-Therapie beim größten Teil der Patienten sehr rasch zur Normalisierung der Transaminasen kommt [64, 77, 103, 173] (Tabelle 14). Ein typischer Fall eines Patienten, den wir im Rahmen einer kontrollierten Studie in unserer Klinik behandelten und der vor Therapiebeginn einen fluktuierenden Transaminasenverlauf über 2 Jahre zeigte, ist in Abb. 8 dargestellt. Die Geschwindigkeit des Transaminasenabfalls nach Beginn der Interferonthera-

Tabelle 14. Therapiestudien der chronischen Non-A-non-B-Hepatitis mit α- und β-Interferon. (*K.B.*, Kein Befund mitgeteilt)

Literatur	Patienten n	Therapie	Normalisierung d. Transaminasen	Verschwinden der Lebernekrosen und portalen Entzündung n
Hoofnagle et al. [64]	10	α-IFn	8 (80%)	3/3
Thomson et al. [173]	3	α-IFn	3 (100%)	K.B.
Nagashima et al. [103]	14	β-IFn	11 (78%)	K.B.
Kiyosawa et al. [77]	7	β-IFn	4 (57%)	1/1

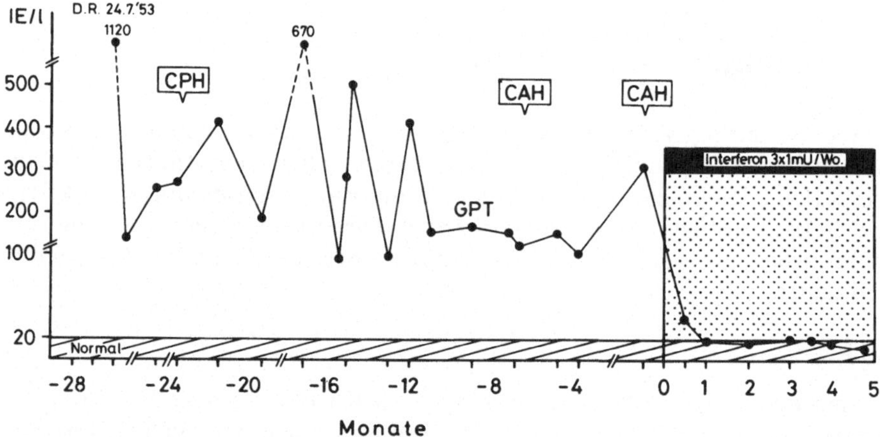

Abb. 8. Chronischer Verlauf einer Posttransfusionsheptitis Non-A-non-B mit typischem fluktuierendem Transaminasenverlauf. Promptes Ansprechen auf eine α-Interferon-Therapie (3mal 1 Mill. E s.c./Woche). *CPH*, chronisch persistierende Hepatitis; *CAH*, chronisch aktive Hepatitis

pie weist auf einen starken direkten antiviralen Effekt dieser Substanz auf die Non-A-non-B-Hepatitis hin. Es unterstreicht auch, daß die Leberschädigung direkte Folge der Virusreplikation und weniger Folge einer Immunreaktion auf das Virus ist, wie es bei der HBV-Infektion beobachtet wird. Aufgrund dieser vorläufigen Daten ist es derzeit noch nicht klar, wie lange die Infektion mit Interferon behandelt werden muß, um einen anhaltenden Erfolg zu erzielen. Bei den meisten Patienten kommt es nach Absetzen der Therapie zum erneuten Transaminasenanstieg. Die bisherigen Daten sprechen für eine Langzeittherapie (z. B. 1 Jahr), die keine größeren Probleme mit sich bringt, da offensichtlich bereits geringe Interferondosen mit entsprechend geringen Nebenwirkungen effektiv sind. Diese Therapie wird derzeit in verschiedenen Zentren in Europa und den USA untersucht. Eine volle Evaluierung der Therapie wird freilich erst möglich sein, wenn die Non-A-non-B-Viren serologisch nachgewiesen werden können.

Literatur

1. Aach RD, Lander JJ, Sherman LA et al. (1978) Transfusion-transmitted viruses: interim analysis of hepatitis among transfused and nontransfused patients. In: Vyas GN, Cohen SN, Schmid R (eds) Viral hepatitis. Franklin Inst Press, Philadelphia, pp 383–396
2. Aldershvile JO, Dietrichson P, Skinhoj et al. (1982) Chronic persistent hepatitis: serological classification and meaning of the hepatitis Be system. Hepatology 2:243
3. Alexander GJM, Brahm J, Fagan A, Smith HM, Daniels H, Eddleston ALWF, Williams R (1987) Loss of HBsAg with interferon therapy in chronic hepatitis B virus infection. Lancet II:66–68
4. Alexander GJM, Fagan EA, Rolando N, Guarner P, Callender ME, Eddleston ALWF, Williams R (1986) Differential effect of ARA-AMP on serum DNA polymerase activity and serum HBV-DNA in chronic hepatitis B virus infection – A possible reason for lack of efficacy. J Hepatol 3 [Suppl 2]:81–86
5. Alter HJ, Purcell RH, Holland PV, Alling DW, Koziol DE (1981) Donor transaminase and recipient hepatitis: impact on blood transfusion services. JAMA 246:630–634
6. Anderson MG, Harrison TJ, Alexander GJM, Zuckermann AJ, Murray-Lyon IM (1986) Randomised controlled trial of lymphoblastoid interferon for chronic active hepatitis B. J Hepatol 3 [Suppl 2]:225–227
7. Anderson MG, Murray-Lyon IM (1985) Natural history of the HBsAg carrier. Gut 26:848–860
8. Arankalle VA, Ticehurst J, Sreenivasan MA, Kapikian AZ, Popper H, Pavri KM, Purcell H (1988) Aetiological association of a virus-like particle with enterically transmitted non-A, non-B hepatitis. Lancet I:550–554
9. Arrigoni A, Ponzetto A, Actis G et al. (1983) Levamisole and chronic delta hepatitis. Ann Intern Med 98:1024
10. Bassendine MF, Weller IVD, Murray A, Summers J, Thomas HC, Sherlock S (1980) Treatment of HBsAg positive chronic liver disease with Bacillus Calmette Guerin (BCG). Gut 21:A915
11. Beasley RP, Hwang L-Y, Lin CC et al. (1981) Hepatitis B immune globulin (HBIG) efficacy in the interruption of perinatal transmission of hepatitis B virus carrier state. Lancet 2:388–393
12. Bisceglie Di AM, Kassianidis C, Lisker-Melman M et al. (1987) Treatment of chronic type B hepatitis with recombinant human alpha and gamma interferon in combination: a dose-finding study. Hepatology 7:1117
13. Bonino F, Rosina F, Rizzetto M et al. (1986) Chronic hepatitis in HBsAg carriers with serum HBV-DNA and anti-HBe. Gastroenterology 90:1268–1273
14. Bortolotti F, Cadrobbi P, Crivellaro C et al. (1981) Chronic hepatitis type B in children: longitudinal study of 35 cases. Gut 22:499–504
15. Brechot C, Hadchovel M, Scotto J et al. (1981) Detection of hepatitis B virus DNA in liver and serum: a direct appraisal of the chronic carrier state. Lancet 2:7765–7767
16. Brzosko WJ, Debski R, Derecka K (1978) Immunstimulation for chronic active hepatitis. Lancet II:311
17. Burrell CJ, Gowans EJ, Rowland R et al. (1984) Correlation between liver histology and markers of hepatitis B virus replication in infected patients: a study by in situ hybridization. Hepatology 4:20–24
18. Cantell K, Hirvonen S, Mogensen KE et al. (1974) Human leucocyte interferons: production, purification, stability and animal experiments. The production and use of interferon for treatment of human virus infections. In Vitro 3:35–38
19. Caredda F, Rossi E, D'Arminio Monforte A et al. (1985) Hepatitis B virus-associated coinfection and superinfection with Δ agent: indistinguishable disease with different outcome. J Infect Dis 151:925–928
20. Caselmann H, Eisenburg J, Hofschneider PH, Koshy R (1987) Antiviral therapy of chronic active hepatitis B with interferon beta and -gamma: a controlled trial. J Med Virol 21:128 A

21. Chadwick RG, Bassendine MF, Crawford E et al. (1978) HBs antigen positive chronic liver disease inhibition of DNA polymerase activity by vidarabine. Br Med J 2:531–537
22. Chu C, Karayannis P, Fowler MJF et al. (1985) Natural history of chronic hepatitis B virus infection in Taiwan. Studies of hepatitis B virus DNA in serum. Hepatology 3:431
23. Conn H, Maddrey WC, Soloway RJ (1982) The detrimental effects of adrenocorticosteroid therapy in HBsAg-positive chronic active hepatitis: fact or artifact? Hepatology 2:885–887
24. Czaja AJ, Wolf AM (1977) Steroid treatment of HBsAg-positive severe chronic active liver disease: determinants of early prognosis. Gastroenterology 73:19
25. Davis GL, Hoofnagle JH, Waggoner JG (1984) Spontaneous reactivation of chronic hepatitis B virus infection. Gastroenterology 86:230–235
26. Davis GL, Hoofnagle JH (1986) Interferon in viral hepatitis: role in pathogenesis and treatment. Hepatology 1038–1041
27. De Grote J, Fevery J, Lepontre L (1978) Long term follow up of chronic active hepatitis of moderate severity. Gut 19:510–513
28. De Man RA, Schalm WS, Heytink RA et al. (1987) Interferon plus Descyclovir in chronic hepatitis type B: incidence of virus marker elimination and reactivation. J Med Virol 21:120A
29. Desmyter J, Ray MB, Groote de J et al. (1976) Administration of human fibroblast Interferon in chronic hepatitis B infection. Lancet II:645–646
30. Dienstag JL (1983) Non-A, non-B hepatitis I. Recognition, epidemiology, and clinical features. Gastroenterology 85:439–462
31. Dienstag JL, Alter HJ (1986) Non-A, non-B hepatitis. Evolving epidemiologic and clinical perspective. Gen Liver Dis 6:67–81
32. Dienstag JL, Stevens CE, Bhan AK, Szmuness W (1982) Hepatitis B vaccine administered to chronic carriers of hepatitis B surface antigen. Ann Intern Med 96:575–579
33. Doherty PC, Zinkernagel RM (1975) A biological role for major histocompatibility antigens. Lancet I:1406–1409
34. Dolen JG, Carter WA, Horoszewicz JS, Vladutiu AO, Leibowitz AI, Nolan JP (1979) Fibroblast interferon treatment of a patient with chronic active hepatitis. Am J Med 67:127–131
35. Dooley JS, Davis GL, Peters M, Waggoner JG, Goodman Z, Hoofnagle JH (1986) Pilot study of recombinant human alphainterferon for chronic type B hepatitis. Gastroenterology 90:150–157
36. Drüeke T, Barbanel C, Jungers P et al. (1980) Hepatitis B antigen-associated periarteritis nodosa in patients undergoing long-term hemodialysis. Am J Med 68:86–90
37. Dudley FJ, Scheuer PJ, Sherlock S (1972) Natural history of hepatitis associated antigen positive chronic liver disease. Lancet II:1388–1393
38. Dusheiko GM, Paterson AC, Pitcher L, Kassianides C, Biscegli Di AM, Song E, Kew MC (1986) Recombinant leucocyte interferon treatment of chronic hepatitis B – an analysis of two therapeutic trials. J Hepatol 3 [Suppl 2]:199–207
39. Edy VG, Billiau A, De Sommer P (1976) Human fibroblast and leukocyte interferons show different dose-response curves in assay of cell protection. J Gen Virol 31:251–255
40. Eisenberg M, Rosno S, Garcia G, Konrad MW, Gregory PB, Robinson S, Merigan TC (1986) Preliminary trial of recombinant fibroblast Interferon in chronic hepatitis B virus infection. Antimicrob Agents Chemother 29:122–126
41. Elion B (1982) Mechanism of action and selectivity of Acyclovir. Am J Med 73:1A, 7–13
42. Esteban R, Buti M, Vallés M, Allende H, Guardia J (1986) Hepatitis B-associated membranous glomerulonephritis treated with adenine arabinoside monophosphate. Hepatology 6:762–764
43. European Association for the Study of the Liver (Trial Group) (1986) Steroids in chronic B-hepatitis. A randomized, double-blind, multinational trial on the effect of low-dose. Longterm treatment of survival. Liver 6:227–232
44. Ezzel C (1988) Candidate cause identified of non-A, non-B hepatitis. Nature 333:335

45. Farci P, Karayannis P, Smedile A et al. (1985) Chronic delta virus infection: response to lymphoblastoid interferon. J Hepatol [Suppl 2] 227
46. Fattovich G, Brullo L, Pontisso P et al. (1986) Laevamisole therapy in chronic type B hepatitis. Results of a double-blind randomized trial. Gastroenterology 91:692–696
47. Franco A, Barnaba V, Levrero M, Ruberti G, Van Dyke A, Bonavita MS, Balsano F (1986) Effect of 28 consecutive days lymphoblastoid interferon (alpha-IFN) administration on hepatitis B virus-related chronic liver disease. J Hepatol 3 [Suppl 2]: 239–243
48. Garcia G, Scullard G, Smith C et al. (1985) Preliminary observation of hepatitis B-associated membranous glomerulonephritis treated with leukocyte interferon. Hepatology 5:317–320
49. Garcia G, Smith I, Weissberg I et al. (1987) Adenine arabinoside monophosphate (vidarabine phosphate) in combination with human leukocyte interferon in the treatment of chronic hepatitis B. Ann Intern Med 107:278–285
50. Giusti G, Piccinino F, Ruggiero G et al. (1977) Treatment of chronic active hepatitis with either prednisolone or corticothropin: a controlled trial. Acta Hepatogastroenterol 24:131–139
51. Gocke J, Hsu K, Morgan C et al. (1970) Association between polyarteritis and Australia antigen. Lancet II:1149–1153
52. Gómez C, la Banda F, Porres JC et al. (1987) Combined recombinant alpha and gamma interferon treatment of chronic hepatitis B virus infection. J Med Virol 21:127A
53. Gray PW, Goddel DV (1982) Structure of the human immune interferon. Gene Nature (Lond) 298:859
54. Greenberg HB, Pollard RB, Lutwick LI et al. (1976) Effect of human leucocyte interferon on hepatitis B virus infection in patients with chronic active hepatitis. N Engl J Med 295:517–522
55. Gudat F, Bianchi L, Sonnabend W, Theil G, Aenishaenslin W, Stalder GA (1975) Pattern of core and surface expression in liver tissue reflects state of specific immune response in hepatitis B. Lab Invest 32:1–5
56. Hadziyannis SJ, Liberman HM, Karvountzes GG, Shafritz DA (1983) Analysis of liver disease, nuclear HBcAg, viral replication, and hepatitis B virus DNA in liver and serum of HBeAg versus Anti-HBe positive carriers of hepatitis B virus. Hepatology 3:656–662
57. Havell EA, Yip YK, Vilcet J (1977) Characteristics of human lymphoblastoid (Namalva) interferon. J Gen Virol 38:51–53
58. Hess G, Gerlich W, Gerken G, Manns M, Hütteroth T, Meyer zum Büschenfelde KH (1987) The effect of recombinant interferon treatment on serum levels of hepatitis B virus-encoded proteins in man. Hepatology 7:704–708
59. Hess G, Gerlich W, Weber C, Drees N, Meyer zum Büschenfelde KH (1987) Treatment of chronic type B hepatitis with recombinant leucocyte alpha A interferon: results of a phase II trial. J Med Virol 21:123A
60. Hoofnagle JH (1982) Chronic hepatitis: The role of corticosteroids. In: Szmuness W, Alter HJ, Maynard JE (eds) Viral hepatitis. Franklin Inst Press, Philadelphia, p 573
61. Hoofnagle JH, Davis GL, Pappas SC et al. (1986) A short course of prednisolone in chronic type B hepatitis. Ann Intern Med 104:12–17
62. Hoofnagle JH, Dusheiko GM, Seeff LB (1981) Seroconversion from hepatitis Be antigen to antibody in chronic type B hepatitis. Ann Intern Med 94:744–748
63. Hoofnagle JH, Hanson RG, Minuk GY et al. (1984) Randomized controlled trial of adenine arabinoside monophosphate for chronic type B hepatitis. Gastroenterology 86:150–157
64. Hoofnagle JH, Mullen KD, Junes D et al. (1986) Treatment of chronic non-A non-B hepatitis with recombinant human alpha interferon. N Engl J Med 315:1575–1578
65. Hoofnagle JH, Peters MG, Muller DK et al. (1985) Randomised controlled trial of a four-month course of recombinant human alpha interferon in chronic type B hepatitis. Hepatology 5:1033

66. Hoofnagle JH, Seef LB, Bales ZM et al. (1978) Serologic responses in hepatitis B. In: Vyas GN, Cohen SN, Schmid R (eds) Viral hepatitis. Franklin Inst Press, Philadelphia, pp 219–241
67. Hoofnagle JH, Shafritz DA, Popper H (1987) Chronic type B hepatitis and the "healthy" HBsAg carrier state. Hepatology 7:758–763
68. Hoofnagle JH, Smedile A, Mullen K et al. (1985) Treatment of chronic delta hepatitis with recombinant human alpha interferon. Gastroenterology 88:1665
69. Hütteroth TH, Arnold W, Hopf U, Meyer zum Büschenfelde KH (1978) Zirkulierende Immunkomplexe bei akuter Virushepatitis, chronisch-aktiver Hepatitis und Periarteriitis nodosa. Gastroenterol 6:395–402
70. Isaacs A, Lindenmann J (1957) Virus interference: the interferon. Proc R Soc Med 147:258
71. Ikeda T, Lever AML, Thomas LC (1986) Evidence for a deficiency of interferon production in patients with chronic hepatitis B virus infection acquired in adult life. Hepatology 6:962–965
72. Kato Y, Nakogawa H, Kobayaski K et al. (1982) Interferon production by peripheral lymphocytes in HBsAg-positive liver diseases. Hepatology 2:789–790
73. Kingham JGC, Ganguly NK, Shaari ZD et al. (1978) Treatment of HBsAg-positive chronic active hepatitis with human fibroblast interferon. Gut 19:91–94
74. Kirchner H (1986) Das Interferonsystem unter besonderer Berücksichtigung des Gamma-Interferons. Dtsch Med Wochenschr 111:64–70
75. Kirchner H (1984) Interferons, a group of multiple lymphokines. Springer Semin Immunopathol 7:347–374
76. Kiyosawa K, Akahane Y, Nagata A et al. (1984) Hepatocellular carcinoma after non-A, non-B posttransfusion hepatitis. Am J Gastroenterol 79:777–781
77. Kiyosawa K, Sodeyama S, Oike Y, Yoda H, Gibo Y, Koike Y, Furuta S (1987) Treatment of chronic non-A non-B hepatitis with β-interferon. J Med Virol 21:128 A
78. Koff RS, Galambos JT (1987) Viral hepatitis. In: Schiff L, Schiff ER (eds) Diseases of the liver, 6th edn. Lippincott, Philadelphia, pp 457–458 f
79. Lam KC, Lai CL, Trepo C, Wu PC (1981) Deleterious effect of prednisolone in HBsAg-positive chronic active hepatitis. N Engl J Med 304:380–386
80. Lengyel P (1981) Mechanisms of interferon action: the 2′5′A synthetase-RNase L pathway. In: Gresser I (ed) Interferon 3. Academic, New York, pp 77–99
81. Levin S, Hahn T (1982) Interferon system in acute viral hepatitis. Lancet I:592–594
82. Liaw YF, Chu CM, Su IH et al. (1983) Clinical and histological events preceding hepatitis Be antigen seroconversion in chronic types hepatitis. Gastroenterology 84:216–219
83. Liaw YF, Lin DY, Chu CM et al. (1983) A prospective trial of prednisolone combined with azathioprine in HBsAg-positive chronic active hepatitis. Acta Hepatogastroenterol 30:51–53
84. Lo KJ, Tong MJ, Chin ML et al. (1982) The natural history of hepatitis B surface antigen positive chronic liver disease in Taiwan. J Infect Dis 146:205–210
85. Lok ASF, Hadziyannis SJ, Weller IVD, Karvountzis MG et al. (1984) Contribution of low level HBV replication to continuing inflammatory activity in patients with anti-HBe positive chronic hepatitis B virus infection. Gut 25:1283–1287
86. Lok ASF, Lai CL, Wu PC (1987) Randomized controlled trial of recombinant alpha-2-interferon in chronic hepatitis B virus (HBV) infection. J Med Virol 21:121 A
87. Lok ASF, Novick DM, Karayiannis P, Dunk AA, Sherlock S, Thomas HC (1985) An randomized study of the effects of adenine arabinoside 5′-monophosphate (short or long courses) and lymphoblastoid interferon on hepatitis B virus replication. Hepatology 5:1132–1138
88. Lok ASF, Weller IVD, Karayiannis P et al. (1984) Thrice weekly lymphoblastoid interferon is effective in inhibiting hepatitis B virus replication. Liver 4:45–49
89. Lok ASF, Wilson LA, Thomas HC (1984) Neurotoxicity associated with adenine arabinoside monophosphate in the treatment of chronic hepatitis B virus infection. J Antimicrob Chemother 14:93–99
90. Maier KP, Blum H, Gerok W et al. (1983) Correspondence. Hepatology 3:130

91. McDonald JA, Caruso L, Karayiannis P, Scully LJ et al. (1987) Diminished responsiveness of male homosexual chronic hepatitis B virus carriers with HTLV-III antibodies to recombinant alpha-interferon. Hepatology 7:719–723
92. Meyer zum Büschenfelde KH (1978) Immunsuppressive Therapie der HBs-Antigen positiven und negativen chronisch aktiven Hepatitis. Dtsch Med Wochenschr 103:887–892
93. Miller RH, Robinson WS (1984) Hepatitis B virus DNA forms in nuclear and cytoplasmic fractions of infected human liver. Virology 137:390–399
94. Miyakawa H, Hino K, Iwasaki M et al. (1983) Combined therapy with prednisolone and adenine-arabinoside available for chronic hepatitis B. Hepatology 3:1078
95. Mizushima N, Kanai K, Matsuda H et al. (1987) Improvement of proteinuria in a case of hepatitis B-associated glomuerulonephritis after treatment with interferon. Gastroenterology 92:524–526
96. Möller B, Hopf U, Sieber G, Rosenkranz K, Poeschke S, Siegert W (1987) Treatment of heterosexual and homosexual patients with HBeAg positive chronic hepatitis B with low dose interferon alpha (IFn-A). Hepatology 7:1148
97. Mondelli M, Mieli-Vergani G, Alberti A et al. (1982) Specificity of T-lymphocyte cytotoxicity to autologous hepatocytes in chronic HBV infection: evidence that T cells are directed against HBV core antigen expressed on hepatocytes. J Immunol 129:2773–2778
98. Montano L, Miescher GC, Goodall AH, Wiedmann KH, Janossy G, Thomas HC (1982) Hepatitis B virus and HLA antigen display in the liver during chronic hepatitis B virus infection. Hepatology 2:557–561
99. Müller R, Vido I, Siegert W, Wöltje M, Klein H, Staar U, Schmidt FW (1980) Exogenes interferon in chronic hepatitis B infection. In: Biandi L, Gerok W, Sickinger K, Stalder GA (eds) Virus and the liver. MTP Press, Lancaster, p 355
100. Müller R, Klein H, Vido I, Niehoff G, Lautz HU, Gebel M, Schmidt FW (1986) Antiviral treatment in chronic hepatitis B – data of 5 prospectively controlled randomized trials. J Hepatol 3 [Suppl 2]:217–223
101. Müller R, Vido I, Schmidt FW (1981) Rapid withdrawal of immunsuppressive therapy in chronic active hepatitis B infection. Lancet I:1323
102. Müller R, Deinhardt F, Hofschneider HP et al. (1982) Long term treatment with human fibroblast interferon in chronic hepatitis B: preliminary data of a controlled trial. In: Szmuness W, Alter HJ, Maynard JE (eds) Viral hepatitis. Franklin Inst Press, Philadelphia, pp 648–649
103. Nagashima H, Armia T, Suzuki H et al. (1987) Treatment of chronic non-A, non-B hepatitis with human interferon-β. J Med Virol 31:128 A
104. Nagata S, Mantei N, Weissmann C (1980) The structure of one of the eight or more distinct chromosomal genes for human interferon-Alpha. Nature 287:041
105. Nair PV, Tong MJ, Stevenson D (1986) A pilot study on the effects of prednisone withdrawal on serum HBV-DNA and HBeAg in chronic active hepatitis B. Hepatology 6:1319–1324
106. Nilius R, Schentke U, Otto L et al. (1983) Levamisole therapy in chronic hepatitis – results of a multicenter double blind trial. Hepatogastroenterol 30:90–92
107. Novick DM, Lok ASF, Thomas HC (1984) Diminished resonsiveness of homosexual men to antiviral therapy for HBsAg-positive chronic liver disease. J Hepatol 1:29–35
108. Omata M, Imazeki F, Yokoguka O et al. (1985) Recombinant leukocyte A interferon treatment in patients with chronic hepatitis B virus infection. Gastroenterology 88:870–880
109. Omata M, Yokosuka O, Imazeki F, Okunda K (1984) Combined steroid withdrawal and anti-viral agent in the treatment of HBeAg positive patients. In: Vyas GN, Dienstag JL, Hoofnagle JH (eds) Viral hepatitis and liver disease. Grune & Stratton, New York, p 670
110. Ouzan D, Degos F, Marcellin P, Chevallier M, Degott C, Berthelot P, Benhamou JP (1987) Vidarabin treatment of chronic active hepatitis associated with hepatitis B virus replication a multicenter randomized controlled study. J Med Virol 21:124 A

111. Ouzan D, Trepo C (1986) Étude de la réplication virale et des manifestations hépatiques dans sept cas de périartérite noueuse associés au virus l'hépatite B. Gastroenterol Clin Biol 10:53–56
112. Pappas SC, Hoofnagle JH, Young N et al. (1985) Treatment of chronic non-A non-B hepatitis within Acyclovir: pilot study. J Med Virol 15:1–9
113. Perrillo R, Regenstein F, Peters M, Bodicky C, Campbell C (1987) A randomized, controlled trial of prednisone withdrawal followed by recombinant alpha interferon (rIFN-alpha) in the treatment of chronic hepatitis B. J Med Virol 21:124A
114. Perrillo RP, Regenstein FG, Bodicky CJ, Campbell CR, Sanders GE, Sunwoo YC (1985) Comparative efficacy of adenine arabinoside 5'monophosphate and prednisone withdrawal followed by adenine arabinoside 5'monophosphate in the treatment of chronic active hepatitis type B. Gastroenterology 88:780–786
115. Peters M, Davis GL, Dooley J, Hoofnagle JH (1986) The interferon system in acute and chronic viral hepatitis. Prog Liver Dis 8:453–467
116. Pignatelli M, Waters J, Brown D et al. (1986) HLA class I antigens on the hepatocyte membrane during recovery from acute hepatitis B virus infection and during interferon therapy in chronic hepatitis B virus infection. Hepatology 6:349–353
117. Pignatelli M, Waters J, Thomas HC (1985) Evidence that cytotoxic T cells sensitized to HBe are responsible for hepatocyte lysis in chronic hepatitis B virus infection. Hepatology 5:988
118. Pirovino M, Aguet M, Huber M et al. (1986) Absence of detectable serum interferon in acute and chronic viral hepatitis. Hepatology 6:645–647
119. Poitrine A, Chousterman S, Chousterman M et al. (1985) Lack of in vivo activation of the interferon system in HBsAg-positive chronic active hepatitis. Hepatology 5:171–174
120. Rakela J, Redeker AG, Welicky B (1983) Effect of short-term prednisone therapy on aminotransferase levels and hepatitis B virus markers in chronic type B hepatitis. Gastroenterology 84:956–960
121. Realdi G, Alberti A, Rugge M et al. (1982) Long-term follow-up of acute and chronic non-A, non-B posttransfusion hepatitis: evidence of progression to liver cirrhosis. Gut 23:270
122. Realdi G, Alberti A, Rugge M et al. (1980) Seroconversion from hepatitis B "e" antigen to anti-HBe in chronic hepatitis B virus infection. Gastroenterology 79:195–199
123. Reed WD, Eddleston ALWF, Cullens H et al. (1973) Infusion of heptitis-B antibody in antigen-positive active chronic hepatitis. Lancet II:1347–1351
124. Renoux G, Renoux M (1972) Antigenic competition and nonspecific immunity after a rickettsial infection in mice: restoration of antibacterial immunity by phenyl-imidothiazole treatment. J Immunol 109:761–765
125. Resnick RH, Stone K, Antonioli D (1983) Primary hepatocellular carcinoma following non-A, non-B posttransfusion hepatitis. Dig Dis Sci 28:908–911
126. Ribot S, Rothstein M, Goldblatt M et al. (1979) Duration of hepatitis B surface antigenemia (HBsAg) in hemodialysis patients. Arch Intern Med 139:178–180
127. Rizzetto M (1983) The delta agent. Hepatology 3:729–737
128. Rizzetto M, Canese MG, Aricò S et al. (1977) Immunofluorescence detection of a new antigen-antibody system (delta/anti-delta) associated with hepatitis B virus in liver and serum of HBsAg carriers. Gut 18:997–1003
129. Rizzetto M, Hoyer BH, Purcell RH et al. (1984) Hepatitis delta virus infection. In: Vyas GN (ed) Viral hepatitis and liver disease. Grune & Stratton, Orlando, pp 371–379
130. Rizzetto M, Shih JWK, Gocke DJ et al. (1979) Incidence and significance of antibodies to delta antigen in hepatitis B virus infection. Lancet 2:986–990
131. Rizzetto M, Verme G, Recchia S et al. (1983) Chronic hepatitis in carriers of hepatitis B surface antigen, with intrahepatic expression of the delta antigen. An active and progressive disease unresponsive to immunsuppressive treatment. Ann Intern Med 98:437–441
132. Robinson WS, Clayton DA, Greenman RL (1974) DNA of a human hepatitis B candidate. J Virol 14:384–391

133. Roda E, Viza D, Pizza G, Mastroroberto L et al. (1985) Transfer factor for the treatment of HBsAg-positive chronic active hepatitis. Proc Soc Exp Biol Med 178:468–475
134. Rosina F, Saracco G, Bona P et al. (1987) Treatment of chronic delta hepatitis with alpha 2 recombinant interferon. J Med Virol 21:123 A
135. Rustgi V, Hoofnagle JH, Gerin JL et al. (1985) Hepatitis B virus markers in patients with acquired immunodeficiency syndrome. Ann Intern Med 102:795–797
136. Sacks SL, Scullard GH, Pollard RB et al. (1982) Antiviral treatment of chronic hepatitis B virus infection: pharmacokinetics and side effects of interferon and adenine arabinoside alone and in combination. Antimicrob Agents Chemother 21:93–100
137. Sagar AD, Sehgal PB, Slate DL, Ruddle FH (1982) Multiple human a interferon genes. J Exp Med 156:744
138. Sagnelli E, Piccinino F, Manzillo G et al. (1983) Effect of immunosuppressive therapy on HBsAg-positive chronic active hepatitis in relation to presence or absence of HBeAg and anti-HBe. Hepatology 3:690–695
139. Sagnelli E, Manzillo G, Mai G et al. (1980) Serum levels of hepatitis B surface and core antigens during immunosuppressive treatment of HBsAg-positive chronic active hepatitis. Lancet II:395–397
140. Schalm SK, Heijtink RA (1982) Spontaneous disappearance of viral replication and liver cell inflammation in HBsAg positive chronic active hepatitis: results of a placebo versus interferon trial. Hepatology 2:791–794
141. Schalm SW, Heijtink RA, v Blankenstein M, Vreugendhil A (1982) Hepatitis B vaccin as immunostimulant in HBsAg (+) chronic hepatitis: results of a double-blind randomized study. Hepatology 2:750
142. Schalm SW, Heijtink RA, van Buuren HR, de Man RA (1985) Acyclovir enhances the antiviral effect of interferon in chronic hepatitis B. Lancet II:358–360
143. Schalm SW, Summerskill WHJ, Gittnick GL, Elveback LR (1976) Contrasting features and responses to treatment of severe chronic active liver disease with and without hepatitis Bs antigen. Gut 17:781–786
144. Scullard GH, Greenberg HB, Smith JL, Gregory PB, Merigan TC, Robinson WS (1982) Antiviral treatment of chronic hepatitis B virusinfection: infections virus cannot be detected in patient serum after permanent responses to treatment. Hepatology 2:39–49
145. Scullard GH, Alberti A, Wansbrough-Jones MH et al. (1979) Effects of human leucocyte interferon on hepatitis B virus replication and immune responses in patients with chronic hepatitis B infection. J Clin Lab Immunol 1:277–282
146. Scullard GH, Andres LL, Greenberg HB et al. (1981) Antiviral treatment of chronic hepatitis B virus infection: improvement in liver disease with interferon and adenine arabinoside. Hepatology 1:228–232
147. Scullard GH, Pollard RB et al. (1981) Antiviral treatment of chronic hepatitis B virus infection: changes in viral markers with interferon combined with adenine arabinoside. J Infect Dis 143:772–783
148. Scullard GH, Smith CI, Merigan TC, Robinson WS, Gregory PB (1981) Effects of immunosuppressive therapy on viral markers in chronic active hepatitis B. Gastroenterology 81:987–991
149. Scully LJ, Lever AML, Yap I, Pignatelli M, Thomas HC (1986) Identification of factors influencing response rate to antiviral therapy of chronic hepatitis B virus infection – a review of the efficacy of adenine arabinoside and lymphoblastoid interferon in the Royal Free Hospital studies. J Hepatol 3 [Suppl 2]:291–299
150. Seeff LB, Wright EC, Zimmermann HJ et al. (1978) Posttransfusion hepatitis 1973–1975: a Veterans Administration cooperative study. In: Vyas GN, Cohen SN, Schmid R (eds) Viral hepatitis a contemporary assessment of etiology, epidemiology, pathogenesis, and prevention. Franklin Inst Press, Philadelphia, pp 371–381
151. Sehgal P, Tamm LM, Tamm I (1982) Interferon and its inducers. In: Came P, Caliguiri ELA (eds) Chemotherapy of viral infections. Springer, Berlin Heidelberg New York, p 205

152. Shafritz DA, Shouval D, Shermann HI et al. (1981) Integration of hepatitis B virus DNA into the genome of liver cells chronic liver disease and hepatocellular carcinoma: studies in percutaneous liver biopsies and post-mortem tissue specimens. N Engl J Med 305:1067–1073
153. Sherlock S (1988) Treatment of chronic viral hepatitis. J Hepatol 6:113–115
154. Shi-Shan L, Chang-Fu L, Fu-Ying H, Chang-Xue Z (1982) Preparation and clinical use of HBsAg immune RNA. Lancet I:197–198
155. Smedile A, Dentico P, Zanetti A et al. (1981) Infection with the HBV associated delta (0) agent in HBsAg carriers. Gastroenterology 81:992–997
156. Smedila A, Rizzetto M, Bonino F et al. (1984) Serum delta-associated RNA (DAR) in chronic HBV carriers infected with the delta agent. In: Vyas GN (ed) Viral hepatitis and liver disease. Grune & Stratton, Orlando, p 613
157. Smith CI, Kitchen LW, Scullard GH et al. (1982) Vidarabine monophosphate and human leucocyte interferon in chronic hepatitis B infection. JAMA 247:2261–2265
158. Smith CI, Scullard GH, Gregory PH, Robinson WS, Merigan TC (1982) Preliminary studies of acyclovir in chronic hepatitis B. Am J Med 73/IA:267–270
159. Smith CI, Weissberg J, Bernhardt L et al. (1983) Acute Dane particle suppression with recombinant leucocyte A interferon in chronic hepatitis B virus infection. J Infect Dis 148:907–913
160. Sodomann CP, Maerker-Alzer G, Havemann K et al. (1979) Transfer factor (TF) treatment of patients with HBs-Ag-positive chronic active hepatitis. Klin Wochenschr 57:893–903
161. Summers J (1981) The recently described animal virus models for human hepatitis B virus. Hepatology 1:179–183
162. Summers J, Mason WS (1982) Replication of the genome of a hepatitis B like virus by reverse transcription of an RNA intermediate. Cell 29:403–415
163. Summers J, O'Connell A, Millmann I (1975) Genome of hepatitis B virus: Restriction enzyme cleavage and structure of DNA extracted from Dane particles. Proc Natl Acad Sci USA 72:4597–4601
164. Szmuness W, Harley EJ, Ikram H et al. (1980) Hepatitis B vaccine: demonstration of efficacy in a controlled clinical trial in a high-risk population in the United States. N Engl J Med 330:833–841
165. Szmuness W, Harley EJ, Ikram H et al. (1978) Sociodemographic aspects of the epidemiology of hepatitis B. In: Vyas GN, Cohen SN, Schmid R (eds) Viral hepatitis. Franklin Inst Press, Philadelphia, pp 297–320
166. Tage-Jensen U, Aldershvile J, Schlichting P et al. (1985) Immunosuppressive treatment of HBsAg-positive chronic liver disease: significance of HBeAg. Hepatology 5:47–49
167. Taniguchi T, Mantei N, Schwarzstein M et al. (1980) Human leucocyte and fibroblast interferons are structurally related. Nature 285:547–549
168. Thomas HC (1986) Has immunology become important to hepatologists? Prog Liv Dis 3:179–189
169. Thomas HC, Lok ASF (1984) The immunopathology of autoimmune and HBV induced chronic hepatitis. Semin Liver Dis 4:36–46
170. Thomas HC, Montano L, Goodall A, deKonig R, Oladapo J, Wiedmann KH (1982) Immunological mechanisms in chronic hepatitis B infection. Hepatology 2:116–121
171. Thomas HC, Pignatelli M, Lever AML (1986) Homology between HBV-DNA and a sequence regulation the interferon-induced antiviral system: possible mechanism of persistent infection. J Med Virol 19:63–69
172. Thomas HC, Scully LJ, McDonald JA (1986) Lymphoblastoid and recombinant alpha-A interferon therapy of chronic hepatitis B virus infection – The Royal Free Hospital experience. J Hepatol 3 [Suppl 2]:193–197
173. Thomson BJ, Doran M, Lever AML, Webster ADB (1987) Alpha-interferon therapy for non-A non-B hepatitis transmitted by gammaglobulin replacement therapy. Lancet I:539
174. Tiollais P, Pourcel C, Dejean A (1985) The hepatitis B virus. Nature 317:489–495

175. Tong J, Liu S, Co RL (1987) Persistence of serum hepatitis B virus deoxyribonucleic acid in hepatitis B surface antigen-positive patients with chronic persistent hepatitis treated with prednisone. Gastroenterology 92:862–866
176. Tong MJ, Nystrom JS, Redeker AG, Marshall GJ (1976) Failure of transfer factor therapy in chronic active type B hepatitis. N Engl J Med 295:209–211
177. Trepo C, Hantz O, van Nieuwenhuyse A et al. (1983) Efficacité et tolérance de l'acyclovir sur la réplication du virus HB resonsable de l'hepatic chronique active. Gastroenterol Clin Biol 8/2:191
178. Trepo C, Ouzan D (1985) Successful therapy of polyarteriitis due to hepatitis B virus by combination of plasma exchanges and adenine arabinoside therapy. Hepatology 5:1022
179. Trepo C, Ouzan D, Fontanges T et al. (1986) Therapeutic activity of vidarabine in symptomatic chronic active hepatitis related to HBV. J Hepatol 3 [Suppl 2]:97–105
180. Trepo CG, Zumerman AJ, Bird RC (1974) The role of circulating hepatitis B antigen/antibody immune complexes in the pathogenesis of vascular and hepatic manifestations in polyarteritis nodosa. J Clin Pathol 27:863–868
181. Tur-Kaspa R, Burk RD, Shanl Y, Shafrik DA (1986) Hepatitis B virus contains a glucocorticoid responsive element. Proc Natl Acad Sci USA 83:1627–1631
182. Viola LA, Barrison IG, Coleman JC, Paradinas FJ, Murray-Lyon IM (1981) The HBe antigen antibody-system and its relationship to clinical and laboratory findings in 100 chronic HBsAg carriers in Great Britain. J Med Virol 8:169–175
183. Weck PK, Apperson S, May L, Stebbing N (1981) Comparison of the antiviral activities of various cloned human interferon-alpha subtypes in mammalian cell cultures. J Gen Virol 57:233–237
184. Weimar W, Heijtink RA, Schalm SW et al. (1977) Fibroblast interferon in HBsAg-positive chronic active hepatitis. Lancet II:1282–1283
185. Weimar W, Heijtink RA, Schalm SW, Sellekens H (1979) Differential effects of fibroblast and leucocyte interferon in HBsAg positive chronic active hepatitis. Eur J Clin Invest 9:151–154
186. Weller IVD, Carreno V, Fowler MJF et al. (1983) Acyclovir in hepatitis B antigen-positive chronic liver disease: inhibition of viral replication and transient renal impairment with iv bolus administration. J Antimicrob Chemother 11:223–231
187. Weller IVD, Lok ASF, Mindel A et al. (1985) A randomized controlled trial of adenine arabinoside 5'-monophosphate (ARA-AMP) in chronic hepatitis B virus infection. Gut 26:745–751
188. Weller IVD, Bassendine MF, Murray AK, Craxi A, Thomas HC, Sherlock S (1982) Effects of prednisolone/azathioprine in chronic hepatitis B viral infection. Gut 23:650–655
189. Wu PC, Lai CL, Lam KC, Ho J (1982) Prednisolone in HBsAg positive chronic active hepatitis: histologic evaluation in a controlled prospective study. Hepatology 2:777–783
190. Wussow P, Freund M, Block B, Diedrich H, Poliwoda H, Deicher H (1987) Clinical significance of anti-INF antibody titres during interferon therapy. Lancet II:635–636
191. Yokosuka O, Omata M, Imazeki F et al. (1985) Changes of hepatitis B virus DNA in liver and serum caused by recombinant leucocyte interferon treatment: analysis of intrahepatic replicative hepatitis B virus DNA. Hepatology 5:728–734
192. Yokosuka O, Omata M, Imazeki F et al. (1985) Combination of short-term prednisolone and adenine arabinoside in the treatment of chronic hepatitis B. Gastroenterology 89:246–251
193. Zachoval R, Abb J, Eisenburg J, Pape GR, Zachoval V, Deinhardt F, Paumgartner G (1985) Production of interferon alpha and interferon gamma by peripheral blood leucocytes from patients with chronic hepatitis type B and non-A, non-B. Hepatology 5:973
194. Zoon KC, Arnheiter H (1984) Studies of the interferon receptors. Pharmacol Ther 24:259–278

Die autoimmune Hepatitis – Eine mit Kortikosteroiden behandelbare Erkrankung

K. H. Wiedmann

1 Definition

Die autoimmune chronisch-aktive Hepatitis (CAH), deren wesentliche Merkmale zuerst von Waldenstroem 1950 [116] und kurz darauf von Zimmermann [124] und Kunkel et al. [51] beschrieben wurden, stellt eine spezifische Form einer chronischen Leberkrankheit unbekannter Ätiologie dar, bei der wahrscheinlich primäre Autoimmunprozesse gegen die Hepatozyten zu einer kontinuierlichen Entzündung und zur Zerstörung der Leber führen [110]. Andere bekannte Ursachen von Lebererkrankungen wie Viren und Medikamente sind per definitionem ausgeschlossen. Das wesentliche serologische Merkmal der Erkrankung sind hochtitrige Autoantikörper, vor allem gegen Kerne und glatte Muskulatur. Weitere charakteristische Merkmale sind die Prädominanz vorwiegend jugendlicher Frauen, die Assoziation mit anderen Autoimmunerkrankungen und endokrinen Veränderungen, eine ausgeprägte Hypergammaglobulinämie, periportale Nekrosen (Mottenfraßnekrosen) mit Plasmazellinfiltrationen der Leber [34] sowie das meist prompte Ansprechen auf eine immunsuppressive Therapie. Rheumatische Beschwerden und der Nachweis des Lupus-erythematodes-(LE-)Zellphänomens durch Joske und King [46] führten auch zur Bezeichnung „lupoide Hepatitis" [58], die aber nicht mit der Leberbeteiligung beim eigentlichen systemischen Lupus erythematodes (SLE) verwechselt werden darf.

2 Klinik

Die Erkrankung betrifft vorwiegend Frauen (70%). Ein Altersgipfel findet sich zwischen 10 und 30 Jahren, ein zweiter nach der Menopause [68]. In etwa 30% der Patienten beginnt die Erkrankung wie eine akute Virushepatitis, häufiger verläuft sie schleichend und unbemerkt und wird erst im Spätstadium der Zirrhose manifest. Im Vordergrund der Beschwerden stehen Druckgefühl im Oberbauch, rasche Ermüdbarkeit, Anorexie, gelegentlich auch Muskel- und Gelenkschmerzen und Durchfälle. Nicht selten beobachtet man hormonelle Störungen, die der eigentlichen Erkrankung vorausgehen können: Amenorrhö, ein verzögertes Einsetzen der Menarche, Hirsutismus, Striae, Akne oder ein cushingoides Aussehen [7, 76]. Assoziierte Autoimmunerkrankungen können beinahe jedes Organsystem betreffen [33, 76]; besonders häufig findet man eine Thyreoiditis, Erkrankungen aus dem rheumatischen Formenkreis und hämolytische Anämien [21].

Die Leber und die Milz (auch ohne Zirrhose) sind bei der klinischen Untersuchung meist vergrößert, und man findet auch ohne zirrhotischen Umbau im floriden Stadium oft Leberhautzeichen. Eine Gelbsucht ist bei 2 Dritteln der Patienten nachweisbar.

3 Laboruntersuchungen

Bei den Laboruntersuchungen fällt besonders eine polyklonale Vermehrung der γ-Globuline, meist zwischen 30–50 rel%, in Einzelfällen sogar bis zu 60 rel%, auf. Sie ist ein obligates Merkmal und geht vorwiegend auf eine Erhöhung der Immunglobuline der IgG-Klasse zurück. Die Transaminasen sind immer erhöht, übersteigen aber selten 1000 IE/l. Bei 80% der Patienten findet sich eine Bilirubinerhöhung. Die alkalische Phosphatase ist selten höher als das 3- bis 4fache der Norm.

4 Leberhistologie

Die periportalen (Mottenfraß-) Nekrosen sind ein wesentliches Kennzeichen der floriden autoimmunen chronisch-aktiven Hepatitis (CAH) und (obwohl nicht spezifisch für diese) bei dieser Form der chronischen Leberkrankheit mit am stärksten ausgeprägt [99]. Sie bestehen vorwiegend aus Lymphozyten, die die periportale Grenzlamelle durchbrechen. Die Nekrosen können sich zu benachbarten Zentralvenen oder Portalfeldern (Brückennekrosen) oder auch auf benachbarte Läppchen (multilobuläre Nekrosen) ausdehnen („schwere CAH"). Ein zirrhotischer Umbau kann mit all diesen nektrotischen Veränderungen verbunden sein. In der spontanen oder medikamentös induzierten Remission findet sich häufig das Bild der chronisch-persistierenden Hepatitis (CPH) mit entzündlichen Infiltraten, die aufs Portalfeld beschränkt sind.

5 Pathogenetische Aspekte und Autoantikörperbefunde

Die auslösende Ursache, die zum Toleranzverlust und zur Autoaggression gegen Hepatozyten führt, ist unbekannt. Auf eine genetische Prädisposition für diese Störung weisen Familienstudien, in denen eine erhöhte Frequenz von Autoimmunmarkern bei Verwandten der Patienten gefunden wurden [31], sowie eine starke Assoziation mit HLA-B8 und DR 3 (70%–80%, VS 20–25% bei den Kontrollen) [56]. Normalerweise werden autoreaktive T- und B-Zellen von verschiedenen Regulationssystemen unter Kontrolle gehalten, von denen antigenspezifischen Suppressorzellen [96] und der Ausschal-

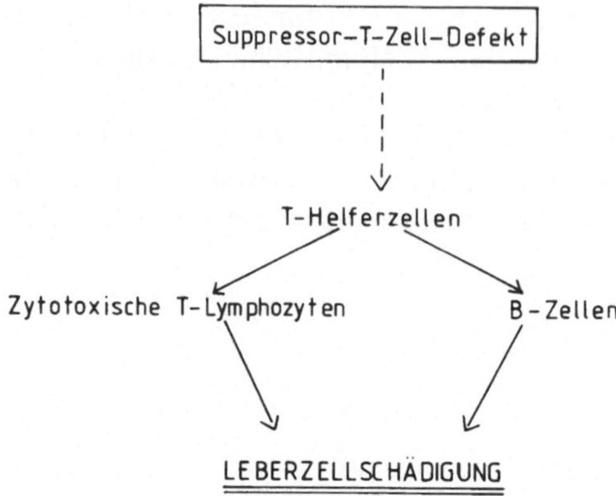

Abb. 1. Modell zur Pathogenese der autoimmunen chronisch-aktiven Hepatitis. Ein Suppressor-T-Zell-Defekt führt zum Überwiegen der T-Helferfunktion und zur Autoaggression von T- und B-Zellen gegen Leberzellen. (Aus [110])

tung von T-Lymphozyten [11] eine besondere Bedeutung zukommt. Ein zentraler immunpathologischer Befund bei der autoimmunen CAH ist der Nachweis einer gestörten Immunregulation [110] (Abb. 1). Die Suppressor-T-Zellen sind zahlenmäßig [109] und funktionell vermindert [81, 39]. Dieser allgemeine Defekt der Regulation wurde aber auch bei anderen Autoimmunerkrankungen beobachtet [4] und erklärt nicht die Organspezifität und die Expression einer bestimmten Autoimmunerkrankung. Bei der chronisch aktiven Hepatitis wird ein spezifischer Verlust der regulatorischen Kontrolle der Immunantwort gegen Leberzellmembranantigene vermutet [115]. Möglicherweise liegt dieser Defekt im Bereich antigenspezifischer T-Zellen, die normalerweise über die Induktion antigenspezifischer T-Suppressorzellen die Autoreaktivität gegen ein Leberzellmembranantigen unterdrücken [114]. Es wurde vermutet, daß sich dieses Zielantigen der Immunreaktionen innerhalb des „leberspezifischen" Proteins (LSP) befindet [73] und mit dem darin enthaltenen Asialoglykoproteinrezeptor identisch ist [70]. Inwieweit noch andere Lebermembranantigene, wie das als „LMAg" („Lebermembranantigen") beschriebene Zielantigen, eine Rolle spielen, ist derzeit noch ungeklärt [73].

Neulich wurde fokal in der Leber eine aberrante Expression von HLA-Klasse-II-Molekülen bei Patienten mit autoimmuner CAH nachgewiesen [122]. Dies könnte dazu führen, daß Autoantigene der Hepatozytenmembran unter Umgehung der Regulationsmechanismen direkt T-Helferzellen präsentiert werden und Autoreaktivität induzieren können. Die Effektormechanismen, die als Folge des Auftretens autoreaktiver T- und B-Zellen letztendlich zur Hepatozytenschädigung führen, sind noch unvollständig geklärt. Sowohl CD4- als auch CD8-positive T-Zellen wurden in periportalen Nekrosen der CAH nachgewiesen, und beide Zelltypen können zytotoxische Reaktionen auslösen [78, 87].

Der auffallendste Hinweis auf die Immunregulationsstörung ist das Auftreten von Autoantikörpern. Wenn sie wie die Lebermembranantikörper (LMA) [40] und Anti-LSP-Antikörper [65] gegen Leberzellen gerichtet sind, können sie eine pathogenetische Wirkung entfalten. Die nicht organspezifischen zytoplasmatischen Antikörper, die bei der CAH nachgewiesen wurden,

Tabelle 1. Serologische Klassifizierung der autoimmunen Hepatitis durch unterschiedliche Antikörpermuster

Untergruppe der autoimmunen chronisch-aktiven Hepatitis (CAH)	Autoantikörper gegen
Lupoide Hepatitis	Kerne (ANF) und glatte Muskulatur (SMA)
SMA-positive CAH	Glatte Muskulatur (IgG-Antiaktinantikörper)
LKM-Antikörper-positive CAH	Leber- und Nierenmikrosomen (LKM)
LP-Antikörper-positive CAH	Zytoplasmatische Antigene aus Leber und Pankreas (LP)
SLA-Antikörper-positive CAH	Antikörper gegen ein lösliches Leberantigen (SLA)

haben dagegen wahrscheinlich keine pathogenetische Bedeutung. Da sie aber bei definierten Subgruppen der CAH vorkommen, kann man vermuten, daß ihr Entstehungsmechanismus mit der Induktion der spezifischen Immunreaktion der betreffenden Erkrankung im Zusammenhang steht [120]. Damit können sie als spezifische Marker angesehen werden, die eine große diagnostische Bedeutung haben und die autoimmune CAH in verschiedene Untergruppen einzuteilen erlauben (Tabelle 1).

Die serologischen Kennzeichen der „klassischen" lupoiden Hepatitis sind Antikörper gegen Kerne (ANA) und glatte Muskulatur (SMA), die isoliert oder auch gemeinsam vorkommen können [9, 28, 45]. Die Autoantikörper gegen Kerne sind gegen Nukleoproteine (DNS-Histone) gerichtet und werden in der indirekten Immunfluoreszenz auf Gewebeschnitten nachgewiesen. Sie reagieren nicht wie bei Patienten mit systemischem Lupus erythematodes mit Doppelstrang-DNS, wenn mit reinen Antigenen getestet wird [35]. Die Antikörper gegen glatte Muskulatur reagieren bei CAH-Patienten mit Aktin und sind vorwiegend vom IgG-Typ [54, 121]. Die Antikörpertiter sind in der Regel höher als 1:40. Ob die ausschließlich mit Antikörpern gegen glatte Muskulatur einhergehende Form eine besondere Untergruppe der autoimmunen Hepatitis darstellt, muß im Augenblick offen bleiben. Bei der klassischen Hepatitis wurden 1976 Antikörper gegen ein Leberzellmembranantigen (LMA) mittels Immunfluoreszenz an isolierten Hepatozyten nachgewiesen [40], die mit radiometrischen Methoden in 52% der Patienten gefunden werden [119]. Ihr Nachweis ist sehr spezifisch, da sie nur bei autoimmunen Lebererkrankungen vorkommen. Dagegen haben Antikörper gegen „das leberspezifische Protein" (LSP), obwohl in sehr hohen Titern bei autoimmunen Hepatitiden gefunden, keine diagnostische Bedeutung, da sie auch bei anderen Lebererkrankungen vorkommen [65].

Von der klassischen lupoiden Hepatitis läßt sich als Sonderform die LKM-(Liver-kidney-microsomal-antibody-)positive Hepatitis abgrenzen [94]. Die LKM-Antikörper sind gegen ein mikrosomales Antigen des Zytochrom-P-450-Komplexes gerichtet [66]. Sie geben in der indirekten Immunfluoreszenz ein charakteristisches Färbemuster im Bereich der Hepatozyten und proximalen Nierentubuli. Die Erkrankung befällt ebenso häufig das männliche wie das weibliche Geschlecht und kommt besonders im Kindesalter vor [82]. Klinisch sieht man oft einen sehr progredienten Verlauf. Eine weitere Subgruppe der autoimmunen CAH läßt sich durch den Nachweis von Antikörpern gegen ein zytoplasmatisches Leber- und Pankreasantigen (LP-Ag), die in 50% gleichzeitig mit Antiaktinantikörpern auftreten [10], sowie durch Antikörper gegen ein lösliches Leberantigen (SLA), das auch in Nieren und verschiedenen anderen Organen vorkommt, charakterisieren [64]. Beide Antikörpersysteme sind nicht in der Immunfluoreszenz nachweisbar und sind ein Beispiel dafür, daß neue serologische Befunde die HBsAg-negative CAH weiter aufzutrennen vermögen.

Eine Sonderstellung nimmt die Hepatitis ein, die serologisch durch den Nachweis von ANA und SMA (und evtl. LMA) und gleichzeitig durch den Nachweis von antimitochondrialen Antikörpern (AMA), die für die primär biliäre Zirrhose (PBC) typisch sind, gekennzeichnet ist. Bei dieser serologischen Überlappung zwischen autoimmuner CAH und PBC findet man häufig auch histologische Veränderungen, die auf einen gleichzeitigen Autoimmunprozess gegen Hepatozyten (CAH) und Gallengänge (PBC) hinweisen [29].

6 Problem der Diagnosestellung

Die Diagnose der autoimmunen CAH ist leicht zu stellen, wenn die oben beschriebenen klassischen Befunde nachweisbar sind (Tabelle 2). Diagnostische Probleme ergeben sich, wenn der Patient asymptomatisch ist, histologisch nur eine chronisch persistierende Hepatitis vorliegt, die Autoantikörper niedrig sind oder fehlen und nur eine geringfügige γ-Globulin-Vermehrung vorliegt. Am schwierigsten kann die Abgrenzung von der Non-A-non-B-Hepatitis sein. ANA und SMA sind bei dieser Form nicht nachweisbar [57]. Inwieweit in der Gruppe der „idiopathischen“, antikörpernegativen CAH autoimmune

Tabelle 2. Diagnose der autoimmunen Hepatitis

Klinik:	Prädominanz des weiblichen Geschlechts; Altersgipfel zwischen 10 und 30 Jahren und nach der Menopause. Bei einem Drittel der Patienten akuter Beginn wie eine „Virushepatitis“. Druckgefühl im Oberbauch, hormonelle Störungen, assoziierte Autoimmunerkrankungen; Hepatosplenomegalie, Ikterus.
Labor:	Hypergammaglobulinämie (IgG ↑), Transaminasen ↑, Bilirubin ↑.
Serologie:	Autoantikörper gegen *Kerne*, glatte *Muskulatur* und Lebermembranantigene, HLA-B8 und DR 3. Sonderformen: Autoantikörper gegen Mikrosomen (LKM) und zytoplasmatische Leberantigene (LP-Antikörper und SLA-Antikörper), HBsAg negativ.
Leberhistologie:	Mottenfraßnekrosen, Brückennekrosen, multilobuläre Nekrosen $\pm$ Zirrhose.

Fälle eingeschlossen sind, ist derzeit unklar. Möglicherweise hilft hier eine bessere immunologische Charakterisierung dieser Gruppe weiter, in die auch funktionelle Tests wie die Bestimmung der Suppressorzellaktivität einzuschließen sind [8]. Die Entscheidung, wie solche Fälle im Einzelfall einzuordnen sind, muß aus dem Verlauf erfolgen, bleibt aber oft willkürlich.

7 Natürlicher Verlauf der Erkrankung

Der natürliche Verlauf der schweren Erkrankung ist durch Schübe und spontane Remissionen, die in bis zu 20% der Patienten auftreten können, gekennzeichnet [102] und geht besonders in den ersten Krankheitsjahren als Folge von Leberversagen oder Ösophagusvarizenblutungen mit einer hohen Letalität einher [48]. In verschiedenen Verlaufsbeobachtungen wurde eine Letalität von 54–68% bei einer mittleren Überlebenszeit von 5 bzw. 6 Jahren angegeben [37, 89]. Eine exaktere Beschreibung des natürlichen Krankheitverlaufs war aufgrund der später durchgeführten kontrollierten Untersuchungen möglich, in denen eine Letalität von 56% (nach 6 Jahren) bzw. von 40% innerhalb von 6 Monaten nach Krankheitsbeginn beobachtet wurde [13, 102]. Patienten, die die erste Krankheitsphase überleben, entwickeln in einem hohen Prozentsatz eine makronoduläre Zirrhose. Eine Progression zur Zirrhose wurde in 22% der Fälle mit Gelbsucht von mindestens 3 Monaten Dauer [92], von anderen Autoren sogar in 90% der Fälle beobachtet. In diesem Stadium wird die Krankheitsaktivität dann oft geringer, auch wenn sich Schübe jederzeit wiederholen können.

Prognostische Faktoren zur Beurteilung des individuellen Verlaufs gibt es nicht. Die Prognose ist ernster zu beurteilen, wenn sich die Erkrankung initial mit ausgeprägten entzündlichen histologischen Veränderungen der Leber, lange persistierender Gelbsucht, Enzephalopathie, Aszites und assoziierten Autoimmunerkrankungen manifestiert. So hatten Patienten mit Brücken – oder multilobulären Nekrosen eine Zirrhoseinzidenz von 82% innerhalb von 5 Jahren und eine hohe Letalität, während Patienten mit ähnlichen klinischen und biochemischen Parametern, aber nur mit periportalen Nekrosen, eine Zirrhoseinzidenz von weniger als 17% und eine normale Lebenserwartung im selben Beobachtungszeitraum hatten [5, 97].

Der spontane Verlauf der Fälle mit asymptomatischer und wenig aktiver chronischer Hepatitis ist nicht gut dokumentiert. Möglicherweise beinhaltet diese Gruppe von Patienten einen großen Anteil virusbedingter und nicht autoimmuner Erkrankungen [50]. Klinisch zeigen diese Fälle oft einen milden Verlauf. Bei einem nicht unbeträchtlichen Teil ist aber auch ein Übergang in eine Zirrhose zu beobachten [27, 108].

8 Therapiestudien

8.1 Kontrollierte Studien zur Therapie der HBsAg-negativen chronisch-aktiven Hepatitis

Die hohe Letalität der schwer verlaufenden chronisch-aktiven Hepatitis und die Vermutung, daß immunpathogenetische Prozesse bei dieser Erkrankung eine Rolle spielen, führte bald nach ihrer Erstbeschreibung zu Therapieversuchen mit Kortikosteroiden und verschiedenen entzündungshemmenden und immunsuppressiven Substanzen [36, 55, 59, 60, 75, 84, 85, 90]. Unter Kortikosteroiden wurde nicht nur eine symptomatische Besserung, sondern auch ein deutlicher Abfall des Bilirubins, der Transaminasen und der γ-Globuline beobachtet [14, 60, 83, 84]. Hinsichtlich der Lebensverlängerung waren die Aussagen in verschiedenen unkontrollierten Untersuchungen widersprüchlich [84, 92]. Kontrollierte Studien bei Patienten mit Zirrhosen unbekannter Ätiologie zeigten unter Steroidtherapie Hinweise für eine Lebensverlängerung [37, 117], die bei weiblichen Patienten ohne Aszites und Alkoholanamnese am ausgeprägtesten war [15]. In dieser Untergruppe von Patienten der Kopenhagener Studiengruppe für Leberkrankheiten betrug die Letalität nach 4 Jahren bei behandelten Patienten 20% und bei unbehandelten 71% (Tabelle 3). Zwischen

Tabelle 3. Kontrollierte Therapiestudien der HBsAg-negativen chronisch-aktiven Hepatitis: Ergebnisse bezüglich der Letalität

Literatur	Therapie/ Kontrollen	Patienten n	Letalität n	Beobachtungszeit (Jahre)
CSL [15]	Prednison	169	70 (41%)	4
	Kontrollen	165	69 (42%)	
CSL[a] [15]	Prednison	95	20 (21%)	4
	Kontrollen	114	71 (62%)	
Cook et al. [13]	Prednisolon	22	3 (14%)	4
	Kontrollen	27	15 (56%)	
Soloway et al. [102]	Prednison	18	1 } 2 (6%)	3,5
	Prednison/Azathioprin	14	1 }	
	Azathioprin	14	5 } 12 (39%)	
	Plazebo	17	7 }	
Murray-Lyon et al. [79]	Prednison	22	1 (4,5%)	2
	Azathioprin	25	6 (24%)	
Summerskill et al. [106]	Prednison	30	3 } 7 (9%)	7
	Prednison/Azathioprin	14	2 }	
	Prednison jeden 2. Tag	31	2 }	
	Azathioprin	13	6 } 12 (41%)	
	Plazebo	16	6 }	
CLS et al. [16]	Prednison	78	19 (24%)	6
	Azathioprin	76	19 (25%)	

[a] Nur die Gruppen weibliche Patienten ohne Aszites und ohne Alkoholanamnese gegenübergestellt (*CSL*, Copenhagen Study group for liver disease).

Tabelle 4. Charakteristika der randomisierten Patienten von 4 kontrollierten Studien der chronisch-aktiven Hepatitis. (*K. A.*, keine Angaben). (Modifiziert nach [123])

Parameter	Cook et al. [13]	Soloway et al. [102]	Murray-Lyon et al. [79]	CSL, 1982 [16]
Patienten [n]	49	63	47	152
Frauen [%]	76	71	K.A.	81
Gelbsucht [%]	84	75	K.A.	K.A.
Aszites [%]	K.A.	17	K.A.	0
Ösophagusvarizen [%]	27	13	28	K.A.
Laborwerte (Mittelwerte)				
SGOT [IU/l]	8 ×	26 ×	5 ×	2 ×
γ-Globulin/g/100 ml	K.A.	3,1	3,0	2,3 (IgG)
Bilirubin [mg%]	3,4	6,5	2,6	2
Autoantikörper [%]				
ANA	53	25	63	89
SMA	K.A.	71	42	92
AMA	K.A.	K.A.	11	13
Zirrhose (histologisch) [%]	80	30	68	81
HBsAg positiv [%]	K.A.	14	4	15

1963 und 1970 wurden an 3 weiteren großen Zentren für Leberkrankheiten prospektive Untersuchungen zur Behandlung der chronisch-aktiven Hepatitis initiiert [13, 79, 102]. Die Charakteristika der untersuchten Patienten sind in Tabelle 4 zusammengefaßt.

In der ersten Studie aus dem Royal Free Hospital London [13] wurden 49 Patienten mit „charakteristischen" klinischen und biochemischen Merkmalen der chronisch-aktiven Hepatitis (80% mit Zirrhose) randomisiert, ohne weitere exakte Aufnahmekriterien anzugeben. Die Behandlung erfolgte mit Prednisolon (initial 15 mg täglich, 1 Monat lang, dann 5–10 mg täglich). Eine Kontrollgruppe ohne Behandlung wurde mitgeführt. Die Bilirubin- und γ-Globulin-Spiegel, nicht aber die SGOT-Werte fielen in der Behandlungsgruppe signifikant ab. Die Letalität betrug in der Kontrollgruppe 56% nach 4 Jahren (15 von 27 Patienten) und in der behandelten Gruppe 14% (3 von 22 Patienten). Dieser Unterschied wurde für so gravierend erachtet, daß die Studie aus ethischen Gründen abgebrochen wurde. Die Auswertung der Daten nach 10 Jahren zeigt immer noch eine Überlebensrate von 69% in der therapierten Gruppe gegenüber 27% in der Kontrollgruppe [48].

In die zweite Studie aus der Mayo-Klinik (USA) [102] wurden 63 Patienten mit chronisch-aktiver Hepatitis (30% mit Zirrhose) aufgenommen, deren Krankheitsaktivität von den 3 Studien am höchsten und am genauesten definiert war: SGOT 10fach über dem Normalwert oder γ-Globuline 2fach und SGOT 5fach über der Norm. Die Patienten wurden in 4 Gruppen eingeteilt:

Gruppe 1 – Behandlung mit Prednison 20 mg täglich,
Gruppe 2 – Azathioprin 100 mg täglich,
Gruppe 3 – Prednison 10 mg und Azathioprin 50 mg täglich und
Gruppe 4 – Plazebo.

Die initialen Prednisondosen betrugen in Gruppe 1 60 mg und in Gruppe 3 30 mg täglich und wurden über 4 Wochen auf die Erhaltungsdosis reduziert. Die Letalität zwischen der Prednison- und Prednison-Azathioprin-Gruppe einerseits und der Placebo- und Azathiopringruppe andererseits war nach 3,5 Jahren signifikant verschieden (2/32 bzw. 12/31 Patienten: 6% bzw. 39%). Letale Verläufe wurden aber nur dann beobachtet, wenn initial ausgedehnte Lebernekrosen (Brücken und multilobuläre Nekrosen mit zirrhotischem Umbau) vorlagen, nicht aber beim Nachweis von periportalen (Mottenfraß) Nekrosen. Auch die Spätprognose wurde vom initialen Leberhistologiebefund beeinflußt. Lag zu Beginn der Behandlung bereits eine Zirrhose vor, war die 10-Jahres-Überlebensrate nur 65%, ohne Zirrhose aber 98% [19].

Bei 80% der Patienten (Gruppe 1 und 3) wurde unter Prednison oder Prednison/Azathioprin eine klinische und biochemische Rückbildung und bei 70% auch eine histologische Rückbildung, meist zur chronisch-persistierenden Hepatitis, beobachtet, die in der Kontrollgruppe (Placebo/Azathioprin) weniger als 20% betrug. Die Frequenz der Zirrhoseentwicklung war in Gruppe 1 und 3 (4/22, 8%) geringer als in Gruppe 2 und 4 (8/19, 42%) wobei aber der Unterschied statistisch nicht signifikant war [5]. Eine spätere Erweiterung der Mayo-Klinik-Studie auf 120 Patienten bestätigte im wesentlichen die initialen Ergebnisse [106].

Als zusätzliches Behandlungsschema in dieser Studie wurde eine jeden 2. Tag alternierende Prednisontherapie, deren Dosis nach Wirkung titriert wurde, eingeführt. Auf die klinischen und biochemischen Parameter entfaltete dieses Schema dieselbe Wirkung wie die tägliche Prednison- oder kombinierte Prednison- und Azathioprintherapie, war aber hinsichtlich der Induktion einer histologischen Remission deutlich unterlegen.

Tabelle 5. Vergleich von Azathioprin und Kortikosteroiden in der Behandlung der HBsAg negativen chronischen Hepatitis und Zirrhose. (*Pr*, Prednison/Prednisolon; *Az*, Azathioprin)

Literatur	Tägliche Erhaltungstherapie [mg]	Ergebnis
Soloway et al. [102]	Pr 15 Az 100	AZ nicht wirksamer als Plazebo
Murray-Lyon et al. [106]	Pr 15 Az 100	AZ dem Prednison unterlegen
Summerskill et al. [106]	Pr 20 Az 100	AZ nicht wirksamer als Plazebo
CSL [16]	Pr 10–15 Az 100	Gleiche Wirkung auf Überlebensrate, geringere Wirkung von AZ auf Reduktion der biochemischen Parameter
Meyer zum Büschenfelde et al. [72]	Pr 15 Az 2 mg/kg	Gleiche Wirkung

In der dritten Studie aus dem Kings College Hospital London [79] wurden 47 Patienten mit chronisch-aktiver Hepatitis (68 % mit Zirrhose), deren SGOT größer als das 2fache des Normwertes und/oder deren γ-Globulin-Spiegel größer als 1,5 g/dl war, entweder mit 15 mg Prednisolon (n = 22) oder mit 75 mg Azathioprin (n = 25) behandelt. Bei fehlender immunsuppressiver Vorbehandlung wurde mit 30 mg Prednisolon bzw. 112,5 mg Azathioprin begonnen. Eine unbehandelte Kontrollgruppe wurde nicht mitgeführt. Die Letalität betrug nach 2 Jahren in der Prednisolongruppe 5 %, in der Azathiopringruppe 28 %. Zwischen den Leberfunktionstests in den beiden Behandlungsgruppen bestand kein Unterschied außer bei den γ-Globulinen, die in der Prednisolongruppe signifikant niedriger waren. Ferner wurde eine höhere Inzidenz von Ösophagusvarizenblutungen in der Azathiopringruppe beobachtet.

Im Gegensatz zu den Ergebnissen dieser Untersuchung und der Mayo-Klinik-Studien wurden von anderen Autoren [16, 72] keine Unterschiede zwischen der Wirksamkeit von Azathioprin und Kortikosteroiden bei der Behandlung der HBsAg-negativen CAH beobachtet (Tabelle 5). In der Studie der CSL [16] war lediglich unter Azathioprin die laborchemische Aktivität weniger häufig abgefallen als unter der Steroidtherapie.

8.2 Therapiestudien bei HBsAg-negativer und -positiver chronisch-aktiver Hepatitis

In den zitierten Untersuchungen war ein gewisser Prozentsatz der untersuchten Patienten HBsAg-positiv. Deshalb war es erst durch die Gegenüberstellung von HBsAg-negativen und -positiven Patienten eindeutig möglich zu zeigen, daß bevorzugt die HBsAg-negative Gruppe von der immunsuppressiven Therapie profitiert (Tabelle 6).

Eine Rückbildung klinischer und biochemischer Parameter wurde in 80 % der Patienten mit HBsAg-negativer CAH beobachtet und nur in 23–46 % der HBsAg-positiven Patienten [27, 72, 98]. Eine Besserung der histologischen Befunde trat in 77 % der HBsAg-negativen Patienten bzw. 15 % der HBsAg-positiven Patienten auf. Todesfälle wurden auch häufiger in der HBsAg-positiven als in der negativen Gruppe beobachtet (15 % und 31 % gegenüber 0 % und 8 %). Eine weitere wesentliche Beobachtung war, daß innerhalb der HBsAg-negativen CAH die Patienten mit positivem Autoantikörperbefund (SMA, LMA, ANA) eine Ansprechrate von 90 %, ohne Autoantikörper dagegen nur von 50 % [72] hatten.

8.3 Verlauf der Erkrankung unter Therapie

Unter der immunsuppressiven Therapie werden unterschiedliche Verläufe der Erkrankung beobachtet, die man im Einzelfall nicht abschätzen kann (Abb. 2a, b) [22].

Tabelle 6. Vergleichende Untersuchungen zur immunsuppressiven Therapie der HBsAg-positiven und HBsAg-negativen chronisch-aktiven Hepatitis

Literatur	HBs-Ag-Status	Patienten n	Letalität [%]	Klinische biochemische Besserung [%]	Histologische Remission [%]	Therapie
Schalm et al. [98]	pos	13	31	46	15	Prednison 10 mg und Azathioprin 50 mg/Tag
	neg	82	11	80	68	
De Groote et al. [27]	pos	30	30	K.A.	3	Prednison 10–15 mg und Azathioprin 50–100 mg/Tag
	neg	29	0	K.A.	24	
Meyer zum Büschenfelde et al. [72]	pos	22	14	23	18	Prednison 15 mg oder Prednison 10 mg und Azathioprin 2 mg/kg oder
	neg	30	0	80	77	Azathioprin 2 mg/kg/Tag

Bei knapp einem Viertel der Patienten mit chronisch-aktiver Hepatitis ohne zirrhotischen Umbau (22%) kam es nach einer Behandlungsdauer von 4–5 Jahren primär oder über das Stadium einer chronisch-persistierenden Hepatitis zu einer kompletten Rückbildung der pathologischen Leberveränderungen. Etwa ein Drittel der Patienten zeigte nach dieser Zeit das histologische Bild der chronisch-persistierenden Hepatitis. Trotz Therapie entwickelte sich in 38% der Fälle nach etwa 6 Jahren Behandlungsdauer eine Zirrhose, die allerdings in knapp der Hälfte der Fälle keine histologische Entzündungsaktivität zeigte. Die Entwicklung zu einer Zirrhose ist also trotz Therapie für viele Patienten ein schicksalhafter Verlauf und scheint ein wesentliches Merkmal der Dynamik des Krankheitsprozesses der autoimmunen chronisch-aktiven Hepatitis zu sein [48, 74]. Dieser Prozeß ist unabhängig von der Schwere der initialen histologischen Veränderungen, wird aber um so wahrscheinlicher, je länger die Behandlung zur Unterdrückung der entzündlichen Aktivität durchgeführt werden muß [26]. Nach 3 Jahren Behandlungszeit ohne Erreichen der Remission betrug die Wahrscheinlichkeit einer Zirrhoseentwicklung 59%. Nach Erreichen einer Remission hat man mit einer jährlichen Zirrhoseinzidenz von 2,6% zu rechnen. Typische Zirrhosekomplikationen entwickeln sich bei diesen Patienten selten, so daß deren Fünfjahresüberlebensrate mit 93% nicht wesentlich beeinflußt ist.

Bei Patienten mit einem zirrhotischen Umbau bereits vor Beginn der Behandlung ist damit zu rechnen, daß bei etwa der Hälfte nach 4 Jahren Thera-

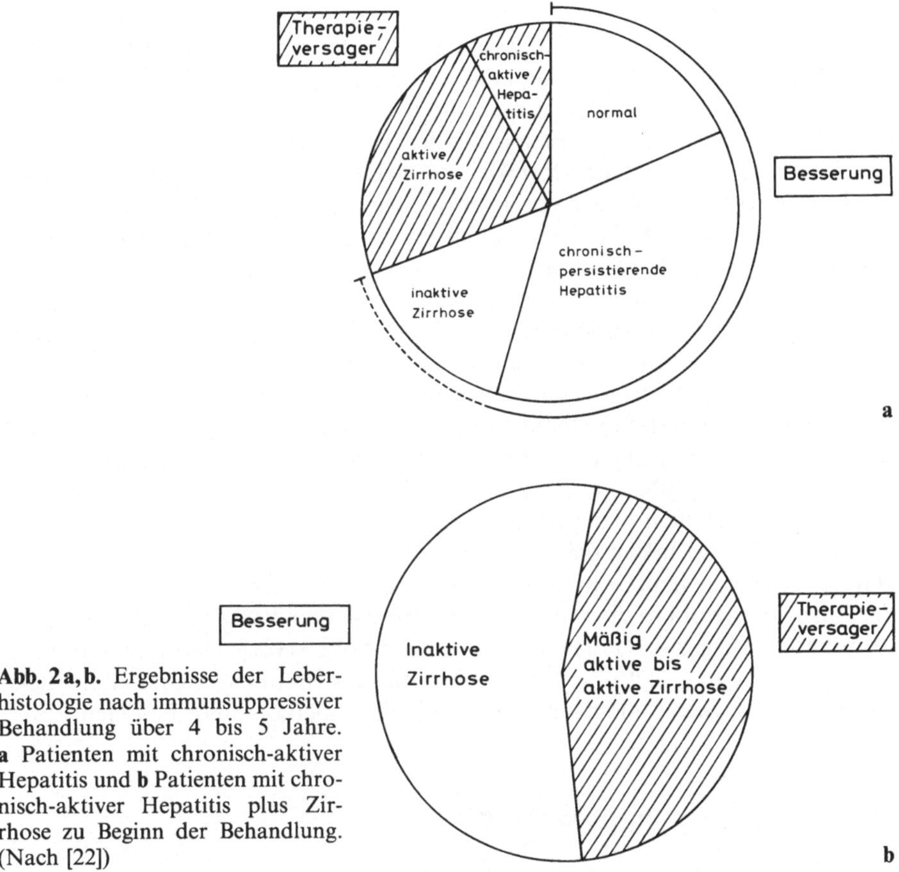

Abb. 2a, b. Ergebnisse der Leberhistologie nach immunsuppressiver Behandlung über 4 bis 5 Jahre. **a** Patienten mit chronisch-aktiver Hepatitis und **b** Patienten mit chronisch-aktiver Hepatitis plus Zirrhose zu Beginn der Behandlung. (Nach [22])

piedauer die entzündlichen Veränderungen der Leber nicht mehr nachweisbar sind und die Zirrhose in ein inaktives Stadium eingetreten ist (s. Abb. 2b).

Ein Drittel der Patienten mit chronisch-aktiver Hepatitis und etwa die Hälfte der Patienten mit Zirrhose muß als Therapieversager eingestuft werden [22]. Bei diesen Fällen finden sich initial häufiger histologisch Brückennekrosen, oft gleichzeitig mit einem Abfall des Quick-Wertes verbunden. Die Therapieversager manifestieren sich meist schnell nach Beginn der Therapie, und trotz Erhöhung der immunsuppressiven Dosis wird selten eine stabile Remission erreicht.

8.4 Problem des Relapses

Bei 64–87% der Patienten kommt es zu einem Rezidiv der Erkrankung, wenn nach Erreichen einer Remission die immunsuppressive Therapie abgesetzt wird [20, 38]. Davon können auch Patienten betroffen sein, die bereits viele

Jahre unter einer Therapie in Remission waren [67]. Ein Rezidiv kann unabhängig davon auftreten, ob Prednisolon [38] oder Azathioprin [104] abgesetzt wird. Meist tritt es innerhalb der ersten Monate, spätestens aber innerhalb des ersten Jahres nach Absetzen auf und kann im Einzelfall einen letalen Verlauf nehmen, auch wenn eine sofortige Wiederaufnahme der Therapie in den meisten Fällen zu einer erneuten Remission führt. Die Rezidivrate ist bei Patienten mit langer Krankheitsdauer vor Therapiebeginn und bei behandelten Zirrhosen besonders hoch (80%). Aber auch Patienten, die unter der Therapie eine chronisch-persistierende Hepatitis – eine Läsion, der eine gute Prognose zugesagt wird – entwickelt haben, rezidivieren in etwa 45% der Fälle [23], und selbst Patienten mit histologisch ausgeheilter Erkrankung sind nach Beendigung der Therapie vor einem Rezidiv nicht sicher [22]. Eine Ausnahme davon scheinen Fälle zu sein, die nach Absetzen der Therapie bei Vorliegen einer chronisch-persistierenden Hepatitis im weiteren Verlauf „spontan" ausgeheilt sind. Möglicherweise signalisiert die spontane Reversion zur normalen Leberhistologie eine komplette Unterbrechung der pathogenetischen Mechanismen, die bei der therapieinduzierten Besserung der histologischen Veränderungen nur temporär und inkomplett unterdrückt werden. Eine Erklärungsmöglichkeit dafür bieten neuere immunologische Befunde, die zeigen, daß es unter Prednisolon sowohl in vivo als auch in vitro zu einer Verbesserung der ConA-stimulierten Suppressorzellaktivität kommt (Abb. 3) [81]. Dadurch wird möglicherweise die unspezifische Überreaktivität des Immunsystems unterdrückt. Die Korrektur dieses nicht-antigenspezifischen Defekts mag in vielen Fällen

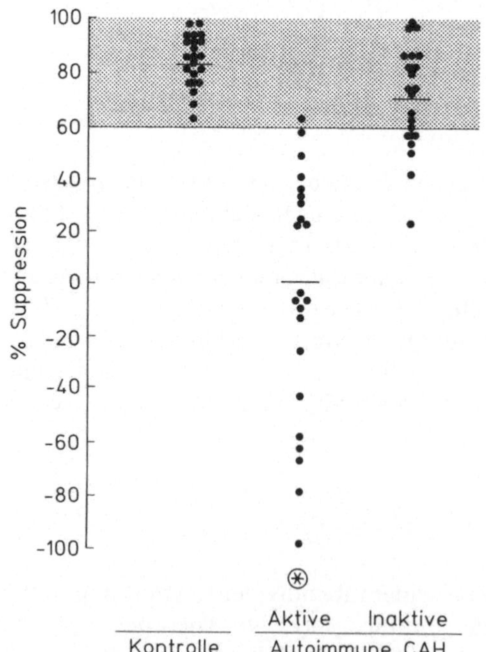

Abb. 3. Suppressorzellaktivität bei unbehandelter (aktiver) und mit Prednisolon behandelter (inaktiver) autoimmuner chronisch-aktiver Hepatitis (CAH). Nach Behandlung kommt es zur Normalisierung der Suppressorzellaktivität. (Nach [81])

ausreichen, immunologische und histologische Manifestationen der Erkrankung zu unterdrücken, allerdings nur so lange die Medikation verabreicht wird. Der organspezifische (Lebermembranantigen) Defekt der T-Zell-Regulation wird aber durch die Kortikosteroide nicht wesentlich beeinflußt und könnte ein Grund für das latente Fortschreiten der Erkrankung zur Zirrhose sein.

8.5 Zusammenfassende Beurteilung der Therapiestudien

1. Die Untersuchungen zeigen, daß beim Großteil der Patienten mit schwerer autoimmuner CAH durch eine immunsuppressive Behandlung eine klinische, biochemische und histologische Besserung erreicht wird – auch wenn am Design der Studien eine gewisse Kritik nicht ausgeblieben ist [123]. Besonders eindrucksvoll ist die signifikante Verbesserung der Überlebensrate (s. Tabelle 3) nicht nur in den ersten Krankheitsjahren, sondern auch noch nach einer Langzeitbeobachtung von über 10 Jahren.
2. Eine Wirksamkeit konnte für Kortikosteroide allein oder in Kombination mit Azathioprin gezeigt werden. Eine Monotherapie mit Azathioprin war der Prednisonbehandlung in 2 Studien ebenbürtig [16, 72], in 3 anderen aber unterlegen [79, 102, 106] (s. Tabelle 6). Möglicherweise sind Unterschiede in den Patientenkollektiven dafür verantwortlich.
3. Trotz erfolgreicher Therapie ist offensichtlich bei etwa der Hälfte der Patienten der Spontanverlauf in eine Zirrhose nicht aufzuhalten. Dies zeigt, daß die allgemeine Immunsuppression nicht spezifisch genug ist, um bei allen Patienten die immunpathogenetischen Prozesse definitiv abzuschalten oder wenigstens permanent zu unterdrücken. Dies wird auch daran deutlich, daß nach Absetzen der Therapie bei einem hohen Prozentsatz der Patienten ein Rezidiv auftritt.
4. Aus den bisher vorliegenden Studien ist nicht eindeutig ersichtlich, ob auch asymptomatische Patienten mit milder CAH von einer immunsuppressiven Therapie profitieren. Die Studien betreffen überwiegend symptomatische Patienten mit stärkerer Krankheitsaktivität.
5. Die Ätiologie der HBsAg-negativen chronisch aktiven Hepatitis ist heterogen und schließt nicht nur autoimmune Formen ein. In den verschiedenen Untersuchungen wurden autoantikörperpositive und autoantikörpernegative Patienten behandelt. Patienten mit antikörperpositiver CAH scheinen besser auf eine immunsuppressive Therapie anzusprechen als die antikörpernegativen [72], was allerdings nicht unwidersprochen ist [21]. In der Mayo-Klinik-Studie zeigten die Patienten mit assoziierten Autoimmunerkrankungen, mit Nachweis von ANA, SMA oder dem LE-Zell-Phänomen eine ähnliche Ansprechrate auf die Therapie wie Patienten mit CAH ohne diese Kriterien. Möglicherweise würde mit inzwischen neuen bekannten Antigen-Antikörper-Systemen (LKM, SLA, LP-Antikörper, LMA) die bei diesen Patienten nicht berücksichtigt wurden, das Ergebnis anders ausfallen. Insgesamt ist es also nicht geklärt, ob Unterschiede in der Ansprechbar-

keit auf eine immunsuppressive Therapie bei autoantikörperpositiven und -negativen Patienten mit CAH vorliegen. Es ist auch nicht klar, ob alle autoantikörperpositiven Fälle gleich gut auf eine Therapie ansprechen.

9 Praktische Durchführung der Therapie

9.1 Indikationen

Die Aktivität der Erkrankung, der Autoantikörperstatus und das Vorhandensein einer Zirrhose sind wesentliche Kriterien, die bei der Entscheidung zur immunsuppressiven Therapie der HBsAg-negativen CAH eine Rolle spielen.

Die hochaktive Erkrankung mit Transaminasenwerten von mindestens etwa 100–200 IE, γ-Globulin-Werten über 25 rel%, mit histologischen Veränderungen, die mit der chronisch-aktiven Hepatitis kompatibel sind, und mit Nachweis von Autoantikörpern ist eine gesicherte Indikation. Eine Behandlung kann ferner auch indiziert sein, wenn die Aktivität wesentlich geringer ist als oben angegeben, aber schwere subjektive Symptome und assoziierte Autoimmunerkrankungen manifest sind. Dasselbe gilt für Überlappungsformen (CAH/PBC), die oft gut auf eine Therapie ansprechen. Die Therapie sollte unmittelbar nach Diagnosestellung erfolgen. Ein Abwarten von mehreren Monaten, um „Chronizität" nachzuweisen, ist in diesen Fällen nicht berechtigt. Ein möglichst frühzeitiger Beginn ist wichtig, um die besonders in der Initialphase entstehende schwere Leberschädigung abzuwenden. Dagegen stellt die autoantikörpernegative chronisch-aktive Hepatitis, selbst wenn histologisch ausgeprägte Veränderungen mit Brücken und multilobulären Nekrosen vorliegen, keine unmittelbare Therapieindikation dar. Ausnahmen sind eine rasch progrediente Verschlechterung oder, wenn unabhängig vom Antikörperstatus, andere Hinweise auf eine autoimmune Genese (z. B. γ-Globulin-Spiegel über 40–45 rel%, assoziierte Autoimmunerkrankungen) gegeben sind.

Um Schwierigkeiten der Beurteilung der Steroidansprechbarkeit bei diesen Patienten aus dem Weg zu gehen, wurde ein therapeutischer Index konstruiert, um den individuellen Effekt auf eine Steroidtherapie bei Patienten mit Zirrhose vorherzusagen [18]. Interessanterweise konnte mit Hilfe eines solchen Indexes, in den verschiedenste Variablen eingehen, gezeigt werden, daß die Patienten mit autoimmuner Leberkrankheit (positive ANF, ausgedehnte Mottenfraßnekrosen) in frühen Stadien ohne Nachweis von Aszites und großen Regeneratknoten die geeignetsten Kandidaten für eine Steroidtherapie darstellen [18].

Die Indikation zur Behandlung der asymptomatischen und wenig aktiven Erkrankung (d. h. histologisch mäßig aktive CAH, Transaminasen unter 100, γ-Globuline unter 25 rel%) bei gleichzeitigem Autoantikörpernachweis ist schwierig zu beurteilen und wird unterschiedlich gehandhabt. Manche Patienten entwickeln keine signifikante Erkrankung im weiteren Verlauf [30, 49]. Bei Frauen in der Menopause übertreffen oft die Nebenwirkungen bei weitem den

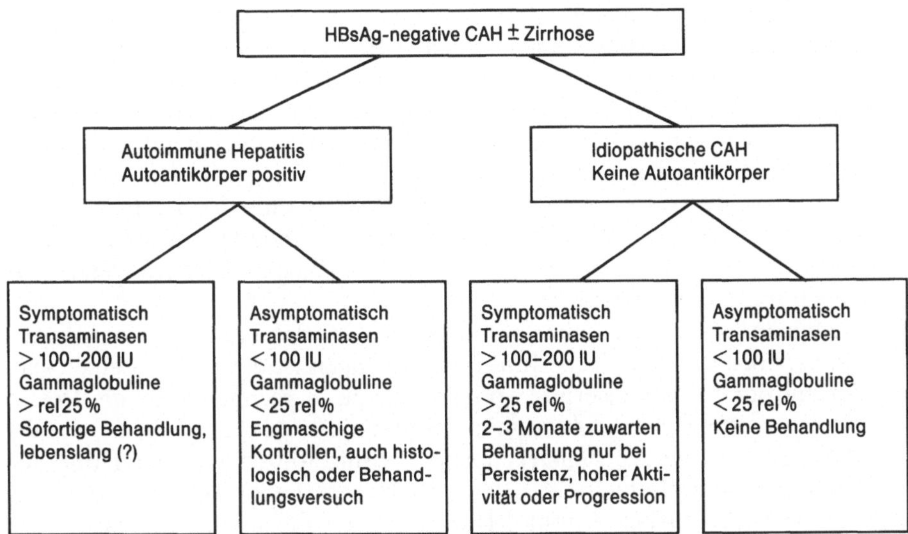

Abb. 4. Indikation zur immunsuppressiven Behandlung der HBsAg-negativen chronisch-aktiven Hepatitis (*CAH*) ± Zirrhose in Abhängigkeit vom Autoantikörperstatus und von der entzündlichen Aktivität

Nutzen der Therapie [52], so daß ein Zuwarten gerechtfertigt erscheint. Bei einem beträchtlichen Teil schreitet aber die Erkrankung schleichend fort. Deshalb sind wir, auch durch die oben ausgeführten immunpathogenetischen Überlegungen gestützt, der Meinung, bei dieser Gruppe von Patienten einen Therapieversuch zu unternehmen. Eine histologische Kontrolluntersuchung der Leber nach einem Jahr zusammen mit laborchemischen Kontrollen und die Beurteilung der individuellen Verträglichkeit entscheiden über die Fortführung der Therapie. Autoantikörpernegative asymptomatische Patienten mit mäßig aktiver Erkrankung werden dagegen nicht behandelt, ebensowenig Patienten, die unabhängig von Autoantikörperstatus histologisch eine chronisch-persistierende Hepatitis zeigen. Das gleichzeitige Vorhandensein einer Zirrhose ist grundsätzlich keine Kontraindikation für eine immunsuppressive Therapie, vorausgesetzt, es liegt noch keine schwere portale Dekompensation vor [18]. Eine differenzierte Indikationsstellung zur Behandlung der chronisch aktiven Hepatitis ist in Abb. 4 zusammengestellt.

9.2 Therapieschemata

9.2.1 Kortikosteroide

Die Dosierung und Reduktion der Kortikosteroide muß letztlich individuell erfolgen und sich nach Klinik und Laborparametern richten. Als tägliche Dosis wird initial 30–60 mg Prednison (oder Prednisolon) empfohlen [72, 102], die so lange beibehalten wird, bis sich ein Rückgang der Transaminasen und γ-Globuline abzeichnet. Dies ist meist nach 1–2 Wochen der Fall. Anschließend erfolgt von 60 mg an eine wöchentliche Reduktion um 10 mg, ab 30 mg um 5 mg, bis auf eine anzustrebende Erhaltungsdosis von 10 mg.

Eine nur jeden 2. Tag verabreichte Prednisontherapie induziert in geringerem Maße die histologische Remission und wird daher nicht empfohlen [106]. Der Wert dieser Applikationsart als Erhaltungstherapie ist bei der chronisch-aktiven Hepatitis bisher nicht geprüft.

Eine intermittierende Pulstherapie mit 90 mg Prednison über 3–5 Tage in 3- bis 4wöchentlichen Intervallen konnte eine komplette klinische biochemische und histologische Remission erzielen [17]. Weitere Erfahrungen fehlen aber noch mit diesem Schema.

Prednison wird in der Leber in biologisch-aktives Prednisolon umgewandelt [9, 61]. Bei schweren Leberfunktionsstörungen ist deshalb mit einer Verminderung der Metabolisierung von Prednison zu rechnen. Für die Praxis scheint es trotzdem irrelevant zu sein, ob Prednison oder Prednisolon verabreicht wird. Die freie Verfügbarkeit von Prednisolon ist von der Höhe der Serumalbuminspiegel abhängig, d. h., bei schweren Leberfunktionsstörungen ist die freie Verfügbarkeit erhöht [91]. Spiegelmessungen zur Therapieeinstellung sind aber trotzdem nicht notwendig, da die Steuerung der Therapie praktisch immer aufgrund klinischer und laborchemischer Kontrollen erfolgen kann. Zu beachten ist, daß bei gleichzeitiger Einnahme von aluminium- und magnesiumhaltigen Antazida die Bioverfügbarkeit der Kortikosteroide vermindert ist [113].

9.2.2 Azathioprin: Monotherapie und Kombination mit Kortikosteroiden

Azathioprin als Monotherapie zur Behandlung der CAH hat sich nicht durchgesetzt, möglicherweise weil die Ergebnisse im Vergleich mit Predison uneinheitlicher und die Wirkung nicht so prompt nachweisbar sind.

In der Kombination mit Prednison (oder Prednisolon) hat Azathioprin einen festen Platz und ist bei steroidresistenter CAH und bei stärkeren Steroidkomplikationen indiziert. Die Kombinationsbehandlung zeigte deutlich geringere Nebenwirkungen als die Monotherapie mit Prednison [106]. Deshalb ist diese Behandlung auch besonders geeignet, wenn als Erhaltungstherapie mehr als 10 mg Prednison nötig sind, ferner für Patientinnen in der Menopause, die

Tabelle 7. Immunsuppressive Behandlung der autoimmunen Hepatitis

Prednisolon	Initial 30–60 mg/täglich Reduktion innerhalb von etwa 6 Wochen auf Erhaltungsdosis: 10–(20) mg. Bei kompletter Remission nach 1–2 Jahren 5–7,5 mg als Dauertherapie.
oder	
Prednisolon	Initial 30 mg/täglich
und	
Azathioprin	Initial 2 mg/kg/täglich. Langsame Reduktion der Steroide innerhalb von 6 Wochen auf 10 mg, dann Azathioprin 50 mg/täglich. Erhaltungstherapie: 5–7,5 mg Prednisolon, 50 mg Azathioprin.

unter Kortikosteroiden eine Diabetes mellitus, eine Osteoporose oder einen Hochdruck entwickeln, und für junge Patienten, die schwere kosmetische Veränderungen erfahren. Die Kombinationstherapie wird initial mit einer täglichen Dosis von 30 mg Prednisolon und 2 mg/kg Azathioprin eingeleitet. Zunächst werden die Steroide in Schritten von 2,5–5 mg wöchentlich auf 10 mg oder sogar auf 7,5–5 mg reduziert, später erfolgt dann die Einstellung von Azathioprin auf eine tägliche Erhaltungsdosis von 50 mg (Tabelle 7).

9.3 Wirkungen und Nebenwirkungen der immunsuppressiven Therapie

9.3.1 Kortikosteroide

Kortikosteroide haben eine ausgeprägte hemmende Wirkung auf Entzündungsprozesse, auf die Immunregulation [51, 110] und auf die Kollagenbildung der Leberzellen [6, 32].

Ein wesentlicher Wirkmechanismus ist die Beeinflussung der Makrophagen, die am Zugang zu entzündlichen Herden und an der Freisetzung von gewebsschädigenden Enzymen gehindert werden. Von den Lymphozytenpopulationen werden bevorzugt die T-Zellen, weniger aber B-Zellen beeinflußt. Besonders steroidsensitiv sind die T-Supressorzellen. In einigen Untersuchungen wurden unter „therapeutischen" Prednisondosen eine verstärkte Induktion der Supressorzellaktivität nachgewiesen [81]. Die zirkulierenden Lymphozytenzahlen nehmen durch Kortikosteroide ab, wovon hier besonders die T-Helferzellen betroffen sind, während die T-Supressorzellen bevorzugt innerhalb der Zirkulation gehalten werden. Möglicherweise wird unter anderem über diesen Effekt bei Autoimmunerkrankungen, die mit einer verminderten

Tabelle 8. Nebenwirkungen von Kortikosteroiden und Azathioprin

Kortikosteroide	*Azathioprin*
Kosmetische Veränderungen	Knochenmarksdepression
(cushingoides Aussehen)	Überempfindlichkeitsreaktionen
Vollmondgesicht	Cholestase
Stammfettsucht	Akute Pankreatitis
Striae	Anorexie, Übelkeit
Akne	Tumoren
Muskelschwäche	
Bluthochdruck, Ödeme	
Diabetes mellitus	
Osteoporose	
Aseptische Knochennekrosen	
Wachstumshemmung	
Magen-Darm-Ulzera	
Katarakt und Glaucom	
Pankreatitis	
Verminderte Infektabwehr	
Wundheilungsstörungen	
Psychosen	

funktionellen T-Supressorzellzahl einhergehen, die gestörte Balance zwischen Supressor- und Helferzellaktivität und damit die immunregulatorische Kontrolle wieder hergestellt.

Die häufigsten Nebenwirkungen der Kortikosteroide sind in Tabelle 8 zusammengefaßt. Eine sorgfältige Überwachung der Patienten ist über den gesamten Zeitraum notwendig. Besondere Probleme können kosmetische Veränderungen (cushingoides Aussehen, Vollmondgesicht, Striae, Stammfettsucht), Hochdruck, Diabetes mellitus, Muskelatrophie und Osteoporose sein. Eine Osteoporose kann zu schwerer Beeinträchtigung führen und wurde bei 47% der Patienten mit autoimmuner CAH unter einer Kortikosteroidlangzeittherapie nachgewiesen [103]. Regelmäßige körperliche Betätigung und frühe Anwendung von Vitamin D_3 (40–60 µg/Tag) und Kalzium (500 mg/Tag) bieten die bestmögliche Prophylaxe [89].

9.3.2 Azathioprin

Azathioprin hemmt die Nukleinsäuresynthese und hat damit generell eine antiproliferative Wirkung [52]. Während Kortikosteroide auf existierende Immunzellen wirken, beeinflußt Azathioprin die Bildung der Immunzellen. Damit ist ein entscheidender Unterschied zu den Kortikosteroiden der, daß es das immunologische Gedächtnis beeinflussen kann. Die hauptsächlichen Auswirkungen auf das Immunsystem lassen sich in einer starken Unterdrückung der primären Antikörperantwort und einer Hemmung der Induktion der spezifischen zytotoxischen T-Zellen, wenn Azathioprin mit dem Antigen verabreicht wird, nachweisen. Weiterhin kommt es zu einer bevorzugten Reduktion der natürlichen Killerlymphozytensubpopulation, die für NK und antikörperabhängige zytotoxische Aktivitäten verantwortlich ist.

Die wichtigste Nebenwirkung von Azathioprin ist die Knochenmarksdepression mit Verminderung der Leukozyten, Thrombozyten und Erythrozyten [112]. Diese Nebenwirkung ist dosisabhängig und in der Regel kontrollierbar. Als weitere gelegentliche Nebenwirkungen sind Überempfindlichkeitsreaktionen (Haut, Arthralgien, Myositis, Fieber, Alveolitis), Übelkeit, intrahepatische Cholestasen und akute Pankreatitiden beschrieben.

Als späte Nebenwirkung einer immunsuppressiven Behandlung wird ein gehäuftes Auftreten von malignen Tumoren diskutiert. Unter Azathioprin wurde bei Patienten nach Organtransplantationen und bei Patienten mit verschiedenen Autoimmunerkrankungen eine erhöhte Frequenz von Lymphomen und Plattenepithelkarcinomen beobachtet [44, 88]. Ein Vergleich zwischen Patienten mit CAH, die mit Prednisolon oder Azathioprin behandelt wurden, zeigte bei 13% (4/32 Patienten) der Todesfälle in der Prednisolongruppe und bei 33% (13/39 Patienten) der Todesfälle in der Azathiopringruppe eine Tumorbildung [107]. Obwohl der Unterschied nicht signifikant war, mahnt er zur strengen Indikationsstellung von Azathioprin bei der CAH, besonders bei Schwangeren oder jungen Patienten, rechtfertigt aber nicht, bei schweren Verläufen und bei obigen Indikationen diese Substanz vorzuenthalten.

9.4 Beendigung der Therapie

Die Frage nach Beendigung der Therapie stellt sich bei Erreichen einer Remission, bei Auftreten von starken Nebenwirkungen und bei Therapieversagern.

Eine Remission (Verschwinden der subjektiven Symptome, Normalisierung der γ-Globuline und der Transaminasenwerte unter das 2fache der Norm, weitgehende Rückbildung der histologischen Veränderungen (CPH) wird in 87% der Patienten innerhalb von 3 Jahren nach Beginn der Behandlung erreicht [25]. Die Entscheidung, die Therapie hier zu beenden, ist vor dem Hintergrund der bekannten hohen Rezidivrate schwierig, zumal auch keine sicheren Selektionskriterien der Patienten, die in Remission bleiben oder ein Rezidiv erleiden, existieren. Vielleicht könnte ein regelmäßiges immunologisches Monitoring (z. B. Messung der Suppressorzellaktivität und der Autoantikörpertiter) diese Frage besser beantworten [8, 71].

Manche Hepatologen schleichen 6–12 Monate nach Erreichen der Remission die immunsuppressive Therapie langsam aus. Dieser Versuch ist ein- bis zweimal gerechtferigt, da bei Auftreten eines Rezidivs in der Regel ein sofortiges Ansprechen auf eine erneute Therapie erfolgt. Zusammen mit anderen Hepatologen plädieren wir aus den oben genannten immunpathologischen Erwägungen eher für eine jahrelange („lebenslange“) Dauertherapie, die in der Remission in der Regel mit 7,5–5 mg, ja sogar mit 2,5 mg Kortikosteroiden durchgeführt werden kann und zu keinen nennenswerten Nebenwirkungen führt. Dieses Vorgehen ist bei Patienten mit behandelter Zirrhose auf jeden Fall zu empfehlen, da besonders sie nach Absetzen der Therapie zu Rezidiven neigen.

Bei Auftreten von starken Nebenwirkungen muß u. U. die Therapie vorzeitig beendet werden, obwohl in vielen Fällen durch Dosisreduktion oder durch Modifikation der Therapie (z. B. Erhöhung der Azathioprindosis bei gleichzeitiger weiterer Erniedrigung der Kortikosteroide) diese doch noch einigermaßen kontrolliert werden können. Bei Therapieversagen muß die immunsuppressive Dosis kurzfristig erhöht werden (z. B. 60–100 mg Prednisolon und 150 mg Azathioprin). Bei fehlendem Rückgang der entzündlichen Aktivität muß man sich entschließen, diese hochdosierte Therapieform abzusetzen. Als Alternative kommt dann, obwohl nur kasuistisch gesichert, derzeit vielleicht ein Versuch mit Cyclosporin A in Frage.

9.4.1 Überwachung während und nach Beendigung der Therapie

Erhöhte Transaminasen und γ-Globuline korrelieren gut mit der histologischen Aktivität der Erkrankung und sind deshalb als Verlaufsparameter in 3monatigen Abständen geeignet [24]. Eine Normalisierung dieser Laborparameter bedeutet allerdings nicht immer auch eine histologische Rückbildung. Bei 55% der Patienten während Therapie und bei 19% der Patienten nach Beendigung der Therapie wurden nämlich trotz normaler biochemischer Laborparameter noch histologische Veränderungen (meist periportale Nekrosen, sehr selten multilobuläre Nekrosen) nachgewiesen. Letztlich ist also eine histologische Untersuchung der Leber zur Dokumentation der Remission notwendig. Dabei ist zu berücksichtigen, daß die histologische Normalisierung bis zu 16 Monate hinter der Normalisierung der Transaminasen zurückbleiben kann.

Für die Serum-Prokollagen-III-Peptidspiegel wurde eine enge Korrelation mit Aktivität der Erkrankung gezeigt, so daß auch sie möglicherweise während und nach der Therapie nützliche Verlaufsparameter darstellen [69].

Die Autoantikörper bei der CAH (LMA, Antiaktinantikörper, SLA, Anti-LSP) verschwinden häufig unter der Therapie oder persistieren bei niedrigen Titern (Abb. 5). Insofern reflektieren erhöhte Antikörperspiegel offensichtlich eine weiterbestehende Aktivität und können auch deshalb in die Überwachung mit einbezogen werden. Am Beispiel der Anti-LSP-Antikörper wurde kürzlich gezeigt, daß sie für die Entscheidung, die Therapie abzusetzen, hilfreich sein können [71]. Persistenz oder Wiederauftreten noch vor Veränderung der biochemischen Parameter kündigte ein Rezidiv nach Steroidentzug an.

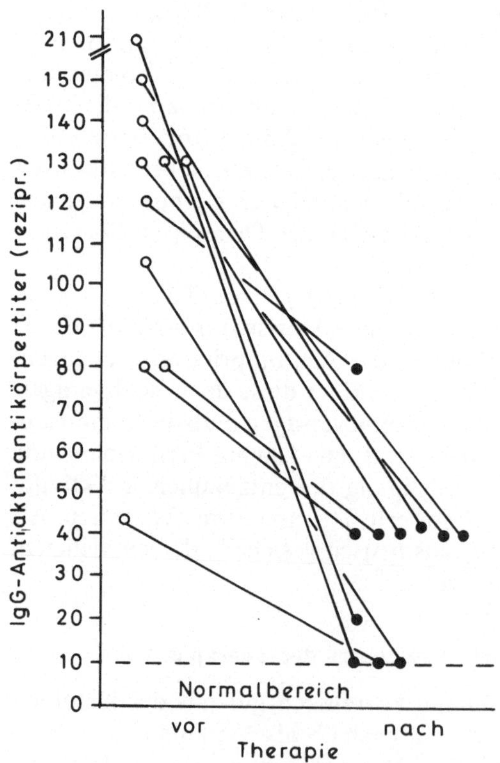

Abb. 5. Verlauf der Antiaktinantikörpertiter bei Patienten mit autoimmuner Hepatitis unter immunsuppressiver Therapie. (Aus [121])

10 Spezielle Probleme

10.1 Kinder

Die autoimmune Hepatitis im Kindesalter verläuft oft sehr schwer, die meisten Patienten haben bereits initial eine Zirrhose und eine schwere Einschränkung der Leberfunktion. Aber auch diese Fälle sprechen gut auf eine immunsuppressive Therapie an, LKM-Autoantikörper-positive Patienten machen hiervon wahrscheinlich eine Ausnahme [2, 62, 63]. Die Behandlung (initial 2 mg/kg Prednisolon und 1,5–2 mg/kg Azathioprin täglich) sollte sofort nach Diagnosestellung und Ausschluß bekannter Lebererkrankungen (besonders auch eines M. Wilson) begonnen werden. Da auch bei Kindern wahrscheinlich mit einer hohen Relapsrate nach Absetzen der Therapie gerechnet werden muß, ist zu empfehlen, nach Erreichen einer Remission mit der kleinstmöglichen Dosis, die die entzündliche Aktivität unterdrückt, einige Jahre weiterzubehandeln, bevor ein Absetzversuch unternommen wird. Um Komplikationen der Therapie zu vermeiden, ist es wahrscheinlich besser, eine niedrige Dosis über längere Zeit beizubehalten, als nach jedem Relaps erneut dazu gezwungen zu werden, hohe Dosen einzusetzen. Diese werden oft extrem schlecht vertragen, die Nebenwirkungen in Form von Wachstumsverzögerungen und kosmetischen Veränderungen bei Kindern sind gravierend [12]. Zur Verringerung dieser Nebenwirkungen ist in der Remission als Dauertherapie eine alternierende Steroidgabe jeden 2. Tag empfehlenswert.

10.2 Schwangerschaft

Die Fertilität bei Frauen mit CAH ist wie auch bei anderen Leberkrankheiten herabgesetzt [108, 109]. Es gibt aber mehrere Berichte und es entspricht auch unseren Erfahrungen, daß diese Patientinnen eine komplikationslose Schwangerschaft austragen und gesunde Kinder gebären können [100, 105]. Dies trifft besonders für die Remissionsphase der Erkrankung zu, wo ohnehin die Konzeptionsfähigkeit am höchsten ist und in der den Patientinnen von einer Schwangerschaft nicht abgeraten werden sollte. Allerdings ist zumindest nach früheren Untersuchungen die Rate an nicht ausgetragenen Schwangerschaften und perinataler Sterblichkeit hoch [105]. Eine negative Auswirkung auf den Verlauf der Lebererkrankung und die Leberfunktion auch bei stabiler Zirrhose während der Schwangerschaft wird dagegen im allgemeinen nicht beobachtet. Eine Zunahme der Frequenz von Ösophagenvarizenblutungen ist nicht gesichert [111], und die mütterliche Letalität bei inaktiver Erkrankung ist wahrscheinlich nicht erhöht. Eine niedrig dosierte Kortikosteroidtherapie (5–10 mg) sollte während der Schwangerschaft beibehalten werden, da kein nachteiliger Effekt auf das fetale Wachstum und die Entwicklung der Kinder zu befürchten ist. Azathioprin dagegen sollte unter einer evtl. geringfügigen Erhöhung der Kortikosteroiddosis abgesetzt werden. Da es offenbar innerhalb von Monaten nach Beendigung der Schwangerschaft zu einem Schub der Erkrankung kommen kann, ist eine sorgfältige Beobachtung der Patientinnen nach der Geburt indiziert.

11 Neue therapeutische Strategien

11.1 Cyclosporin A

Cyclosporin A, das bisher vorwiegend zur Immunsuppression nach Organtransplantation eingesetzt wurde [95], hat zunehmend das Interesse auch für die Behandlung von Autoimmunerkrankungen erweckt [3]. Die Substanz hat den Vorteil, nicht wie andere Immunsuppressiva antimitotisch zu wirken, sondern kann relativ gezielt durch Hemmung der Interleukin-2-Produktion T-Zellabhängige Reaktionen unterbinden [1, 47].

Cyclosporin A wurde bisher in Einzelfällen mit Erfolg bei der autoimmunen chronisch-aktiven Hepatitis eingesetzt [42, 77]. Potentiell gravierende Nebenwirkungen (Nierenschädigung, extrapyramidale Störungen, Hypertonie) verbieten aber im Augenblick, die konventionelle Therapie mit Cyclosporin zu ersetzen, ehe nicht durch entsprechende Untersuchungen definierte Indikationen herausgearbeitet sind.

11.2 Lebertransplantation

Die Lebertransplantation stellt eine erfolgreiche Therapiemöglichkeit für Patienten mit dekompensierter Zirrhose besonders auch der autoimmunen Form dar. Die 5-Jahres-Überlebensrate nach Transplantation für Patienten mit Zirrhose beträgt derzeit etwa 70% [43]. Der Indikationszeitpunkt ist generell dann gegeben, wenn eine zunehmende therapieresistente Funktionseinschränkung der Leber und Komplikationen auftreten [101]. Um den richtigen Indikationszeitpunkt individuell aus dem Krankheitsverlauf heraus stellen zu können, ist es wichtig, nicht zu spät mit einem Transplantationszentrum Kontakt aufzunehmen. Ein Wiederauftreten der ursprünglichen Erkrankung im Transplantat wurde in einem Einzelfall beschrieben und konnte erfolgreich behandelt werden [80]. Nach den bisherigen Erfahrungen ist dies wohl eher als Rarität anzusehen.

11.3 Ausblick

Die Therapie menschlicher Autoimmunerkrankungen bedeutet gegenwärtig eine generelle Immunsuppression und kann nicht als ideal betrachtet werden. Neue Ansätze sind der Versuch der spezifischen Vernichtung oder Suppression autoreaktiver Lymphozyten. Um dieses Ziel zu erreichen, sind die weitere Erforschung der Immunpathogenese und der Zielantigene der Autoimmunerkrankungen notwendig.

Literatur

1. Andrus L, Lafferty KJ (1982) Inhibition of T-cell activity by cyclosporin A. Scand J Immunol 15:449–458
2. Arasu TS, Wylli R, Hatch TF, Fitzgerald JF (1979) Management of chronic aggressive hepatitis in children and adolescents. J Pediatr 95:514
3. Assan R, Feutren G, Debray-Sachs M et al. (1985) Metabolic and immunological effects of cyclosporin in recently diagnosed type I diabetes mellitus. Lancet I:67–71
4. Bach MA, Bach JF (1981) Imbalance in T cell subsets in human diseases. Intl J Immunopharmacol 3:269–273
5. Baggenstoss AH, Soloway RD, Summerskill WHJ et al. (1972) Chronic active liver disease. The range of histologic lesions their response to treatment, and evolution. Hum Pathol 3:183–198
6. Ballardini G, Faccani A, Bianchi FB et al. (1984) Steroid treatment lowers hepatic fibroplasia as explored by serum aminoterminal procollagen III peptide, in chronic liver disease. Liver 4:348–352
7. Bearn AG, Kunkel HG, Slater R (1956) The problem of chronic liver disease in young women. Am J Med 21:3–15
8. Berg PA, Brattig N, Hausch F, Henning H, Müting G (1983) Clinical significance of the evaluation of T cell functions in patients with HBsAg positive and negative acute and chronic viral hepatitis. In: Frada G (ed) Immunologia clinica del fegato e del rene e immunoterapia. Recenti progressi. Piccin, Padova, pp 125–135
9. Berg PA (1976) Chronisch-aktive (aggressive) Hepatitis – Zur Differentialdiagnose der lupoiden (ANA-positiven) und cholestatisch verlaufenden (AMA-positiven) Hepatitis. Dtsch Med Wochenschr 101:1536–1543
10. Berg PA, Stechenmesser E, Strienz J (1981) Hypergammaglobulinämische chronisch aktive Hepatitis mit Nachweis von Leber-Pankreas-spezifischen komplementbindenden Autoantikörpern. Verh Dtsch Ges Inn Med 87:921
11. Burnet FM (1959) The clonal selection theory of aquired immunity. Cambridge Univ Press, Cambridge, pp 15–21
12. Clark JH, Fitzgerald F (1984) Effect of exogenous corticosteroid therapy on growth in children with HBsAg-negative chronic aggressive hepatitis. J Pediatr Gastroenterol Nutr 3:72–76
13. Cook GC, Mulligan R, Sherlock S (1971) Controlled prospective trial of corticosteroid therapy in active chronic hepatitis. Q J Med 40:159–185
14. Cook GC, Velasco S, Sherlock S (1968) Effect of corticosteroid therapy on bromsulphthalein excretion in active chronic hepatitis. Gut 9:270
15. Copenhagen Study Group for Liver Diseases (1969) Effect of prednisone on the survival of patients with cirrhosis of the liver. Lancet 1:119–121
16. Copenhagen Study Group for Liver Disease (1982) Azathioprine versus prednisone in chronic active hepatitis and non-alcoholic cirrhosis. Effect on survival and activity. Scand J Gastroenterol 17:817–824
17. Chase WF, Winn RE, Mayes GR (1982) Oral pulse prednisone therapy in the treatment of HBsAg negative chronic active hepatitis. Gastroenterology 83:1292–1296
18. Christensen E, Schlichting P, Andersen PK et al. (1985) A therapeutic index that predicts the individual effects of prednisone in patients with cirrhosis. Gastroenterology 88:156–165
19. Czaja AJ (1984) Natural history, clinical features and treatment of autoimmune hepatitis. Semin Liver Dis 4:1–12
20. Czaja AJ, Beaver SJ, Shiels MT (1987) Sustained remission after corticosteroid therapy of severe hepatitis B surface antigen-negative chronic active hepatitis. Gastroenterology 92:215–219
21. Czaja AJ, Davis GL, Ludwig J et al. (1983) Autoimmune features as determinants of prognosis in steroid-treated chronic active hepatitis of uncertain etiology. Gastroenterology 85:713–717

22. Czaja AJ, Davis GL, Ludwig J, Taswell HF (1984) Complete resolution of inflammatory activity following corticosteroid treatment of HBsAg negative chronic active hapatitis. Hepatology 4:622–627
23. Czaja AJ, Ludwig J, Baggenstoss AH, Wolf A (1981) Corticosteroid-treated chronic active hepatitis in remission. Uncertain prognosis of chronic persistent hepatitis. N Engl J Med 304:5–9
24. Czaja AJ, Wolf AM, Baggenstoss AH (1981) Laboratory assessment of severe chronic active liver disease during and after corticosteroid therapy: correlation of serum transaminase and gamma globulin levels with histologic features. Gastroenterology 80:687–692
25. Davis GL, Czaja AJ (1980) Prolonged steroid therapy for severe chronic active liver disease (CALD): a diminishing return? Gastroenterology 78:1153
26. Davis GL, Czaja AJ, Ludwig J (1984) Development and prognosis of histologic cirrhosis in corticosteroid-treated hepatitis B surface antigen-negative chronic active hepatitis. Gastroenterology 87:1222–1227
27. De Groote J, Fevery J, Lepoutre L (1978) Long-term follow-up of chronic active hepatitis of moderate severity. Gut 19:510–513
28. Doniach D, Roitt JM, Walker JG, Sherlock S (1966) Tissue antibodies in primary biliary cirrhosis and other liver diseases and their clinical implications. Clin Exp Immunol 1:237
29. Doniach D, Walker JG (1969) Hypothesis. A unified concept of autoimmune hepatitis. Lancet I:813–815
30. Fevery J, Desmt VJ, De Groote V (1983) Long-term follow-up and management of asymptomatic chronic active hepatitits. Cohen S, Soloway RD (eds) Chronic active liver disease. Churchill Livingstone, New York, pp 51–64
31. Galbraith RM, Smith M, Mackenzie RM et al. (1974) High prevealence of seroimmunologic abnormalities in relatives of patients with active chronic hepatitis or primary biliary cirrhosis. N Engl J Med 290:63–69
32. Guzelian PS, Lindblad WJ, Diegelmann RF (1984) Glucocorticoids suppress formation of collagen by the hepatocyte. Gastroenterology 86:897–904
33. Golding PL, Smith M, Williams R (1973) Multisystemic involvement in chronic liver disease: studies on the incidence and pathogenesis. Am J Med 55:772–782
34. Good RA (1956) Plasma-cell hepatitis and extreme hyperglobulinemia in adolescent females. Am J Dis Child 92:508–509
35. Gurian LE, Roggott TM, Ware AJ et al. (1985) The immunological diagnosis of chronic active „autoimmune" hepatitis. Distinction from systemic lupus erythematosus. Hepatology 5:397–402
36. Hanger FM, Collins GL (1950) The effect of cortisone on chronic inflammatory diseases of the liver. Trans Assoc Am Physicans 63:272–278
37. Harvald B, Madsen S (1961) Long-term treatment of cirrhosis of the liver with prednisone. Acta Med Scand 169:381–387
38. Hegarty JE, Nouri-Aria KT, Portmann B, Eddleston ALWF, Williams R (1983) Relapse following treatment withdrawal in patients with autoimmune chronic active hepatitis. Hepatology 3:685–689
39. Hodgson HJF, Wands JR, Isselbacher KJ (1978) Alteration of suppressor cell activity in chronic active hepatitis. Proc. Natl Acad Sci USA 75:1549–1553
40. Hopf U, Meyer zum Büschenfelde KH, Arnold W (1976) Detection of liver membrane autoantibody in HBsAg negative chronic active hepatitis. N Engl J Med 294, 578
41. Huchzermeyer H (1971) Schwangerschaft bei Leberzirrhose und chronischer Hepatitis. Acta hepato-splenol 18:294
42. Hyams JS, Ballow M, Leichtner AM (1987) Cyclosporine treatment of autoimmune chronic active hepatitis. Gastroenterology 93:890–893
43. Iwantsuki S, Starzl TE, Gordon RD et al. (1987) Late mortality and morbidity after liver transplantation. Transplant Proc 19:2372–2377
44. IARC (1981) Some antineoplastic and immunosuppressive agents. In Monographs on the evaluation of the carcinogenic risks of chemical to man. IARC Sci Publ 26:47–78

45. Johnson GD, Holborow EJ, Glynn LE (1965) Antibody to smooth muscle in patients with liver disease. Lancet 2:878–879
46. Joske RA, King WE (1955) The L.E.-cell phenomenon in active chronic viral hepatitis. Lancet 2:477–480
47. Kermani-Arad V, Salehmoghaddam S, Danovitch G, Hirji K, Rezai A (1985) Mediation of the antiproliferative effect of cyclosporine on human lymphocytes by blockage of interleukin-2 biosynthesis. Transplantation 39:439–442
48. Kirk AP, Jain S, Pocock S et al. (1980) Late results of the Royal Free Hospital prospective controlled trial of prednisolone therapy in hepatitis B surface antigen negative chronic active hepatitis. Gut 21:78–83
49. Knodell RG (1983) Natural history and management of asymptomatic chronic active hepatitis. Cohen S, Soloway RS (eds) Chronic active liver disease. Churchill Livingstone, New York, pp 31–50
50. Koretz L, Lewin KJ, Higgins J et al. (1980) Chronic active hepatitis. Who meets treatment criteria? Dig Dis Sci 25:695–699
51. Kunkel HG, Ahrens EH jr, Eisenmenger WJ et al. (1951) Extreme hypergammaglobulinemia in young women with liver disease of unknown etiology. J Clin Invest 30:654 (Abstract)
52. Lachmann PJ, Peters DK (1984) Clinical aspects of immunology, vol K, 4th edn. Blackwell, Oxford
53. Lebovics E, Klion F, Schaffner F (1985) Autoimmune chronic active hepatitis in postmenopausal women. Dig Dis Sci 30:824–828
54. Lidmann K, Biberfeld G, Fagraeus A et al. (1976) Antiactin specifity of human smooth muscle antibodies in chronic active hepatitis. Clin Exp Immunol 24:266
55. Mackay IR (1968) Chronic hepatitis: effect of prolonged suppressive treatment and comparison of azathioprine with prednisolone. Q J Med 37:379–392
56. Mackay IR (1983) Immunological aspects of chronic active hepatitis. Hepatology 3:724–728
57. Mackay IR, Frazer IH, Toh BH, Pedersen JS, Alter HJ (1985) Absence of autoimmune serological reactions in chronic non-A, non-B viral hepatitis. Clin Exp Immunol 61:39
58. Mackay IR, Taft LI, Cowling DC (1956) Lupoid hepatitis. Lancet 2:1323–1326
59. Mackay IR, Weiden S, Ungar S (1964) Treatment of active chronic hepatitis with 6-mercaptopurine and azathioprine. Lancet I:899–902
60. Mackay IR, Wood IJ (1962) A comparison of 22 cases with other types of chronic liver disease. Q J Med 31:485–507
61. Madsbad S, Bjerregaard B, Henriksen JH, Juhl E, Kehlet H (1980) Impaired conversion of prednisone to prednisolone in patients with liver cirrhosis. Gut 21:52–56
62. Maggiore G, Bernard O, Hadchouel M, Alagille D (1985) Life-saving immunosuppressive treatment in severe autoimmune chronic active hepatitis. J Pediatr Gastroenterol Nutr 4:655–658
63. Maggiore G, Bernard O, Hadchouel M, Hadchouel P, Odievre M, Alagille D (1984) Treatment of autoimmune chronic active hepatitis in childhood. J Pediatr 104:839–844
64. Manns M, Gerken G, Kyriatsoulis A, Staritz M, Meyer zum Büschenfelde KH (1987) Characterisation of a new subgroup of autoimmune chronic active hepatitis by autoantibodies against a soluble liver antigen. Lancet I:292–294
65. Manns M, Meyer zum Büschenfelde KH, Hess G (1980) Autoantibodies against liver-specific membrane lipo-protein in acute and chronic liver diseases: studies on organ, – species, and disease-specificity. Gut 21:955–961
66. Manns M, Kyriatsoulis A, Amelizad Z et al. (1987) The target antigen of liver kidney microsomal (KM) autoantibodies in shared by cytochrome P 450 Isoenzymes. J Hepatol 5 [Suppl 1]:42
67. Manns M, Meyer zum Büschenfelde KH, Dienes HP (1983) Chronisch aktive Hepatitis: Rezidiv nach langjähriger immunosuppressiver Therapie trotz normaler Leberhistologie. Z Gastroenterol 21:700–708
68. Martini GA, Doelle W (1960) Idiopathic liver cirrhosis in women during the menopause. Klin Wochenschr 38:13–20

69. McCullough AJ, Stassen WN, Wiesnerr RH, Czaja AJ (1987) Serum type III procollagen peptide concentrations in severe chronic active hepatitis: relationship to cirrhosis and disease activity. Hepatology 7:49–54
70. McFarlane IG, McFarlane BM, Major GN, Tolley P, Williams R (1984) Identification of the hepatic asialoglycoprotein receptor (hepatic lectin) as a component of liver-specific membrane lipoprotein (LSP). Clin Exp Immunol 55:347–354
71. McFarlane IG, Hegarty JE, McSorley GG et al. (1984) Antibodies to liver-specific protein predict outcome of treatment withdrawal in autoimmune chronic active hepatitis. Lancet 2:954–956
72. Meyer zum Büschenfelde KH (1978) Immunsuppressive Therapie der HBs-Antigen-positiven und -negativen chronisch-aktiven Hepatitis. Erste Ergebnisse einer kontrollierten Studie. Dtsch Med Wochenschr 103:887–892
73. Meyer zum Büschenfelde KH, Manns M (1984) Mechanism of autoimmune liver disease. Semin Liver Dis 4:26–35
74. Mistilis SP (1968) Natural history of active chronic hepatitis. II. Pathology, pathogenesis and clinico-pathological correlation. Australas Ann Med 17:277–288
75. Mistilis SP, Blackburn CRB (1970) Active chronic hepatitis. Am J Med 48:484–495
76. Mistilis SP, Skring SP, Blackburn CRB (1968) Natural history of active chronic hepatitis I. Clinical features, course, diagnostic criteria, morbidity, mortality and survival. Australas Ann Med 17:214–223
77. Mistilis SP, Vickers CR, Darroch MH, McCarthy ST (1985) Cyclosporin, a new treatment for autoimmune chronic active hepatitis. Med J Aust 143:463–465
78. Montano L, Araguibel F, Boffill M, Goodall AH, Janossy G, Thomas HC (1983) An analysis of the composition of the inflammatory infiltrate in autoimmune and hepatitis-B virus-induced chronic liver disease. Hepatology 3:292–296
79. Murray-Lyon IM, Stern RB, Williams R (1973) Controlled trial of prednisone and azathioprine in active chronic hepatitis. Lancet I:735–737
80. Neuberger J, Portmann B, Calne R, Williams R (1984) Recurrence of autoimmune chronic active hepatitis following orthotopic liver grafting. Transplantation 37:363–365
81. Nouri AKT, Hegarty VE, Alexander GJM et al. (1982) Effect of corticosteroids on suppressor cell activity in autoimmune and viral chronic active hepatitis. N Engl J Med 307:1301–1304
82. Odievre AM, Maggiore G, Homberg JC, Sagdoun F, Courouce YJ, Hadchouel M, Alagille D (1983) Seroimmunologic classification of chronic hepatitis in 57 children. Hepatology 3:407
83. Page AR, Condie RM, Good RA (1964) Suppression of plasma cell hepatitis with 6-mercaptopurine. Am J Med 36:200–213
84. Page AR, Good RA (1960) Plasma cell hepatitis, with special attention to steroid therapy. Am J Dis Child 99:288–314
85. Page AR, Good RA, Pollera B (1969) Long-term results of therapy in patients with chronic liver disease associated with hypergammaglobulinemia. Am J Med 47:765
86. Palestine AG, Roberge F, Charous BL, Lane HC, Fauci AS, Nussenblatt RB (1985) The effect of cyclosporine on immunization with tetanus and keyhole limpet hemocyanin (KLH) in humans. J Clin Immunol 5:115–121
87. Paronetto F, Coneci G, Colombo M (1986) Lymphocytes in liver diseases. Prog Liver Dis 8:191–208
88. Penn I (1974) Chemical immunosuppression and human cancer. Cancer 34:1474–1480
89. Peck W, Gennari C, Raisz L et al. (1984) Corticosteroids and bone. Calcif Tissue Int 1:4–7
90. Phlippen R, Schumacher K, Gross R, Eder M (1969) Vergleichende Untersuchungen zur konventionellen und immunsuppressiven Therapie der chronischen Hepatitis unter Anwendung von Chlorambucil. Klin Wochenschr 47:524
91. Powell LW, Axelsen E (1972) Corticosteroids in liver disease: studies on the biological conversion of prednisone to prednisolone and plasma protein binding. Gut 12:690–696

92. Read AE, Sherlock S, Harrison CV (1963) Active "juvenile" cirrhosis considered as part of a systemic disease and the effect of corticosteroid therapy. Gut 4:378–393
93. Reynolds TB, Edmondson HA, Peters RL et al. (1964) Lupoid hepatitis. Ann Intern Med 61:650–666
94. Rizzetto M, Swana G, Doniach D (1973) Microsomal antibodies in active chronic hepatitis and other disorders. Clin Exp Immunol 15:331–344
95. Rogers AJ, Kahan BD (1984) Mechanism of action and clinical applications of cyclosporin in organ transplantation. In: Michell MS, Fahey JL (eds) Immune suppression and modulation. Saunders, Philadelphia, pp 217–258
96. Rose NR, Kong YM, Okayasu I, Giraldo AA, Beizel K, Sundick RS (1981) T cell regulation in autoimmune thyreoiditis. Immunol Rev 55:299–314
97. Schalm SW, Korman MG, Summerskill WHJ et al. (1977) Severe chronic active liver disease. Prognostic significance of initial morphologic patterns. Am J Dig Dis 22:973–980
98. Schalm SW, Summerskill WHJ, Gittnick GL et al. (1976) Contrasting features and responses to treatment of severe chronic active liver disease with and without hepatitis Bs antigen. Gut 17:781–786
99. Scheuer PJ (1981) Liver biopsy interpretation, 3rd edn. Ballière Tindall, Sussex
100. Sherlock S (1981), Diseases of the liver and biliary system, 6th edn. Blackwell, Oxford
101. Sherlock S (1984) Chronic hepatitis and cirrhosis. Hepatology 4:255–285
102. Soloway RD, Summerskill WHJ, Baggenstoss AH et al. (1972) Clinical biochemical and histological remission of severe chronic active liver disease: a controlled study of treatments and early prognosis. Gastroenterology 63:820–833
103. Stellon AJ, Davies A, Compston J, Williams R (1985) Bone loss in autoimmune chronic active hepatitis on maintenance corticosteroid therapy. Gastroenterology 89:1078–1083
104. Stellon AJ, Hegarty JE, Portmann B, Williams R (1985) Randomised controlled trial of azathioprine withdrawal in autoimmune chronic active hepatitis. Lancet I:668–670
105. Steven MM, Buckley JD, Mackay IR (1979) Pregnancy in chronic active hepatitis. J Med 48:519–531
106. Summerskill WHJ, Korman MG, Ammon HV et al. (1975) Prednisone for chronic active liver disease: dose titration, standard dose and combination with azathioprine compared. Gut 16:876–893
107. Tage-Jensen U, Schlichting PK, Thomsen HF et al. (1987) Malignancies following long-term azathioprine treatment in chronic liver disease. Liver 7:81–83.
108. Thaler H (1974) The natural history of chronic hepatitis. Schaffner F, Sherlock S, Leevy CM (eds) The liver and its diseases. Intercontinental, New York, pp 207–215
109. Thomas HC, Brown D, LaBrooy J, Epstein O (1982) T cell substets in autoimmune and HBV-induced chronic liver disease: a review of the abnormalities and the effects of treatment. Liver 2:266–269
110. Thomas HC, Lok ASF (1984) The immunopathology of autoimmune and HBV induced chronic hepatitis. Semin Liver Dis 4:36–46
111. UCLA Conference (1976) Glucocorticosteroid therapy: mechanisms of action and clinical considerations. Ann Intern Med 84:304–315
112. UCLA Conference (1987) Immune interventions in disease. Ann Intern Med 106:257–274
113. Uribe M, Casian C, Rojas J, Sierra G, Go VLW (1981) Decreased bioavailability of prednisone due to antacids in patients with chronic active liver disease and in healthy volunteers. Gastroenterology 80:661–665
114. Veto S, O'Brien CJ, McFarlane IG, Williams R, Eddleston LWF (1987) T-cell inducers of suppressor lymphocytes controll liver-directed autoreactivity. Lancet I:886–887
115. Veto S, Hegarty JE, Bottazzo G et al. (1984) Antigen specific suppressor cell function in autoimmune chronic active hepatitis. Lancet I:1200–1204
116. Waldenström J (1950) Leber, Blutproteine and Nahrungseiweiß. Dtsch Z Verdau Stoffwechselkr 2:113–119

117. Wells R (1960) Prednisolone and testosterone propionate in cirrhosis of the liver. Lancet II:1416–1419
118. Whelton MJ, Sherlock S (1968) Pregnancy in patients with hepatic cirrhosis. Lancet II:995–999
119. Wiedmann KH, Barhtolomew TC, Brown CJC et al. (1984) Liver membrane specific antibodies detected by immunoradiometric assay in acute and chronic virus-induced and autoimmune liver disease. Hepatology 4:199–204
120. Wiedmann KH, Berg PA (1981) Autoimmunphänomene bei gastrointestinalen Erkrankungen und Leberkrankheiten. Therapiewoche 31:6419–6426
121. Wiedmann KH, Melms A, Berg PA (1983) Antiactin antibodies of IgM and IgG class in chronic liver disease detected by fluorometric immunassay. Liver 3:369–376
122. Wiedmann KH, Nagell W, Berg PA, Ziegler A (1987) Differential expression of HLA class II antigens on hepatocytes in acute and chronic liver disease. Hepatology 7:1115
123. Wright EC, Seef LB, Berg PD et al. (1977) Treatment of chronic active hepatitis. An analysis of three controlled trials. Gastroenterology 73:1422–1430
124. Zimmermann HJ, Heller P, Hill RP (1951) Extreme hyperglobulinemia in subacute hepatic neurosis. N Engl J Med 244:245–249

Behandlungsstrategien der primär-biliären Zirrhose

O. EPSTEIN

1 Einleitung

Die wesentliche therapeutische Herausforderung bei der primär-biliären Zirrhose (PBC) besteht nach möglichst früher Diagnosestellung darin, das Fortschreiten zur Zirrhose und schließlich zum Leberversagen zu verzögern oder gar aufzuhalten. Gegenwärtig gibt es jedoch außer der Lebertransplantation noch immer keine spezifische Therapie für die PBC.

Die Erkrankung tritt hauptsächlich bei Frauen in der Perimenopause auf, und die Verdachtsdiagnose muß vermutet werden, wenn sich solche Frauen mit Juckreiz, Gelbsucht, unerklärter Hepatomegalie, Zirrhose oder Varizenblutung vorstellen. Das klinische Syndrom wird zwar von der progressiv verlaufenden Cholestase beherrscht, zunehmend werden aber unerwartet im Rahmen von routinemäßig durchgeführten Laboruntersuchungen asymptomatische Patienten entdeckt. Die Diagnose wird bei Nachweis von cholestatischen Leberwerten und gleichzeitiger Abwesenheit einer Obstruktion größerer Gallengänge gestellt und schließlich durch den Nachweis von antimitochondrialen Antikörpern (M 2-Antikörper) bestätigt. Zur weiteren Erhärtung der Diagnose und zur Festlegung des Ausmaßes der histologischen Progression sollte eine Leberbiopsie durchgeführt werden.

Im frühen Verlauf ist die Erkrankung auf die Portalfelder beschränkt, die eine Infiltration mononukleärer Zellen aufweisen. Weiterhin werden Granulome und Läsionen im Bereich der kleinen und mittleren intrahepatischen Gallengänge nachgewiesen. Die histologische Progression ist durch eine fortschreitende Gallengangszerstörung, septale Fibrose und schließlich Zirrhose gekennzeichnet. Obwohl sich die Erkrankung primär an der Leber abspielt, findet man bei 70–100% der Patienten gleichzeitig ein Sjögren-Syndrom, das durch trockene Augen und trockenen Mund gekennzeichnet ist [1]. Kürzlich wurde die Erkrankung auch als „Syndrom der trockenen Drüsen" bezeichnet, da sie durch eine verminderte Sekretion der Leber, der Speichel- und Tränendrüsen sowie des Pankreas charakterisiert ist [14].

2 Stadieneinteilung der PBC und ihre Bedeutung für die Behandlung

Der Verlauf der PBC ist nicht genau abschätzbar. Manchmal ist er langsam oder sogar statisch, ein andermal führt er innerhalb weniger Jahre nach Diagnosestellung zum Tod. Deshalb muß die Behandlung konsequenterweise dem individuellen Verlauf angepaßt werden.

Bei Festlegung der Prognose und der Behandlung muß man die histologische Stadieneinteilung in Verbindung mit anderen prognostischen Markern werten. Eine Reihe von Studien hat gezeigt, daß asymptomatische Patienten eine ausgezeichnete Prognose haben, obwohl etwa ein Drittel eine ausgedehnte Fibrose oder Zirrhose in der Leberbiopsie aufwiesen [2, 29, 38]. Wenn die PBC asymptomatisch bleibt, ist die Lebenserwartung ähnlich der einer gleichalten Kontrollgruppe [2, 29]. Die Progression ist durch die Entwicklung von Symptomen wie Pruritus und Müdigkeit charakterisiert, und das Auftreten einer Gelbsucht kündet den Funktionsverlust der Leber an. Zur Entwicklung rationeller Therapieregimes und zur Durchführung und Vergleichbarkeit klinischer Studien ist deshalb ein Protokoll, das sich an einer Stadieneinteilung der Erkrankung orientiert, nützlich.

Tabelle 1. Klinische Stadieneinteilung und Behandlungsprotokoll des Royal Free Hospital London (*J.*, Jahre)

Stadium	Symptome[a]	Bilirubin µmol/l	Prognose	Behandlung
A	–	<17	Normal	Beobachtung
B	Mild	<34	7–13 J.	Therapiestudie
C	Mäßig	34–100	2–7 J.	Therapiestudie
D	Schwer[b]	>100	<2 J.	Transplantation

[a] Übelkeit, Juckreiz, Stearrhö.

[b] Hämatemesis/Meläna, Flüssigkeitsretention, Enzephalopathie, infizierter Aszites.

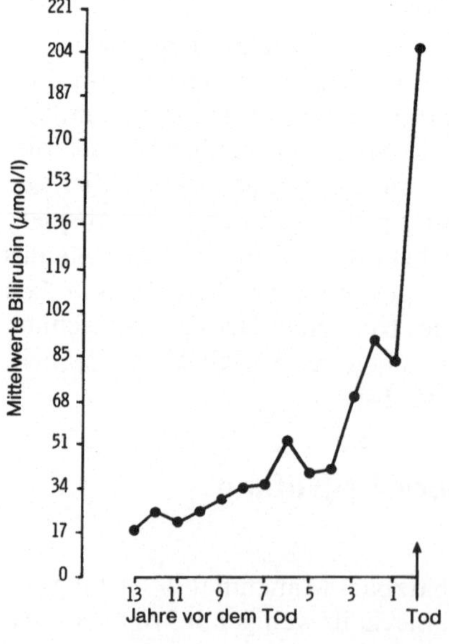

Abb. 1. Mittlere Serumbilirubinspiegel von 54 Patienten, gemessen in jährlichen Abständen vom Zeitpunkt der Überweisung bis zum letzten Test vor dem Tod. Längstes Follow up 13 Jahre. Alle Patienten waren zum Zeitpunkt der Überweisung symptomatisch

Das Royal-Free-Hospital-Protokoll (s. Tabelle 1) basiert auf Symptomen und auf dem Bilirubinspiegel im Blut. Von allen biochemischen Tests ist das Serumbilirubin der verläßlichste Parameter der Krankheitsprogression [2, 50]. Die Beziehung zwischen Bilirubinspiegeln und Überlebensrate ist in Abb. 1 dargestellt. Sobald das Bilirubin anzusteigen beginnt, verdoppelt sich der Spiegel alle 5 Jahre. Wenn die Spiegel 100 µmol/l erreichen, vertieft sich die Gelbsucht rasch, und der Tod tritt gewöhnlich innerhalb von 2–3 Jahren ein. Das Nomogramm hilft, die Erkrankung in 4 klinische Stadien (Tabelle 1) einzuteilen, und kann zur Entwicklung rationeller Behandlungsregimes benützt werden.

3 Behandlung der primär-biliären Zirrhose

Da keine Möglichkeit besteht, die Erkrankung zu heilen, konzentriert sich die Aufmerksamkeit auf die Behandlung der Komplikationen der Cholestase, des Siccasyndroms, des Pfortaderhochdrucks und des Leberversagens. Die beiden letzteren Komplikationen werden in dieser Übersicht nicht besprochen.

3.1 Behandlung der Cholestaseauswirkungen

3.1.1 Juckreiz

Die Ursache des Juckreizes bei der Cholestase ist unbekannt. Allgemein nimmt man an, daß er durch eine Retention von Gallensäuren in der Haut zustande kommt, aber dies bleibt unbewiesen. Bei den meisten Patienten lindert die Gabe von Colestyramin den Juckreiz innerhalb von 4–7 Tagen nach Beginn der Therapie. Man nimmt an, daß dieses nicht resorbierbare Ammoniumaustauschharz Anionen, inklusive Gallensäuren, im Darm bindet, damit den intrahepatischen Kreislauf unterbricht, den Gesamtgallensäurepool vermindert und so zum Reflux von Gallensäuren aus der Haut führt. Gewöhnlich werden je 4 g Colestyramin vor und nach dem Frühstück verordnet. Damit wird sichergestellt, daß sich Colestyramin um die Frühstückszeit im Dünndarm befindet, wenn nach der Nachtruhe der höchste Gallensäureausstoß aus der Gallenblase in den Darm erfolgt. Die meisten Patienten sprechen auf 8 g Colestyramin täglich an, manche benötigen 4- bis 6mal 4 g täglich, die ebenfalls vor und nach den Mahlzeiten eingenommen werden sollten. Einige Patienten tolerieren Colestyramin wegen des schlechten Geschmacks nicht oder klagen über Übelkeit, Verstopfung und Durchfälle. Eine Alternative ist Cholestipol, ein anderes Ionenaustauschharz, das ebenso effektiv wie Colestyramin ist und manchmal besser toleriert wird. Ungefähr 90% der Patienten sprechen auf Colestyramin oder Cholestipol an. Sie sollten auf die kleinstmögliche Dosis eingestellt werden, die den Juckreiz mildert.

Für die restlichen 10% der Patienten sind Alternativtherapien zu überlegen. Antihistaminika sind von geringem Wert, obwohl sie, falls zur Nacht eingenommen, wegen ihres milden sedierenden Effekts eine Wirkung zeigen können. Barbiturate sind nicht sinnvoll und sollten nicht verschrieben werden. UV-Bestrahlungen sollen angeblich ebenfalls den Juckreiz mildern, obwohl persönliche Erfahrungen mit dieser Behandlung enttäuschend sind. Möglicherweise kommt es sogar bei Patienten, die auf Colestyramin nicht ansprechen, durch eine UV-Lichtbehandlung mit unterschwelligen Dosen zu einer Verstärkung des Juckreizes. Rifampicin hat wegen seiner Wirkung auf die Serumgallensäurekonzentration bei PBC-Patienten antipruritogene Eigenschaften [27]. Seine Wirksamkeit bei therapieresistentem Pruritus wurde nur in kleineren Untersuchungen nachgewiesen [24], und es ist fragwürdig, ob eine Langzeitbehandlung mit dieser Substanz praktikabel ist.

Steroide (Glukokortikoide und anabole Steroide) führen fast immer zur Besserung des Juckreiz und sind äußerst wertvoll für Patienten, die durch therapieresistenten Juckreiz gequält werden. Ihre Wirkungsweise ist unbekannt. Da Glukokortikoide bei Frauen mit Cholestase in der Postmenopause eine schwere Osteoporose verursachen können, werden anabole Steroide favorisiert. Methyltestosteron war das erste anabole Steroid, das angewandt wurde. Es traten jedoch Nebenwirkungen wie Virilisierung und Verstärkung der Gelbsucht auf. Deswegen ist eine solche Behandlung nur bei sonst therapieresistenten Fällen angebracht, und die betroffenen Patienten bedürfen einer gründlichen Aufklärung über die Nebenwirkungen. In den letzten Jahren wurden schwächer virilisierende anabole Steroide entwickelt, von denen gegenwärtig Stanazolol bevorzugt wird. Kürzlich wurde auch Ursodesoxycholsäure zur Behandlung der PBC angewandt und dabei eine Milderung des Juckreizes beschrieben [44].

3.1.2 Stearrhö

Wenn die intraluminale Gallensäurekonzentration unter einen kritischen Wert fällt, tritt eine Stearrhö gewöhnlich mit Gewichtsverlust auf. Im allgemeinen sollten die Patienten dazu ermutigt werden, eine normale, ausgeglichene Kost zu sich zu nehmen. Wenn jedoch die Stearrhö Probleme bereitet, ist eine Fettrestriktion (40–50 g täglich) notwendig, um die Durchfälle zu vermindern. Eine zusätzliche symptomatische Besserung kann evtl. auch durch Gabe von Kodein, Loperamid oder Diphenoxylat erreicht werden.

Gelegentlich ist die Pankreasfunktion bei Patienten mit PBC vermindert [14, 47], was zustätzlich zur Stearrhö und Mangelernährung beitragen kann. Die Aktivierung der Pankreaslipase ist von einer kritischen intraluminalen Gallensäurekonzentration abhängig, und bei schwerer Cholestase wird durch die Reduktion der Gallensäurekonzentration die Lipaseaktivierung und Lipolyse vermindert. Zusätzlich kann bei der PBC die Pankreassekretion herabgesetzt sein; einige Patienten zeigen auch radiologische Veränderungen einer chronischen Pankreatitis [17]. Deshalb sollte bei Vorliegen einer Stearrhö und Mangelernährung, die sich durch diätetische Maßnahmen schlecht behandeln lassen, immer eine probatorische Pankreasenzymsubstitution erfolgen.

3.1.3 Malabsorption von fettlöslichen Vitaminen

Fettlösliche Vitamine werden bei Patienten mit Cholestase und komplizierender Stearrhö schlecht resorbiert. Wenn die Bilirubinspiegel über 60 µmol/l liegen, ist mit einem Vitamin-A-, D-, K- und E-Mangel zu rechnen.

Vitamin A

Vitamin A stammt von pflanzlichen Karotinoiden. Es wird als Fettsäureester aufgenommen und vor der Aufnahme in die Enterozyten hydrolisiert, wo es dann wieder verestert und über die Lymphe abtransportiert wird. Nachtblindheit ist das erste Mangelsymptom. Danach folgen Degenerationen im Bereich von Retina und Konjunktiva sowie eine Austrocknung der Schleimhäute. Die Serumspiegel sind unzuverlässige Parameter des Vitamin A-Mangels, deshalb sollten Untersuchungen der Dunkeladaptation und elektrophysiologische Untersuchungen der Retina angewandt werden. In einer Untersuchung von 25 PBC-Patienten wurden bei 36% niedrige Vitamin-A-Spiegel nachgewiesen, die Dunkeladaptation und die elektrophysiologischen Untersuchungen der Retina waren aber normal [51]. Schwere Nachtblindheit und niedrige Vitamin-A-Spiegel sind jedoch bei der Erkrankung beschrieben [54], und eine routinemäßige intramuskuläre Applikation von Vitamin A ist ratsam, sobald die Bilirubinspiegel anzusteigen beginnen. Vereinzelt wurden Fälle von Nachtblindheit nachgewiesen, die eine parenterale Vitamin-A-Substitution erhielten [54] und bei denen erst eine Behandlung mit hohen oralen Dosen (d. h. 25000 E 3mal wöchentlich) effektiv war. Gelegentlich sprechen Patienten mit Nachtblindheit auch trotz adäquater Vitamin-A-Zufuhr nicht an. In solchen Fällen ist eine Zinksupplementierung angezeigt [26].

Vitamin D

Vitamin D wird in der Haut unter dem Einfluß ultravioletter Strahlung synthetisiert, die die Konversion von Dehydrocholesterol zu Vitamin D_3 katalysiert. Das Vitamin kann auch oral aufgenommen werden, seine Resorption ist aber von der normalen Fettverdauung abhängig. Sobald Vitamin D die Zirkulation betritt, wird es zur Leber transportiert, wo eine 25-Hydroxylierung stattfindet. Die Serumspiegel des 25-Hydroxycolecalciferol können zur Beurteilung des Vitamin-D-Status herangezogen werden. Die weitere Hydroxylierung in der Niere führt zur Bildung weiterer Metaboliten, von denen das 1,25-Dihydroxycolecalciferol der wichtigste ist. Ein Vitamin-D-Mangel tritt gewöhnlich bei der PBC dann auf, wenn die Bilirubinwerte ansteigen. Der Mangel ist multifaktoriell [35, 40]: Malabsorption von oral zugeführtem Vitamin D, Unterbrechung der intrahepatischen Rezirkulation, renaler Mangel an Vitamin-D-Metaboliten und schließlich eine zu geringe Sonnenlichtexposition. Der Vitamin-D-Mangel verursacht eine Osteomalazie und trägt wohl auch zur generalisierten Verdünnung der Knochen bei, die bei dieser Erkrankung auftritt. Eine Supplementierung von Vitamin D oder seiner Metaboliten bessert zwar die Osteomalazie [7, 46], hält aber nicht die Entstehung der

Tabelle 2. Symptomatische Behandlung der primär-biliären Zirrhose

Komplikation	Behandlung	Dosierung
Juckreiz	Cholestyramin	8–24 g/Tag
	Colestipol	5–30 g/Tag
	Stanazolol	5–20 mg/Tag
Stearrhö	Fettrestriktion	(40–50 g/Tag)
	Codein/Loperamid/Diphenoxylat	
	Pankreasenzymsubstitution	
	Mittelkettige Triglyzeride (z. B. Ceres)	
Hypovitaminosen		
A	Vitamin A	100000 E. i.m. monatl.
D	Colecalciferol	100000 E. i.m. monatl.
K	Vitamin K	10 mg i.m. monatl.
Kalziummalabsorption		
	40 mmol Kalzium/Tag	
Trockene Augen	Polyvinylalkohol (Liquifilm)	

Osteoporose auf [39]. Gewöhnlich sollte eine parenterale prophylaktische Substitution bei allen symptomatischen Patienten durchgeführt werden (s. Tabelle 2). Die Effektivität der Supplementierung wird am besten anhand der Serumspiegel von 25-Hydroxycolecalciferol nachgewiesen. Gelegentlich ist die parenterale Supplementierung inadäquat, dann ist eine orale Behandlung entweder mit 1-α-Hydroxycolecalciferol oder 1,25-Dihydroxycolecalciferol notwendig, um eine adäquate Kalziumresorption sicherzustellen.

Vitamin K

Vitamin K wird mit der Nahrung als Vitamin K_1 aufgenommen oder durch Darmbakterien synthetisiert. Das Vitamin ist ein essentieller Bestandteil des mikrosomalen Enzymsystems, das für die Carboxylierung der Glutaminsäure bei einer Anzahl von Proteinen einschließlich der Gerinnungsfaktoren und des Osteocalcin, einem Knochenenzym, notwendig ist. Vitamin K ist fettlöslich und wird im Organismus schlecht gespeichert. Deshalb tritt bei Malabsorption von Fett rasch ein Mangel auf. Die Hauptmanifestation des Vitamin-K-Mangels ist eine Verlängerung der Prothrombinzeit. Ihre Korrektur nach parenteraler Zufuhr von Vitamin K ist ein billiger und zuverlässiger Test des Vitamin-K-Status. Eine Verlängerung der Prothrombinzeit tritt gewöhnlich bei chronischer Cholestase auf, die durch eine Fettmalabsorption kompliziert ist, und kann durch eine parenterale Vitamin-K-Zufuhr leicht behoben werden.

Kürzlich konnte nachgewiesen werden, daß die Osteokalzinaktivität bei PBC-Patienten reduziert ist [23]. Die Beziehung dieses Mangels zum Vitamin-K-Status und zur Knochenerkrankung ist jedoch noch nicht geklärt. Ähnlich wie bei Vitamin A und D ist es ratsam, symptomatischen Patienten eine regelmäßige monatliche intramuskuläre Vitamin-K-Dosis zuzuführen (Tabelle 2).

Vitamin E

Vitamin-E-Mangel ist häufig bei PBC-Patienten. Pathologisch erniedrigte Vitamin-E-Spiegel wurden sogar in Abwesenheit einer Gelbsucht nachgewiesen. Sobald das Bilirubin höher als 100 μmol/l ist, zeigen praktisch alle Patienten verringerte Vitamin-E-Spiegel [32]. Ein Vitamin-E-Mangel kann schwere spinozerebellare Störungen bei cholestatischen Kindern mit Stearrhoe hervorrufen. Eine Therapie mit Vitamin E verhindert die Progression dieser Erkrankung im Kindesalter, bei Erwachsenen ist die Rolle der Vitamin-E-Supplementierung jedoch unklar. Bei einer gründlichen neurologischen Untersuchung von 5 PBC-Patienten mit sehr niedrigen Vitamin-E-Spiegel konnte klinisch kein Hinweis auf eine spezifische neurologische Schädigung gefunden werden, und die histologische Untersuchung des N. suralis zeigte auch nicht die charakteristischen histologischen Läsionen, die beim Vitamin-E-Mangel-Syndrom des Kindesalters beschrieben sind [32]. Deshalb scheint eine Supplementierung von Vitamin E bei PBC-Patienten nicht notwendig zu sein.

3.1.4 Kalzium- und Phosphatmalabsorption

Ungefähr 50% der Patienten haben eine Kalzium- und Phosphatmalabsorption, selbst wenn parenteral Vitamin D zugeführt wird [21]. Der Kalziumverlust wird durch eine Fettmalabsorption und durch Bildung nicht absorbierbarer Seifen im Darm verursacht. Da die PBC gewöhnlich bei Frauen in der Postmenopause auftritt, bei denen der Kalziumbedarf bereits erhöht ist, sollte der Kalziumbalance eine sorgfältige Beachtung geschenkt werden. Klinische Studien bei PBC-Patienten zeigen, daß die beschleunigte Abnahme der Knochendicke durch eine Supplementierung mit 35–40 mmol elementarem Kalzium täglich verhindert werden kann [18] und mikrokristallines Hydroxyapatit (Ossopan) wegen seines hohen Phosphat- und niedrigen Kochsalzgehalts bevorzugt wird [18]. Die Wirksamkeit einer Langzeitanwendung von Kalzium ist unbewiesen, trotzdem ist ratsam, Kalzium zu ersetzen und eine ausgeglichene Kalziumbilanz sicherzustellen.

3.1.5 Mangelernährung

Der Verlust von Fett bei chronischer Cholestase kann zu erheblichem Kalorien- und Gewichtsverlust führen. Mittelkettige Triglyzeride können in Abwesenheit von Gallensäuren absorbiert werden und eignen sich deshalb als Fettersatz. Die Kalorienbilanz kann durch Erhöhung der Kohlenhydratzufuhr und durch Zufuhr mittelkettiger Triglyzeride zur Nahrung (entweder als reines Öl oder als Kokosnußöl) verbessert werden [47].

3.2 Behandlung des Siccasyndroms

Viele Patienten klagen über trockene, brennende Augen und über einen trockenen Mund. Es gibt keine effektive Therapie, lediglich die Zufuhr künstlicher Tränen und Speichelflüssigkeit kann eine symptomatische Besserung bringen.

4 Spezifische Therapie der primär-biliären Zirrhose

Die Ätiologie der PBC ist unbekannt. Es gibt aber deutliche Hinweise auf eine autoimmune Genese dieser Erkrankung [14, 20, 29]. Die spezifische Behandlung der PBC sollte deshalb auf eine Korrektur der immunologischen Störung zielen und die progressive Gallengangsschädigung und Fibrose verhindern. Große Studien, die über viele Jahre durchgeführt werden müssen, sind bei der primär-biliären Zirrhose notwendig, um eine Effektivität der Behandlung nachzuweisen [30]. Bisher hat jedoch noch keine Studie die für eine adäquate statistische Aussage nötige Größe und Dauer erreicht [19, 30]. In den letzten 10 Jahren konzentrierte sich das Interesse auf Azathioprin und D-Penicillamin, erst kürzlich wurden einige weitere Behandlungsmöglichkeiten (Colchicin, Cyclosporin A, Ursodesoxycholsäure) untersucht.

4.1 Kortikosteroide

Eine Behandlung mit Kortikosteroiden ist der Grundpfeiler der Behandlung von Autoimmunerkrankungen, und durch hohe Dosen von Prednisolon (60 mg/Tag) ließ sich auch eine biochemische und histologische Remission im frühen Stadium der PBC induzieren [52]. Unglücklicherweise ist dieser Therapieansatz nicht praktikabel, da cholestatische Patienten in der Postmenopause unter einer solchen Therapie dazu neigen, eine schwere Osteoporose zu entwickeln. Nach Reduktion der Dosis kommt es auch rasch zum Rezidiv der Erkrankung.

4.2 Azathioprin

Zwei kontrollierte Untersuchungen mit Azathioprin zeigten keinen wesentlichen Effekt auf den Verlauf der Erkrankung [8, 25]. Bei einer späteren Analyse einer der Studien wurde eine 20monatige Lebensverlängerung beobachtet. Der statistische Unterschied der Überlebensrate war aber nur nachweisbar, wenn ein Ungleichgewicht zwischen der Kontroll- und der Azathiopringruppe korrigiert wurde [5]. Eine beträchtliche Zahl von Patienten wurde nicht weiter verfolgt, und eine sorgfältige Prüfung der Daten rechtfertigt bei der PBC die Anwendung dieses potentiell toxischen Medikamentes nicht.

4.3 D-Penicillamin

D-Penicillamin hat eine Reihe von Wirkungen. Seine immunsuppressiven Eigenschaften werden bei der Behandlung der rheumatoiden Arthritis genutzt, und sein kupferchelierender Effekt ist die Hauptwirkung bei der Behandlung der Wilson-Erkrankung. Zusätzlich hat das Medikament eine antifibrotische Wirkung. Da die PBC eine Autoimmunerkrankung ist, die durch Cholestase, chronische Retention von Kupfer [16] und Fibrose charakterisiert ist, schien

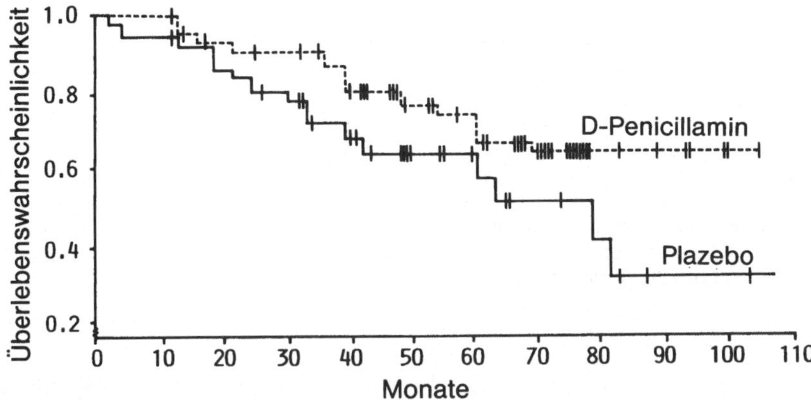

Abb. 2. Überlebenswahrscheinlichkeit bei D-Penicillamin- und plazebobehandelten Patienten. (*Vertikale Striche*, letzte Follow-up-Untersuchung bei Überlebenden)

Penicillamin das Medikament der Wahl bei dieser Erkrankung zu sein. Es konnte gezeigt werden, daß es bei der PBC eine geringe immunologische Wirkung hat [3, 13] und effektiv Kupfer von der Leber entfernt [13]. Jedoch entwickeln 20–30% der Patienten Nebenwirkungen (besonders Hautausschläge und Proteinurie), und in einer Langzeitbeobachtung von 98 Patienten, die entweder mit D-Penicillamin oder Plazebo am Royal Free Hospital in London behandelt wurden, konnte keine erhöhte Überlebensrate in der Behandlungsgruppe nachgewiesen werden ([19], Abb. 2). Dies wurde auch in anderen Studien bestätigt [11, 42].

4.3.1 Lehren aus den D-Penicillamin-Studien und Empfehlungen für zukünftige Studien zur medikamentösen Behandlung der PBC

Alle größeren klinischen Untersuchungen mit D-Penicillamin bei der primär-biliären Zirrhose waren prospektiv randomisiert und entweder einzeln oder doppelt blind. Alle hatten jedoch Planungsfehler, die bei zukünftigen Studien vermieden werden sollten. Keine Untersuchung kalkulierte die Größe der Patientenzahl, die notwendig ist, um einen Fehler 2. Ordnung zu berechnen. Die Größe der Studie sollte sich nach der zu erwartenden Letalität, der zu erwartenden Wirksamkeit des Medikaments und dem Signifikanzniveau richten [43]. Bei symptomatischen PBC-Patienten ist die zu erwartende 5-Jahres-Überlebensrate 60%; und wenn ein Medikament die Letalität um 25% reduzieren soll (d.h. von 40% auf 30%), würde eine Zahl von 355 Patienten in jeder Gruppe notwendig sein, um mit 80%iger Wahrscheinlichkeit diesen Unterschied auf dem Signifikanzniveau von 5% zu entdecken. Keine Studie hat diese Größe je erreicht, und nationale oder internationale Studien sind notwendig, um dieses Problem anzugehen. Die Royal-Free-Hospital- und Mayo-Klinik-Studien zeigen auch die Notwendigkeit, den Zeitpunkt von Zwischenanalysen und die Kriterien zum Abbruch der Studie genau zu definieren. Zwischenanalysen beider Studien berichteten über eine verbesserte Überle-

Tabelle 3. Änderung der Letalität und statistischen Signifikanz in der Royal-Free-Hospital-Penicillaminstudie bei Anlaysen im Jahre 1980 und 1984

Datum	Plazebo	D-Penicillamin	p[a]
Juni 1980	8/32 (25%)	2/55 (3,6%)	<0,01
Dezember 1980	10/32 (31%)	5/55 (9%)	<0,01
Dezember 1984	16/37 (43%)	18/61 (29,9%)	0,09

[a] Log-rank-Test. Die Letalität wurde als Zahl der Todesfälle der Patienten in der Plazebo- bzw. Penicillamingruppe angegeben. Die Randomisierung wurde mit 1:1,3 gewichtet, um Therapieabbrüche in der Penicillamingruppe aufzufangen.

bensrate bei mit D-Penicillamin behandelten Patienten [10, 15], obwohl dies dann nach Auswertung der Langzeitbeobachtung nicht haltbar war. Eine Publikation von Zwischenergebnissen fällt häufig mit dem Zeitpunkt der zufälligen Verbesserung der Behandlungsgruppe zusammen, die dann die wahre Größe des Behandlungseffekts übertreibt (Tabelle 3). Der Zeitpunkt für eine Zwischenanalyse und die abschließende Analyse sollte prospektiv festgelegt sein, und die Kriterien für den Abbruch der Studie sollten klar im Protokoll festgehalten werden.

4.4 Cyclosporin A

Die immunsuppressiven Eigenschaften von Cyclosporin A haben sich bei der Behandlung der Abstoßung von Transplantaten als äußerst effektiv erwiesen. Das Medikament ist teuer, hat zahlreiche Nebenwirkungen und wird unterschiedlich bei der Behandlung von Autoimmunerkrankungen beurteilt [12]. Eine Pilotstudie mit Cyclosporin A wurde bei PBC-Patienten durchgeführt [48]. Das Medikament bewirkte eine bescheidene biochemische Verbesserung und eine Normalisierung abnormaler T4/T8-Ratios. Die Cyclosporinspiegel wurden in dieser Studie nicht bestimmt, und die meisten der Patienten hatten ernste Nebenwirkungen, die zum Abbruch der Therapie zwangen. Vorläufige Mitteilungen einer kontrollierten Untersuchung aus der Mayo-Klinik an 31 nichtzirrhotischen PBC-Patienten zeigten nach 1 Jahr in der Behandlungsgruppe einen signifikanten Abfall veschiedener Laborparameter [56]. Aber auch in dieser Studie wurde trotz exakter Einstellung der Cyclosporinspiegel auf 80–120 ng (Gesamtblut, HPLC) bei etwa der Hälfte der Patienten ein Kreatinin- und Blutdruckanstieg beobachtet. Die weiteren Langzeitergebnisse werden mit Interesse erwartet.

4.5 Chlorambucil

Über diese alkylierende Substanz wurde in einer kleinen prospektiven Studie bei PBC-Patienten berichtet [28]. Durch die immunsuppressive Therapie kam es zu einem Abfall der Immunglobulinkonzentrationen und zu einer Besserung der Leberhistologie. Eine Langzeitanwendung von Chlorambucil ist aber wegen seiner Toxizität, besonders der Knochenmarkssuppression, nicht möglich. Das Medikament ist auch potentiell karzinogen. Seine Wirksamkeit zeigt jedoch prinzipiell, daß eines Tages eine medikamentöse Behandlung der PBC möglich sein kann.

4.6 Colchicin

Berichte, daß Colchicin für die Behandlung der Zirrhose nützlich sein könnte [34], veranlaßten zu Studien bei Patienten mit PBC. Der Wirkmechanismus ist unbekannt, das Medikament hat aber antiinflammatorische und antifibrotische Eigenschaften. Erste Berichte weisen auf eine bescheidene Verbesserung der „Leberenzyme" hin [4, 33, 55]. Die Studien sind aber klein und haben eine kurze Nachbeobachtungszeit. Therapiestudien bei der PBC erfordern eine große Patientenzahl, die über einen Zeitraum von 7–10 Jahre nachuntersucht werden müssen, bevor eine zuverlässige Aussage gemacht werden kann. Gegenwärtig sollte sich die Colchicinbehandlung auf Untersuchungen im Rahmen klinischer Studien beschränken.

4.7 Plasmapherese

Es gibt 2 Berichte über eine Langzeitanwendung der Plasmapherese bei 7 Patienten [6, 37]. Die Behandlung führte zu keiner Verbesserung der „Leberwerte", es wurde jedoch ein Abfall der Plasmaglobuline und eine Verbesserung des Juckreizes beobachtet. Nach Beendigung der Behandlung kam es zu einer sofortigen biochemischen und klinischen Verschlechterung. Die Langzeitplasmapherese ist kostenaufwendig und arbeitsintensiv, und es ist unwahrscheinlich, daß eine Studie jemals einen Effekt auf die Letalität zeigen wird.

4.8 Ursodesoxycholsäure (UDCA)

Ursodesoxycholsäure wurde kürzlich in die Therapie der PBC eingeführt. Kleinere Studien zeigen eine deutliche Besserung der Leberwerte [9, 36, 44]. In ersten Mitteilungen wurde auch über eine Verbesserung der Leberhistologie berichtet [45]. Wahrscheinlich ist der günstige Effekt durch Anreicherung der nichttoxischen UDCA und Verdrängung toxischer Gallensäuren im Gallensäurepool sowie durch eine verbesserte Cholerese zu erklären. Es ist aber unwahrscheinlich, daß die UDCA den autoimmunen Prozeß oder die histologische Progression der Erkrankung wesentlich beeinflussen wird.

5 Lebertransplantation

In den letzten 10 Jahren entwickelte sich die Lebertransplantation zu einer realistischen Therapie für Patienten mit einer Lebererkrankung im Endstadium. Patienten mit PBC sind besonders geeignet, da die relativ langsame Progression der Erkrankung eine sorgfältige Beurteilung des Operationszeitpunktes erlaubt. Zirka 60% der PBC-Patienten überleben ein Jahr nach der Transplantation, und diese Zahl verbessert sich zunehmend [49, 53]. Ungefähr 90% der Patienten, die das erste Jahr überleben, überleben auch 3 Jahre und 5 Jahre. Eine chronische Abstoßungsreaktion geringen Ausmaßes kann auftreten, und es gibt Berichte eines Rezidivs der Grunderkrankung im Lebertransplantat [41], obwohl dies angezweifelt wird [22]. Die Lebensqualität nach der Transplantation ist aber ausgezeichnet, und die meisten Patienten können damit rechnen, zu einem normalen Leben zurückzukehren. Selbst wenn Langzeitprobleme im Transplantat auftreten sollten, erlaubt die Operation oft jahrelang eine gute Lebensqualität. Zusätzlich eröffnet sich die Möglichkeit einer 2. oder sogar 3. Transplantation der Leber für Fälle mit einem Früh- oder Spätversagen des Transplantates.

Auswahlkriterien für die Transplantation sind der allgemeine klinische Eindruck und die sorgfältige Beurteilung der Lebensqualität des Patienten. In der Regel sollten Patienten für die Transplantation ausgewählt werden, deren Bilirubin über 100 µmol/l angestiegen ist und die wegen 2 größerer Komplikationen (gewöhnlich Varizenblutung, Aszites oder Enzephalopathie) hospitalisiert werden mußten.

6 Schlußfolgerung

Eine beträchtliche Verbesserung der Lebensqualität der PBC-Patienten kann durch eine Behandlung der Komplikationen erreicht werden. Wenn jedoch Fibrose, Zirrhose, portale Hypertension und Hyperbilirubinämie aufgetreten sind, ist es unwahrscheinlich, daß eine medikamentöse Therapie die Erkrankung heilen kann. Medikamentöse Therapiestudien sollten darauf zielen, die Progression des Frühstadiums der Erkrankung zu verzögern oder aufzuhalten, und die Kliniker sollten Patienten an Zentren überweisen, die klinische Studien durchführen. Wenn die Erkrankung fortschreitet und die Lebensqualität schwer beeinträchtigt ist, bietet eine Lebertransplantation die realisitische Möglichkeit eines neuen Lebens.

Literatur

1. Alarcon-Segovia D, Diaz-Jouanen E, Fishblin E (1973) Features of Sjogren's syndrome in primary biliary cirrhosis. Ann Intern Med 79:31–36
2. Beswick DR, Klatskin G, Boyer JL (1985) Asymptomatic primary biliary cirrhosis. Gastroenterology 89:267–271
3. Bodenheimer HC, Charland C, Thayer WR, Schaffner F, Staples PJ (1985) Effect of penicillamine on serum immunoglobulins and immune-comlex-reactive materials in primary biliary cirrhosis. Gastroenterology 88:412–417
4. Bodenheimer H, Schaffner F, Pezullo J (1986) Colchicine therapy in primary biliary cirrhosis. Hepatology 6:1172

5. Christensen E, Neuberger J, Crowe J et al. (1985) Beneficial effects of azathioprine and prediction of prognosis in primary biliary cirrhosis. Gastroenterology 89:1084–1091
6. Cohen LB, Ambinder EP, Wolke AM, Field SP, Schaffner F (1985) Role of plasmapheresis in primary biliary cirrhosis. Gut 26:291–294
7. Compston JE, Crowe JP, Wells JP et al. (1980) Vitamin D prophylaxis and osteomalacia in chronic cholestatic liver disease. Dig Dis Sci 25:28–32
8. Crowe J, Christensen E, Smith M et al. (1980) Azathioprine in primary biliary cirrhosis: a preliminary report of an international trial. Gastroenterology 78:1005–1010
9. David R, Kurtz W, Strohm WD, Leuschner U (1985) Die Wirkung von Ursodesoxycholsäure bei chronischen Lebererkrankungen: eine Pilotstudie. Z Gastroenterol 23:420
10. Dickson ER, Wiesner RH, Baldus WP, Fleming CR, Ludwig JL (1982) Penicillamine improves survival and retards histological progression in primary biliary cirrhosis. Gastroenterolgy 82:1225
11. Dickson ER, Fleming TR, Wiesner RH et al. (1985) Trial of penicillamine in advance primary biliary cirrhosis. N Engl J Med 312:1011–1015
12. Editorial (1985) Cyclosporin in autoimmune disease. Lancet 1:909–911
13. Epstein O, De Villiers D, Jain S, Potter BJ, Thomas HC, Sherlock S (1979) Reduction in immune complexes and immunoglobulins induced by d-penicillamine in primary biliary cirrhosis. N Engl J Med 300:274–279
14. Epstein O, Thomas HC, Sherlock S (1980) Primary biliary cirrhosis is a dry gland syndrome with features of chronic graft-versus-host disease. Lancet 1:1166–1168
15. Epstein O, Jain S, Lee RGT et al (1981) D-penicillamine improves survival in primary biliary cirrhosis. Lancet 1:1275–1277
16. Epstein O, Arborgh B, Sagiv M, Wroblewski R, Scheuer PJ, Sherlock S (1981) Is copper hepatotoxic in primary biliary cirrhosis? J Clin Pathol 34:1071–1075
17. Epstein O, Chapman RWG, Lake-Bakaar G (1982a) The pancreas in primary biliary cirrhosis and primary sclerosing cholangitis. Gastroenterology 83:1177–1182
18. Epstein O, Kato Y, Dick R, Sherlock S (1982b) Vitamin D, hydroxyapatite, and calcium gluconate in treatment of cortical bone thinning in postmenopausal women with primary biliary cirrhosis. Am J Clin Nutr 36:426–430
19. Epstein O, Cook DG, Jain S, McIntyre NM, Sherlock S (1984) D-penicillamine and clinical trials in primary biliary cirrhosis. Hepatology 4:1032
20. Epstein O (1985) The pathogenesis of primary biliary cirrhosis. Molec Aspects Med 8:293–305
21. Farrington K, Epstein O, Varghese Z, Newman SP, Moorhead JF, Sherlock S (1979). Effect of oral 1,25 dihydroxycolecalciferol on calcium and phosphate malabsorption in primary biliary cirrhosis. Gut 20:616–619
22. Fennell RH, Shikes RH, Vierling JM (1983) Relationship of pretransplant hepatobiliary disease to bile duct damage occurring in the liver allograft. Hepatology 3:84–89
23. Fonseca V, Epstein O, Gill DS et al. (1987) Hyperparathyroidism and low serum osteocalcin despite vitamin D replacement in primary biliary cirrhosis. J Clin Endocrinol Metab 64:873–877
24. Ghent CN, Carrnthers SG (1988) Treatment of pruritus in primary biliary cirrhosis with rifampin. Gastroenterology 94:488–493
25. Heathcote J, Ross A, Sherlock S (1976) A prospective controlled trial of azatihioprine in primary biliary cirrhosis. Gastroenterology 70:656–660
26. Herlong HF, Russell RM, Maddrey WC (1981) Vitamin A and zinc therapy in primary biliary cirrhosis. Hepatology 1:348–351
27. Hoensch HP, Balzer K, Dylwise P, Kirch W, Goebell H, Ohnhaus EE (1985) Effects of rifampicin on hepatic drug metabolism and serum bile acids in patients with primary biliary cirrhosis. Eur J Clin Pharmacol 28:475–477
28. Hoofnagle JH, Davis GL, Schafer DF (1984) Randomised trial of chlorambucil for primary biliary cirrhosis. Gastroenterology 4:A224
29. James O, Macklon AF, Watson AJ (1981) Primary biliary cirrhosis – a revised clinical spectrum. Lancet 1:1278–1281
30. James O (1985) D-penicillamine for primary biliary cirrhosis. Gut 26:291–294

31. James SP, Hoofnagle JH, Strober W, Jones EA (1983) Primary biliary cirrhosis: a model of autoimmune disease. Ann Intern Med 99:500–512
32. Jeffrey GP, Muller DPR, Burroughs AK et al. (1987) Vitamin E deficiency and its clinical significance in adults with primary biliary cirrhosis and other forms of chronic live disease. J Hepatol 4:307–317
33. Kaplan MM, Alling DW, Zimmerman HJ et al. (1986) A prospective trial of colchicine for primary biliary cirrhosis. N Engl J Med 315:1448–1454
34. Kershenobich D, Uribe M, Suarez GI (1979) Treatment of cirrhosis with colchicine. A double-blind randomized trial. Gastroenterology 77:532–536
35. Krawitt EL, Grandman MJ, Mawer EB (1977) Absorption, hydroxylation and excretion of vitamin D3 in primary biliary cirrhosis. Lancet 2:1246–1249
36. Leuschner U, Fischer H, Gaben M, Kurtz W, Guldutura S, Leuschner M, Hellstern A (1988) UDCA treatment of primary biliary cirrhosis. Results of a prospective double blind trial. In: X International bile acid inecting. Trends in bile acid research. Falk symposium No. 52
37. Lindgren S, Forsberg B, Eriksson S (1985) Observations during long term plasma exchange in primary biliary cirrhosis. Scand J Gastroenterol 20:1125–1126
38. Long RG, Scheuer PJ, Sherlock S (1977) Presentation and course of asymptomatic primary biliary cirrhosis. Gastroenterology 72: 1204–1207
39. Matloff DS, Kaplan MM, Neer RM, Goldberg MJ, Butman W, Wolfe HJ (1982) Osteoporosis in primary biliary cirrhosis: effect of 25-hydroxyvitamin D3 treatment. Gastroenterology 83:97–102
40. Mawer E, Klass HJ, Warnes TW, Berry JL (1985) Metabolism of vitamin D in patients with alcoholic liver disease. Clin Sci 69:561–570
41. Neuberger J, Portmann B, MacDougall BRD, Calne RY, Williams R (1982) Recurrence of primary biliary cirrhosis after liver transplantation. N Engl J Med 306:1–4
42. Neuberger J, Christensen E, Portman B et al. (1985) Double-blind controlled trial of d-penicillamine in patients with primary biliary cirrhosis. Gut 26:114–119
43. Pocock SJ (1984) The size of clinical trials. In: Pocock SJ Clinical trials, a practical approach. Wiley, Chichester New York Brisbane Toronto Singapore, pp 123–141
44. Poupon R, Chretien Y, Poupon RE, Ballet F, Camus Y, Darnis F (1987) Is ursodeoxycholic acid an effective treatment for primary biliary cirrhosis? Lancet 1:834–836
45. Poupon P, Poupon RE, Chrétien Y, Leqendre C, Calmus Y, Ballet F (1988) Ursodeoxycholic acid (UDCA) for primary biliar cirrhosis. In: X. International bile acid meeting. Trends in bile acid research. Falk Symposium No 52
46. Reed JS, Meredith SC, Nemchausky BA et al. (1980) Bone disease in primary biliary cirrhosis: reversal of osteomalacia with 25-hydroxyvitamin D. Gastroenterology 78: 512–517
47. Ros E, Garcia-Puges A, Reixach M, Cuso E, Rodes J (1984) Fat digestion and exocrine pancreatic function in primary biliary cirrhosis. Gastroenterology 87:180–187
48. Routier G, Epstein O, Janossy G, Thomas HC, Sherlock S (1980) Effect of cyclosporin A on suppressor and inducer T lymphocytes in primary biliary cirrhosis. Lancet 2:1225–1226
49. Scharschmidt BF (1984) Human liver transplantation: analysis of data on 540 patients from four centres. Hepatology 4 [Suppl]:95–101
50. Shapiro JM, Smith H, Schaffner F (1979) Serum bilirubin; a prognostic factor in primary biliary cirrhosis. Gut 20:137–140
51. Shepherd AN, Bedford GJ, Hill A, Bouchier IAD (1984) Primary biliary cirrhosis, dark adaptometry, electro-oculography, and vitamin A state. Br Med J 289:184–185
52. Thomas HC, Epstein O (1981) Immunological aspects of the pathogenesis and treatment of primary biliary cirrhosis. In: Berk PD, Chalmers TD (eds) Frontiers in liver disease. Grune & Stratton, New York, pp 269–275
53. Van Thiel DH, Tarter R, Gavaler JS, Potanko WM, Schade RR (1986) Liver transplantation in adults: an analysis of costs and benefits at the university of Pittsburgh. Gastroenterology 90:211–216

54. Walt RP, Kemp CM, Lyness L, Bird AC, Sherlock S (1984) Vitamin A treatment for night blindness in primary biliary cirrhosis. Br Med J 288:1030–1031
55. Warnes TW, Smith A, Lee FI, Nagib Y, Haboubi J, Johnson PJ, Hunt L (1987) A controlled trial of colchicine in primary biliary cirrhosis. J Hepatol 5:1–7
56. Wiesner RH, Dickson ER, Lindor KD, Jorghausen R, La Russo NF, Baldus W (1987) A controlled clinical trial evaluating cyclosporin in the treatment of primary biliary cirrhosis: a preliminary report. Hepatology 7:1025

Die Wilson-Erkrankung – Neue Alternativen zur D-Penicillamin-Behandlung?

K. H. Wiedmann

Der Morbus Wilson ist eine autosomal rezessiv vererbte Kupferstoffwechselstörung, die zur Zirrhose und zu neurologischen und psychiatrischen Störungen führt. Man muß mit einer Häufigkeit von etwa 30 Erkrankungen pro 1 Mio. Einwohner rechnen [33]. Unbehandelt nimmt die Erkrankung immer einen progredienten und tödlichen Verlauf. Dieses Schicksal kann seit Einführung der D-Penicillamin-Therapie [47] von den meisten Patienten abgewandt werden. Inzwischen stehen noch weitere Behandlungsmöglichkeiten (Trien, Zink) zur Verfügung, die bei D-Penicillamin-Unverträglichkeit eingesetzt werden können. Es wird sogar diskutiert, diese grundsätzlich als Primärtherapie des M. Wilson einzuführen. Durch die derzeitig zur Verfügung stehenden Therapien haben die meisten Patienten eine normale Lebenserwartung, wenn die Diagnose vor Eintritt irreversibler Schädigungen gestellt wird. Damit gehört diese Erkrankung zu den wenigen chronischen Leberkrankheiten und progredient verlaufenden neurologischen Erkrankungen, die einer Behandlung zugänglich sind. Um so wichtiger ist es für jeden Arzt, diese an sich seltene Erkrankung zu kennen und bei entsprechender Symptomatik an die Möglichkeit dieser Diagnose zu denken.

1 Pathogenese

Der molekulare Defekt des Kupferstoffwechsels, der zu dieser Erkrankung führt, ist in der Leber zu suchen, ist aber im einzelnen noch unbekannt. Aufgrund einer verminderten Kupferausscheidung über die Galle kommt es bei ungestörter Resorption von Kupfer im Darm zu einer positiven Kupferbilanz mit einer exzessiven Ansammlung von Kupfer in den Leberzellen. Dort wird es zunächst diffus im Zytoplasma, später dann durch Umverteilung in den Lysosomen der Zelle abgelagert, wo es die Zelle vor der Einwirkung des toxischen Kupfers schützt. Wenn die Aufnahmekapazität von Kupfer in die Leberzelle erschöpft ist, kommt es zur toxischen Leberzellzerstörung, bei der nicht-coeruloplasmingebundenes Kupfer freigesetzt und in andere Organe abgelagert wird, wo es ebenfalls zur Zellschädigung führen kann. Eng mit dem Defekt im Kupferstoffwechsel beim M. Wilson ist eine Erniedrigung der Coeruloplasminsynthese verbunden. Es ist aber nicht klar, inwieweit eine genetisch bedingte Veränderung oder Verminderung der Synthese dieses Proteins zur Kupferansammlung beiträgt [33].

2 Klinik

Die erste Symptomatik tritt nicht vor dem 5.–6. Lebensjahr auf, in Ausnahmefällen bleiben die Patienten bis zum 40. Lebensjahr asymptomatisch. Am häufigsten manifestiert sich die Erkrankung zwischen dem 6. und 20. Lebensjahr, wobei die neurologischen Störungen eher später als die hepatischen auftreten. Das volle Syndrom ist durch eine Leberbeteiligung, hämolytische Anämien, neurologische und psychiatrische Störungen und Beteiligung der Augen (Kayser-Fleischer-Ring, Sonnenblumenkatarakt) gekennzeichnet. Seltener findet man renale, ossäre und kardiale Veränderungen. Bei etwa 40% der Patienten steht initial die Leberbeteiligung im Vordergrund [33]. Dabei kann das ganze klinische Spektrum der bekannten Lebererkrankungen (akute Hepatitis, chronisch-aktive Hepatitis und Zirrhose mit allen Komplikationen) vorkommen. Die Leberbeteiligung kann sich auch nur in einer leichten Transaminasenerhöhung ohne klinische Zeichen einer Lebererkrankung manifestieren. Fehldiagnosen sind häufig. Grundsätzlich sollte bei jeder Leberenzymerhöhung oder unklaren Leberkrankheit im Alter bis zu 40 Jahren an die Möglichkeit eines M. Wilson gedacht werden. Die unmittelbar schlechteste Prognose haben fulminante Verlaufsformen der Lebererkrankung mit rasch progredienter Gelbsucht, Gerinnungsstörungen und hämolytischen Krisen.

Bei einem Drittel der Patienten steht die neurologische Symptomatik primär bei Erstdiagnose im Vordergrund. Ein Großteil dieser Patienten hat in der Anamnese weder eine klinisch manifeste Leberkrankheit noch eine hämolytische Anämie zu verzeichnen. Die neurologische Symptomatik ist vielfältig. Oft fallen initial eine Verschlechterung der Handschrift und eine Konzentrationsschwäche auf. Gangunsicherheit, Intentensionstremor, skandierende Sprache, choreiforme Bewegungen, unklare Hypertonie und Spastik der Muskulatur, vor allem im Bereich der unteren Extremitäten, sind weitere Symptome. Die sensorischen Funktionen und die Reflexe bleiben erhalten.

Psychiatrische Störungen stehen bei 10% der Patienten initial im Vordergrund. Sie äußern sich in Persönlichkeitsveränderungen bis hin zu echten psychotischen Bildern. Andere Primärmanifestationen der Erkrankung zeigen sich in Form intermittierender hämolytischer Krisen, endokriner Störungen (verzögerte Pubertät, Amenorrhö, häufige Fehlgeburten), in Neigung zu Spontanfrakturen oder nicht einzuordnenden Anämien, Leuko- und Thrombopenien. Solche Symptome bereiten differentialdiagnostisch oft die größten Schwierigkeiten. Häufig liegt primär eine Kombination hepatischer und neurologischer sowie psychiatrischer Symptome vor („hepatozerebrale Form"). Unter asymptomatischen Patienten („präklinischer" M. Wilson) versteht man klinisch noch gesunde Personen, die aber beide Wilson-Gene tragen, also homozygot sind und deshalb die Erkrankung auf jeden Fall zur Expression bringen werden. Oft sind dies die Geschwister von Erkrankten.

3 Diagnose

Beim Vorliegen des Vollbildes der Erkrankung (Hämolysen, Kayser-Fleisch-Ring, Leberbeteiligung, neurologische Symptomatik) ist die Diagnose unschwer aus dem klinischen Gesamtbild zu vermuten. Der Kayser-Fleischer-Ring, ein braun-grüner durch Kupfereinlagerung bedingter Kornealring, ist bei Patienten mit neurologischer Manifestation obligat nachweisbar, bei Patienten mit primärer hepatischer Manifestation kann er fehlen. Der sicherste Nachweis erfolgt mit der Spaltlampe. Die Kupferstoffwechselstörung selbst muß durch verschiedene Laboruntersuchungen nachgewiesen werden, die bei asymptomatischen Patienten der einzige Weg zur Diagnose sind (s. Tabelle 1):

1. Coeruloplasmin ist bei 95% der Patienten unterhalb der Norm von 20 mg% nachweisbar. 5% der Patienten haben normale Coeruloplasminwerte. Entzündungen, Tumoren, Schwangerschaft und Östrogentherapie führen bei Wilson-Patienten zur Erhöhung der Coeruloplasminspiegel und zu falsch-negativen Resultaten. Pathologisch niedrige Coeruloplasminspiegel findet man auch bei schweren Eiweißmangelsyndromen (nephrotisches Syndrom, Malabsorptionssyndrom, schwere Leberkrankheiten), bei angeborenem Mangel (z. B. Menke-Syndrom) und auch bei einigen heterozygoten Trägern des Wilson-Gens.

2. Die 24-h-Kupferausscheidung (normal bis 30 μg/24 h) liegt in der Regel höher als 100 μg/24 h.

3. Serumkupfer (Normalwert 80–160 μg%). Das Gesamtserumkupfer ist bei Patienten mit M. Wilson erniedrigt, da das Coeruloplasmin und damit das gebundene Kupfer (normalerweise 95% des Serumkupfers) erniedrigt sind. Dagegen ist das freie direkt reagierende Kupfer erhöht (>20 μg%).

4. Leberkupfer (Normalwerte 15–55 μg/g Trockengewicht). Unbehandelte Patienten mit M. Wilson haben in der Regel über 250 μg–3000 μg Kupfer/g Trockengewicht Leber. Nur gering über der Norm erhöhte Kupferwerte im Lebergewebe werden selten beobachtet. Bei einem solchen Befund ist auch die ungleiche Verteilung des Kupfers im Lebergewebe zu berücksichtigen. Ähnlich hohe Leberkupferwerte wie beim M. Wilson findet man auch bei Patienten mit primär biliärer Zirrhose, der Indian-childhood-Zirrhose und bei chronischen

Tabelle 1. Nachweis der Kupferstoffwechselstörung beim M. Wilson

Befunde	Normalwerte	M. Wilson
Plasmakupfer	80–160 μg/dl	<80 μg/dl
Freies (nicht an Coeruloplasmin gebundenes) Kupfer	<20 μg/dl	>20 μg/dl
Coeruloplasmin	20–45 mg/dl	<20 mg/dl
Urinkupfer	<30 μg/24 h	>100 μg/24 h
Leberkupfer	15–55 μg/g Trockengewicht	>60 (250) μg/g Trockengewicht

Tabelle 2. Untersuchungsprogramm beim M. Wilson vor Beginn der Therapie

Organsystem	Diagnostische Maßnahmen	Fragestellung
Leber	Leberpunktion (Histologie und Kupferbestimmung), GOT, GPT, Cholinesterase, Quick-Wert,	Ausmaß der Leberbeteiligung
	Ultraschalluntersuchung	Gallensteine
Nervensystem	Neurologische Untersuchungen, Computertomographie des Schädels, evtl. psychiatrisches Konsil	Ausmaß der ZNS-Beteiligung
Niere	Urinstatus, Harnsäure, Kreatinin, Glukose, Kalzium und Phosphat im Urin und Serum, Blutgasanalyse, Ammoniumchloridbelastung	Proximal tubuläre Funktionsstörung Renal tubuläre Azidose
Skelett	Röntgen	Osteomalazie, Pseudofrakturen, Arthrosen
Auge	Spaltlampenuntersuchung	Sonnenblumenkatarakt, Kayser-Fleischer-Cornealring
Blut	Blutbild, Haptoglobin, indirektes Bilirubin, Retikulozyten	Hämolyse Hyperspleniesyndrom
Herz	EKG, Echokardiographie	Kardiomyopathie

Cholestasen [37]. Heterozygote Träger des Wilson-Gens können, obwohl sie niemals Zeichen der Kupferintoxikation zeigen, leicht erhöhte Leberkupferwerte haben, die gelegentlich sogar 250 µg/g Lebertrockengewicht erreichen.

5. Verminderter Einbau von radioaktiv markiertem Kupfer in Coeruloplasmin. Nach oraler Gabe von radioaktiv markiertem Kupfer kommt es normalerweise 1–2 h später zu einem steilen Anstieg von nicht-coeruloplasmingebundenem Kupfer im Plasma. Nach einem anschließenden Abfall bildet sich nach 1–2 Tagen ein zweiter Peak aus, der das inzwischen in Coeruloplasmin eingebaute Kupfer in Serum repräsentiert. Bei Patienten mit M. Wilson fehlt der zweite Anstieg, da kaum Kupfer in neu synthetisiertes Coeruloplasmin eingebaut wird. Bei heterozygoten Trägern liegt die Inkorporationsrate zwischen Gesunden und Homozygoten (M.-Wilson-Patienten) [42]. Durch eine weitere spezielle Diagnostik sollte vor Beginn der Therapie das Ausmaß verschiedener Organbeteiligungen durch entsprechende Untersuchungen festgelegt werden (s. Tabelle 2).

Bei Nachweis einer Wilson-Erkrankung müssen die Untersuchungen des Kupferstoffwechsels auf die Blutsverwandten des Erkrankten ausgedehnt werden.

4 Therapie

Ziel der Therapie des M. Wilson ist die Herbeiführung einer negativen Kupferbilanz. Dies ist grundsätzlich entweder durch eine vermehrte Mobilisierung von Kupfer aus dem Organismus durch Chelatbildner (D-Penicillamin und

Triäthylentetramin, Trien) oder durch eine verminderte Aufnahme von Kupfer in den Organismus (Zink, kupferarme Diät, Kaliumsulfid) möglich.

Nach genauer Diagnosestellung ist die Therapie ohne Verzögerung einzuleiten. Dies gilt sowohl für symptomatische als auf für asymptomatische Patienten. Die Therapie muß lebenslänglich durchgeführt werden. Genaue Aufklärung über die Natur der Erkrankung und regelmäßige enge Führung des Patienten sind deshalb wesentliche Bestandteile einer erfolgreichen Therapie. Leider muß man immer wieder nach jahrelang erfolgreich durchgeführter Therapie erleben, wie Patienten ihre Medikation absetzen und dadurch in Lebensgefahr geraten.

4.1 D-Penicillamin

D-Penicillamin, das 1956 von Walshe [47] in die Therapie des M. Wilson eingeführt wurde, ist eine Aminosäure, die in der β-Position eine reduzierte Sulfhydrylgruppe enthält, die an Albumin und Coeruloplasmin gebundenes Kupfer binden und über die Niere zur Ausscheidung bringen kann. Möglicherweise kann es auch zu einer Entgiftung von Kupfer führen, indem es im Gewebe Komplexe mit Kupfer oder Metallothioninkupfer bildet, die weniger toxisch sind [53].

Bei asymptomatischen Patienten wird durch eine konsequente Therapie mit D-Penicillamin der Ausbruch der Erkrankung verhindert [38]. Bei symptomatischen Patienten kommt es je nach Grad der bereits eingetretenen Schädigung zu einer Besserung oder sogar zu einem vollständigen Verschwinden der Krankheitserscheinungen [21]. Der klinische Wirkungseintritt erfolgt bereits nach Wochen bis Monaten. Bei manifester Leberkrankheit bilden sich Aszites und Ödeme zurück, die pathologischen Leberwerte normalisieren sich, und es verschwinden die entzündlichen histologischen Veränderungen im Lebergewebe, nicht aber eine bereits ausgebildete Fibrose oder Zirrhose. Eine neurologische Symptomatik kann sich selbst bei Vorliegen von nachweisbaren CT-Veränderungen vollständig zurückbilden [27]. Am ehesten kommt es zur Besserung des Tremors, der zittrigen Handschrift und der Sprachstörungen. Zu beachten ist, daß bei 10–20% der Patienten mit neurologischer Manifestation zu Beginn der Penicillamintherapie zunächst eine passagere Verschlechterung der Symptomatik auftreten kann, deren Ursache unklar ist. Eine Fortsetzung der Penicillamintherapie führt zwar immer zur späteren Besserung, trotzdem ist in einer solchen Situation eine Umstellung auf eine der Alternativtherapien (Trientine, Zink) zu erwägen.

Die Prognose der Patienten unter Penicillamintherapie ist ausgezeichnet. Von 320 Patienten, die bis zu 28 Jahre mit dieser Therapie behandelt wurden, wurde eine im Zusammenhang mit der Erkrankung aufgetretene Letalität von 9.3% beobachtet [34]. Es starben 14 Patienten an den Folgen einer zunehmenden Leberinsuffizienz und an Ösophagusvarizenblutungen, 2 wegen neurologischer Komplikationen und 3 wegen toxischer Nebenwirkungen der Penicillamintherapie. Ein Absetzen der D-Penicillamin-Therapie hat, selbst wenn über

Jahre eine ausreichende Behandlung durchgeführt wurde, innerhalb relativ kurzer Zeit fatale Folgen. Von 11 Patienten, die die D-Penicillamin-Therapie abgebrochen hatten, verstarben 8 (73%) innerhalb von 2,6 Jahren, meist im fulminanten Leberversagen. Diese einmalige Verlaufsbeobachtung von Patienten mit M. Wilson unter einer D-Penicillamin-Therapie zeigt, wie wichtig frühzeitige Diagnose und konsequent durchgeführte lebenslange Therapie sind.

4.1.1 Praktische Durchführung der Penicillamintherapie (Tabelle 3)

Die Therapie wird mit 300 mg D-Penicillamin täglich begonnen und innerhalb von 1–2 Wochen auf 1,5–1,8 g täglich (3–4 Einzeldosen) gesteigert. Kinder erhalten 0,02 g/kg Körpergewicht täglich. Die Einnahme muß auf nüchternen Magen bzw. 30 min vor den Mahlzeiten erfolgen, da nur so die optimale Resorption gewährleistet ist [4]. Die Effektivität der Entkupferung wird anhand der 24-h-Urinkupferausscheidung verfolgt. Diese steigt initial exzessiv an, wobei sie bis zu 5 mg/24 h erreichen kann, und nimmt im weiteren Verlauf wieder ab. Es ist zu beachten, daß bei gleichzeitigem Vorliegen einer renalen tubulären Azidose die Urinkupferausscheidung insgesamt geringer ausfällt.

Die Bestimmung von Coeruloplasmin und Kupfer im Serum ermöglicht die Kalkulation des freien toxischen Kupfers im Serum, das bei adäquat behandelten Patienten nicht mehr als 10 µg/dl betragen soll [36]. Der Kayser-Fleischer-Ring blaßt bei vielen Patienten im Verlauf der Therapie ab und verschwindet bei etwa 80% der Patienten, ein Vorgang, der allerdings Jahre dauern kann [24]. Bei einigen Patienten kann er aber auch trotz erfolgreicher Entkupferung persistieren, so daß er sich nicht unbedingt als Therapiekontrolle eignet. Lediglich sein Wiederauftreten nach erfolgreicher Entkupferung signalisiert eine fehlende Patientencompliance. Selbstverständlich dienen auch die Besserung der klinischen und laborchemischen Befunde zur Beurteilung der Effektivität der eingeleiteten Therapie.

Zur Beurteilung der Compliance, die bei jungen, oft asymptomatischen Patienten mit einer lebenslang durchzuführenden Therapie nicht selten ein

Tabelle 3. Behandlung des M. Wilson mit D-Penicillamin

Initialtherapie:	Beginn mit (150)–300 mg/Tag D-Penicillamin Steigerung auf 1500–1800 mg in 1–2 Wochen, 3–4 Einzeldosen, jeweils 30 min vor den Mahlzeiten
Erhaltungstherapie nach „Entkupferung":	600–900 mg/Tag (2–3 Einzeldosen)
Zusatztherapie:	20–40 mg Vitamin B_6 täglich, evtl. Substitution von Biometallen (z. B. Biometalle III – Heyl)
Effektivitätskontrollen:	Klinik, „Leberwerte", Urinkupferausscheidung, freies Kupfer im Serum
Überwachung wegen Nebenwirkungen:	Blutbild und Differentialblutbild, Urinstatus, Kreatinin, antinukleäre Antikörper

Problem darstellt, eignen sich der Verlauf der Transaminasen und der Klinik, die Bestimmung des freien Kupfers im Serum und die Urinkupferausscheidung. Anstieg der letzteren nach Normalisierung weist auf eine kurz vor dem Arztbesuch eingenommene Penicillamindosis nach längerer Pause hin!

Eine Reduktion der Penicillamindosis auf die Erhaltungstherapie von 600–900 mg/Tag (nicht über 1 g) kann erfolgen, wenn die Kupferausscheidung im Urin abnimmt und eine kurzfristige Erhöhung der Dosis zu keiner Steigerung der Kupferelimination im Urin führt. Eine Wiederholung der Leberbiopsie zur Bestimmung des Leberkupfers ist zu dieser Enscheidung nicht absolut zwingend. Einige Wochen vor geplanten operativen Eingriffen ist die Erhaltungsdosis auf 500 mg täglich herabzusetzen, um Wundheilungsstörungen vorzubeugen.

4.1.2 Nebenwirkungen

Zu Beginn der Penicillamintherapie (meist nach 1–3 Wochen) treten bei bis zu 20% der Patienten allergische Nebenwirkungen in Form von Fieber, Hautreaktionen, Lymphadenopathien, Leuko- und Thrombopenien auf. Eine kurzfristige Beendigung der Therapie für 2–3 Tage und eine erneute langsame Steigerung, beginnend mit 150 mg/Tag bis auf die Gesamtdosis, eventuell in Kombination mit 10–20 mg Prednisolon täglich, führt in den meisten Fällen zum Verschwinden dieser Nebenwirkungen.

Bei bis zu 25% der Patienten treten schwere Nebenwirkungen auf [23]. 10% der Patienten entwickeln eine absolute Intoleranz, die zum Absetzen der Therapie zwingt [52]. Solche Nebenwirkungen werden in der Regel nach dem 1. Jahr der Behandlung manifest. Dazu gehören insbesondere Nieren-, Haut- und Blutbildveränderungen sowie eine Reihe anderer seltenerer Nebenwirkungen, die in Tabelle 4 zusammengestellt sind.

Negative Auswirkungen der Penicillamintherapie auf andere Spurenelemente, besonders auch auf Zink, sind zwar nachweisbar, doch werden bei ausgeglichener Diät in der Regel keine Mangelsymptome beobachtet. Im Ein-

Tabelle 4. Nebenwirkungen der D-Penicillamin-Therapie

Frühe Nebenwirkungen

- Fieber, Hautreaktionen, Lymphknotenschwellungen, Leuko-, Thrombopenien

Spätere Nebenwirkungen

- Nierenveränderungen (nephrotisches Syndrom, Goodpasture-Syndrom)
- Hautveränderungen: Pemphigus, Lichen ruber planus, Elastosis perforans serpiginosa, „Penicillamindermopathie", Stomatitis aphthosa
- Systemischer Lupus erythematodes
- Myasthenia gravis
- Retinitis (Optikusneuritis, Netzhautblutungen)
- Verminderung der IgA-Spiegel
- Systemische Sklerose
- Geschmacksverlust
- Thrombozytopenie, Agranulozytose
- Moschkowitz-Syndrom

zelfall können Hautsymptome oder ein bisweilen beobachteter Geschmacksverlust Folge eines Zinkmangels unter Penicillamintherapie sein und durch eine adäquate Zinksubstitution aufgehoben werden [38]. Manche Autoren verordnen aus diesem Grunde routinemäßig eine Kombination verschiedener Spurenelemente. Penicillamin hat einen schwachen Antipyridoxineffekt [19], so daß Pyridoxin, besonders in der Schwangerschaft, zugeführt werden kann, auch wenn dies wahrscheinlich bei normalen Erwachsenen nicht absolut notwendig ist. Aufgrund der beschriebenen vielfältigen Nebenwirkungen der Penicillamintherapie ist eine engmaschige Überwachung der Patienten notwendig (Tabelle 3).

4.2 Triäthylentetramin (Trien)

Triäthylentetramin (Trien) wurde von Walshe 1969 [50] als weiterer Kupferchelatbildner in die Therapie des M. Wilson eingeführt. Die Substanz kann von der britischen Firma K & K Greeff Ltd. als Trientine zur Verfügung gestellt werden. Trien ist ebenso stark kupriuretisch wie Penicillamin [51]. Im Gegensatz zu Penicillamin steigt aber unter Behandlung das Serumkupfer an. In klinischen Studien erwies sich diese Substanz als hocheffektiv in der Behandlung symptomatischer Wilson-Patienten und war in der Lage, die „Entkupferung" von bereits erfolgreich mit D-Penicillamin behandelten Patienten aufrecht zu erhalten [34, 52]. Bis auf einen systemischen Lupus erythematodes und eine Elastosis perforans verschwanden die durch D-Penicillamin ausgelösten toxischen Nebenwirkungen nach Umsetzen auf Trien.

Die Dosierung beträgt 3mal 400–800 mg tgl., auf nüchternen Magen eingenommen. Die Nebenwirkungen von Trien sind wahrscheinlich gering. Bei manchen Patienten wurde ein Eisenmangel beobachtet [52], der durch Eisengaben 3–4 h vor oder nach Trieneinnahme behoben werden kann. Gelegentlich werden auch Übelkeit, Bauchschmerzen, Appetitlosigkeit und Hautausschläge beschrieben. Bei einem Patienten, der Trien zur Behandlung der primär biliären Zirrhose erhielt, wurde eine Rhabdomyolyse beobachtet [13].

4.3 Diätetische Maßnahmen

Die Erzielung einer negativen Kupferbilanz allein mit diätischen Maßnahmen ist nicht durchführbar. Patienten mit M. Wilson haben bereits bei einer Zufuhr von 0,6 mg Kupfer in der Nahrung eine ausgeglichene Bilanz, während dies bei Gesunden bei 1,2 mg der Fall ist [54]. Deshalb sollten sich diätetische Einschränkungen auf das Verbot von besonders stark kupferhaltiger Nahrung (wie Leber, Nieren, Hirn, Schokolade, Kakao, Nüssen, Pilzen, getrockneten Erbsen, Bohnen und Pflaumen, die etwa 20–40 μg Kupfer/100 g Substanz enthalten), beschränken. Auch Trinkwasser kann hohe Kupferkonzentrationen aufweisen. Nahrungsmittel wie frisches Obst, Milch, Butter und Käse enthalten wenig Kupfer und sollten deshalb bevorzugt werden. Eine zusätzliche enterale Resorptionshemmung von Kupfer durch Kaliumsulfid ist bei adäquater sonstiger Entkupferungstherapie nicht notwendig.

4.4 Zink

Zink kann die Aufnahme von Kupfer aus dem Darm beeinflussen. Ein vermehrtes Zinkangebot in der Nahrung führt zu vermehrter Kupferausscheidung im Stuhl und zur Hypokupriämie [12, 28, 31, 39, 45]. Bei Zinkmangel dagegen wird die Kupferaufnahme in den Organismus gesteigert. Einer der Mechanismen der kompetitiven Interaktion zwischen Zink und Kupfer ist die durch Zink stark induzierte Bildung von Metallothionin in den Enterozyten [8], das eine erhöhte Affinität zu Kupfer besitzt und dessen Abtransport aus den Enterozyten ins portal-venöse System verhindert. Mit Abschilferung der Enterozyten geht es dann über die Fäzes verloren.

Schouwink [36] beobachtete bereits 1961 unter einer Zinksupplementierung bei 2 Patienten mit M. Wilson eine lang anhaltende klinische Besserung und negative Kupferbilanz. Weitere klinische Erfahrungen mit der Zinktherapie basieren neben Kasuistiken im wesentlichen auf der Mitteilung über 68 Patienten [6, 18, 43], die bereits erfolgreich mit D-Penicillamin „entkupfert" waren. Die Beobachtungszeiten erstrecken sich im Einzelfall auf 27 Jahre [18], die mittlere Beobachtungszeit solcher Patienten liegt zwischen 12 und 37 Monaten. Bei der Mehrzahl der Patienten wurde nach Einsetzen der Zinktherapie keine Verschlechterung der Erkrankung beobachtet, und die durch Penicillamin induzierte klinische Remission konnte aufrechterhalten werden [5, 18]. In einer Untersuchung wurden allerdings bei 3 Patienten eine Zunahme der Lebergröße und ein Auftreten von neurologischen Ausfällen beobachtet, die sich dann nach Wiedereinführen der D-Penicillamin-Therapie prompt besserten [43].

Die Erfahrungen mit einer initial durchgeführten Zinktherapie ohne vorherige Entkupferung durch D-Penicillamin sind sehr gering. Über 9 Patienten wurde berichtet [18]. Die asymptomatischen Patienten blieben symptomfrei, die symptomatischen erfuhren eine Rückbildung ihrer Symptome und ein Abblassen des Kayser-Fleischer-Rings. Ein Patient verstarb an einer Zirrhose mit Leberversagen und hämolytischer Krise.

Untersuchungen des Kupferstoffwechsels unter einer Zinktherapie zeigten eine Normalisierung des freien (toxischen) Kupfers im Serum bei fast allen Patienten [18]. Die orale Aufnahme von radioaktiv markiertem Kupfer ins Blut ist unter Zink signifikant reduziert [17, 15]. Bei 80% der Patienten ließ sich eine negative Kupferbilanz nach primärer Behandlung mit D-Penicillamin aufrechterhalten, bei den restlichen 20% war dies möglich, wenn die Kupferverluste über die Perspiratio insensibilis mit eingerechnet wurden [6, 16]. Hinsichtlich des Leberkupfergehalts wurden unter Zink uneinheitliche Beobachtungen gemacht. Bei der Mehrzahl der Patienten kam es unter Zink zu keiner Kupferanhäufung in der Leber [7, 18]. Bei wenigen Patienten wurde ein starker Kupferabfall im Lebergewebe, bei einigen Patienten ein starker

Anstieg verzeichnet, ohne daß es zu einer Verschlechterung der Leberfunktion gekommen wäre [18, 44]. Möglicherweise ist Kupfer bei diesen Patienten in nichttoxischer Form in der Leberzelle gebunden.

Nebenwirkungen unter der Zinktherapie sind nicht sehr häufig. Übelkeit und Magenunverträglichkeit können vorkommen, die allerdings so erheblich sein können, daß sie zum Abbruch der Behandlung zwingen [48, 43]. Unter der Therapie nehmen die Zinkdepots in der Leber linear zu und erreichen nach 1,5–3 Jahren ein Plateau, das 2- bis 3fach über dem Normalwert liegt [7]. Ebenso stellen sich die Serumzinkspiegel auf einem erhöhten Niveau ein. Nach den bisherigen Erfahrungen scheint aber keine „Zinkspeicherkrankheit" induziert zu werden.

Die bisherigen klinischen Daten und Untersuchungen zum Kupferstoffwechsel unter Zinktherapie weisen darauf hin, daß nach erfolgreicher Entkupferung durch D-Penicillamin bei einem Teil der Patienten mit M. Wilson die Erkrankung durch Zink kontrolliert werden kann. Zur Beurteilung der primären Entkupferung symptomatischer Patienten durch Zink gibt es nur spärliche Daten.

Die Diskussion darüber, ob es aufgrund der bisherigen Befunde gerechtfertigt ist, die D-Penicillamin-Therapie durch Zink zu ersetzen, ist noch nicht abgeschlossen [5, 22]. So ist die Frage der Langzeitakkumulation des Körperkupfers und die Verteilung der existierenden Kupfergewebelager, die ohne Chelattherapie persistieren, noch zu klären. Nicht zuletzt muß bei einem Teil der Patienten mit Komplikationen gerechnet werden. Deshalb ist zum gegenwärtigen Zeitpunkt eine Zinktherapie von Patienten mit M. Wilson nicht generell zu empfehlen, sondern nur dann einzusetzen, wenn entsprechende Nebenwirkungen der Penicillamintherapie auftreten. Als Dosis wird 3mal 50 mg elementares Zink täglich (als Sulfat oder Azetat) empfohlen. Die nüchterne Einnahme 0,5–1 h vor dem Essen ist wichtig, da die Zinkwirkung bei gleichzeitiger Nahrungsaufnahme stark beeinträchtigt wird [25]. Die Magenverträglichkeit von Zinkazetat ist besser als die von Zinksulfat (möglicherweise auch, wenn Zink in Kapselform angeboten wird). Bei effektiver Zinktherapie sollte weniger als 1% einer oral verabreichten radioaktiv markierten Kupferdosis resorbiert werden [15]. Die 24-h-Kupferausscheidung im Urin, die die Gesamtkupferbelastung des Organismus reflektiert, sollte unter 100 µg liegen, das freie toxische Kupfer nicht über 10 µg% ansteigen.

5 Besondere Probleme

5.1 Fulminantes Leberversagen bei Morbus Wilson

Das fulminante Leberversagen als Erstmanifestation des M. Wilson hat fast ausnahmslos einen fatalen Verlauf, der durch zunehmende Gelbsucht, Gerinnungsstörungen und Enzephalopathie gekennzeichnet ist. Am häufigsten tritt es bei Adoleszenten, seltener bei jungen Erwachsenen auf [33]. Es ist immer mit einer schweren hämolytischen Anämie assoziiert [10] und wird auch häufig durch Störungen anderer Organsysteme kompliziert, wie Nierenversagen und Thrombopenien mit intravasalen Gerinnungsstörungen [2]. Häufige initiale Symptome sind Durchfall, Übelkeit und abdominelle Schmerzen, die als Zeichen der Kupferintoxikation aufzufassen sind [49]. Auffallend sind niedrige Serumtransaminasen, dies im deutlichen Gegensatz zum fulminanten Leberversagen bei viral und toxisch bedingten Hepatitiden. Das Bilirubin ist durch einen gleichen Anteil von direktem und indirektem Bilirubin gekennzeichnet (Hämolyse!). Der Coombs-Test ist negativ, die alkalische Phosphatase normal. Ein weiteres Diagnostikum sind die hohen Serumkupferspiegel und die extrem starke Kupriurese.

Einer medikamentösen Therapie sind in dieser Situation Grenzen gesetzt [46], zumal die häufig damit verbundene Niereninsuffizienz für die Kupferausscheidung einen limitierenden Faktor darstellt. Nur ausnahmsweise wird über ein Überleben berichtet [1]. Verschiedene supportive Behandlungsmodalitäten bestehen in dem Versuch, in möglichst kurzer Zeit große Kupfermengen aus dem Organismus zu entfernen. Unter konventioneller Peritoneal- oder Hämodialyse wurde keine signifikante klinische Besserung erzielt und der letale Verlauf der Krankheit nicht beeinflußt [14]. Dasselbe trifft für die Peritonealdialyse zu, der D-Penicillamin ins Dialysat zugegeben wurde, auch wenn dadurch eine exzessive Kupferelimination erreicht wurde [9]. Durch Hämofiltration großer Volumenmengen und gleichzeitig oraler Gabe von 1 g Penicillamin/Tag konnten ebenfalls große Kupfermengen in kurzer Zeit aus dem Organismus eliminiert werden [29]. Wichtig dabei ist die Anwendung hochpermeabler Filtrationsmembranen, die in der Lage sind, die Penicillamin-Kupfer-Komplexe (Molekulargewicht 213) passieren zu lassen. Unter diesem Regime scheint eine vorübergehende Besserung, im Einzelfall sogar ein Überleben möglich zu sein [11].

Der irreversible Verlauf läßt sich im allgemeinen nur durch einen akuten Leberersatz aufhalten. Die Lebertransplantation bietet diesen Patienten derzeit die besten Erfolgsaussichten [20, 26, 29, 32, 55]. Diese Maßnahme sollte nicht verzögert werden, da sich die Operationsergebnisse sonst wesentlich verschlechtern.

Nach Durchführung der Lebertransplantation bei Patienten mit M. Wilson bilden sich die Defekte des Kupferstoffwechsels zurück. Durch die Transplantation ist der Patient von seiner angeborenen Erkrankung geheilt und bedarf keiner weiteren medikamentösen Therapie, da das Transplantat im Hinblick auf das kupferstoffwechselregulierende Gen normal ist.

Eine ähnlich schlechte Prognose wie das fulminante Leberversagen hat das Leberversagen, das bei Patienten auftritt, die effektiv behandelt sind und die die medikamentöse Therapie nicht fortführen. Auch in solchen Fällen ist die Lebertransplantation indiziert. Eine weitere Indikation schließt solchte Patienten ein, deren Erstdiagnose spät im Stadium der dekompensierten Zirrhose gestellt wird und die innerhalb von 2–3 Monaten unter einer adäquaten Entkupferungstherapie keine Besserung zeigen [40, 55].

5.2 Schwangerschaft und Morbus Wilson

Voll ausgetragene Schwangerschaften bei unbehandelten Patientinnen mit M. Wilson sind selten. Wenn es zur Konzeption kommt, sind Spontanaborte, wahrscheinlich durch die hohen Kupferkonzentrationen, häufig. Für behandelte Patientinnen mit M. Wilson ist eine Schwangerschaft und die Geburt eines gesunden Kindes eine realistische Möglichkeit, wenn keine schweren Leberfunktionsstörungen vorliegen. Nach der Konzeption darf die Therapie nicht abgesetzt werden, da ansonsten Fehlgeburten oder Auftreten von Komplikationen durch die Wilson-Erkrankung wahrscheinlich sind. Bei der Analyse von 104 Schwangerschaften unter D-Penicillamin wurden nur in 2 Fällen Probleme beobachtet [33]. Ein Neugeborenes, dessen Mutter 1,5 g Penicillamin/Tag erhielt, hatte eine Cutis laxa, die sich nach 2 Monaten normalisierte. Das zweite Kind, dessen Mutter 0,5 g Penicillamin/Tag einnahm, war bei der Geburt hypoxisch, zeigte aber im Alter von 9 Wochen keine weiteren Auffälligkeiten. Teratogene Schäden unter Penicillamin wurden also nicht beobachtet, besonders auch nicht die gefürchteten Schäden im Kollagenstoffwechsel. Da Interferenzen von Penicillamin und Kollagen dosisabhängig sind, wird eine Dosis von 0,75–1 g Penicillamin täglich empfohlen. Bei Durchführung eines Kaiserschnittes sollte die Dosis für einige Wochen auf 500 mg täglich reduziert werden. Auch bei Kindern von Vätern mit M. Wilson wurden unter Penicillamin bisher keine nachteiligen Wirkungen nachgewiesen [33].

Mit Trien liegen nur wenige Erfahrungen während der Schwangerschaft vor [53]. Bei 11 Schwangerschaften von 7 Patientinnen wurden 8 gesunde Kinder geboren. Bei einem Kind wurde ein Chromosomendefekt nachgewiesen, zweimal wurde die Schwangerschaft durch einen Abort (einmal therapeutisch, einmal bei liegender Spirale) beendet.

Auch unter einer Zinktherapie wurden nur normale Schwangerschaften und Geburten bei einer allerdings kleinen Fallzahl mitgeteilt [18].

6 Schlußbemerkungen

Die Einführung von D-Penicillamin war ein Durchbruch in der Behandlung der bis dahin immer tödlich verlaufenden Wilson-Erkrankung. D-Penicillamin hat sich inzwischen weltweit als Standardtherapeutikum etabliert. Allerdings hat es potentiell schwere Nebenwirkungen und muß deshalb bei einem gewissen Prozentsatz der Patienten abgesetzt werden. Als Alternativen kommen dann Trien oder Zink in Frage. Ob diese beiden Substanzen, besonders das gering toxische Zink, als Nachfolger von D-Penicillamin zum Primäreinsatz bei neudiagnostizierten Wilson-Patienten kommen, ist noch Gegenstand der Diskussion. Die Aufklärung des molekularen Defekts der Erkrankung wird vielleicht in der Zukunft erlauben, die defekte Genstruktur gezielt zu ersetzen und so die Erkrankung kausal zu behandeln.

Literatur

1. Aagenas O, Berg K (1986) Wilson's disease in childhood, surviving severe haemolytic crisis with coma. Acta Pharmacol Toxicol 59 [Suppl 7]:202–205
2. Adler R, Mahnovski V, Heriser ET et al. (1977) Fulminant hepatitis: a presentation of Wilson's disease. Am J Dis Child 131:870–872
3. Bearn AG, Yü TF, Gutman AB (1957) Renal function in Wilson's disease. J Clin Investig 36:1107–1114
4. Bergstrom R, Kay DR, Harkcom TM, Wagner JG (1981) Penicillamine kinetics in normal subjects. Clin Pharmacol Ther 30:404–413
5. Brewer GJ (1986) Zinc therapy of Wilson's disease: Two views. Hepatology 6:1047–1049
6. Brewer GJ, Hill GM, Prasad AS et al. (1983) Oral zinc therapy for Wilson's disease. Ann Intern Med 99:314–320
7. Brewer GJ, Hill GM, Dick RD, Nostrant TT, Sams JS, Wells JJ, Prasad AS (1987) Threatment of Wilson's disease with zinc: III. Prevention of reaccumulation of hepatic copper. J Lab Clin Med 109:526–531
8. Cousins RJ (1985) Absorption, transport and hepatic metabolism of copper and zinc: Special reference to metallothionein and coeruloplasmin. Physiol Rev 65:238–309
9. Debont B, Moulin D, Stein F, van Hoof F, Lauwerys R (1985) Peritoneal dialysis with D-penicillamine in Wilson disease. J Pediatr 107:545–547
10. Deiss A, Lee GR, Cartwright GE (1970) Hemolytic anemia in Wilson's disease. Ann Intern Med 73:413–418
11. Denis J, Guerin JM, Opolon P, Sheguet C, Levy VG, Poupon R (1983) Hemofiltration with a high permeability membrane in the treatment of fulminant or end-stage Wilson's disease. ASAIO J 6:36–43
12. Dick AT (1954) Studies on the accumulation and storage of copper in crossbred sheep. Aust J Agril Res 5:511–544
13. Epstein O, Sherlock S (1980) Triethylene tetramine dihydrochloride toxicity in primary biliary cirrhosis. Gastroenterology 78:1442–1445
14. Hamlyn AN, Gollan JL, Douglas AP, Sherlock S (1977) Fulminant Wilson's disease with haemolysis and renal failure: copper studies and assessment of dialysis regimens. Br Med J 2:660–663
15. Hill GM, Brewer GJ, Juni JE, Prasad AS, Dick RD (1986) Treatment of Wilson's disease with Zinc II validation of oral 64 copper with copper balance. Am J Med Sci 292:344–349
16. Hill GM, Brewer GJ, Prasad AS, Hydrick CR, Hartmann DE (1987) Treatment of Wilson's disease with zinc I oral zinc therapy regimens. Hepatology 7:522–528
17. Hoogenraad TU, van den Hamer CJA (1983) Three years of continous oral zinc therapy in 4 patients with Wilson's disease. Acta Neurol Scand 67:356–364
18. Hoogenraad TU, van Hattum J, van den Hamer CJA (1987) Management of Wilson's disease with zinc sulphate. J Neurol Sci 77:137–146
19. Jatte J, Altman K, Merryman P (1964) The antipyridoxine effect of penicillamine in man. J Clin Invest 43:1869–1873
20. Kreuzpaintner G, Lauchart W, Frenzel H, Stemmel W, Berges W, Pichlmayr R, Strohmeyer G (1988) Orthotope Lebertransplantation bei M. Wilson und akuter Leberinsuffizienz. Dtsch Med Wochenschr 113:1097–1100
21. Lange J (1967) Die Langzeitbehandlung des M. Wilson mit D-Penicillamin Dtsch Med Wochenschr 92:1657
22. Lipsky MA, Gollan JL (1987) Treatment of Wilson's disease: In D-Penicillamin we trust – what about zinc? Hepatology 7:593–595
23. Lössner J, Zotter J, Kühn HJ, Siegemund R, Terhaag B, Bachmann H, Storch W (1985) Neue therapeutische Möglichkeiten zur Kupferelimination bei der Wilson'schen Erkrankung (hepatozerebrale Degeneration). Z Klin Med 40:1879–1883

24. Loessner A, Loessner J, Bachmann H, Zotter J (1986) The Kayser-Fleischer ring during long-term treatment in Wilson's disease (hepatolenticular degeneration). A follow-up study. Graefes Arch Clin Exp Ophthalmol 224:152–155
25. Pecound A, Dozel P, Schelling JL (1975) The effect of foodstuffs on the absorption of zinc sulfate. Clin Pharmacol Ther 17:469
26. Pichlmayr R, Ringe B, Burdelski M, Lauchart W, Schmidt E (1987) Lebertransplantation bei Stoffwechselerkrankungen. Z Gastroent [Verh] 22:57
27. Polson RJ, Rolles K, Calne RY, Williams R, Marsden D (1987) Reversal of severe neurological manifestations of Wilson's disease following orthotopic liver transplantation. Q J Med 64:685–691
28. Prasad AS, Brewer GJ, Schoomaker EB et al. (1978) Hypocupremia induced by zinc therapy in adults. JAMA 10:2166–2168
29. Rakela J, Kurtz SB, McCarthy JT, Ludwig J, Ascher NL, Bloomer JR, Claus PL (1986) Fulminant Wilson's disease treated with postdilution hemofiltration and orthotopic liver transplantation. Gastroenterology 90:2004–2007
30. Rector WG Jr, Uchida T, Kanel GC, Redeker AG, Reynolds TB (1984) Fulminant hepatic and renal failure complicating Wilson's disease. Liver 4:341–347
31. Standstead HH (1978) Zinc interference with copper metabolism. JAMA 240:2188–2189
32. Scharschmidt BF (1984) Human liver transplantation analysis of data on 540 patients from 4 centers. Hepatology 4:955–1015
33. Scheinberg IH, Sternlieb I (1984) Wilson's disease. Saunders, Philadelphia
34. Scheinberg IH, Jaffe ME, Sternlieb I (1987) The use of trientine in preventing the effects of interrupting penicillamine therapy in Wilson's disease. N Engl J Med 317:209–213
35. Scheinberg IH, Sternlieb I, Schilsky M, Stockert RJ (1987) Penicillamine may detoxity copper in Wilson's disease. Lancet II:95
36. Schouwink G (1961) De hepato-cerebrale degeneratie. Met een Onderozoek van de zinkstofwisseling. Academisch Proetschrift Amsterdam. Van der Wiel, Arnhem
37. Smallwood PA (1978) Other liver diseases associated with increased liver copper concentration. In: Powell LW (ed) Metals and the liver. Dekker, New York, p 313
38. Shoulson I, Goldblatt D, Plassche M, Wilson G (1983) Some therapeutic observations in Wilson's disease. Adv Neurol 37:239–246
39. Smith SE, Larson EJ (1946) Zinc toxicity in rats: antagonistic effects of copper on liver. J Biol Chem 163:29–38
40. Sternlieb I (1984) Wilson's disease. Indications for liver transplants. Hepatology 4:15–17
41. Sternlieb I, Scheinberg H (1968) Prevention of Wilson's disease in asymptomatic patients. N Engl J Med 278:352–359
42. Sternlieb I, Scheinberg IH (1972) Radiocopper in diagnosing liver disease. Semin Nucl Med 2:176–188
43. Stremmel W, Strohmeyer G (1988) Erfahrungen mit oraler Zinkbehandlung bei M. Wilson. Z Gastroenterol 26:562
44. van Caille-Bertrand M, Degenhart HJ, Visser HKA, Sinaasappel M, Bouquet J (1985) Oral zinc sulphate for Wilson's disease. Arch Dis Child 60:656–659
45. Van Campln DR (1966) Effects of zinc, cadmium silver and mercury on the absorption and distribution of copper-64 in rats. J Nutr 88:125–130
46. Vielhauer M, Eckardt V, Holtermueller KH, Lueth JB, Schulte B, Prellwitz M, Sonntag W (1982) D-penicillamine in Wilson's disease presenting as acute liver failure with hemolysis. Dig Dis Sci 27:1126–1129
47. Walshe JM (1956) Wilson's disease. New oral therapy. Lancet I:25–26
48. Walshe JM (1984) Treatment of Wilson's disease with zinc sulphate. Br Med J 289:558
49. Walshe JM (1962) Wilson's disease. The presenting symptoms. Arch Dis Child 37:253–256
50. Walshe JM (1969) Management of penicillamine nephropathy in Wilson's disease: a new chelating agent. Lancet II:1401–1402

51. Walshe J (1973) Copper chelation in patients with Wilson's disease. Anat J Med 42:441–452
52. Walshe JM (1982) Treatment of Wilson's disease with Trientine (Trienthylene Tetramine) Dihydrochloride. Lancet I:643–647
53. Walshe JM (1986) The management of pregnancy in Wilson's disease treated with trientine. Anat J Med 225:81–87
54. Watten RH, Tu JB, Blackwell RQ et al. (1968) Birth defects. In: Contributions of copper balance studies to investigation and management of Wilson's disease. 4:35–40
55. Wiedmann KH, Hopt U, Weber P, Bockhorn H, Klöß H, Lauchart W (1989) Orthotoper Lebererersatz beim M. Wilson: Fallbericht und Literaturübersicht (im Druck)

Therapie der Hämochromatose *

W. Stremmel, C. Niederau und G. Strohmeyer

1 Definition und Pathogenese

Nach der Erstbeschreibung durch Trosseau [32] hat von Recklinghausen 1889 die Bezeichnung Hämochromatose geprägt und die klassische Symptometrias Hepatomegalie, Melanodermie und Diabetes mellitus beschrieben [20]. In der medizinischen Literatur der Jahrhundertwende wird die idiopathische Hämochromatose als eine extrem seltene Erkrankung mit infauster Prognose und ungeklärter Ätiologie beschrieben. Heute wissen wir, daß die Hämochromatose eine angeborene Eisenspeichererkrankung ist. Sie wird autosomalrezessiv vererbt, und die für das Zustandekommen der Erkrankung verantwortliche Genstörung ist mit der HLA-Region assoziiert auf dem Chromosom 6 lokalisiert [19]. Ihre Häufigkeit wird auf 20–40 Erkrankungen pro 100 000 Menschen geschätzt.

Pathophysiologisch bewirkt der bis heute noch nicht bekannte genetische Defekt eine auf etwa das Doppelte erhöhte intestinale Eisenresorptionsrate, die im Laufe der Jahre zu einer Eisenüberladung des Organismus führt [29]. Möglicherweise bedingt der unterschiedliche Besatz von Transferrinrezeptoren in den verschiedenen Geweben, daß spezifische Organe von der Eisenüberladung besonders betroffen sind (Abb. 1). Dabei führt die progrediente Eisenablagerung zur Zellschädigung und später zur Organinsuffizienz. In der Leber entwickelt sich durch Eisenablagerung in den Hepatozyten und Gallengangepithelzellen über das Zwischenstadium der Fibrose eine Leberzirrhose. Eine durch Eisenüberladung bedingte irreversible Zerstörung der Betazellen des Pankreas führt durch mangelhafte Insulinsekretion zum Diabetes mellitus. Zusätzlich findet sich eine durch Eisenüberladung der Leberparenchymzellen bedingte Insulinresistenz [5]. Am Herzen kann sich eine Kardiomyopathie entwickeln. Eisenablagerungen in den gonadotropen Zellen der Hypophyse führen zum Abfall der Gonadotropinsekretion und bewirken beim Mann eine Atrophie des testikulären Keimepithels mit einhergehender Impotenz, während sich bei der Frau meist eine Amenorrhö einstellt [24, 25, 29]. Die beobachtete Arthropathie wird nur indirekt durch die Eisenüberladung hervorgerufen. Wahrscheinlich bedingt überschüssiges Eisen durch Hemmung

* Unterstützt durch ein Forschungsstipendium des Ministers für Wissenschaft und Forschung des Landes Nordrhein-Westfalen (IV B 5-FA 9933)

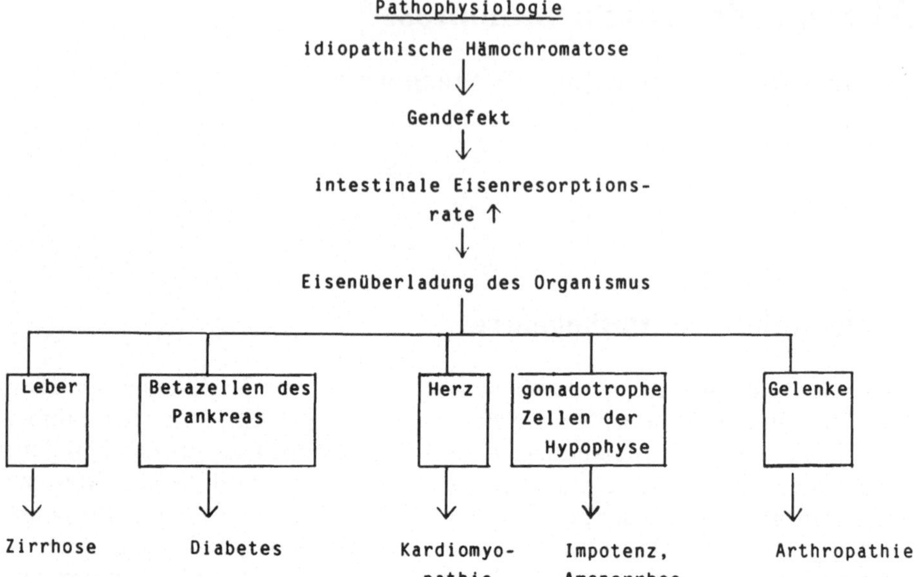

Abb. 1. Schematische Darstellung zur Pathophysiologie der idiopathischen Hämochromatose

spezifischer Enzyme, z. B. der Pyrophosphatase, die pathologische Ablagerung von Kalksalzen im Gelenk [29].

2 Klinische Symptomatik

Aufgrund des relativ langsamen Prozesses der Eisenakkumulation wird die Krankheit vor dem 20. Lebensjahr nur ausnahmsweise klinisch manifest. Die meisten Symptome der Eisenspeichererkrankung treten zwischen dem 40. und 60. Lebensjahr auf. Männer erkranken 10- bis 20mal häufiger als Frauen, bei welchen sich die Symptome meist erst nach der Menopause entwickeln, wenn die physiologischen Eisenverluste durch Menstruation und Gravidität aufgehört haben [14, 27]. Aus dem typischen Muster der Organbeteiligung ergibt sich das charakteristische Beschwerdebild der Patienten (Abb. 2) [14, 16, 27]. Die meisten Patienten klagen über Müdigkeit und Leistungsschwäche, 58% unserer Patienten gaben abdominelle Schmerzen an. Libido- und Potenzverlust sowie Amenorrhö sind häufig erste Hinweise für das Vorliegen einer Hämochromatose. Ein weiteres sehr charakteristisches Frühsymptom sind Gelenkbeschwerden, die bei 37% unserer Patienten beobachtet wurden. Die Arthropathie manifestiert sich vornehmlich an den kleinen Gelenken, insbesondere an den Metakarpophalangealgelenken 2 und 3. Typisch sind subchondrale sklerotische Veränderungen und osteophytäre Randanbauten, sowie im weiteren Verlauf Knorpeldestruktionen und Gelenkspaltverschmälerungen. An den großen Gelenken äußert sie sich als Chondrokalzinose.

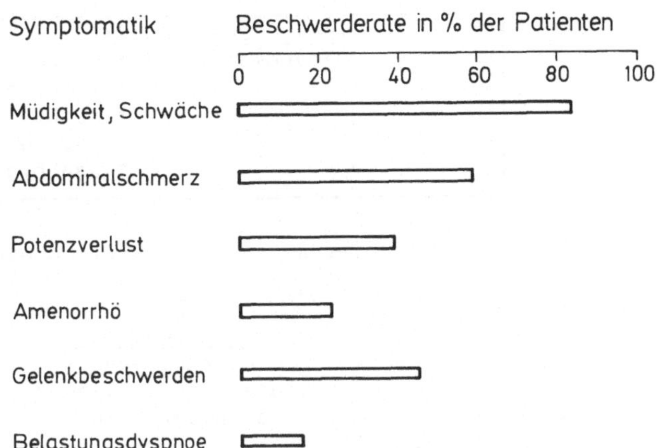

Abb. 2. Beschwerden bei 163 Patienten mit idiopathischer Hämochromatose zum Zeitpunkt der Diagnosestellung

Bei 70–80% der Hämochromatosepatienten findet sich eine Bronzepigmentierung der Haut, die durch Stimulation der Melaninproduktion hervorgerufen wird. Neben den dem Licht ausgesetzten Körperpartien sind Handlinien, Mamillen, Perineum und Schleimhäute oft dunkel pigmentiert.

Die prognostisch wichtigsten Komplikationen sind Leberzirrhose, Diabetes mellitus und Kardiomyopathie. Während die Kardiomyopathie nur bei 10–20% der Patienten beobachtet wird, findet sich bei 60–80% der Hämochromatosepatienten ein Diabetes mellitus [16]. Die Leber ist als der wichtigste Eisenspeicher am schwersten von der Eisenüberladung betroffen. In nahezu allen Fällen sind deshalb Zeichen einer Leberschädigung festzustellen. Eine Erhöhung der Transaminasen und eine Hepatomegalie fanden sich bei 80% unserer Hämochromatosepatienten [14, 16, 27, 29]. Mit zunehmender Eisenakkumulation in der Leber entwickelt sich über das Zwischenstadium der Fibrose eine Leberzirrhose. Im fortgeschrittenen Stadium der Lebererkrankung wird die Prognose von den Komplikationen der Zirrhose, insbesondere der portalen Hypertension mit Aszites und Ösophagusvarizenblutungen geprägt. Das hepatozelluläre Karzinom gehört zu den am meisten gefürchteten Komplikationen der zirrhotisch umgebauten Leber. Die bei 14% der Zirrhosepatienten beobachteten Karzinome traten in unserem Krankengut trotz vollständiger Entspeicherung der Körpereisendepots durch Aderlaßtherapie erst nach einer Latenzzeit von durchschnittlich 9 Jahren auf [16]. Dies könnte darauf hinweisen, daß das Leberzellkarzinom nicht unmittelbar durch Eisenüberladung entsteht, sondern vielmehr als Komplikation der zirrhotisch umgebauten Leber anzusehen ist.

3 Diagnostik

Bei gleichzeitigem Vorliegen einer Hepatomegalie und nur eines der folgenden typischen Symptome – Diabetes, Kardiomyopathie, Arthropathie, Impotenz/

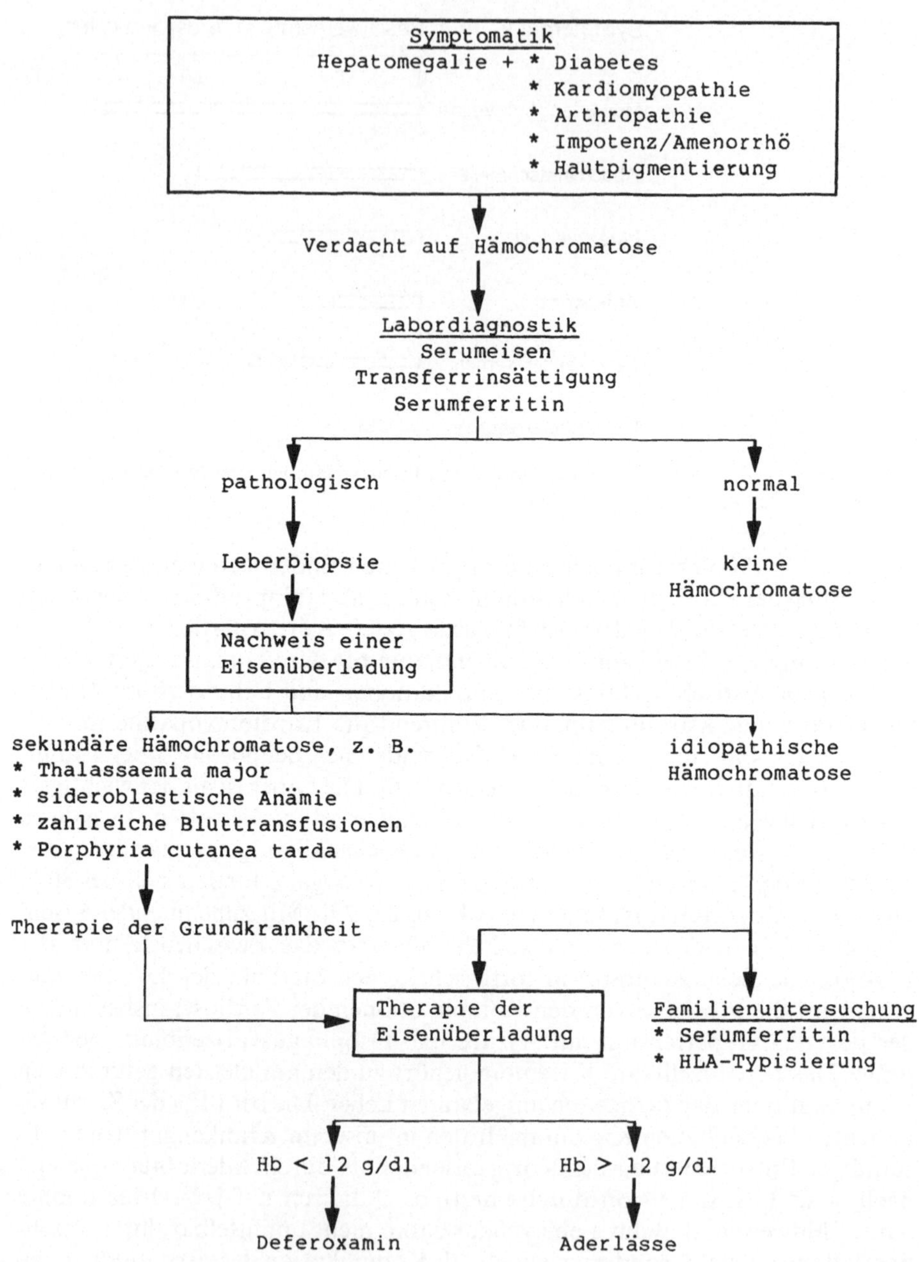

Abb. 3. Flußdiagramm zur Diagnostik der Hämochromatose

Tabelle 1. Parameter des Eisenstoffwechsels bei Hämochromatose

	Normalwerte	Hämochromatose
Serumuntersuchungen		
Serumeisenkonzentration	11–30 μmol/l	25–50 μmol/l
Transferrinsättigung	25–60%	60–100%
Serumferritingehalt	10–200 μg/l	200–5000 μg/l
Leberbiopsie		
Lebereisenfärbung (Grad)	0–1	3–4
Lebereisenkonzentration	3–33 μmol/g Trockengewicht	80–350 μmol/g Trockengewicht

Amenorrhö oder dunkle Hautpigmentierung – muß eine Hämochromatose ausgeschlossen werden (Abb. 3). Dazu werden zunächst die Parameter des Eisenstoffwechsels analysiert (Tabelle 1). Die Bestimmung der Serumeisenkonzentration alleine ist allerdings nicht ausreichend, um eine Hämochromatose auszuschließen, da sie nur bei 80% der Patienten erhöht ist [19]. Ein besseres diagnostisches Kriterium ist die erhöhte Sättigung des Serumtransferrins mit Eisen. Die Serumferritinkonzentration gilt als besonders guter Parameter für die Größe der Körpereisendepots [19]. Sind alle 3 Bestimmungen im Normbereich, ist eine Hämochromatose unwahrscheinlich. Bei pathologischem Ausfall von mindestens 2 der 3 Bestimmungen ist eine Eisenüberladung dagegen möglich. Die Diagnose wird dann durch Leberbiopsie und histochemische sowie biochemische Bestimmung des Lebereisengehaltes gesichert.

Wenn die Diagnose Eisenüberladung feststeht, müssen sekundäre Formen der Hämochromatose, z. B. Thalassaemia major, sideroblastische Anämie, zahlreiche Bluttransfusionen, diätetische Eisenüberladung und Porphyria cutanea tarda als Ursache ausgeschlossen und die Grundkrankheit behandelt werden. Beim Vorliegen einer idiopathischen Hämochromatose sind die Familienangehörigen des Erkrankten, v. a. seine Geschwister, zu untersuchen. Dabei ist neben der Transferrinsättigung und Serumferritinbestimmung die HLA-Typisierung zur Vorhersage des Risikos, an Hämochromatose zu erkranken, von Bedeutung. Besonders häufig ist bei der idiopathischen Hämochromatose die Konstellation HLA-A_3, -B_7 oder -B_{14} [2, 19, 23].

4 Therapie

4.1 Aderlaßbehandlung

Die wirksamste Entspeicherung der Körpereisendepots wird durch eine Aderlaßtherapie erreicht [2, 23].

Indikation:	Eisenüberladung ohne gleichzeitige Anämie (Hb > 12 g%).
Ziel:	Entspeicherung der Körpereisendepots innerhalb von 18 Monaten; Stabilisierung eines Körpereisengehaltes von 3–5 g.

Durchführung:
- 1–2 Aderlässe (500 ml) pro Woche →Eisenentzug von 20–25 g pro Jahr;
- bei Rückgang der Körpereisenspeicher Reduktion der Aderlässe auf 1–3 pro Monat bis 3 pro Jahr;
- Aderlaßtherapie nie vollständig abbrechen!!

Therapiekontrolle: Bestimmung des Serumferritins.

Durch Entzug von 500 ml Blut werden 250 mg Eisen entfernt. Bei 1–2 Aderlässen pro Woche beträgt der Eisenverlust 20–25 g pro Jahr. Ein solch intensives Behandlungsschema wird von den Patienten meist gut vertragen und führt zu keiner wesentlichen Einschränkung der körperlichen Leistungsfähigkeit. Das Hb sinkt dabei in der Regel nicht unter 12–13 g/dl ab; nur bei stärkerem Hb-Abfall muß die Behandlung kurzfristig unterbrochen werden. Das Ziel der Therapie ist die Entspeicherung der Körpereisendepots innerhalb von ca. 18 Monaten. Bei einer Verzögerung der Aderlaßbehandlung muß mit einer signifikanten Beeinträchtigung der Prognose bei diesen Patienten gerechnet werden (Abb. 4) [16]. Erst wenn der Rückgang der Eisenspeicher deutlich sichtbar ist, kann die Zahl der Aderlässe auf 1–3 pro Monate, später auf 3–4 pro Jahr vermindert werden. Die Aderlaßtherapie darf jedoch niemals vollständig abgebrochen werden, da die genetisch bedingte erhöhte intestinale Eisenresorption weiterhin bestehen bleibt.

Zur Therapiekontrolle sollte in 2monatigem Abstand das Serumferritin bestimmt werden. Obwohl die Ferritinkonzentration gerade zu Beginn der Behandlung oft starken Schwankungen unterliegt und sogar kurzfristig ansteigen kann, fällt sie mit konsequenter Therapie kontinuierlich ab (Abb. 5). Dagegen kann das Serumeisen noch lange nach Normalisierung des Ferritinspiegels erhöht sein. Erst wenn die Ferritinkonzentration unter 60 μg/l fällt, nimmt auch der Eisenspiegel und die Transferrinsättigung ab [26, 29]. Der

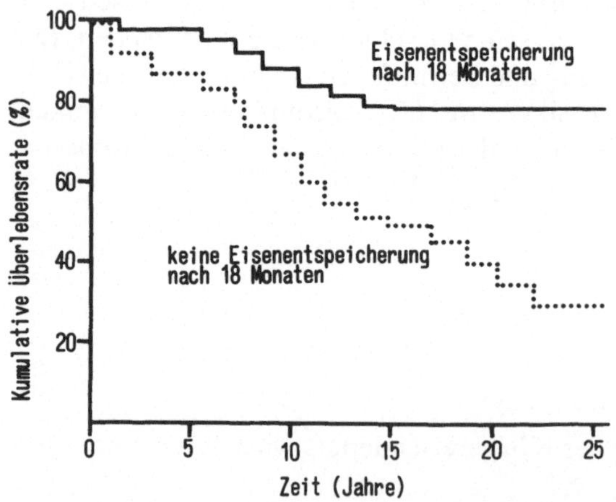

Abb. 4. Überlebensrate von 77 Hämochromatosepatienten, bei welchen während einer 18monatigen Aderlaßbehandlung eine Eisenentspeicherung erreicht wurde, im Vergleich zu 75 Patienten, bei welchen diese nicht erreicht wurde [6]

Rückgang der Serumferritinkonzentration korreliert mit der Abnahme des Lebereisengehaltes. In Abb. 6 ist die histochemische Verteilung des Lebereisengehaltes einer unserer Hämochromatosepatienten im Verlauf der Aderlaßtherapie widergegeben. Vor Therapiebeginn fand sich eine Siderose 3. Grades mit Eisenanreicherungen in allen Leberzellen und Gallengangsepithelien. Nach 1jähriger Aderlaßbehandlung fand sich nur noch eine Siderose 2. Grades. Die Gallengänge waren frei von Eisenpigment. Nach 4jähriger Aderlaßbehandlung war das Lebergewebe eisenfrei. Die Wirksamkeit der Aderlaßbehandlung zeigt sich auch in einer deutlichen Besserung der klinischen Symptomatik (Abb. 7). Es kommt zur Zunahme der körperlichen Leistungsfähigkeit, und der Adominalschmerz verschwindet bei der Mehrzahl der Patienten. Der Rückgang der Leberschädigung wird deutlich an der Normalisierung erhöhter Transaminasen und der Lebergröße sowie der Besserung der Leberhistologie. Eine Leberfibrose ist z. T. reversibel, während die Leberzir-

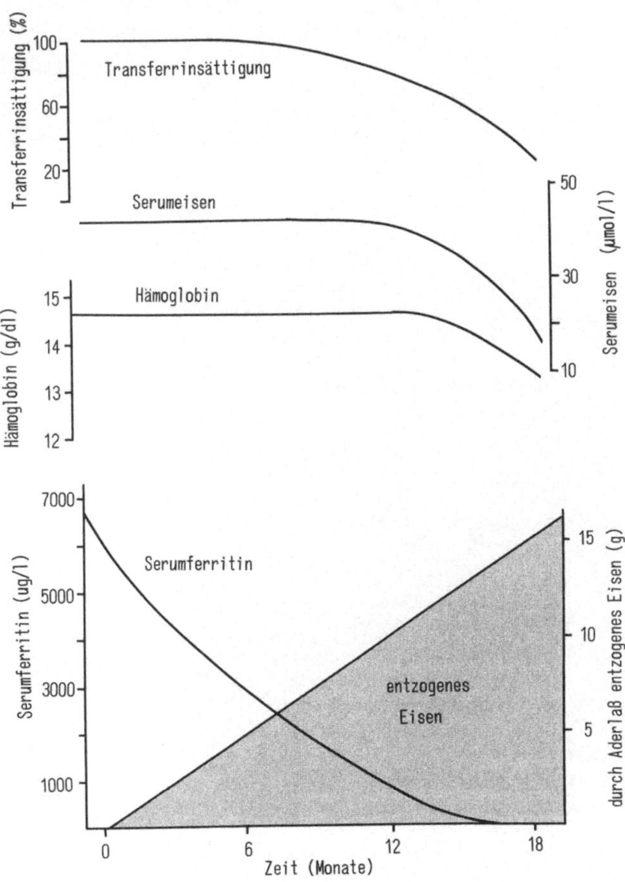

Abb. 5. Repräsentativer Verlauf der Parameter des Eisenstoffwechsels während einer 18monatigen Aderlaßtherapie

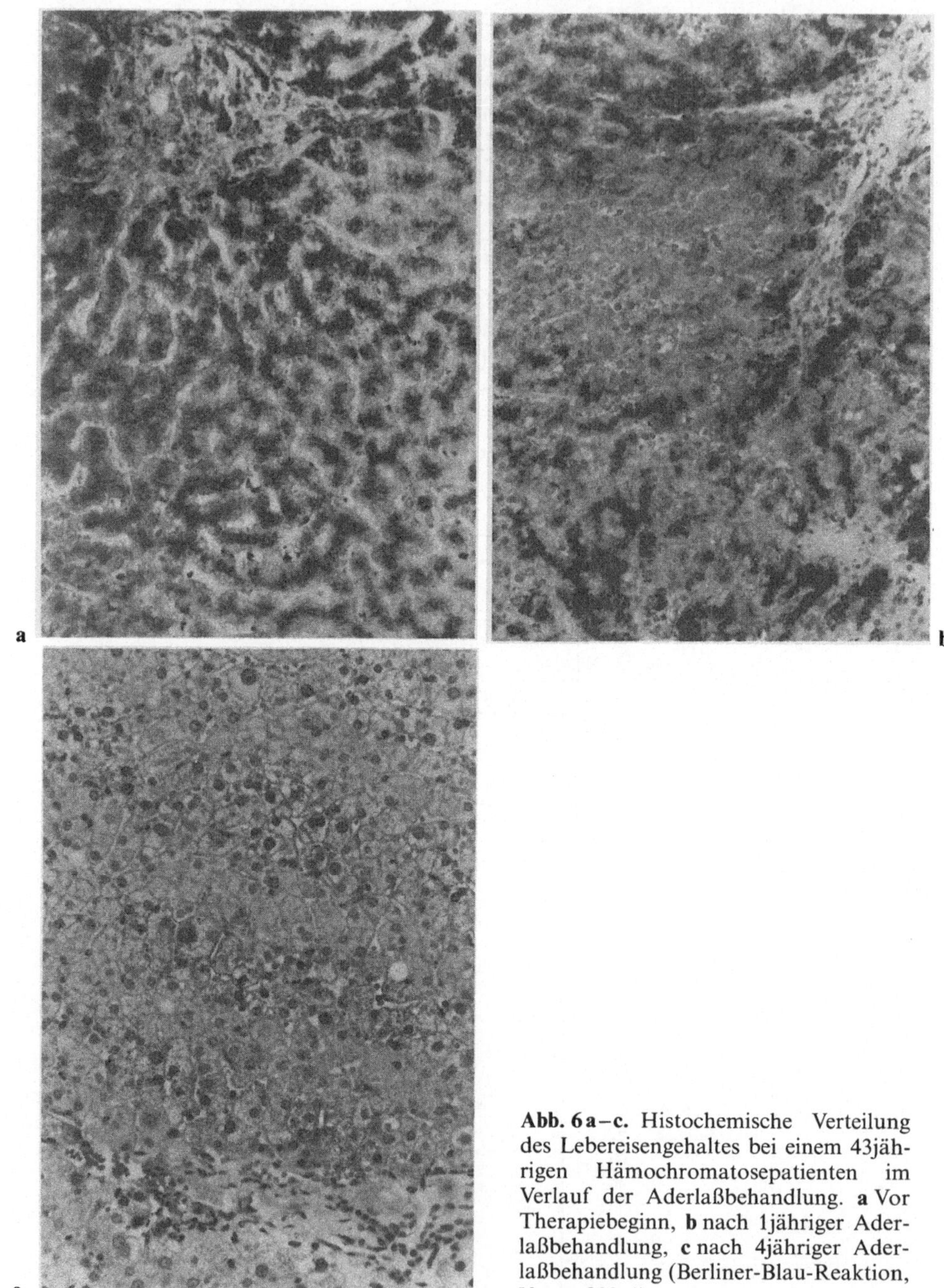

Abb. 6 a–c. Histochemische Verteilung des Lebereisengehaltes bei einem 43jährigen Hämochromatosepatienten im Verlauf der Aderlaßbehandlung. **a** Vor Therapiebeginn, **b** nach 1jähriger Aderlaßbehandlung, **c** nach 4jähriger Aderlaßbehandlung (Berliner-Blau-Reaktion, Vergr. 200:1)

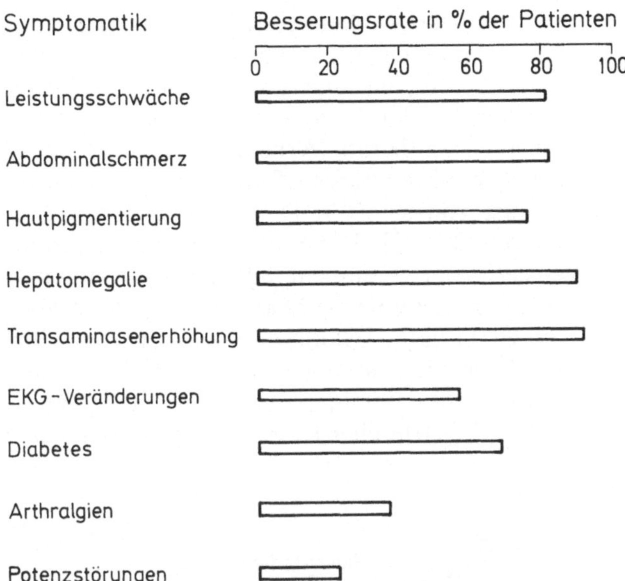

Abb. 7. Besserung der klinischen Symptomatik nach Aderlaßtherapie bei 110 Patienten mit idiopathischer Hämochromatose

rhose aufgrund der zerstörten Läppchenarchitektur in der Regel nicht beeinflußbar ist – jedoch auch nicht weiter fortschreitet. Mit Besserung der Leberstruktur und -funktion ist auch eine geringgradige Besserung des Kohlenhydratstoffwechsels verbunden. Ein insulinabhängiger Diabetes wird jedoch aufgrund der irreversiblen Zerstörung von Betazellen des Pankreas nicht beeinflußt. Gelenkbeschwerden und Potenzstörungen werden ebenfalls nur bei einem kleinen Prozentsatz der Patienten gebessert. Bei klinischer Indikation kann den unter Impotenz leidenden Männern eine symptomatische Substitutionsbehandlung mit Testosteron empfohlen werden. Im Gegensatz zu den Patienten mit alkoholtoxisch bedingter Leberzirrhose ist bei Hämochromatosepatienten keine erhöhte Konversionsrate von Testosteron zu Östrogenen zu erwarten und eine sekundäre Feminisierung stellt sich nicht ein [11, 12]. Die intramuskuläre Applikation eines lang wirksamen Testosteronesters, z. B. 250 mg Testosteronenantat (Testoviron Depot-250), in 3- bis 4wöchigem Intervall führt zu einem Anstieg des Plasmatestosterons in den Normbereich und zu einer signifikanten Besserung der Impotenz, obwohl die Spermatogenese natürlich nicht gebessert wird [24, 25].

4.1.1 Einfluß der Aderlaßbehandlung auf die Lebenserwartung

Die Behandlung und Prognose der idiopathischen Hämochromatose kann in mehrere Zeitabschnitte unterschieden werden. Die erste war die Prä-Insulin-Ära, in welcher die Hämochromatosepatienten wenige Monate nach Auftreten klinischer Symptome im diabetischen Koma starben. Die durchschnittliche

Lebenserwartung nach Diagnosestellung betrug in einer 1935 veröffentlichten Studie 1,5 Jahre [22]. Die Einführung des Insulins führte zu einer Verlängerung der Lebenserwartung auf im Mittel 4,4 Jahre [8]. Die 3. Periode ist durch die Einführung der Aderlaßtherapie geprägt. Aufgrund zahlreicher Beobachtungen wurde eine signifikante Verbesserung der Prognose nachgewiesen [3, 13, 18]. In den 70er Jahren durchgeführte Untersuchungen fanden eine 5-Jahres-Überlebensrate von 60–70% [3, 13, 18] und eine 10-Jahres-Überlebensrate von im Mittel 32% [3]. Die Einführung der Serumferritinbestimmung und HLA-Typisierung der Familienmitglieder von Hämochromatosepatienten Ende der 70er Jahre erlaubte die Diagnose der idiopathischen Hämochromatose noch im präzirrhotischen Stadium. Die entsprechend früh einsetzende Therapie mit Aderlässen markiert die heutige Periode der Hämochromatosebehandlung. In einer 1985 durchgeführten retrospektiven Untersuchung an 163 Patienten mit idiopathischer Hämochromatose, die über einen mittleren Zeit-

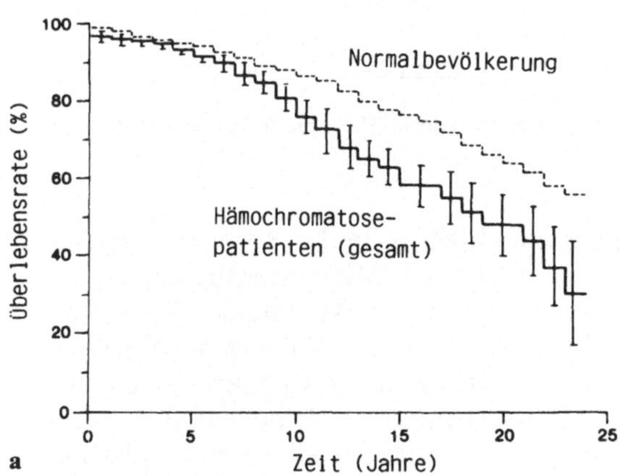

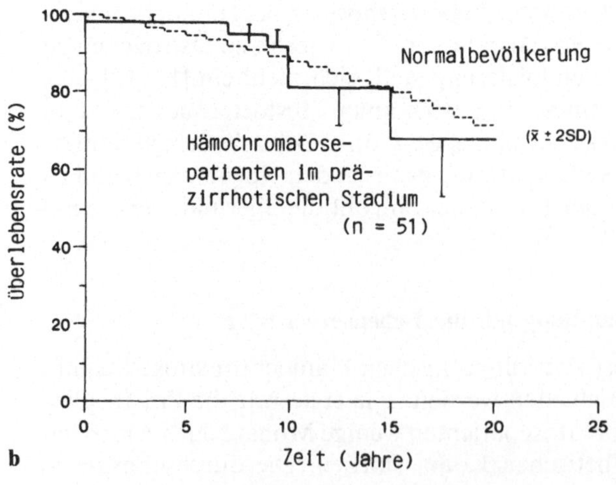

Abb. 8 a, b. Überlebensrate bei 16 Patienten mit idiopathischer Hä mochromatose im Vergleich mit de Normalbevölkerung: **a** Darstellun der Überlebensrate der Gesam gruppe der Hämochromatose patienten, **b** Überlebensrate de Hämochromatosepatienten im prä zirrhotischen Stadium

raum von 10 Jahren konsequent mit Aderlässen behandelt wurden, zeigte sich in der Gesamtgruppe immer noch eine verminderte Lebenserwartung im Vergleich zur Normalbevölkerung (Abb. 8) [16]. Allerdings betrug die 5-Jahres-Überlebensrate 92% und die 10-Jahres-Überlebensrate 76%. Die Lebenserwartung war damit signifikant besser als bei den früheren, in den 70er Jahren durchgeführten Studien. Dies ist darauf zurückzuführen, daß die idiopathische Hämochromatose heute bereits in einem frühen präzirrhotischen Stadium durch Serumferritinbestimmung, Transferrinsättigung und HLA-Typisierung erkannt werden kann und nicht erst durch Symptome der fortgeschrittenen Zirrhose oder des Diabetes mellitus. Besonders hervorzuheben ist, daß die Lebenserwartung der Hämochromatosepatienten ohne Leberzirrhose und ohne Diabetes identisch war mit der der Normalbevölkerung (Abb. 8). Erst das Vorhandensein einer Leberzirrhose verschlechterte die Prognose signifikant. Patienten mit Leberzirrhose und Diabetes hatten im Vergleich die schlechteste Lebenserwartung.

Nur in den seltenen Fällen einer gleichzeitig bestehenden Anämie muß die Behandlung der Eisenüberladung mit dem Eisenchelatbildner Deferoxamin durchgeführt werden [26, 29, 31].

Indikation:	Eisenüberladung bei gleichzeitiger Anämie (Hb < 12 g%).
Ziel:	Stabilisierung eines Körpereisengehaltes von 3–5 g.
Dosierung:	1–4 g als subkutane Dauerinfusion über 12 bzw. 24 h an 5–7 Tagen der Woche, →Ausscheidung von 4–10 g Eisen pro Jahr, Cave Überdosierung! →Ototoxität, visuelle Störungen.

Die Induktion der Eisenausscheidung im Stuhl und Urin wird durch 2 Wirkungsmechanismen erreicht: Zum einen wird Deferoxamin in die Leberzelle aufgenommen, bindet intrazellulär gebundenes Eisen und wird als Feroxamin in die Galle ausgeschieden (Exkretion im Stuhl). Zusätzlich konkurriert Deferoxamin an der Leberzellplasmamembran mit Transferrin um freiwerdendes Eisen. Das dort gebildete Feroxamin wird anschließend über die Niere ausgeschieden. Eine wirksame Entspeicherung der Körpereisendepots wird allerdings nur dann erreicht, wenn das Präparat in einer individuell angepaßten Dosierung von 1–4 g als subkutane Dauerinfusion über 12 bzw. 24 h an 5–7 Tagen der Woche appliziert wird. Die Infusion erfolgt mittels einer kleinen tragbaren Infusionspumpe, die sich auch bei der subkutanen kontinuierlichen Gabe von Insulin bewährt hat. Mit dieser Therapie können bei Hämochromatosepatienten 4–10 g Eisen pro Jahr entfernt werden. Das therapeutische Ziel ist die Stabilisierung eines Körpereisengehaltes von 3–5 g. Ein mangelhaftes Ansprechen der Eisenchelattherapie kann durch einen verminderten Vitamin-C-Spiegel, der häufig bei Eisenüberladung des Organismus beobachtet wird, hervorgerufen sein. In diesem Fall wird durch die Gabe von Ascorbinsäure die

Wirksamkeit der Therapie signifikant verbessert [21]. Die Verträglichkeit des Deferoxamins ist im allgemeinen gut; nur gelegentlich können lokale Hautreaktionen an der Einstichstelle der subkutan liegenden Nadel auftreten. Allerdings ist dringend vor einer Überdosierung dieses Präparates zu warnen [17]. Sie ist zu erwarten, wenn deutlich mehr als 4 g (bis 20 g) pro Tag infundiert werden. Besonders gefährdet sind die Patienten, bei denen vergleichsweise wenig Eisen zur Chelierung zur Verfügung steht, so daß möglicherweise uncheliertes Deferoxamin im Gewebe kumuliert und v. a. neurotoxische Nebenwirkungen hervorruft. Gefürchtet sind ototoxische Schädigungen in Form von Hörschwäche und akuter Taubheit sowie visuelle Störungen, die sich als Verlust des Farbensehens und selten als akuter Sehverlust manifestieren können. Nach Absetzen der Deferoxamingabe sind die Veränderungen meist reversibel; nur in Einzelfällen können Restdefekte bestehen bleiben. Deshalb ist im Verlauf der Therapie eine halbjährliche ophthalmologische und audiometrische Kontrolluntersuchung ratsam.

Die Effektivität der konsequent durchgeführten Eisenchelattherapie wurde durch zahlreiche klinische Studien belegt [1, 4–7, 9, 10]. Neben weitgehender bis vollständiger Entfernung von histologisch nachweisbarem Eisen wurde auch die Entwicklung von fibrotischen Veränderungen in der Leber gehemmt. Aufgrund des für den Patienten viel aufwendigeren Therapieverfahrens, seiner langen Dauer sowie der relativ hohen Kosten ist die Deferoxamintherapie nur bei den Patienten indiziert, bei welchen aufgrund einer gleichzeitig bestehenden Anämie eine Aderlaßbehandlung nicht in Frage kommt. Besonders erfolgreich wird die Eisenchelattherapie bei Kindern mit Thalassaemia major, die einer langjährigen Transfusionsbehandlung bedürfen, eingesetzt. Die frühzeitige prophylaktische Gabe von Deferoxamin verhindert die Manifestation einer Eisenüberladung mit den prognostisch bedeutsamen Komplikationen einer Leberzirrhose, Kardiomyopathie oder eines Diabetes mellitus.

4.3 Diätetische Faktoren

Eine diätetische Eisenrestriktion ist zur Behandlung der Eisenüberladung des Organismus nicht ausreichend [26, 28, 30]. Aufgrund des genetisch fixierten Defektes ist bei Patienten mit idiopathischer Hämochromatose während der Phase der Eisenakkumulation die Affinität für das in der Nahrung enthaltene Eisen auf das 2- bis 3fache erhöht (Abb. 9). Dadurch wird trotz eines nur mininalen Eisenangebotes eine größere Menge von Eisen resorbiert als ausgeschieden werden kann, so daß eine negative Bilanz nicht erreicht wird. Auf der anderen Seite wird natürlich durch ein Überangebot von oral zugeführtem Eisen, z. B. durch eisenreiche Nahrungsmittel oder Einnahme von Eisenpräparaten, der Akkumulationsprozeß beschleunigt. Deshalb sollten Hämochromatosepatienten, die mit Aderlässen behandelt werden, eine mehr vegetarisch ausgerichtete Kost unter Zusatz von Eiern, Milch und Milchprodukten zu sich nehmen. Auf eisenreiche Nahrungsmittel wie Innereien, Fleisch und Wurstwaren sollte weitgehend verzichtet werden.

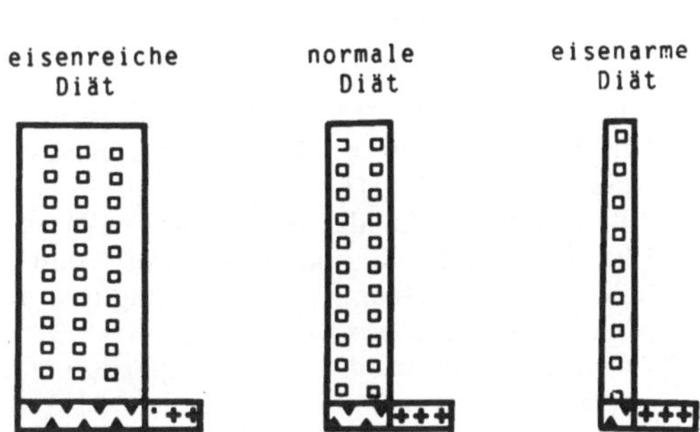

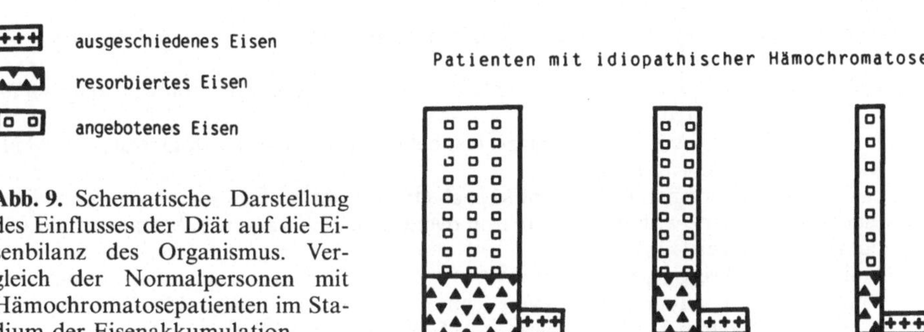

Abb. 9. Schematische Darstellung des Einflusses der Diät auf die Eisenbilanz des Organismus. Vergleich der Normalpersonen mit Hämochromatosepatienten im Stadium der Eisenakkumulation

5 Schlußbemerkung

Obwohl der der Hämochromatose zugrundeliegende genetische Defekt noch nicht heilbar ist, können die Patienten heute bei frühzeitiger Diagnose und konsequenter Aderlaßtherapie mit einer normalen Lebenserwartung rechnen. Erst die im Verlauf der Erkrankung auftretenden Komplikationen wie Leberzirrhose, Diabetes und Kardiomyopathie verschlechtern die Prognose. Deshalb sollten alle Anstrengungen darauf gerichtet sein, diese oft gar nicht oder zu spät diagnostizierte Erkrankung möglichst frühzeitig zu erkennen und zu behandeln.

In weiterer Zukunft wird es eventuell möglich sein, die für diese erbliche Lebererkrankung verantwortliche defekte Genstruktur mit Hilfe molekularbiologischer Technik direkt zu identifizieren. Es ist vorstellbar, daß dadurch die Diagnostik noch erheblich vereinfacht wird. Vielleicht wird es einmal möglich sein, diese Erkrankung durch Screeninguntersuchungen bereits im frühen Kindesalter zu erkennen. Die mögliche Substitution der defekten Genstruktur als therapeutisches Prinzip scheint heute noch Zukunftsvision zu sein.

Literatur

1. Barry M, Flynn DM, Letsky EA, Ridson RA (1974) Long term chelation therapy in thalassemia major: effect on liver iron concentration, liver histology and clinical progress. Br Med J 2:16–20
2. Bassett ML, Halliday JW, Powell LW et al. (1979) Early detection of idiopathic haemochromatosis: relative value of serum ferritin and HLA typing. Lancet 2:4–8
3. Bomford A, Williams R (1976) Long term results of venesection therapy in idiopathic haemochromatosis. Q J Med 45:611–623
4. Cohen A, Schwartz E (1977) Comparison of different parenteral routes of deferoxamine administration. In: Zaino E, Roberts RH (eds) Chelation therapy in chronic iron overload. Symposia Specialists, Miami, pp 123–126
5. Cohen A, Schwartz E (1978) Iron chelation therapy with deferoxamine in Cooley anemia. J Pediatr 92:643–647
6. Cohen A, Schwartz E (1980) Decreasing iron stores during intensive chelation therapy. Ann NY Acad Sci 344:405–408
7. Cohen A, Cohen IJ, Schwartz E (1981) Scurvy and altered iron stores in thalassemia major. N Engl J Med 304:158–160
8. Finch SD, Finch CA (1955) Idiopathic hemochromatosis, an iron storage disease. Medicine (Baltimore) 34:381–430
9. Hoffbrand AV, Gorman A, Laulicht M et al. (1979) Improvement in iron status and liver function in patients with transfusion iron overload with long-term subcutaneous desferrioxamine. Lancet I:947–949
10. Janka GE, Mohring R, Helmig M et al. (1981) Intravenous and subcutaneous deferoxamine therapy in children with severe iron overload. Eur J Pediatr 137:285–290
11. Kley HK, Stremmel W, Niederau C, Hehrmann C, Shams O, Strohmeyer G, Krüskemper HL (1985) Androgen and estrogen response to adrenal and gonadal stimulation in idiopathic hemochromatosis: evidence for decreased estrogen formation. Hepatology 5:251–256
12. Kley HK, Niederau C, Stremmel W, Herrmann R, Strohmeyer G, Krüskemper HL (1985) Metabolic interaction of sexual hormones in idiopathic hemochromatosis: a comparative study to alcoholic liver cirrhosis. J Clin Endocrinol Metab 61:1–6
13. Milder MS (1980) Idiopathic hemochromatosis, an interim report. Medicine (Baltimore) 59:34–48
14. Niederau C, Stremmel W, Strohmeyer G (1981) Eisenüberladung und Hämochromatose. Internist 22:546–554
15. Niederau C, Berger M, Stremmel W et al. (1981) Hyperinsulaemia in non-cirrhotic haemochromatosis: impaired hepatic insulin degradation? Diabetologia 26:441–444
16. Niederau C, Fischer R, Sonnenberg A, Stremmel W, Trampisch HJ, Strohmeyer G (1985) Survival and causes of death in cirrhotic and in noncirrhotic patients with primary hemochromatosis. N Engl J Med 313:1256–1262
17. Olivieri NF, Buncic JR, Chew E et al. (1986) Visual and auditory neurotoxicity in patients receiving subcutaneous deferoxamine infusions. N Engl J Med 314:869–873
18. Powell LW (1970) Changing concepts in haemochromatosis. Postgrad Med J 46:200–209
19. Powell LW (1984) Genetic hemochromatosis. Sem Liver Dis 4:217–227
20. Recklinghausen von FD (1889) Über Hämochromatose. Berl Klin Wochenschr 26:925–957
21. Roeser HP (1983) The role of ascorbic acid in the turnover of storage iron. Sem Hematol 20:91–100
22. Sheldon JH (1935) Hemochromatosis. Oxford Medical, London
23. Simon M, Bourel M, Genetet B, Rauche R (1977) Idiopathic hemochromatosis: demonstration of recessive transmission and early detection by family HLA typing. N Engl J Med 297:1017–1021

24. Stremmel W, Kley HK, Krüskemper HL, Strohmeyer G (1985) Differing abnormalities in estrogen and androgen and insulin metabolism in idiopathic hemochromatosis versus alcoholic liver disease. Sem Liver Dis 5:84–92
25. Stremmel W, Petrides A, Strohmeyer G (1986) Leber und Hormone. Internistische Welt 9:130–139
26. Stremmel W, Niederau C, Strohmeyer G (1985) Therapie der Eisenüberladung. Intern Prax 25:649–657
27. Strohmeyer G, Stremmel W (1981) Hämochromatose und Hämosiderosen. Dtsch Ärztebl 78:1775–1780
28. Strohmeyer G, Stremmel W (1984) Der Stellenwert der Diät bei Hämochromatose, Morbus Wilson und intermittierender akuter Porphyrie. Krankenhausarzt 57:1046–1054
29. Strohmeyer G, Stremmel W (1986) Eisen- und Kupferstoffwechsel. In: Bock HE, Gerok W, Hartmann F (Hrsg) Klinik der Gegenwart. Urban & Schwarzenberg, München (Handbuch der praktischen Medizin, Neuauflage 1985, S E 147–168)
30. Strohmeyer G, Stremmel W (1985) Dietary factors in hemochromatosis, Wilson's disease and hepatic porphyrias. In: Holm E, Kasper H (Eds) Metabolism and nutrition in liver disease. MTP Press, Lancaster, pp 211–220
31. Strohmeyer G, Stremmel W (1984) Therapie der Hämosiderose mit Deferoxamin. Dtsch Med Wochenschr 1669–1670
32. Trosseau A (1865) Glucosurie: Diabete sucre. Bull Soc Anatom (Paris) 2:663–681

Therapie von Aszites und Nierenversagen bei Leberzirrhose

J. SCHÖLMERICH

1 Definition

1.1 Aszites

Der Begriff Aszites bezeichnet die Ansammlung von Flüssigkeit in der freien Bauchhöhle. Aszites kann bei verschiedenen Erkrankungen auftreten; seine Ätiologie und Pathogenese sind nicht einheitlich. In der Regel ist ein Aszites das Symptom einer weit fortgeschrittenen Erkrankung und weist auf eine schlechte Prognose hin. Da die Therapie somit in den meisten Fällen palliativer Natur ist, sollten sich alle Maßnahmen zur Diagnostik und Therapie diesem Gesichtspunkt unterordnen.

1.2 Nierenversagen

Das Nierenversagen bei Lebererkrankungen läßt sich in das echte hepatorenale Syndrom und verschiedene andere Formen, die unter dem Begriff „pseudohepatorenales Syndrom" zusammengefaßt werden, einteilen. Das echte hepatorenale Syndrom ist durch die nachfolgend angegebenen Kriterien definiert [19, 44]:

1. Akute/subakute Reduktion der GFR bei Patienten mit nachgewiesenem schweren Leberzellschaden.
2. Tubulusfunktion wie bei „prärenalem Zustand".
3. Fehlen einer identifizierbaren Ursache des prärenalen Zustands und Abwesenheit von klinischen, laborchemischen oder pathologisch-anatomischen Hinweisen auf eine primäre Nierenerkrankung.
4. Keine dauerhafte Besserung der Nierenfunktion durch Volumenexpansion.

Die Charakterisierung des Syndroms als Ausschlußdiagnose ist wohl die Ursache für die häufig unzureichende Abgrenzung von anderen Formen des Nierenversagens. Die wesentlichen Krankheitsbilder, die unter dem Begriff des pseudohepatorenalen Syndroms diskutiert werden müssen, sind:

1. Prärenales Nierenversagen bei Reduktion des Plasmavolumens nach forcierter Diurese, Diarrhö, Erbrechen, Parazentese.
2. Multiples Organversagen (Infektionen, Schock, Kollagenkrankheiten, Toxine, Tumorerkrankungen).

3. Immunkomplexnephritis (Hepatitis B).
4. Disseminierte intravasale Gerinnung bei akuten Lebererkrankungen.
5. Akute Tubulusnekrose bei Cholestase.

2 Pathogenese/Pathophysiologie

2.1 Grundlagen der Aszitesbildung

Der Austausch von Flüssigkeit zwischen dem Blut im Kapillarnetz des viszeralen Peritoneums und der freien Bauchhöhle wird von den Starling-Kräften bestimmt. Ein Ungleichgewicht der in Abb. 1 dargestellten Faktoren ist für die Aszitesentstehung bei den meisten Aszitesformen verantwortlich. Bedingungen für die Entstehung eines Aszites sind somit ein erhöhter hydrostatischer Druck in den Kapillaren des viszeralen Peritoneums, ein verminderter Proteingehalt des Kapillarblutes, eine erhöhte Permeabilität der Kapillaren für Proteine sowie ein Mißverhältnis von Lymphprodukten und Lymphabfluß. Für die Aszitesbildung bei Lebererkrankungen mit portaler Hypertension sind aber weitere Faktoren maßgebend.

2.1.1 Renale Natriumretention

Patienten mit Lebererkrankungen und portaler Hypertension weisen eine auffällige Retention von Natriumionen auf. Die Natriumausscheidung im Urin

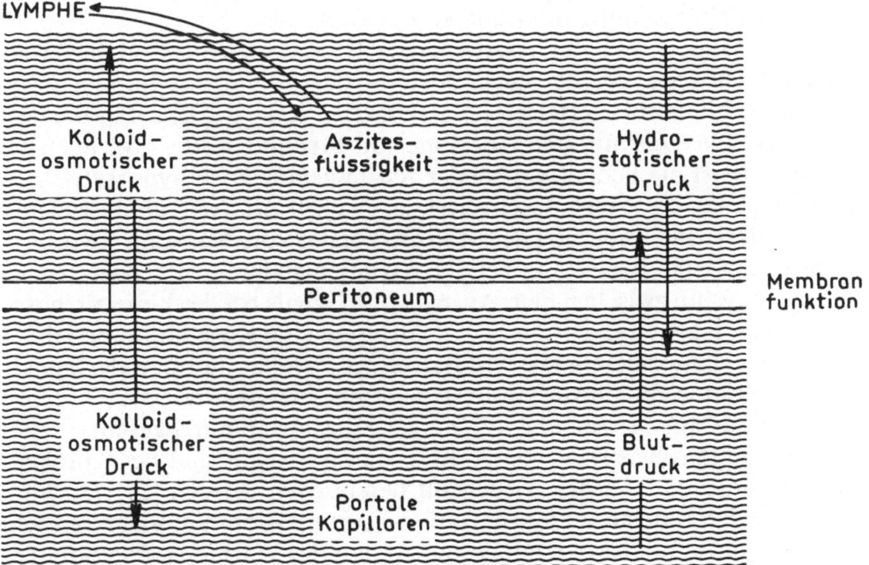

Abb. 1. Intraabdominelle Faktoren, die den Flüssigkeitsaustausch beeinflussen und bei der Aszitesentstehung eine Rolle spielen können

kann auf weniger als 10 mval/Tag absinken [16]. Zwei wesentliche Hypothesen sind zur Erklärung dieses Phänomens entwickelt worden: die „Volumenmangel"-Hypothese und die „Überlauf"-Hypothese. Die erste postuliert infolge der oben genannten lokalen Veränderungen im Bauchraum eine Verminderung des effektiven Plasmavolumens, die dann über verschiedene hormonelle Mechanismen eine Steigerung der tubulären Natriumrückresorption bewirkt. Dagegen geht die Überlaufhypothese davon aus, daß infolge der Lebererkrankung primär eine gesteigerte Natriumrückresorption vorliegt, und dann unter dem Einfluß der genannten lokalen Faktoren sekundär der Übertritt von Flüssigkeit in die Bauchhöhle stattfindet. Infolge der Schwierigkeit, das effektive Plasmavolumen korrekt zu bestimmen, ist bislang die Diskussion über die beiden Hypothesen nicht abgeschlossen. Neuere Untersuchungen lassen annehmen, daß in den Frühstadien der Erkrankung bei erhöhtem Strömungswiderstand in der Leber über sympathische Nervenimpulse die proximal tubuläre Natriumrückresorption und damit die Natriumretention gesteigert werden. Das hierbei resultierende vergrößerte Flüssigkeitsvolumen wird infolge der lokalen Faktoren in die Bauchhöhle sequestriert (Überlaufmechanismus). Im weiteren Verlauf führt die veränderte Flüssigkeitsverteilung zu einer Verminderung des „effektiven" Plasmavolumens, wodurch über die Volumenrezeptoren verschiedene humorale Faktoren stimuliert werden (Abb. 2), die eine verstärkte Natriumretention in allen Tubulusabschnitten bewirken und in einem Circulus vitiosus verstärken (Volumenmangelhypothese). Mit diesem Konzept steht in Einklang, daß eine Diuretikatherapie in den Frühstadien des portalen Aszites, also während einer „Überlaufphase" erfolgreich ist, während in den Spätstadien häufig nur die Volumenrepletion durch verschiedene Formen der Aszitesretransfusion oder die Wasserimmersion eine Natriurese und Aszitesausschwemmung bewirken kann.

Beide Hypothesen der Aszitesgenese bei Leberzirrhose implizierten Signale, die entweder von der Leber oder von den Volumenrezeptoren ausgehen und an der Niere eine gesteigerte Natriumretention bewirken. Für die meisten dieser als Signal diskutierten Hormone und Mediatorstoffe, aber auch nervalen Impulse ist die Bedeutung bei der Aszitesgenese noch hypothetisch. Zwar können sie an der Niere durch direkten Angriff an den Tubuluszellen oder indirekt über eine Änderung der Mikrozirkulation die Natriumrückresorption beeinflussen, eine Bedeutung bei der Aszitesentstehung wird aber erst wahrscheinlich, wenn zwischen dem Ausmaß des Signals bei der Leberzirrhose und der renalen Natriumretention bzw. Natriurese eine Korrelation besteht. Entsprechende Untersuchungen wurden bisher für das hormonale Signal des Renin-Angiotensin-Aldosteron-Systems und für das nervale System des Sympathikus mit Freisetzung adrenerger Substanzen durchgeführt.

Erhöhte Plasmaspiegel von Aldosteron und Renin sind bei Kranken mit Leberzirrhose und Aszites wiederholt beschrieben worden [11, 73, 74]. Die Zunahme der Aldosteronkonzentration beruht sowohl auf einer vermehrten Sekretion als auf einem verminderten Abbau des Hormons. Die Stimulation des Renin-Angiotensin-Aldosteron-Systems kann durch eine Verminderung des effektiven Plasmavolumens oder durch eine verminderte Natriumkonzen-

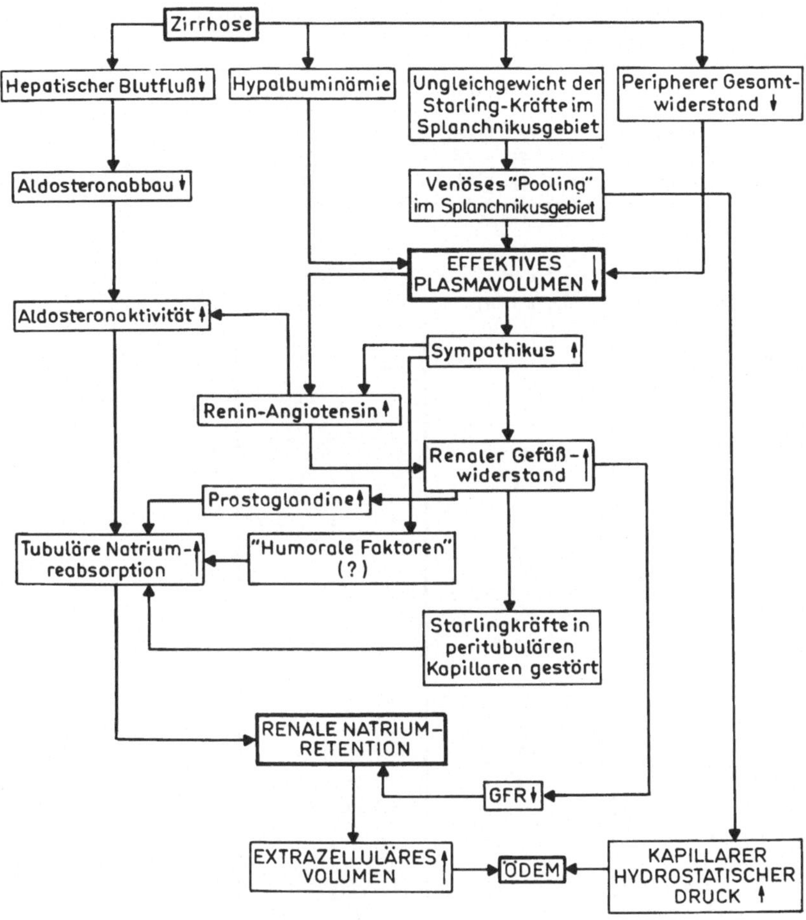

Abb. 2. Pathomechanismen der Natriumretention bei Leberzirrhose

tration der tubulären Flüssigkeit an der Macula densa ausgelöst werden. Für eine wesentliche Rolle des Aldosterons bei der gesteigerten Natriumrückresorption spricht der günstige therapeutische Effekt von Aldosteronantagonisten. Beim Patienten mit Leberzirrhose besteht ebenso wie beim Gesunden eine enge inverse Korrelation zwischen der Aldosteronkonzentration im Plasma und der renalen Natriumausscheidung. Entgegen früheren Annahmen ist der Hyperaldosteronismus nicht durch die vorherige Gabe von Diuretika bedingt (Tabelle 1). Auch die Normalisierung des Renin-Aldosteron-Systems nach Volumenauffüllung, die mit einer vermehrten Natriurese einhergeht, weist diesem System eine Rolle in der Pathogenese der renalen Natriumretention zu. Allerdings ist der Aldosteronantagonist Spironolacton in Verbindung mit einer Volumenauffüllung wesentlich effektiver als ohne diese Maßnahme [16], und der Hyperaldosteronismus ist nur bei einem Teil der Kranken mit Leberzirrhose und meist nur in Spätstadien mit Dekompensation und ausgeprägtem

Tabelle 1. Einfluß einer Diuretikatherapie auf den Hormonstatus bei Patienten mit Aszites

	Diuretika	Keine Diuretika
Aldosteron (pg/ml)	479 ± 242	440 ± 268
Renin (ng/ml/h)	40 ± 28	30 ± 21
Vasopressin (pg/ml)	18 ± 26	20 ± 19

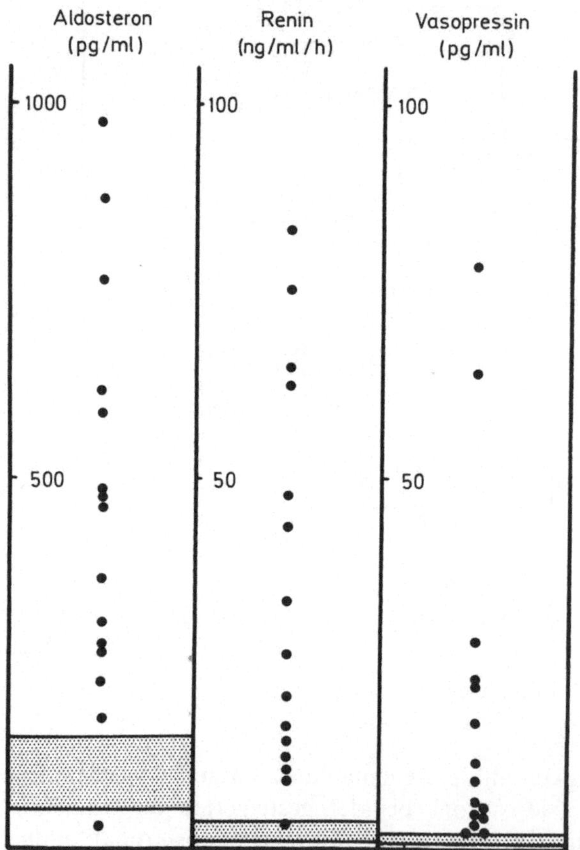

Abb. 3. Plasmakonzentration von Aldosteron und Vasopressin (ADH) und Aktivität von Renin bei 15 Patienten mit Zirrhose und Aszites. (Normalbereiche *schraffiert*)

Aszites nachweisbar (Abb. 3). Insgesamt sprechen die Befunde somit gegen eine primäre Rolle des Aldosterons als Signal für die gesteigerte Natriumrückresorption bei Leberzirrhose mit portaler Hypertension. Unabhängig von der systemischen Änderung der Aldosteronkonzentration könnte hier noch eine lokale Zunahme von Angiotensin II, begrenzt auf die Nierenstrombahn, auftreten und über eine Änderung der Mikrozirkulation eine gesteigerte proximal-tubuläre Natriumreabsorption verursachen [65].

Eine Steigerung des sinusoidalen Druckes in der Leber stimuliert das sympathische adrenerge System. Bei Kranken mit Leberzirrhose ist bereits in den Frühstadien die Noradrenalinkonzentration im Blut erhöht und steigt bei dekompensierter Zirrhose weiter an. Zwischen der Plasmakonzentration von Noradrenalin und der Natriurese besteht bei Kranken mit Leberzirrhose eine enge, inverse Korrelation [4]. Diese Befunde sprechen für eine wesentliche Rolle des adrenergen Systems als Signal für die gesteigerte Retention bei Leberzirrhosen. Die bei Leberzirrhose auftretende periphere Vasodilatation paßt ebenfalls zu dieser Hypothese, da sie bereits früh auftritt und eine Aktivierung des Sympathikus bewirkt [61 b]. Diese Rolle wird in Frage gestellt durch die fehlende Wirkung einer Denervierung der Niere oder einer α-Rezeptorenblockade auf die Natriumretention bei tierexperimenteller Zirrhose [3], sowie durch die ausbleibende Normalisierung des Noradrenalinspiegels bei Ganzkörperimmersion [17]. Zahlreiche weitere Signale sind vorgeschlagen und diskutiert worden (s. Abb. 2). Inwieweit das Kallikrein-Kinin-System, Eikosanoide, Östrogen, Prolaktin, vasoaktives intestinales Peptid oder das in jüngster Zeit isolierte atriale natriuretische Peptid [9] hier eine wesentliche Rolle spielen, ist letztlich nicht geklärt. Kürzlich veröffentlichte Befunde [22] weisen darauf hin, daß die Ausschüttung dieses atrialen Peptids nach Volumenexpansion bei Patienten mit Leberzirrhose und Aszites gegenüber normalen Personen und Patienten ohne Aszites reduziert ist (Abb. 4). Hier könnte eine Verstellung des Regelsystems von pathophysiologischer Bedeutung sein. Insgesamt sind die mitgeteilten Befunde aber eher widersprüchlich und bedürfen der weiteren Klärung. Die Bewertung der verschiedenen Signale bei der Entstehung des Aszites wird dadurch erschwert, daß zwischen den hormonalen und nervalen Signalen viele Wechselwirkungen – teils synergistischer, teils antagonistischer Art – bestehen, so z. B. zwischen Prostaglandinen, Renin-Angiotensin und

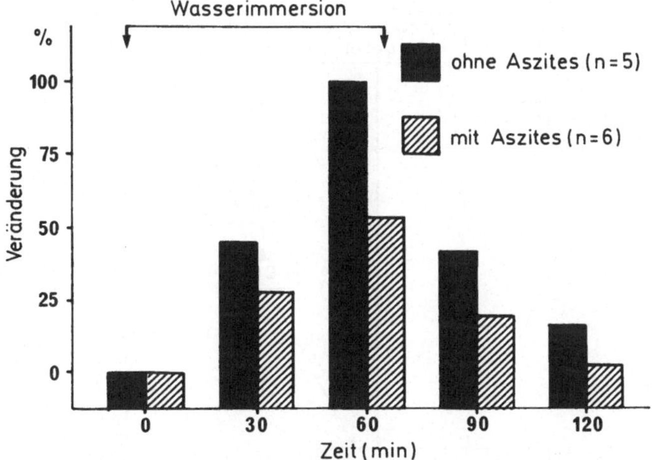

Abb. 4. Effekt der Wasserimmersion auf die Plasmakonzentration des atrialen natriuretischen Peptids (ANP) in Prozent des Ausgangswertes bei Patienten mit und ohne Aszites [22]

Kininen, oder zwischen dem atrialen natriuretischen Peptid und Renin, Aldosteron, Vasopressin und Katecholaminen. Vermutlich sind eher Störungen des Gleichgewichts dieser entweder natriumexkretionsfördernden oder -retinierenden Faktoren entscheidend für die Entstehung der renalen Natriumretention.

2.1.2 Renale Wasserretention

Bei einem Teil der Zirrhosekranken mit Aszites ist auch die Wasserdiurese eingeschränkt [68]. Dies kann auf einer erhöhten Aktivität des antidiuretischen Hormons oder auf einem verminderten Flüssigkeitsangebot an die distalen Nephronabschnitte beruhen. Die ADH-Spiegel im Blut bei Kranken mit Leberzirrhose variieren zwischen normalen und stark erhöhten Werten [11]. Die Ursache ist unklar. Man vermutet, daß die ADH-Sekretion unabhängig vom normalen Regulator, der Osmolarität des Plasmas, durch andere Faktoren bei Leberzirrhose gesteigert wird. Es ist wenig wahrscheinlich, daß die erhöhte ADH-Freisetzung auf einem verminderten effektiven Plasmavolumen beruht, da die erhöhten Plasmakonzentrationen auch durch eine Volumenexpansion nicht zu normalisieren sind [11]. Eine gestörte Degradation von ADH bei Leberzirrhose ist nach verschiedenen älteren Untersuchungen un-

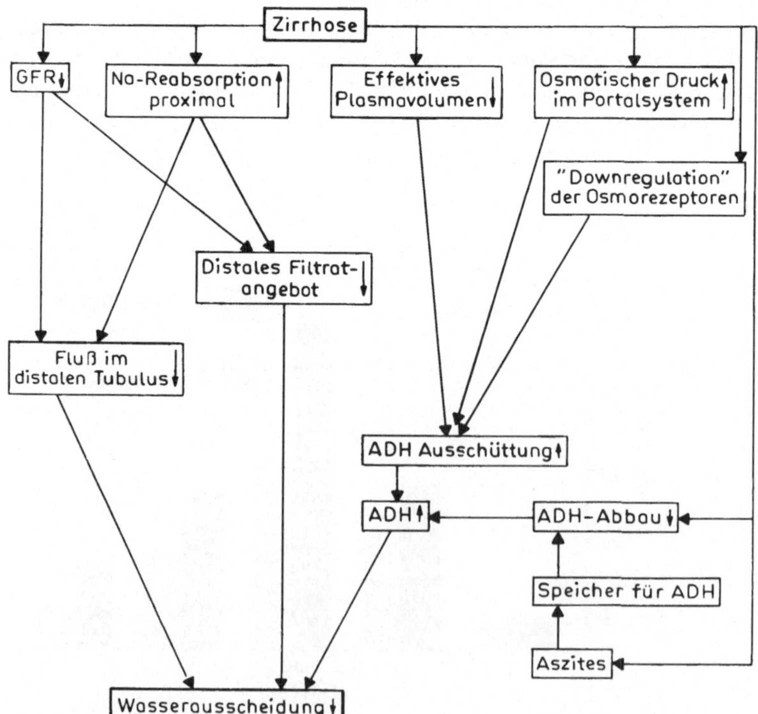

Abb. 5. Pathomechanismus der gestörten Ausscheidung freien Wassers bei Leberzirrhose

wahrscheinlich, in jüngster Zeit sind aber Befunde über eine verminderte metabolische Clearance von ADH bei Patienten mit Leberzirrhose mitgeteilt worden. Die hohen Konzentrationen von ADH im Aszites [11] machen eine gestörte Clearance infolge einer Verteilungsstörung wahrscheinlich, wobei – ähnlich wie bei verschiedenen Pharmaka – sowohl die renale als auch die hepatische Elimination reduziert ist. Insgesamt spielt die erhöhte Aktivität von ADH wahrscheinlich eine Rolle bei der gestörten Wasserausscheidung, jedoch ist die Ursache der erhöhten ADH-Plasmaspiegel bei Leberzirrhose noch nicht eindeutig geklärt.

Wenn das Glomerulusfiltrat abnimmt, oder unter dem Einfluß humoraler oder nervaler Signale die isotone Natrium- und Wasserrückresorption im proximalen Tubulus beträchtlich ansteigt, wird das Flüssigkeitsangebot an das distale Nephron und Sammelrohr so gering, daß eine Ausscheidung von osmotisch freiem Wasser nicht mehr möglich ist. Die Tatsache, daß eine Volumenexpansion zu einer Steigerung dieses Filtratangebotes und dadurch tatsächlich zu einer vermehrten Ausscheidung freien Wassers führt, diese Maßnahme aber nicht mit einer Veränderung der ADH-Konzentration einhergeht, spricht für die These des verminderten distalen Filtratangebotes als Ursache der gestörten Ausscheidung freien Wassers bei Leberzirrhose. Schließlich wird die Möglichkeit diskutiert, daß bei sehr geringem Urinfluß im distalen Tubulus die Rückdiffusion von Wasser erhöht sein kann (Abb. 5).

2.2 Nierenversagen bei Leberzirrhose

2.2.1 Hepatorenales Syndrom

Die Pathogenese des hepatorenalen Syndroms ist trotz intensiver Bemühungen immer noch nicht definitiv geklärt [19, 44]. Grundsätzlich werden 2 Möglichkeiten diskutiert: eine organische Schädigung der Nieren durch bislang nicht definierte Mediatoren und renale oder extrarenale Zirkulationsstörungen. Zweifelsohne wird gelegentlich eine akute tubuläre Nekrose (ATN) bei Patienten mit hepatorenalem Syndrom gefunden. Diese tritt meist aber erst in der Endphase auf. Eine direkte Schädigung der Nieren durch Bilirubin konnte bis jetzt nur in der Gunn-Ratte gezeigt werden, es ist aber denkbar, daß Bilirubin die Niere gegenüber anderen Einflüssen, wie z. B. einer Ischämie, sensibler macht [8]. Tubulusmembranveränderungen durch Gallensäuren sind ebenfalls beschrieben worden. Der „glomeruläre tubuläre Reflux", eine morphologische Veränderung der Bowman-Kapsel, findet sich bei 71 % der Fälle mit hepatorenalem Syndrom [31].

Überzeugender als eine organische Nierenschädigung sind angesichts der potentiellen Reversibilität des hepatorenalen Syndroms die Argumente für eine Störung der renalen und/oder extrarenalen Zirkulation als Ursache des Syndroms. So wurde gezeigt, daß der renale Blutfluß und die glomeruläre Filtrationsrate (GFR) deutlich eingeschränkt sind, und eine afferente Vasokonstriktion vorhanden ist [14]. Eine relative kortikale Ischämie und eine ausgeprägte Instabilität der arteriellen Nierendurchblutung wurden nachgewiesen. Bezüglich der extrarenalen Zirkulation sind die vorliegenden Befunde teilweise widersprüchlich. Das Herzzeitvolumen wurde als erhöht, normal oder erniedrigt dargestellt, der Blutdruck ist generell mäßiggradig erniedrigt. Das Plasmavolumen (PV) wurde als erhöht, normal oder vermindert angegeben. Bei den Patienten mit vermindertem Herzzeitvolumen finden sich eine periphere Vasodilatation und ausgeprägte arteriovenöse Shunts in Muskeln, Lunge und möglicherweise in Niere und Leber:

Renale Zirkulationsstörungen:
- glomeruläre Filtrationsrate ↓,
- renaler Blutfluß ↓,
- afferente Vasokonstriktion,
- kortikale Ischämie
- instabile Zirkulation.

Extrarenale Zirkulationsstörungen:
- Herzzeitvolumen ↑/ = /↓,
- RR (↓),
- PV ↑/ = ↓,
- Leberblutfluß ↓,
- periphere Vasodilatation,
- AV-Shunts.

Die renalen Zirkulationsstörungen sind möglicherweise als physiologische Antwort auf extrarenale Blutverteilungsstörungen zu erklären. Die bisher vorliegenden Daten sind allerdings nicht überzeugend. Eine Vielzahl von Faktoren wurde angeschuldigt:

1. Physiologische Antwort	
– Sympathikus	?
2. Humorale	
– Endotoxin	(+)
– Bilirubin	(+)
– Gallensäuren	(+)
– Leukotriene	+
– falsche Neurotransmitter	(–)
– Renin-Angiotensin-System = f	(HRS)
– Prostaglandine	?
– VIP	(?)
– Kallikrein-Kinin	(?)

Bereits 1893 zeigt Pawlow eine „Nephritis" nach einer Umleitung portalvenösen Blutes in die systemische Zirkulation [46]. So ist plausibel, daß eine oder mehrere Substanzen, die entweder durch die gestörte Leberfunktion nicht hinreichend abgebaut oder vermindert produziert werden oder durch portosystemische Shunts dem Abbau entgehen, sowohl die periphere Vasodilatation als auch unabhängig davon die afferente Vasokonstriktion der Niere verursachen. Hier wurden in letzter Zeit Leukotriene als mögliche Mediatoren diskutiert [33]. Neue Befunde zeigen eine deutlich erhöhte Leukotrienausscheidung im Urin bei Patienten mit hepatorenalem Syndrom [28], so daß diese Hypothese weiter an Bedeutung gewinnt. Die Veränderung des Renin-Angiotensin-Systems sind eher als Folge des sich entwickelnden hepatorenalen Syndroms anzusehen. Die anderen in der Übersicht erwähnten Mediatoren sind in ihrer Bedeutung bislang nicht geklärt [44].

Tabelle 2. Auslösende Faktoren des hepatorenalen Syndroms bei 200 Patienten. (Nach [44])

	n
Milde obere gastrointestinale Blutung	76
Parazentese (≧3 l)	11
Induzierte Diurese	10
Ausgeprägter oder progressiver Ikterus	80
Kein Faktor zu erkennen	49

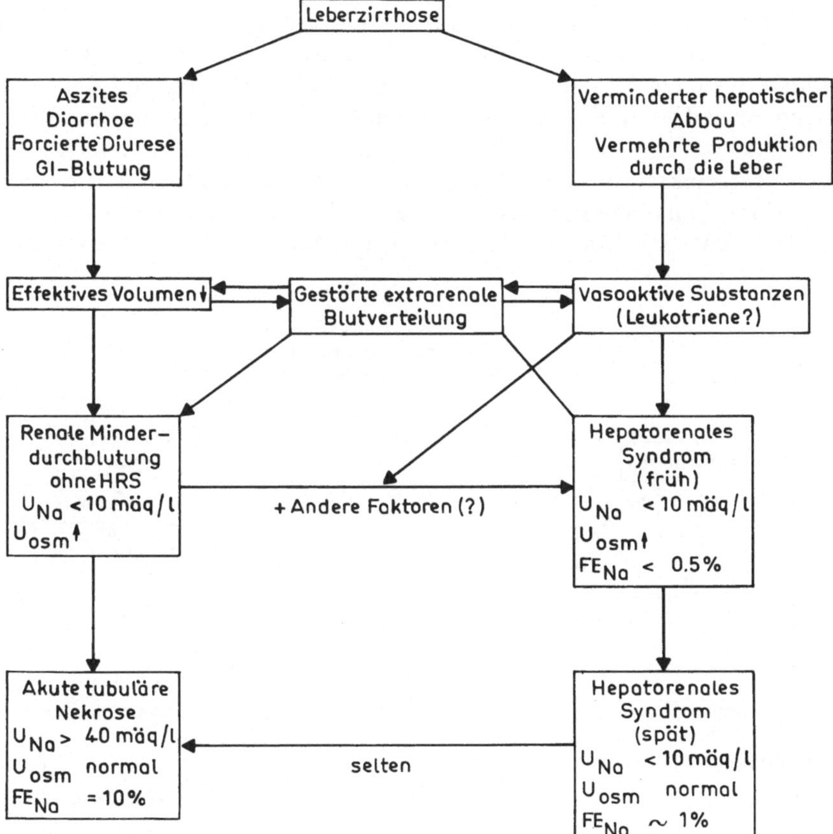

Abb. 6. Modell zur Erklärung des Pathomechanismus des hepatorenalen Syndroms. *HRS*, Hepatorenales Syndrom; *FE*, fraktionelle Exkretionsrate. (Nach [44])

Es ist sicher von Bedeutung, daß sich dieses Syndrom meist während eines Krankenhausaufenthaltes entwickelt. Möglicherweise sind doch auslösende Faktoren (Tabelle 2) vorhanden. Die Tatsache, daß bei einem Viertel der Patienten kein solcher Faktor zu eruieren ist, ist mit der Hypothese, daß Veränderungen der Lebensführung durch die Hospitalisation, wie z. B. die

Alkoholabstinenz, eine Rolle spielen, vereinbar [44]. Insgesamt wird die noch weitgehend spekulative Pathogenese des hepatorenalen Syndroms durch das in Abb. 6 dargestellte Modell am besten wiedergegeben.

2.2.2 Pseudohepatorenales Syndrom

Da es sich bei den unter dem Begriff des pseudohepatorenalen Syndroms zusammengefaßten Krankheitsbildern (s. S. 118, 119) um eine sehr heterogene Gruppe von Erkrankungen handelt, ist die Pathophysiologie nicht einheitlich. Sie ist zudem auch nur teilweise bekannt. Sicher spielt die Reduktion des absoluten oder effektiven Plasmavolumens hier eine wesentliche Rolle. Als Ursache hierfür kommen bei Patienten mit Leberzirrhose Proteinmangel und Diarrhö sowie Erbrechen infolge der gestörten Leberfunktion, chronische Blutverluste bei portaler Hypertension und häufig iatrogene Effekte bei allzu aggressiver Therapie eines Aszites [53] in Frage. Infolge der hieraus resultierenden Aktivierung des RAS(Renin-Aldosteron)-Systems und möglicherweise der ADH-Sekretion kommt es zur Salz- und Wasserretention. Inwieweit hier ein Mangel an renalen Prostaglandinen und Veränderungen des Kallikrein-Kinin-Systems eine Rolle spielen, ist strittig. Möglicherweise kommt es gleich-

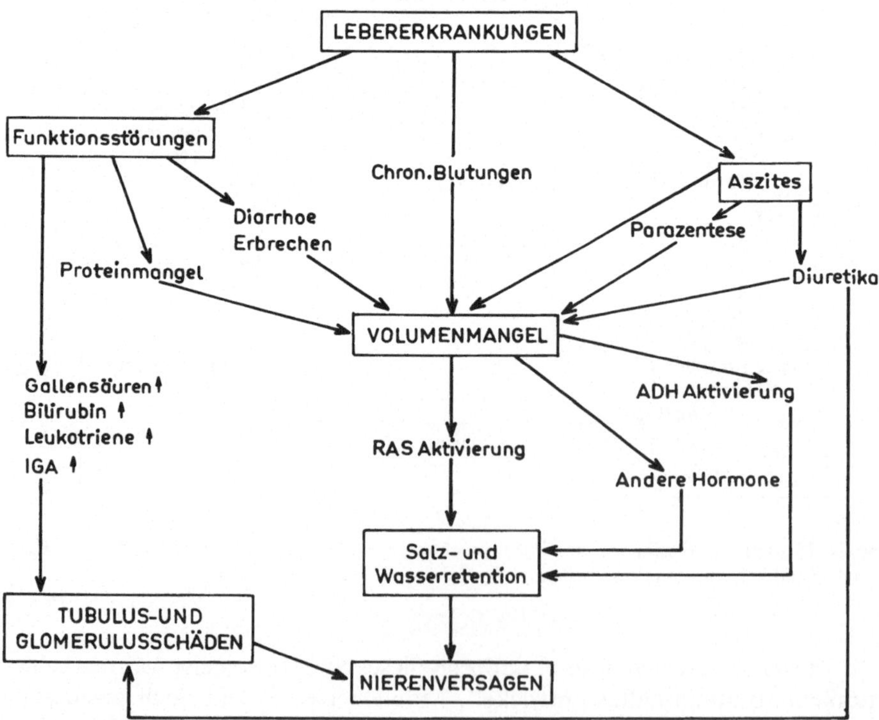

Abb. 7. Pathomechanismus des Nierenversagens (pseudohepatorenales Syndrom) bei Lebererkrankungen

zeitig zu einer organischen Schädigung der Niere durch vermehrt systemisch zirkulierende Gallensäuren, Billirubin, Leukotriene und Immunkomplexe. Die Kombination von unphysiologischer Salz- und Wasserretention mit der häufig auftretenden Hyponatriämie und der organischen Nierenschädigung führt dann zum gehäuften Auftreten des Nierenversagens bei diesen Patienten. Die reflektorisch durchgeführte Steigerung der Diuretikatherapie mag über eine verstärkte Tubulusschädigung hierzu noch beitragen (Abb. 7) [56].

Die Genese der akuten tubulären Nekrose (ATN), die bei Patienten mit Lebererkrankungen sehr viel häufiger als ein hepatorenales Syndrom die Ursache des Nierenversagens ist, ist komplexer Natur. Häufig sind Hypoxie, Blutdruckabfall, nephrotoxische Medikamente oder eine Sepsis die auslösende Ursache. Da auch bei Verschlußikterus ohne primäre Lebererkrankung gehäuft eine ATN auftritt, wurden Bestandteile der Galle, Billirubin, Gallensäuren und ein unbekannter „Cholestasefaktor" als ursächliche Faktoren der akuten tubulären Nekrose diskutiert. Gallensäuren und Billirubin können – wie neuere Untersuchungen gezeigt haben – den Elektrolyttransport der Tubulusmembran verändern [63]. Leukotriene, die bei Cholestase nur unzureichend biliär eliminiert werden, sind möglicherweise ein weiterer wesentlicher Faktor. Die Assoziation von Ikterus und Nierenversagen, die ursprünglich den Begriff des hepatorenalen Syndroms geprägt hat, ist jedenfalls häufig. Wird aber das hepatorenale Syndrom nach den auf S. 118 und 119 angegebenen Kriterien definiert, gilt dieser Begriff gerade nicht für das Nierenversagen bei Cholestase.

Schließlich spielen glomeruläre Veränderungen, bei denen zwischen einer mesangialen oder membranproliferativen Glomerulonephritis und bei chronisch aggressiver Hepatitis B einer Immunkomplexnephritis unterschieden werden kann, eine Rolle. Wie häufig diese Veränderungen zur Genese des Nierenversagens bei Leberzirrhose beitragen, ist nicht geklärt.

2.3 Komplikationen des Aszites

Neben den durch den hohen intraabdominellen Druck erklärten Störungen wie Pleuraergüssen oder aszitesgefüllten Hernien ist die spontane bakterielle Peritonitis (SBP) die schwerwiegendste Komplikation des Aszites. Bei der SBP handelt es sich um einen bakteriell infizierten Aszites ohne nachweisbare Infektionsquelle. Die Komplikation wird in den USA bei 8–10% der Kranken mit portalem Aszites, in der Bundesrepublik aber auch bei intensiver Diagnostik sehr viel seltener beobachtet. Dies kann nach neueren Befunden an der noch unzureichenden Kulturtechnik bei den sehr niedrigen Keimzahlen liegen [51 a]. Der Infektionsweg ist unklar, verschiedene Eintrittspforten sind diskutiert worden [67]. Die Prognose ist mit einer Letalität von 70–95% schlecht, häufig wird auch die Diagnose zu spät gestellt, da die SBP in 50% der Fälle asymptomatisch verläuft.

3 Differentialdiagnose

Erkrankungen, die einen Aszites verursachen können und deshalb bei ätiologisch unklarem Aszites differentialdiagnostisch zu erwägen sind, sind in Tabelle 3 aufgeführt. Insbesondere der maligne und der entzündliche Aszites müssen wegen der unterschiedlichen Prognose und der differenten Therapie von den verschiedenen Formen des portalen Aszites abgegrenzt werden. Die meisten der seltenen Aszitesformen sind aufgrund anderer Symptome und der Anamnese einfach zu diagnostizieren [55].

3.1 Maligner, infizierter und portaler Aszites

Wenn aufgrund der körperlichen Untersuchung oder – bei kleineren Aszitesmengen – mittels Sonographie ein Aszites diagnostiziert worden ist, sollte, um die erwähnte Differenzierung durchzuführen, die Untersuchung der Aszites-

Tabelle 3. Verschiedene Formen des Aszites und ihre Ursachen

Portaler Aszites:	Leberzirrhose Budd-Chiari-Syndrom Kardiale Stauung Pericarditis constrictiva Kavathrombose Pfortaderthrombose Hepatitis
Maligner Aszites:	Peritonealkarzinose Intraabdominelle Tumoren Mesotheliome Metastasenleber Lymphatische Systemerkrankungen Pseudomyxome
Entzündlicher Aszites:	Tuberkulose Bakterielle Peritonitis Spontane bakterielle Peritonitis Vaskulitiden Eosinophile Gastroenteritis Parasitosen
Pankreatogener Aszites:	Akute Pankreatitis
Andere, seltene Formen:	Aszites unter Dialysetherapie Hypalbuminämie (Idiopathisch, M. Menetrier, Nephrose) Mesenterialvenenthrombose Peritonealdialyse Lymphdrainagestörung M. Whipple Hypothyreose Stärkeperitonitis Amyloidose Endometriose

flüssigkeit erfolgen. Da die Inspektion keine wesentliche Hilfe bei der Differenzierung der Aszitesformen ergibt, und ein negatives Ergebnis einer zytologischen oder bakteriellen Untersuchung einen malignen oder infizierten Aszites nicht ausschließt [67], sind verschiedene Laborparameter zur Differenzierung zwischen portalem, malignem und infiziertem Aszites herangezogen worden. Dabei haben sich bezüglich der Diagnose eines malignen Aszites, insbesondere die Bestimmung von Fibronectin [52] und von Cholesterin [30] sowie die Berechnung des Fibronectin/Albuminquotienten (Abb. 8) als effektiv erwiesen. Selbstverständlich ist auch ein positives Ergebnis der zytologischen Untersuchung beweisend, die Untersuchung ist aber aufwendiger und störanfälliger. Die Wertigkeit der Bestimmung von Tumormarkern und Proteasen im Aszites ist bislang nicht hinreichend untersucht worden. Plasminogen, α_2-Makroglobulin (α_2-MG), Antithrombin III (AT III) und α_1-Proteaseinhibitor (α_1-PI) zeigen deutlich erhöhte Konzentrationen in malignem Aszites, wobei nur α_1-PI und AT III hinreichend aussagefähig sind [60]. Bezüglich aller übrigen vorgeschlagenen Parameter sind die Angaben widersprüchlich, nach neueren Untersuchungen sind diese Parameter den oben genannten unterlegen.

Zur Erkennung eines infizierten Aszites, insbesondere der spontanen bakteriellen Peritonitis, wurden ebenfalls verschiedene Parameter vorgeschlagen. Der pH-Wert eines infizierten Aszites liegt fast immer unter 7,35, eine noch bessere Unterscheidung ist durch die pH-Differenz zwischen arteriellem Blut und Aszites möglich. Verwendet man zusätzlich die Leukozytenzahl im Aszites, läßt sich die Diagnose einer SBP mit hoher Wahrscheinlichkeit stellen [67]. Zur Sicherung empfiehlt sich ein Kulturversuch mit 20 ml Aszites in 80 ml

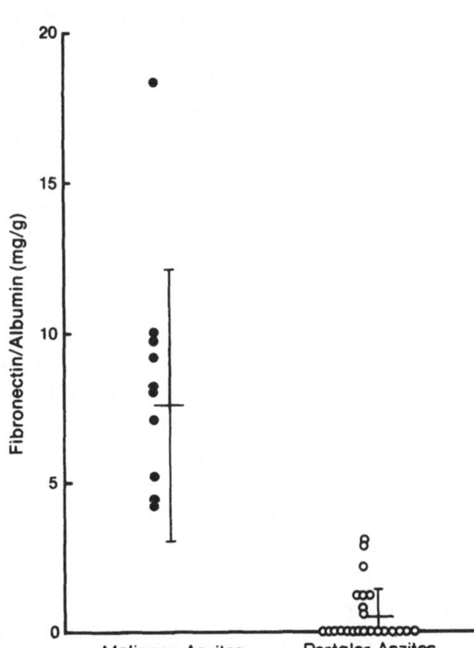

Abb. 8. Trennung von portalem und malignem Aszites durch den Fibronectin/Albuminquotienten im Aszites

Kulturmedium [51 a]. Inwieweit die erwähnten Parameter auch geeignet sind, einen malignen von einem infizierten Aszites zu trennen, ist mangels entsprechender Untersuchungen an hinreichend großen Patientengruppen nicht zu sagen. Die folgende Übersicht gibt ein Standardprogramm zur Untersuchung der Aszitesflüssigkeit wieder, dessen Einsatz eine weitgehende Trennung der verschiedenen Hauptformen des Aszites erlaubt:

Standardprogramm

Fibronectin,
Cholesterin,
Albumin,
Zytologie,
Gramfärbung,
Aerobe und anaerobe Kultur,
Laktat,
pH-Wert,
Amylase.

Zusatzuntersuchungen

LDH,
Glukose,
Ziehl-Neelsen-Färbung,
Tuberkelbakterien- und Pilzkultur,
Polarisationsmikroskopie.

3.2 Nierenversagen bei Leberzirrhose

Anhand der Parameter der Nierenfunktion ist zu klären, ob es sich um ein echtes hepatorenales Syndrom, eine primär organische Schädigung der Niere oder ein pseudohepatorenales Syndrom handelt. Von wesentlicher Bedeutung für die Abgrenzung der prärenalen Formen des Nierenversagens sind verschiedene Kreislaufparameter. Schließlich ist für die Indikationsstellung zur weiteren Therapie die Differentialdiagnose der Lebererkrankungen und des häufig gleichzeitig vorkommenden Aszites wesentlich [57]. Beim hepatorenalen Syndrom ist der Urin in der Regel sauer, es findet sich eine mäßige Proteinurie. Hyaline Zylinder und Leukozytenzylinder sind häufig nachzuweisen, ebenso eine Mikrohämaturie. Insbesondere in der Frühphase eines echten hepatorenalen Syndroms ist der Urin konzentriert, im weiteren Verlauf läßt die Konzentrationsfähigkeit aber häufig nach. Das Urinvolumen ist meist deutlich eingeschränkt, in seltenen Fällen findet sich keine Oligurie [44]. Die Natriumkonzentration im Urin liegt meist bei 1–2 mäq/l, fast immer aber unter 10 mäq/l. Gelegentlich kommt es präterminal zu einem Anstieg auf 40–60 mäq/l, dies zeigt den Übergang in eine akute tubuläre Nekrose an. Das Serumkreatinin ist mäßig erhöht, jedoch nie so hoch wie bei akutem Nierenversagen organischer Ursache. Da die Ausscheidungsfähigkeit für freies Wasser erniedrigt ist, findet sich ein deutlich erhöhter Urin/Plasmaquotient für Harnstoff und Kreatinin. Infolge der erhöhten Konzentration von Harnstoff im proximalen Tubulus ist der Anstieg des Serumharnstoffs in der Regel höher als der des Serumkreatinins. Die aus dem Urinvolumen, der glomerulären Filtrationsrate und den Urin- und Serumkonzentrationen von Natrium zu errechnenden fraktionellen Exkretionsraten für Natrium und freies Wasser sind erniedrigt, in späteren Stadien gelegentlich auch annähernd wieder normal, nie jedoch primär erhöht wie bei der akut tubulären Nekrose [19] (Abb. 9). Bei dieser findet sich zudem auch ein sehr viel niedrigerer Urin-Plas-

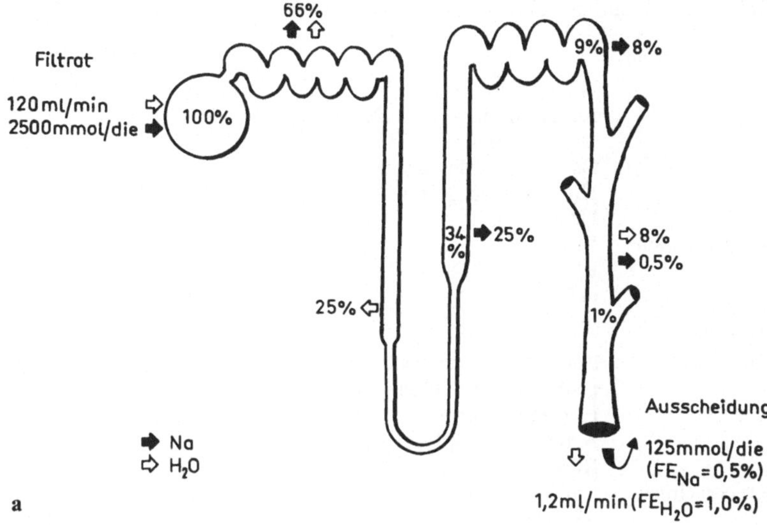

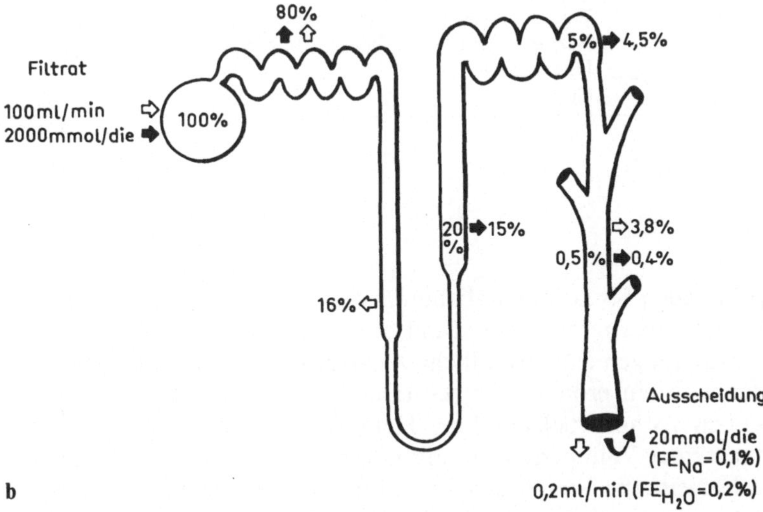

Abb. 9. Natrium- und Wasserfiltration, -resorption und -ausscheidung der normalen Niere (**a**) und bei „prärenalem Zustand" (**b**). *FE*, Fraktionelle Exkretionsrate. (Nach [19])

ma-Quotient für Kreatinin, die Urinnatriumausscheidung ist wesentlich höher, der Urin nur noch minimal bis gar nicht konzentriert. Inwieweit die fraktionelle Ausscheidung von Enzymen im Urin [66] für die Differentialdiagnose von Bedeutung ist, ist nicht geklärt.

Da das hepatorenale Syndrom durch einen „prärenalen" Status gekennzeichnet ist, es gleichzeitig aber wesentlich ist, die andersartig verursachten

Tabelle 4. Wesentliche diagnostische Parameter bei Nierenversagen bei Lebererkrankungen

Nierenfunktion	
Zu messen:	Natrium im Serum, Natrium im Urin
	Kreatinin im Serum, Kreatinin im Urin
	Urinvolumen
	Osmolarität des Urins
	Harnstoff im Serum
	Urinstatus
Zu berechnen:	FE_{Na}
	FE_{H_2O}
	GFR
Kreislauf	
Zu messen:	Zentraler Venendruck
	Linksatrialer Füllungsdruck
	Herzzeitvolumen
	Arterieller Blutdruck
	Renin/Aldosteron i.P.
Zu berechnen:	Cardiac output
	AV-Shunts
Lebererkrankungen	
	Leberfunktionsparameter
	Tumormarker (α-Fetoprotein)
	Aszitesparameter (Fibronectin, pH, Laktat)
	Ultraschall
	Computertomographie

prärenalen Situationen abzugrenzen, sollte bei jedem Fall von zunehmender Einschränkung der Nierenfunktion oder akutem Nierenversagen bei Lebererkrankungen eine gründliche Analyse der Kreislaufparameter erfolgen. Finden sich ein erniedrigter zentraler Venendruck und eine Verminderung des linken Vorhofdrucks und des Herzzeitvolumens, sollte in jedem Fall der Versuch einer Volumenauffüllung unternommen werden. Bleibt dieser erfolglos, d.h. bleibt die Nierenfunktionseinschränkung nach Erreichen normaler Werte bestehen, ist gleichzeitig die Diagnose eines echten hepatorenalen Syndroms als weitgehend sicher anzusehen [56].

Schließlich ist es sinnvoll, mittels geeigneter Maßnahmen ein Tumorleiden auszuschließen, da im positiven Fall die Prognose bei der Indikationsstellung intensivtherapeutischer Maßnahmen berücksichtigt werden muß. Auch die Klassifizierung der Lebererkrankung und die Differenzierung des Aszites sollte mittels der üblichen unter 3.1 angegebenen Maßnahmen erfolgen. Die Ultraschalluntersuchung ebenso wie die Computertomographie ist in der Lage, neben der Leber auch die Morphologie der Nieren zu beurteilen und insbesondere ein postrenales Abflußhindernis oder einen renalen Tumor auszuschließen (Tabelle 4).

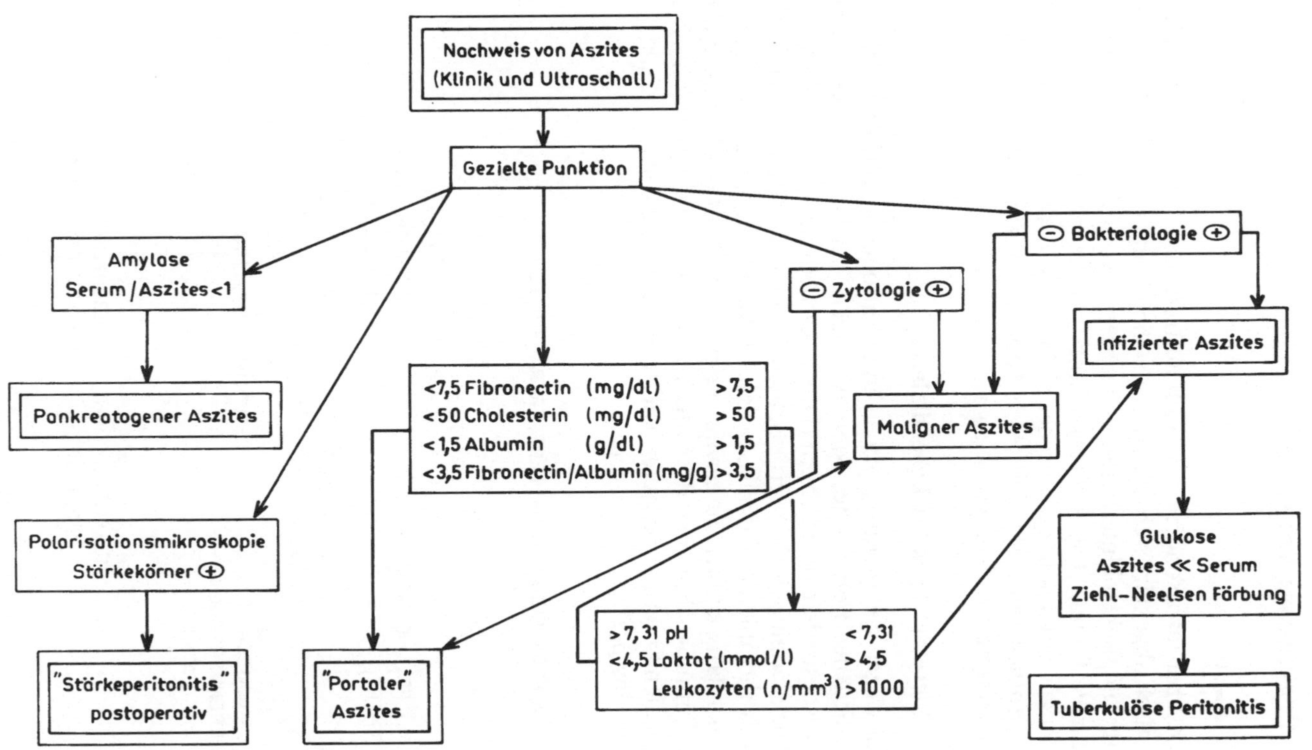

Abb. 10. Algorithmus für die Differentialdiagnose des Aszites

3.3 Praktisches Vorgehen

3.3.1 Aszites

Jeder, aber insbesondere ein rasch auftretender Aszites sollte differentialdiagnostisch abgeklärt werden. Hierzu stehen heute neben der zytologischen und bakteriologischen Untersuchung hochsensitive und spezifische Laborparameter zur Verfügung. Die Aszitesgewinnung sollte insbesondere bei kleinen Aszitesmengen unter sonographischer Sicht erfolgen, da dies die Komplikationsrate wesentlich senkt [1]. Die Abb. 10 gibt ein schematisches Diagramm der Aszitesdifferentialdiagnose wieder.

3.3.2 Nierenversagen bei Leberzirrhose

Es ist wegen der therapeutischen Implikationen außerordentlich wichtig, die verschiedenen Formen des Nierenversagens bei Leberkranken zu differenzieren. Insbesondere die iatrogen (Diuretikatherapie, Aminoglykoside, nicht steroidale Antiphlogistika) verursachten Formen des Nierenversagens lassen sich effektiv therapieren und müssen daher erkannt werden. Die Differenzierung ist mittels relativ einfach zu gewinnender Parameter der Nieren- und Kreislauffunktion möglich, wobei die Volumenexpansion gleichzeitig die Therapie der prärenalen Situation bedeutet. Die Abb. 11 zeigt ein stark vereinfachtes Schema für das praktische Vorgehen.

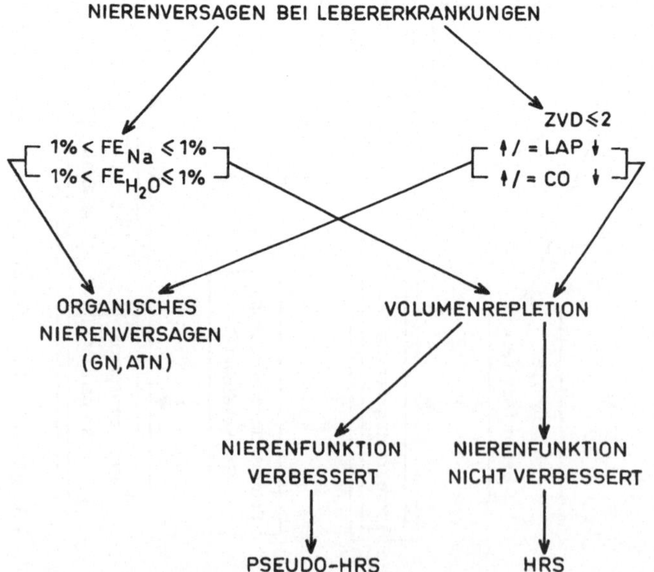

Abb. 11. Differentialdiagnose des Nierenversagens bei Lebererkrankungen. (*ZVD*, zentraler Venendruck; *LAP*, linksatrialer Druck; *CO*, Herzzeitvolumen; *GN*, Glomerulonephritis; *ATN*, akute tubuläre Nekrose; *HRS*, hepatorenales Syndrom; *FE*, fraktionelle Exkretionsrate)

4 Therapie

4.1 Aszites

4.1.1 Indikationen

Das Auftreten von Aszites ist mit einer schlechten Prognose verbunden. Auch die Therapie des Aszites mittels Diuretika und chirurgischer Maßnahmen ist mit Risiken behaftet. Da sonographisch bereits ein gering ausgeprägter Aszites erfaßt werden kann, bedarf es einer klaren Indikationsstellung zur Therapie. Ein gespannter Aszites, der mit Zwerchfellhochstand, Dyspnoe, Schmerzen und Ausbildung von Hernien oder Pleuraergüssen verbunden ist, und drohende Asziteskomplikationen wie zunehmende Herzinsuffizienz, rezidivierende Ösophagusvarizenblutungen oder Anorexie und Proteinkatabolismus, sollten Anlaß einer Aszitestherapie sein. Im folgenden wird nur die Therapie des Aszites bei Leberzirrhose besprochen, da die Therapie der übrigen Formen im Wesentlichen in der Behandlung der Grunderkrankung besteht, und auch ein Ablassen des Aszites in der Regel gefahrlos vertragen wird [58].

4.1.2 Voraussetzungen

Eine risikoarme Therapie ist nur möglich bei Kenntnis der Kinetik des Aszites, der bei Zirrhose mit und ohne Diuretika auftretenden Störungen des Elektrolyt- und Säure-Basen-Haushaltes und der vermeidbaren Ursachen eines Therapieversagens.

Durch neuere Untersuchungen kann als gesichert angesehen werden, daß bei Patienten ohne gleichzeitig vorhandene Ödeme maximal 750 ml Aszites pro Tag mobilisiert werden können [49]. Ein höherer Flüssigkeitsverlust ist mit einer Plasmavolumenkontraktion verbunden, wie dies auch bei einer Parazentese von mehr als 2 l oft der Fall ist. Eine Hyponatriämie infolge der gestörten Ausscheidung freien Wassers ist immer bei einer Zufuhr, die die Ausscheidung überschreitet, zu beobachten. Alle Diuretika, die das intravasale Volumen vermindern, oder im distalen Tubulus und im Sammelrohr die Reabsorption von Natrium und die Verdünnung des Urins behindern, können eine solche Hyponatriämie verstärken. Respiratorische oder metabolische Alkalosen sind nicht selten und können durch diuretikainduzierte Ausscheidung von Kalium und Protonen ohne Bikarbonat verschlechtert werden. Kaliumsparende Diuretika können eine Hyperkaliämie verursachen.

Der renale Plasmafluß, die glomeruläre Filtrationsrate, die Natrium- und Wasserausscheidung und die Wirkung verschiedener Diuretika sind teilweise von der Synthese renaler Prostaglandine abhängig [18, 42]. Alle Inhibitoren der Prostaglandinsynthese, wie z. B. nichtsteroidale Antiphlogistika bewirken eine Störung der Nierenfunktion und eine ausgeprägte Verminderung der durch Diuretika zu erzielenden Natriurese.

4.1.3 Basistherapie

Neben Bettruhe ist die wichtigste Basismaßnahme die Reduktion der Natriumzufuhr auf maximal 3 g Kochsalz pro Tag. Jedes Gramm Natrium, das im Überschuß zugeführt wird, verursacht eine Wasserretention von 200–300 ml. In jedem Fall sollte eine entsprechende Diätberatung durchgeführt werden:

1. Kochen ohne Salzzusatz,
2. kein Tischsalz,
3. kein natriumhaltiges Mineralwasser,
4. kein Backpulver,
5. keine Konservenkost
6. nicht mehr als ¼ l Milch/Tag,
7. keine Schokolade

N. B.: Keine natriumhaltigen Arzneimittel (Antazida, Penizillin, Humanalbumin).

Es ist darauf zu achten, daß die häufig bei Patienten mit Leberzirrhose verwendeten Antazida teilweise große Mengen Natrium enthalten [27]. Die Notwendigkeit einer Flüssigkeitsrestriktion wird kontrovers beurteilt. In jedem Fall ist bei Absinken der Natriumkonzentration im Serum unter 130 mval/l, also bei Vorliegen einer Verdünnungshyponatriämie eine Flüssigkeitseinschränkung auf 600–1000 ml pro Tag erforderlich. Liegt dagegen die Natriumkonzentration im Normbereich, ist eine strikte Flüssigkeitsrestriktion nicht zwingend, zumal durch freie Flüssigkeitsaufnahme die Einhaltung der kochsalzarmen Kost für den Patienten leichter erträglich wird. Wegen der gestörten Ausscheidung freien Wassers bei diesen Patienten sollte aber eine tägliche Zufuhr von 1,5–2 l nicht überschritten werden. Durch diese Basismaßnahmen, die noch durch Substitution von Kalium und Albumin, wenn laborchemisch ein entsprechender Mangel nachgewiesen ist, unterstützt werden können, läßt sich bei 10–20% der Patienten der Aszites ausschwemmen. Da alle weiteren Maßnahmen mit Komplikationsrisiken verbunden sind, sollte die Aszitestherapie immer mit dieser Basistherapie beginnen und nur bei fehlendem Ansprechen stufenweise durch weitere Maßnahmen ergänzt werden. Diese Basistherapie sollte in jedem Fall auch bei Gabe von Diuretika beibehalten werden, da sich so die Dosis und damit die Komplikationen einer Diuretikatherapie reduzieren lassen (Tabelle 5) [21].

Tabelle 5. Einfluß der natriumarmen Diät auf den Erfolg einer diuretischen Therapie bei zirrhotischem Aszites. (Nach [21])

	NaCl-Restriktion	Normalkost
Aszites		
– verschwunden (%)	42	23
– reduziert (%)	57	61
Gewicht (kg)	-8 ± 4	-5 ± 4
Maximale Diuretikadosis (%)	12	26
Harnstoff im Serum (mmol/l)	4,7 ± 2,2	5,3 ± 5,7

4.1.4 Diuretikatherapie

Unter der großen Zahl wirksamer Diuretika sollte die Auswahl für die Aszitestherapie nach dem Angriffspunkt des Diuretikums in der Niere (Abb. 12), seiner Pharmakokinetik und Pharmakodynamik bei Leberzirrhose und nach seinen möglichen Nebenwirkungen erfolgen [23, 43].

Im proximalen Tubulus greifen die Karboanhydrasehemmer an, z. B. Azetazolamid, die bei der ausgesprochenen proximalen Natriumreabsorption bei Leberzirrhose (bis zu 80% des filtrierten Natriums) besonders günstig sein müßten. Ihre Anwendung ist aber wegen der Gefahr der Enzephalopathie eingeschränkt, auch ist ihre alleinige Gabe wegen der ebenfalls nachgewiesenen Erhöhung der distalen tubulären Natriumresorption nicht sinnvoll. Auch die Osmodiuretika sind mit Komplikationen behaftet, es wurde jedoch kürzlich eine gute Wirkung von Harnstoff bei refraktärem Aszites mitgeteilt [12]. Die an der Henle-Schleife angreifenden Substanzen (z. B. Furosemid, Etacrynsäure) sind die potentesten Diuretika. Die alleinige Gabe von Furosemid führt aber nur bei 50% der Patienten mit Leberzirrhose und Aszites zu einer ausreichenden Diurese [47]. Ein wesentlicher Nachteil des Furosemid ist seine veränderte Pharmakodynamik bei Leberzirrhose [34] und die damit verbundene erhöhte Gefahr der Hypokaliämie, Alkalose und hepatischen Enzephalopathie. Möglicherweise spielt hier auch der verringerte Transport von Furosemid, das ja luminal angreift, in den proximalen Tubulus eine Rolle [48]. Zwar steigt nach Furosemidgabe die Natrium- und Wasserausscheidung rasch und exzessiv an, es folgt jedoch ein deutlicher Reboundeffekt (Abb. 13), der die schlechten Ergebnisse teilweise erklärt [36]. Über die Etacrynsäure liegen keine kontrollierten Studien vor, doch scheint die Enzephalopathierate besonders hoch zu sein [64]. Etozolin ist wegen seiner stark veränderten Pharmakokine-

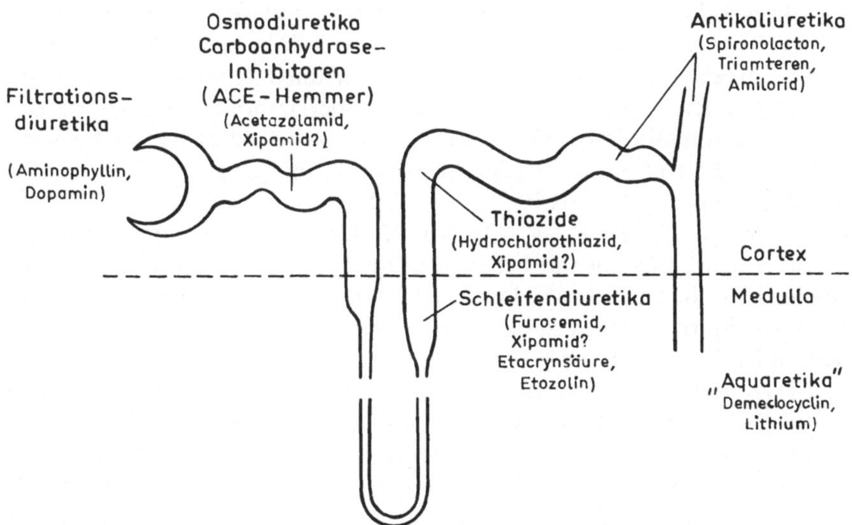

Abb. 12. Angriffspunkte verschiedener Diuretika am Nephron

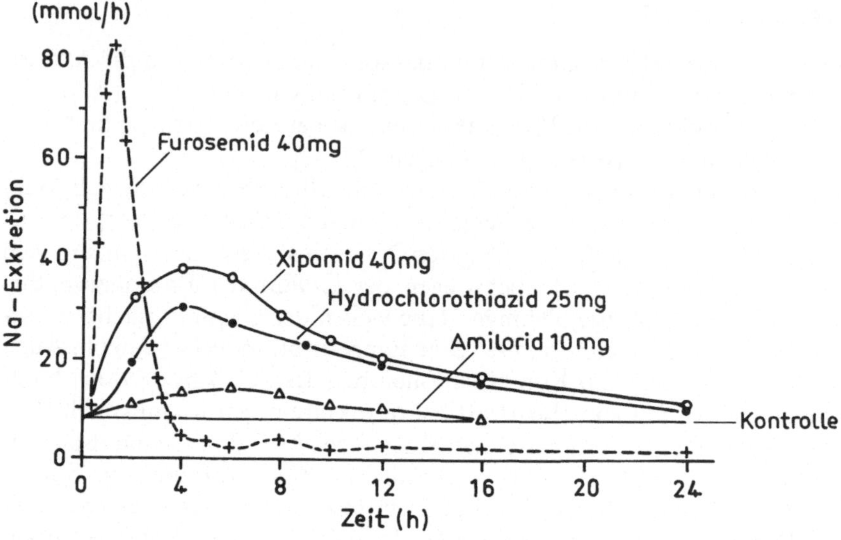

Abb. 13. Zeit-Wirkungs-Kurve der Natriumausscheidung unter Gabe verschiedener Diuretika bei gesunden Probanden. *Kontrolle*, kein Diuretikum. Beachte den „Reboundeffekt" bei Furosemid. (Nach [36])

tik (Abb. 14) nicht ausreichend sicher zu dosieren [38]. Vielversprechende Befunde bezüglich des neuen Schleifendiuretikums Muzolimin [2, 26] lassen sich nicht in die Praxis umsetzen, da die Substanz wegen Nebenwirkungen nicht mehr verfügbar ist.

Die weiter distal angreifenden Thiazide sind wesentlich schwächer diuretisch wirksam als die Schleifendiuretika. Da sie ebenfalls eine Hypokaliämie und hypokaliämische Alkalose induzieren und zudem eine verstärkte Vasokonstriktion der Niere verursachen können, sollten sie bei der Aszitestherapie nicht eingesetzt werden [41]. Von den am distalen Tubulus angreifenden „kaliumsparenden" Substanzen wurde bei Leberzirrhose mit Aszites vor allem Spironolacton mit Erfolg verwendet. In einer vergleichenden Studie war Spironolacton dem Furosemid bei der Ausschwemmung deutlich überlegen (Tabelle 6). Dies ist erstaunlich, da im distalen Tubulus nur 4% des glomerulär filtrierten Natriums für die Resorption zur Verfügung stehen, und ein sekundärer Hyperaldosteronismus nur bei ausgeprägtem Aszites vorliegt. Möglicherweise spielen hier noch andere Wirkungen der Substanz eine Rolle. Die Pharmakokinetik von Spironolacton ist bei Leberzirrhose nicht verändert [23]. Ein weiterer Vorteil ist das Fehlen einer Hypokaliämie und Hyperurikämie. Nachteile sind das verzögerte Einsetzen der Natriurese, das Auftreten einer Gynäkomastie bei ca. 30% der langfristig behandelten Patienten und eine häufige Hyperkaliämie. Triamteren weist starke Veränderungen der Pharmakokinetik bei Leberzirrhose auf [23], bezüglich des Amilorids fehlt es an Daten. Die am Sammelrohr angreifenden Substanzen („Aquaretika") Demeclocyclin und Lithium, die die Wasserdiurese über eine Hemmung der ADH-Wirkung stei-

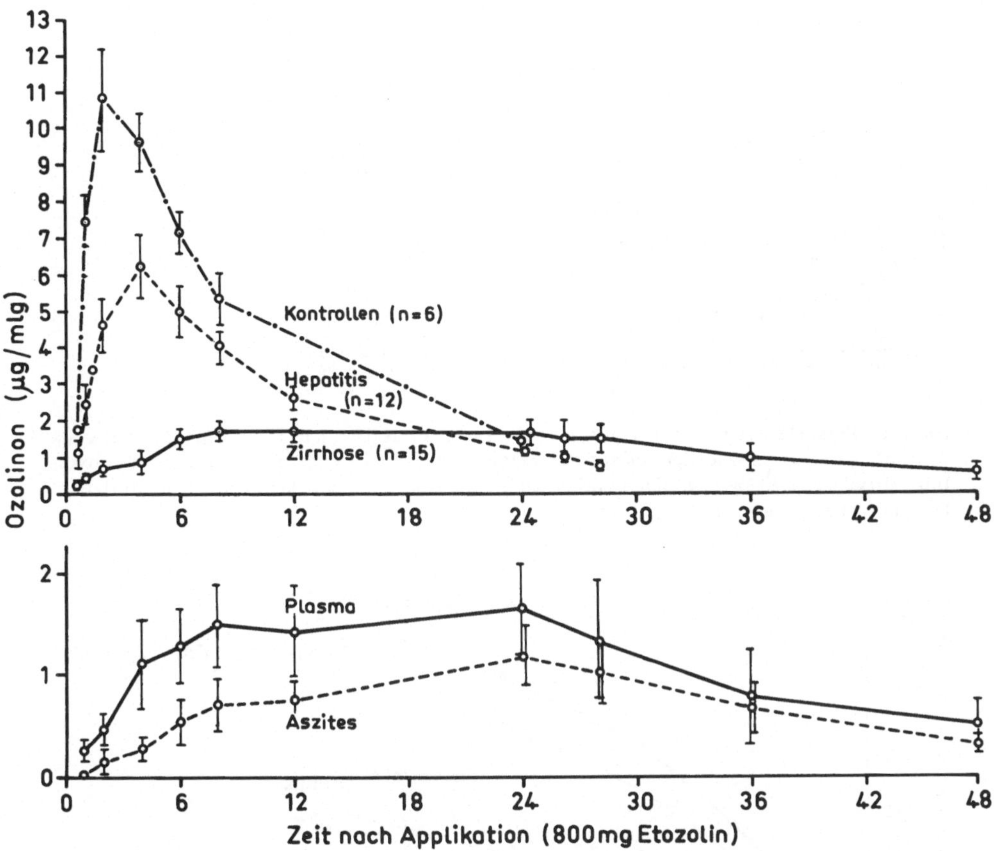

Abb. 14. Einfluß von Hepatitis und Leberzirrhose auf die Plasmakonzentration von Ozolinon, dem Hauptmetaboliten nach Gabe von Etozolin oral. Vergleich der Plasma und Aszitesspiegel

Tabelle 6. Vergleich zwischen Spironolacton und Furosemid in der Therapie des zirrhotischen Aszites. (Nach [47])

	Spironolacton	Furosemid
Dosis	150 ± 300 mg/Tag	80 ± 160 mg/Tag
Therapieerfolg	18/19 (94,7%)	11/21 (52,4%)
Cross over positiv	9/10 (90,0%	0/1 (0%)

gern, sollten bei der Aszitestherapie wegen Nephrotoxizität und Enzephalopathiegefahr nicht eingesetzt werden [58].

Die aufgrund der unter 2.2 erwähnten, vermutlich Angiotensin-II-vermittelten gesteigerten proximalen Natriumreabsorption vermutlich wirksamen Hemmer des Angiotensin converting enzymes (ACE-Hemmer) haben sich in der Praxis nicht bewährt. Es ließen sich zwar bei einigen Patienten gute Erfolge

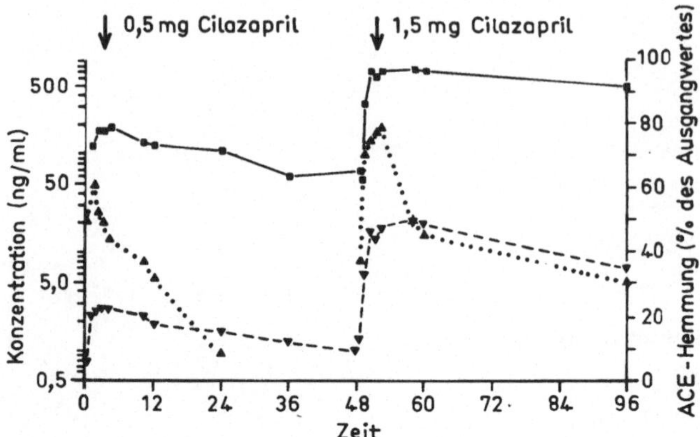

Abb. 15. Plasmakonzentration von Cilazapril (▲····▲) und seinem Hauptmetaboliten Cilazaprilat (▼– – –▼) sowie Zeitverlauf der Hemmung der Aktivität des Angiotensin-converting-Enzyms (*ACE*) (■——■) nach Gabe von 0,5 mg bzw. 1,5 mg Cilazapril bei einem Patienten mit Leberzirrhose und Aszites

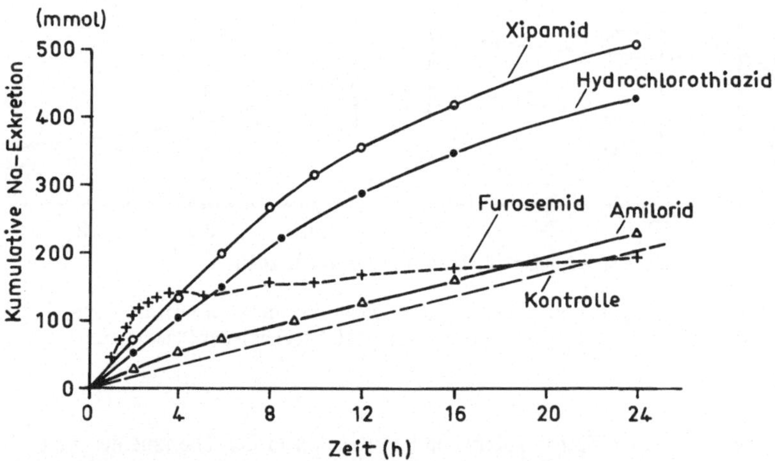

Abb. 16. Kumulative Natriumausscheidung nach Gabe verschiedener Diuretika bei gesunden Probanden. *Kontrolle*, kein Diuretikum. (Nach [36])

erzielen, bei anderen Patienten kam es aber zu schwerwiegenden Nebenwirkungen wie Hypertension und Verschlechterung der Nierenfunktion [45]. Dies ist möglicherweise durch die am Beispiel des neuen ACE-Hemmers Cilazapril gezeigte Veränderung der Pharmakokinetik und Pharmakodynamik bei Patienten mit Leberzirrhose und Aszites (Abb. 15) zu erklären.

Xipamid, eine Substanz, die bezüglich ihrer Wirkung zwischen Schleifendiuretika und Thiaziden angesiedelt werden muß, führt zu einer protrahierten, insgesamt stärkeren Wasserausscheidung als Furosemid (Abb. 16). Als potentieller Karboanhydrasehemmer [25] bietet die Substanz die Möglichkeit einer

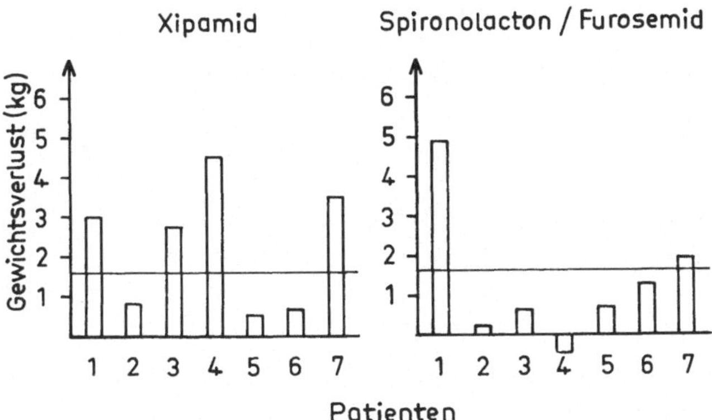

Abb. 17. Gewichtsverlust unter der Behandlung mit Xipamid bzw. Spironolacton/Furosemid in den ersten 4 Tagen diuretischer Therapie

Wirkung an ganz verschiedenen Tubulusabschnitten. Es ist allerdings nicht gesichert, daß Xipamid auch die Carboanhydrase des proximalen Tubulus hemmt. Ein weiterer Vorteil ist die wenig beeinflußte Pharmakokinetik und -dynamik bei Patienten mit Leberzirrhose [75].

Eine randomisierte Studie, die Xipamid mit der Kombination Spironolacton/Furosemid verglich, zeigte einen besseren Effekt von Xipamid in den ersten 4 Tagen (Abb. 17) und einen gleich guten Effekt während der ersten 8 Tage in der diuretischen Behandlung [59]. Auffällig war hier aber eine relativ hohe Hypokaliämierate in der Xipamidgruppe. Um dieses Problem zu vermeiden, wurde in einer weiteren offenen Studie die Kombination von Xipamid (10–40 mg/Tag) und Spironolacton (100–400 mg/Tag) untersucht. Es ergab sich eine Erfolgsquote von 88% (mittlere Gewichtsabnahme 0,7 ± 0,3 kg/Tag), wobei insbesondere die niedrige Nebenwirkungsrate von 7,6% (Hypokaliämie) auffiel.

4.1.5 Praktisches Vorgehen

Aufgrund der genannten Daten ist bei fehlendem Ansprechen auf die Basistherapie eine Behandlung mit Spironolacton indiziert. Nach den neueren Befunden ist eine Kombination von Spironolacton und Xipamid (initial 100 bzw. 10 mg) sinnvoll. Diese Dosis kann bei Ausbleiben einer hinreichenden Diurese auf 400 bzw. 40 mg gesteigert werden (Tabelle 7). Aus den oben dargelegten Gründen ist Xipamid in der Behandlung des zirrhotischen Aszites dem Furosemid überlegen, es steht bislang aber keine intravenöse Applikationsform zur Verfügung. Azetazolamid, ACE-Hemmer, Thiazide, Etozolin, Triamteren, Demeclozyclin und Lithium haben aus den erwähnten Gründen keinen Platz in der Diuretikatherapie des Aszites. Die Behandlung muß anfangs durch die Kontrolle der Serumelektrolyte, der Nierenfunktion, des Säure-Basen-Haushaltes im Abstand von 3–4 Tagen, später im Abstand von 2–3 Wochen überwacht werden.

Tabelle 7. Stufenplan der Aszitestherapie bei Leberzirrhose

Stufe I	Natrium- (und Flüssigkeits)restriktion 3 g NaCl (1000 ml Flüssigkeit) Kontrollen: Elektrolytbestimmung im Urin, Urinvolumen, Gewicht, Bauchumfang
Wenn nach 4 Tagen kein Verlust von 1,5 kg:	
Stufe II	100 mg Spironolacton und 10 mg Xipamid unter Beibehaltung der Diät Kontrollen: Elektrolyte und Retentionswerte im Serum, Urinelektrolyte, Urinvolumen, Gewicht und Bauchumfang
Wenn nach 4 Tagen keine Abnahme von 1,5 kg:	
Stufe III	200 mg Spironolacton und 20 mg Xipamid Kontrollen: wie bei Stufe II
Wenn nach 4 Tagen keine Gewichtsabnahme von 1,5 kg:	
Stufe IV	200 mg Spironolacton und 40 mg Xipamid Kontrollen: wie bei Stufe II Eventuell Steigerung der Spironolactondosis auf 400 mg Wichtig: Engmaschige Kontrollen von Elektrolyten und Retentionswerten, bei Entgleisung Diuretika unverzüglich absetzen!!
Wenn nach 4 Tagen keine Gewichtsabnahme von 1,5 kg:	
Stufe V	Indikation zum peritoneovenösen Shunt

4.1.6 Komplikationen der Diuretikatherapie und Diuretikaresistenz

Die Diuretikatherapie bei Patienten mit zirrhotischem Aszites ist leider durch erhebliche Komplikationen belastet (Tabelle 8) [64]. Insbesondere eine Hyponatriämie, eine Hypokaliämie, ein teilweises irreversibles Nierenversagen und eine Enzephalopathie treten bei 29–50% der Patienten auf. Die hohen Komplikationsraten fordern neben einem vorsichtigen Einsatz der Diuretika eine Reduktion der Dosis oder ein Einstellen der Diuretikatherapie bei Störungen des Elektrolyt- und Säure-Basen-Haushaltes oder bei zunehmender Retention harnpflichtiger Stoffe. Bei Hyponatriämie und mangelndem Ansprechen auf die Therapie ist es falsch, die Dosis der Diuretika zu erhöhten und Kochsalz zu substitutieren. Die maximale tägliche Gewichtsabnahme von 500–700 g sollte bei fehlenden peripheren Ödemen nicht überschritten werden [49] (Tabelle 9). Je aggressiver die diuretische Therapie erfolgt, d.h., ein um so geringerer Prozentsatz an diuretikaresistenten Patienten in Kauf genommen wird, desto höher ist die Komplikationsrate (Tabelle 10).

Ein Aszites muß dann als therapierefraktär bezeichnet werden, wenn bei korrekter Durchführung der obengenannten Basistherapie und einer ausreichend dosierten nebenwirkungsfreien Gabe von Diuretika keine Gewichtsreduktion auftritt oder wenn diese nach einem initialen Erfolg wieder sistiert, während noch große Mengen Aszites vorhanden sind [41]. Ursachen einer nur scheinbaren Therapieresistenz sind insbesondere eine zu hohe Natriumzufuhr

Tabelle 8. Komplikationen verschiedener Diuretika bei der Therapie des zirrhotischen Aszites. (Nach [64])

	n	Enzephalopathie [%]	$K^+\downarrow$ [%]	$Na^+\downarrow$ [%]	Azotämie [%]	Alkalose [%]	„Massive Entgleisung" [%]
Chlorothiazid	31	22	55	40	22	6	13
Chlorothiazid + Spironolacton	39	28	16	49	31	0	15
Furosemid	17	26	64	43	43	9	39
Etacrynsäure	16	53	50	56	56	59	59

Tabelle 9. Veränderungen der Nierenfunktion und der Elektrolyte sowie des Plasmavolumens unter rascher Diurese bei Patienten mit Aszites. (Nach [49])

	Ödem	Kein Ödem	p
△ Harnstoff (mg/dl)	+ 1	+ 19	< 0,001
△ Kreatinin (mg/dl)	+ 0,01	+ 0,06	< 0,01
△ Natrium (mmol/l)	− 2	− 6	< 0,05
△ Kalium (mmol/l)	+ 0,2	+ 1,2	< 0,005
△ Plasmavolumen (%)	+ 0,04	+ 24	< 0,001

Tabelle 10. Relation zwischen Therapieversagen und Komplikationshäufigkeit bei der Therapie des zirrhotischen Aszites

Patienten	Versager [%]	Komplikationen [%]	Literatur
328	25,6	32,4	Descos et al. [13]
90	21,0	37,0	Fogel et al. [20]
112	5,0	75,0	Sherlock et al. [64]

(cave Antacida), die gleichzeitige Gabe von diuresehemmenden Medikamenten (Aminoglykoside, nichtsteroidale Antiphlogistika) und begleitende kardiale und renale Erkrankungen. Selten sind die hämodynamischen Effekte des massiven Aszites so ausgeprägt, daß eine effektive Diurese erst nach Durchführung einer Parazentese, (s. unten) eintritt. Nach Ausschluß dieser scheinbaren Therapieresistenz (Tabelle 11) verbleiben je nach Selektion 10–20% aller Patienten mit zirrhotischem Aszites als echt therapierefraktär.

Tabelle 11. Ursachen der scheinbaren Therapieresistenz bei zirrhotischem Aszites

Zu hohe Natriumzufuhr, andere Krankheitserscheinungen, spontane bakterielle Peritonitis, gastrointestinale Blutung, Leberfunktionsverschlechterung – akute Hepatitis, – Toxine,	Nierenfunktionsstörungen – Obstruktion, – Toxine (Medikamente!), Fehlen von peripheren Ödemen, extrem gesteigerte proximale Natriumreabsorption, gestörte kardiale Funktion durch extremen Aszites.

Tabelle 12. Prädiktive Parameter für den Therapieerfolg bei zirrhogenem Aszites. (*PPV*, Positiver, *NPV*, negativer Vorhersagewert)

	PPV [%]	NPV [%]	Grenzwert
Na/K im Urin	92	80	< 0,6
Fe_{Na}	91	66	< 0,1 %
U_{Na}	91	66	< 10 mmol/Tag

Tabelle 13. Vergleich Parazentese und Eiweißersatz gegen Diuretika. (Nach [51])

	Parazentese (4–6 l/Tag) + Albumin (40 g/Tag)	Spironolactone (200–400 mg/Tag) + Furosemid (40–240 mg/Tag)	p
Erfolg (%)	100	82	n.s.
Hospitalisation (Tage)	12 ± 2	34 ± 3	< 0,001
Komplikationen (%)	24	44	n.s.
△ Kreatinin (mg/dl)	+ 0,01	+ 0,25	n.s.
△ Harnstoff (mg/dl)	+ 4,3	+ 6,7	n.s.

Eine extrem ausgeprägte Natriumreabsorption im proximalen Tubulus kann das Versagen der Diuretika mit Angriffspunkt an der Henle-Schleife oder am distalen Tubulus erklären. Dabei ist die Bestimmung des Natrium-Kalium-Quotienten im Urin, der fraktionellen Natriumelimination oder der täglichen Urinnatriumausscheidung gut als Prognosekriterium zu gebrauchen. 95 % der Patienten, die später refraktär bleiben, lassen sich dadurch abgrenzen (Tabelle 12). Da, wie oben erwähnt, die Gabe von proximal angreifenden Substanzen wegen der Komplikationen kontraindiziert ist, wird man in den meisten Fällen zu den chirurgischen Therapieverfahren greifen müssen. Inwieweit die kürzlich mitgeteilten erfolgreichen Versuche mit einer Harnstofftherapie [12] Bedeutung erlangen werden, ist ungewiß.

4.1.7 Chirurgische Therapieverfahren

Zu chirurgischen Verfahren in weiterem Sinne zählen die Parazentese, die extrakorporale Aszitesreinfusion und als Dauertherapie der peritoneovenöse Shunt. Diese Verfahren kommen nur dann in Betracht, wenn nach dem Stufenplan der Aszitestherapie (s. Tabelle 7) keine ausreichende Diurese zu erzielen ist, wenn ein Effekt nur unter Inkaufnahme erheblicher Risiken erreicht werden kann, oder wenn der Patient die erfolgreiche Kochsalzbeschränkung und die diuretische Therapie nicht konsequent einhalten kann. Die Parazentese galt lange als obsolet. Wenn sie unter sorgfältiger Überwachung und unter ausreichendem Ersatz des dabei verlorengehenden Eiweiß durchgeführt wird, ist sie aber nach neueren Untersuchungen zumindest kurzfristig erfolgreich anwendbar [51] (Tabelle 13). Bei Patienten mit gleichzeitig vorliegenden peripheren Ödemen ist das Ablassen größerer Aszitesvolumina anscheinend komplikationslos möglich [32]. Verschiedene Studien haben gezeigt, daß die Parazentese unter kontrollierten Bedingungen durchaus eine Alternative zur diuretischen Therapie darstellt, da sie mit geringeren Hospitalisationszeiten und evtl. auch geringeren Komplikationsraten einhergeht. Vor einer breiten ambulanten Anwendung ist aber zu warnen, da dann wahrscheinlich Komplikationsraten wie vor der Ära der Diuretikatherapie zu erwarten sind. Es ist auch nicht geklärt, inwieweit sich die Methode für eine langfristige Therapie eignet.

Extrakorporale Aszitesreinfusion

Verschiedene Formen der kurzfristigen extrakorporalen Aszitesreinfusion sind zur Behandlung des therapierefraktären Aszites erprobt worden. Da diese Verfahren, unabhängig davon, ob unmodifizierter oder mittels verschiedener Systeme „konzentrierter“ Aszites reinfundiert wird, keine dauerhaften Therapieerfolge zeigen [54], sind sie nur zur raschen Aszitesbeseitigung vor operativen Eingriffen, oder bei durch zu aggressiver Diuretikatherapie induziertem Nierenversagen angezeigt. Unter diesen Bedingungen führt die Reinfusion von unmodifiziertem Aszites mit einer Rollenpumpe zu einer raschen Normalisierung des zentralen Venendrucks, der Urinausscheidung und des Natrium-Kalium-Quotienten im Urin. Es kommt zu einer Zunahme der Natriurese und zu einer Normalisierung des Renin-Aldosteron-Systems (Tabelle 14) [11, 54]. Die extrakorporale Reinfusion sollte unter den Bedingungen der Intensivüberwachung über einen liegenden Swan-Gantz-Katheter durchgeführt werden. Das Fördervolumen der Pumpe ist so einzustellen, daß genügend Aszites retransfundiert, zugleich aber kardiopulmonale Komplikationen infolge einer Hypervolämie vermieden werden. Die stündliche Retransfusionsmenge liegt bei etwa 400 ml.

Peritoneovenöser Shunt

Die unter der extrakorporalen Reinfusion beobachtete Aszitesausschwemmung war Anlaß, langfristig wirksame, auf dem gleichen Prinzip basierende Therapieverfahren zu entwickeln. Inzwischen sind verschiedene implantierbare peritoneovenöse Shunts im Handel. Die Abb. 18 zeigt exemplarisch den Denver-Shunt, der sich gegenüber anderen Typen durch eine Doppelpump-

Tabelle 14. Wirkungen der extrakorporalen Reinfusion

	Aldosteron (pg/ml)	Renin (ng/ml/h)	Vasopressin (pg/ml)	U_{Na} (mäq/Tag)	U_V (ml/Tag)
Vor Reinfusion	642 ± 255	43 ± 26	7,3 ± 5,1	20 ± 10	600 ± 300
Nach 2 Tagen	63 ± 20	4,1 ± 0,8	9,7 ± 6,0	37 ± 21	2200 ± 800

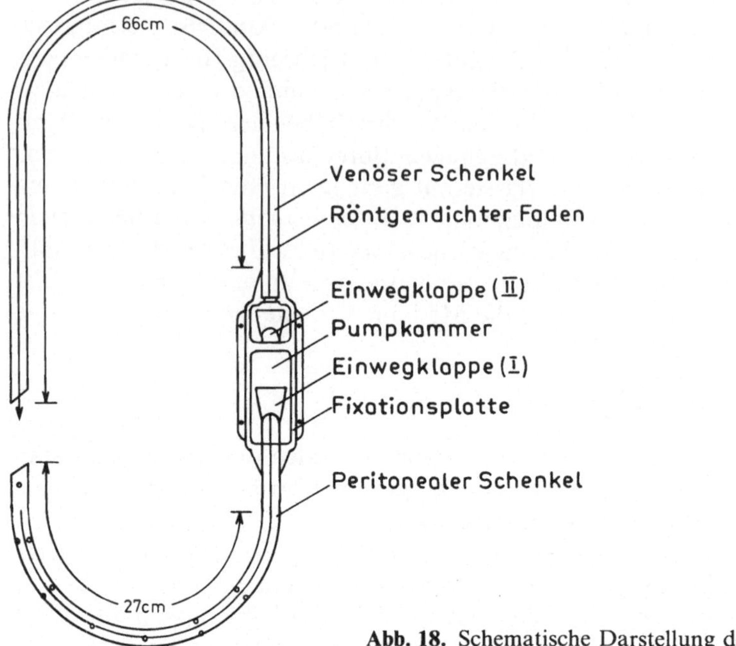

Abb. 18. Schematische Darstellung des Denver-Shunts

Tabelle 15. Randomisierte Studie zum Vergleich des peritoneovenösen Shunts mit konservativer Therapie. (Nach [72])

	Konservativ	Peritoneovenöser Shunt
Überlebende nach 1 Jahr (%)	6	41
Dauer der Hospitalisierung (Tage)	32	15
Mittlere Gewichtsreduktion/10 Tage (kg)	3,7	11,3
Abnahme des Bauchumfangs/10 Tage (cm)	2,3	12,7
Urinausscheidung/Tag (Tag 1–10) (ml)	900	5815

Tabelle 16. Vergleich der chirurgischen und konservativen Therapie bei zirrhotischem Aszites. (Nach [10])

	Peritoneovenöser Shunt (n = 29)	Konservative Therapie (n = 28)
Reduktion des Aszites		
– 1 Woche	26/29 (90%)	16/28 (64%)
– 1 Monat	13/17 (76%)	4/23 (17%)
– 1 Jahr	3/6 (50%)	3/9 (33%)
gestorben		
– 1 Monat	12/29 (41%)	5/28 (17%)
– 1 Jahr	23/29 (79%)	15/24[a] (63%)

[a] 4 Patienten erhielten peritoneovenösen Shunt.

kammer unterscheidet. Die Effekte des peritoneovenösen Shunts sind nicht wesentlich verschieden von denen der extrakorporalen Aszitesretransfusion [7, 15, 24]. Die Ergebnisse dieser Therapie wurden anfänglich sehr enthusiastisch beurteilt. Eine randomisierte Vergleichsstudie [72] ergab eine deutliche Überlegenheit gegenüber der konservativen Therapie bei „diuretikaresistenten" Patienten (Tabelle 14). Derartige Ergebnisse sind aber nur bei sorgfältiger Patientenauswahl, optimaler chirurgischer Anlage der Shunts und korrekter Patientenüberwachung zu erzielen. Wie aus einer kürzlich mitgeteilten vergleichenden Studie zu entnehmen ist [10], kann man insbesondere langfristig keinen Vorteil gegenüber der konservativen Therapie erkennen (Tabelle 15).

Komplikationen der Reinfusionsverfahren

Der peritoneovenöse Shunt ist derzeit die einzige therapeutische Maßnahme, die wahrscheinlich kausal die renale Natrium- und Wasserretention und damit die Aszitesbildung beeinflußt. Die Anwendung des Shunts ist jedoch durch die hohe Frequenz z. T. schwerwiegender Komplikationen (Tabelle 17) begrenzt [71]. Ein spontaner Shuntverschluß ist die häufigste Ursache eines Mißerfolgs. Diese Komplikation ist in der Regel auf den nicht optimal implantierten venösen Schenkel des Shuntsystems zurückzuführen, z. B. auf ein schräg auf die Gefäßwand fixiertes Shuntende. Dabei findet sich meist gleichzeitig eine Gefäßthrombose. Die Durchgängigkeit des Shunts läßt sich durch dopplersonographische Untersuchungen testen. Bei Verdacht auf partiellen oder kompletten Verschluß ist eine Darstellung des Shunts mit Kontrastmitteln ohne Komplikationen möglich [5]. Ist eine Gefäß- oder Shuntthrombose nach-

Tabelle 17. Komplikationen der Aszitesretransfusion (extrakorporal: n = 16, peritoneovenöser Shunt: n = 21)

Komplikation	Patienten		Ursache
	n	[%]	
Gerinnungsstörung	14 von 37	37,8	Hyperfibrinolyse (reversibel) Plasminogenkonzentration < 0,7 CTA/U/ml)
Blutung	5 von 37	13,5	Hyperfibrinolyse (reversibel)
Venenthrombose	3 von 21	14,2	Fehllage des venösen Shuntanteils (?)
Shuntokklusion	1 von 21	4,8	Peritoneosaphenöser Shunt
Infektion	2 von 37	5,4	Thrombose, Endokarditis
Fieber ohne Infektion	14 von 37	37,8	Allergie (?)
Leck	2 von 21	9,5	Adipöse Bauchdecken, Fehllage des peritonealen Shuntanteils
Bauchdecken- und Skrotalödem	3 von 16	18,7	Fehllage des peritonealen Zugangs
Kardiale Dekompensation	7 von 37	18,9	Chronische Niereninsuffizienz, Mitralvitium
Hämatom und Shuntdislokation	1 von 21	4,8	Trauma

gewiesen, kann eine lokale Fibrinolyse mit Urokinase durchgeführt werden [6]. Bei ungünstiger Lage des venösen Schenkels ist aber ein Rezidiv häufig. Die schlechten Ergebnisse der französischen Multizenterstudie [10] sind zum großen Teil auf solche Ereignisse, die tatsächlich durch geringe Erfahrung der beteiligten Chirurgen begründet sein könnten, zurückzuführen.

Die von anderen Autoren berichteten hohen Infektionsraten lassen sich wahrscheinlich durch bessere perioperative Antibiotikatherapie reduzieren. Der häufige Nachweis von Staphylococcus aureus macht eine operationsbedingte und nicht eine spontane Besiedlung des Aszites wahrscheinlich [71]. Die nicht selten auftretenden erhöhten Körpertemperaturen sind meist nicht durch eine Infektion verursacht. Sie können über Monate rezidivieren.

Eine Gerinnungsstörung, die bei 25–100% der Patienten in den ersten Tagen nach Anlage des Shunts auftritt, ist die häufigste und am meisten gefürchtete Komplikation. Es handelt sich meist um eine Fibrinolyse; eine disseminierte intravasale Gerinnung liegt in der Regel nicht vor, da weder ein Abfall von Faktor V noch von Thrombozyten über den Verdünnungseffekt hinaus beobachtet wird [54] (Tabelle 18). Die Ursache ist wahrscheinlich die Infusion von Plasminogenaktivatoren, die von peritonealen Makrophagen gebildet werden, wobei Synthese und Freisetzung durch Endotoxin stimuliert werden [70]. Eine erniedrigte Aktivität von Plasminogen und α_2-Antiplasmin im Aszites (Abb. 19) und eine erhebliche Menge an Fibrinabbauprodukten im Aszites zeigen die fibrinolytische Aktivität an (Abb. 20). Die Bestimmung der Plasminogen- und α_2-Antiplasminaktivität hat sich als sehr brauchbar erwiesen, um das Risiko einer Fibrinolyse nach Shuntimplantation abzuschätzen. Bei einem Plasminogen unter 0,7 CTA U/ml (Protopath) oder einer α_2-Antiplasminaktivität unter 0,1 IU/ml sollte intraperitoneal Dexamethason (16 mg) gegeben werden, das die Synthese der Plasminogenaktivatoren in Peritonealmakrophagen hemmt [69]. Meist findet sich nach 24 h ein deutlicher Anstieg des Plasminogens und des α_2-Antiplasmins im Aszites, und der Shunt kann in der Regel ohne Komplikationen implantiert werden. Der Effekt des Dexamethasons hält aber nur für kurze Zeit an und ist nicht bei allen Patienten in gleichem Ausmaß nachweisbar (Abb. 21) [61]. Eine präoperative Kontrolle und bei Bedarf die wiederholte Gabe von Dexamethason sind daher erforderlich [71]. Unter Beachtung dieser prophylaktischen Maßnahmen tritt nach unserer Erfahrung

Tabelle 18. Veränderungen des Gerinnungssystems während Retransfusion von Aszites

Parameter	Vor Retransfusion	Während Retransfusion
Quick (%)	46 ± 9	31 ± 6
PTT (s)	40 ± 9	49 ± 4
Thrombinzeit (s)	19 ± 1	24 ± 5
Reptilasezeit (s)	18 ± 3	24 ± 3
Fibrinogen (g/l)	3,6 ± 1,3	1,8 ± 0,3
FV (%)	70 ± 22	67 ± 15
FDP (0 – + + +)	0	+ + +
Thrombozyten ($\times 10^9$/l)	97 ± 23	81 ± 17
Leukozyten ($\times 10^9$/l)	8,4 ± 3,2	6,2 ± 2,7

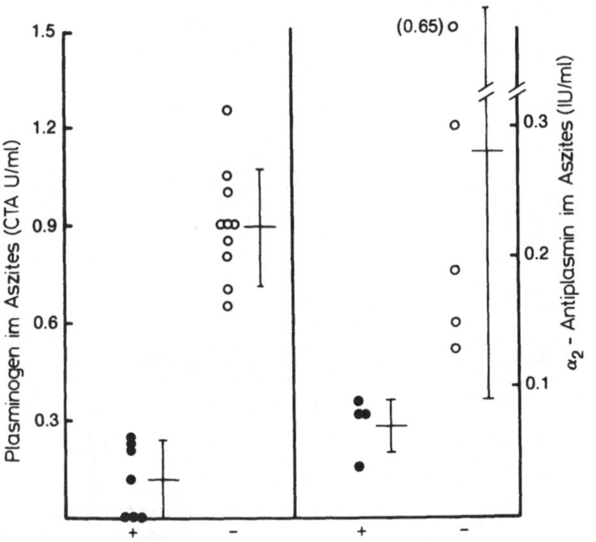

Abb. 19. Bestimmung von Plasminogen und α_2-Antiplasmin im Aszites zur Vorhersage einer Gerinnungsstörung unter Aszitesreinfusion. Patienten mit Gerinnungsstörung (●), Patienten ohne Gerinnungsstörung (○)

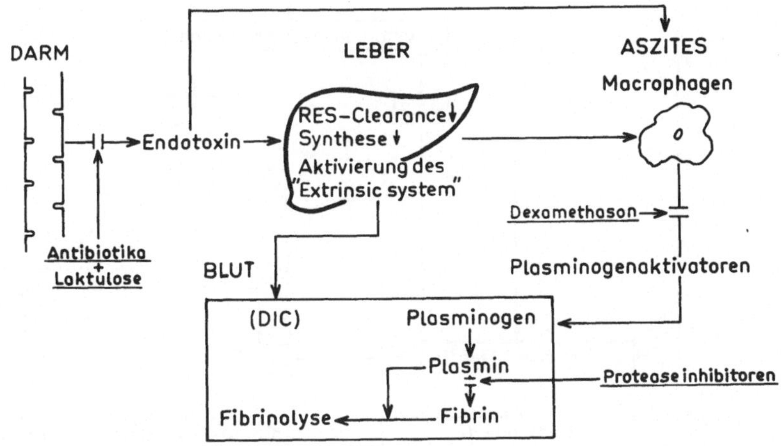

Abb. 20. Modellvorstellung zur Genese der Gerinnungsstörungen bei Aszitesreinfusion und zu möglichen therapeutischen Angriffspunkten (⊣⊢)

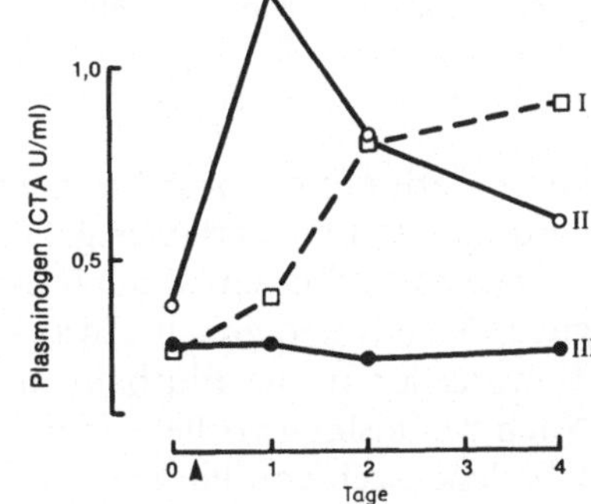

Abb. 21. Reaktionsformen der Plasminogenaktivität im Aszites nach Gabe von 16 mg Dexamethason: *I*, verzögerter, persistierender Anstieg; *II*, rascher, nicht dauerhafter Anstieg; *III*, fehlender Anstieg

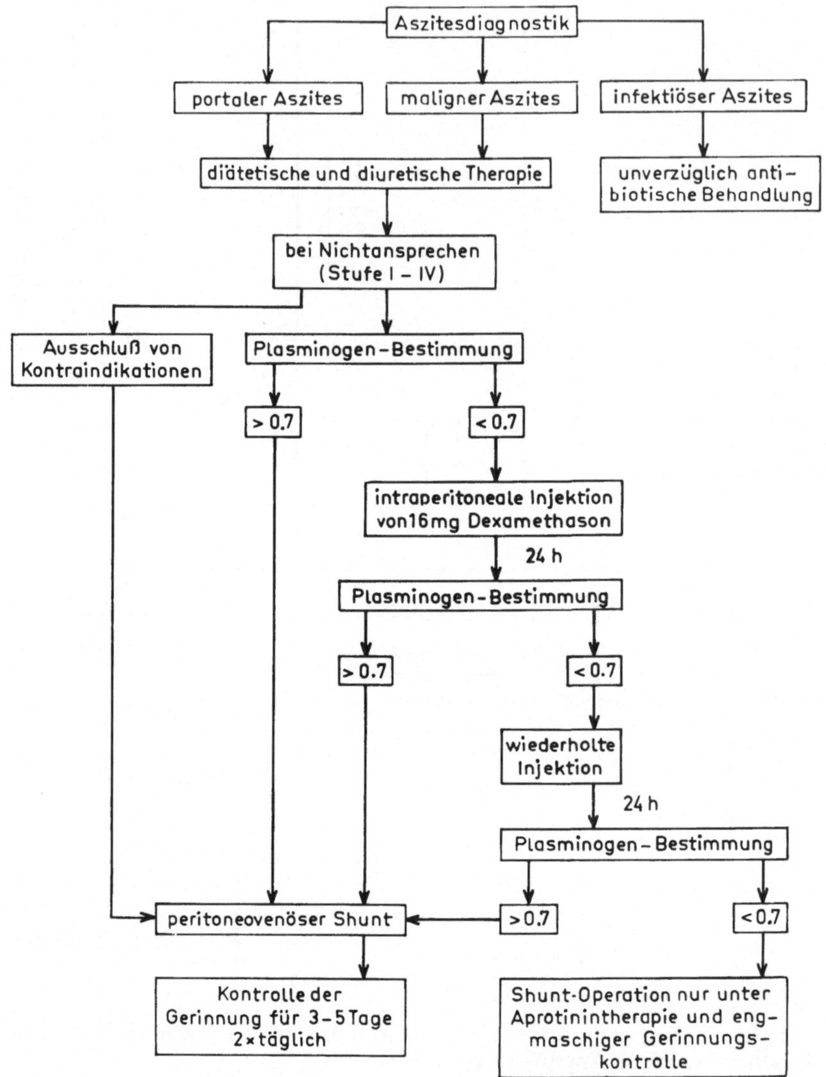

Abb. 22. Algorithmus zur Behandlung des Aszites, insbesondere zur Vorbereitung der Anlage eines peritoneovenösen Shunts

keine Gerinnungsstörung auf. Die Anwendung des peritoneovenösen Shunts wird dadurch wesentlicher gefahrloser.

Dieses Verfahren ist auch bei Patienten mit ansonsten refraktärem, malignem Aszites erfolgreich. Zwar kommt es zweifelsohne zur Verschleppung von Tumorzellen in die Blutbahn und wahrscheinlich zur Mikrometastasierung. Nach den bislang vorliegenden Untersuchungen hat diese aber bei der kurzen Überlebenszeit von Patienten mit ausgeprägtem malignen Aszites keinen Einfluß auf den weiteren Ablauf der Erkrankung [50]. Abbildung 22 faßt das Vorgehen bei Aszites und insbesondere bei der Vorbereitung der Anlage eines peritoneovenösen Shunts zusammen.

4.2 Hepatorenales Syndrom

Das hepatorenale Syndrom ist potentiell reversibel, wie sich an der erfolgreichen Transplantation einer Niere aus einem Spender mit hepatorenalem Syndrom in einen lebergesunden Empfänger [39] (Abb. 23) und an der erfolgreichen Therapie eines Patienten mit hepatorenalem Syndrom durch orthotope Lebertransplantation [29] (Abb. 24) zeigen läßt. Die Lebertransplantation und die daraus resultierende Verbesserung der Leberfunktion stellt die einzige bislang gesicherte Therapie des hepatorenalen Syndroms dar, dessen Prognose insgesamt ungünstig ist. 1–13% der Patienten weisen eine spontane Remission auf. In den meisten Fällen ist eine obere gastrointestinale Blutung die Todesursache, während das Nierenversagen als indirekt für den letalen Ausgang verantwortlich anzusehen ist [56].

Andere Möglichkeiten einer raschen Verbesserung der Leberfunktion sind bisher nicht bekannt. Die übrigen therapeutischen Möglichkeiten sind bislang leider begrenzt. Weder die Volumenexpansion durch Infusionstherapie noch verschiedene vasoaktive Medikamente, die Parazentese, die Gabe von Fresh-

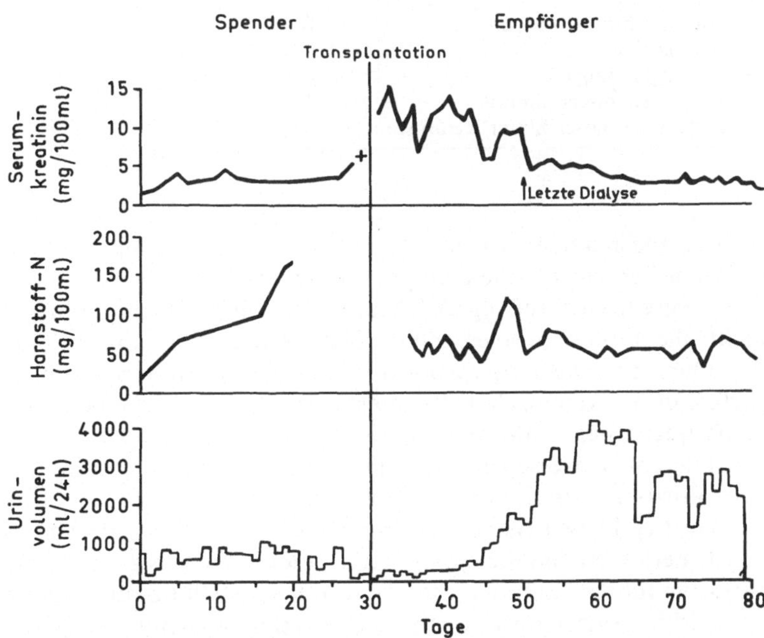

Abb. 23. Nierenfunktion nach Transplantation einer Niere von einem Patienten mit hepatorenalem Syndrom in einem lebergesunden Empfänger. (Nach [39])

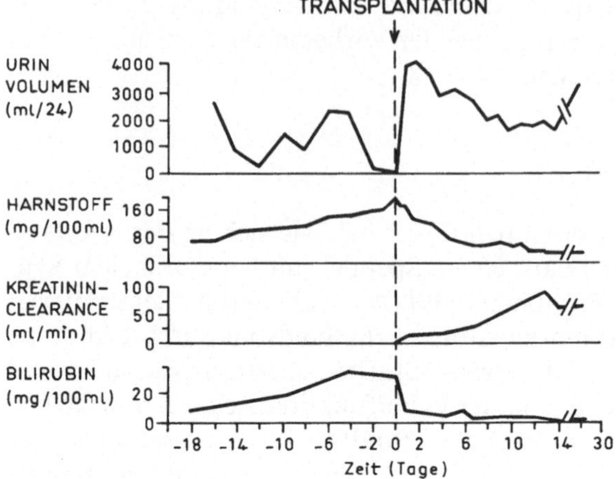

Abb. 24. Nierenfunktion nach Lebertransplantation bei hepatorenalem Syndrom. (Nach [29])

Tabelle 19. Bislang vorgeschlagene therapeutische Maßnahmen bei echtem hepatorenalen Syndrom

1. Verbesserung der Leberfunktion	+
2. Volumenexpansion	∅
3. Vasoaktive Medikamente	∅
4. Parazentese	∅
5. Dialyse und Kohlehämoperfusion	?
6. Fresh-frozen-Plasma	∅
7. Austauschtransfusionen	∅
8. Antibiotika	?
9. Prostaglandingabe	∅
10. Portosystemische Shunts	?
11. Peritoneovenöser Shunt/Reinfusion	?

froozen-Plasma oder Austauschtransfusionen und Gabe von Prostaglandinen haben bisher wesentliche Erfolge gezeitigt [44]. Die extrakorporale Reinfusion wurde vereinzelt als erfolgreich beschrieben [40], jedoch waren in diesen Fällen nicht alle Kriterien eines echten hepatorenalen Syndroms hinreichend gut dokumentiert. Die extrakorporale Hämodialyse im Verbund mit einer Kohleperfusion hat vereinzelt Erfolge erbracht. Auch die Gabe von Polymyxin – Konsequenz der Endotoxintheorie – wurde als erfolgreich dargestellt. Von besonderem Interesse sind Mitteilungen, die zeigen konnten, daß die Anlage eines portokavalen Shunts ein bestehendes hepatorenales Syndrom reversibel machte [62]. Diese Ergebnisse wurden von anderer Seite aber bestritten, zudem wurde berichtet, daß die Anlage eines solchen Shunts zu einem hepatorenalen Syndrom führen kann. Aufgrund der o. g. Vorstellung zur Pathophysiologie ist der Wirkungsmechanismus eines solchen portosystemischen Shunts auch vollständig unklar, und die Annahme eines durch die Leber zu inaktivierenden, also aktiven Faktors als wesentlich für die Pathogenese des hepatorenalen

Syndroms ist mit dieser Therapie jedenfalls nicht zu vereinbaren. Schließlich wurde von verschiedenen Autoren auch über die Wirksamkeit eines peritoneo-venösen Shunts zur Behandlung des hepatorenalen Syndroms berichtet [35]. In der Mehrzahl der Fälle sind aber die Kriterien eines hepatorenalen Syndroms nicht hinreichend dokumentiert [15]. Hier sind sicher weitere Versuche abzuwarten. Tabelle 19 faßt die vorgeschlagenen Therapieformen bei hepatorenalem Syndrom zusammen.

4.3 Pseudohepatorenales Syndrom

Von wesentlicher Bedeutung für die Behandlung des Nierenversagens bei Lebererkrankungen ist die unter 2.2.2 aufgeführte Differentialdiagnose. In jedem Fall ist bei Nierenfunktions- und Kreislaufparametern, die eine prärenale Situation widerspiegeln, der Versuch einer Volumenauffüllung, sei es als Infusionstherapie oder als akute Aszitesreinfusion gerechtfertigt. Schließlich ergibt diese Therapie ex juvantibus die definitive Differenzierung zwischen echtem und pseudohepatorenalem Syndrom.

Wesentlich erfolgversprechender als beim hepatorenalen Syndrom sind die Therapieverfahren bei verschiedenen Formen des pseudohepatorenalen Syndroms. Insbesondere das Nierenversagen oder die Funktionseinschränkung bei Volumenmangelzuständen sind einer Therapie mittels Volumenzufuhr leicht zugänglich. Bei Patienten ohne Aszites bietet sich die Volumenrepletion mittels Infusion von eiweißhaltigen Kochsalzlösungen an. Bei Vorliegen von größeren Aszitesvolumina ist die extrakorporale Aszitesreinfusion eine geeignete Maßnahme [54]. Inwieweit hier neben der Volumenwiederauffüllung die Infusion bislang ungeklärter vasoaktiver Substanzen eine Rolle spielt, ist heute noch offen. Bezüglich der technischen Einzelheiten und der Komplikationen der Reinfusionstherapie s. Abschn. 4.1.7. Bei Vorliegen einer tubulären Nekrose und hinreichender Prognose bezüglich der Grunderkrankung ist zweifelsohne

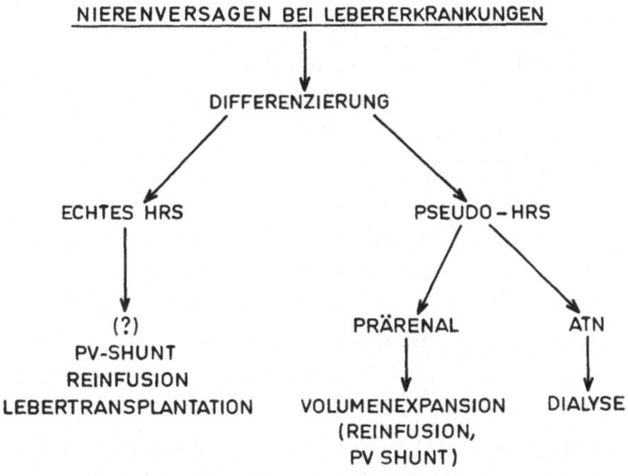

Abb. 25. Behandlung des Nierenversagens bei Lebererkrankungen. *HRS*, hepatorenales Syndrom; *PV*, peritoneovenöser Shunt; *ATN*, akute tubuläre Nekrose

eine Dialysetherapie indiziert, da dieses Syndrom bei Besserung der Leberfunktion oder bei Absetzen der häufig iatrogenen Noxe reversibel ist. Die Abb. 25 faßt die therapeutischen Maßnahmen bei Nierenversagen bei Lebererkrankungen zusammen.

5 Zusammenfassung

Die Pathogenese des zirrhotischen Aszites ist bisher nicht eindeutig geklärt und vermutlich multifaktoriell. Von wesentlicher Bedeutung sind die vermehrte renale Natriumretention und lokale Veränderungen der Starling-Kräfte im Abdomen. Die fast immer bei Leberzirrhose zu beobachtende periphere Vasodilatation ist vermutlich wesentlich an der Entstehung der renalen Funktionsstörung beteiligt. In der Spätphase liegt fast immer ein vermindertes „effektives" Plasmavolumen vor, dies erklärt die Effekte und Komplikationen der verschiedenen Therapieformen.

Die Differenzierung der Aszitesformen wird mit Hilfe einiger Laborparameter weitgehend möglich. Jeder Aszites sollte laborchemisch untersucht werden, wobei Bakteriologie, Zytologie und die Bestimmung von pH, Albumin, Cholesterin und Fibronectin regelmäßig erfolgen sollten. Die Therapie sollte auf dem Boden diagnostischer Befunde stehen und stufenweise und vorsichtig durchgeführt werden. Grundlage bildet immer die strikte Einschränkung der Natriumzufuhr. Die Kombination eines distal angreifenden, kaliumsparenden Medikaments (Spironolacton) mit einem weiter proximal angreifenden Diuretikum (Xipamid, Furosemid) ist als nächster Schritt indiziert. Wenn trotz maximaler Dosierung kein Erfolg eintritt, und andere Ursachen der Therapieresistenz ausgeschlossen sind, ist die Anlage eines peritoneovenösen Shunts sinnvoll. Die Komplikationen dieses Verfahrens, insbesondere die Fibrinolyse, können durch vorherige Untersuchungen des Aszites verringert werden. Die extrakorporale Reinfusion des Aszites sollte auf Notfallsituationen beschränkt bleiben.

Die Pathophysiologie des echten hepatorenalen Syndroms ist bislang nicht geklärt, auch wenn die Bedeutung eines humoralen, vermutlich vasoaktiven Faktors als wahrscheinlich angesehen wird. Hier könnten Leukotriene eine wesentliche Rolle spielen. Das hepatorenale Syndrom ist bisher im wesentlichen als Ausschlußdiagnose zu verstehen, die bei Vorliegen einer Reduktion der fraktionellen Natrium- und Wasserexkretion, von Zeichen eines Volumenmangels sowie bei fehlender Besserung der Nierenfunktion auf Volumenrepletion gestellt werden kann. Eine rationale Therapie ist mangels Kenntnis der Pathophysiologie bislang nicht bekannt, lediglich die Lebertransplantation ist als gesicherte effektive Maßnahme anzusehen. Portokavale Anastomosen, der peritoneovenöse Shunt, die extrakorporale Aszitesreinfusion sowie die Hämoperfusion haben in einzelnen Fällen dokumentierte Erfolge gezeigt.

Sehr viel häufiger als das echte hepatorenale Syndrom sind die verschiedenen anderen Formen des Nierenversagens bei Lebererkrankungen. Diese sind zumeist durch häufig iatrogenbedingte Volumendepletion oder durch eine organische Schädigung der Niere bedingt. Es ist von wesentlicher Bedeutung, diese Ursachen, wenn erforderlich auch mittels invasiver Verfahren, vom echten hepatorenalen Syndrom abzugrenzen, da in den meisten Fällen eine effektive Therapie möglich ist. Bei Vorliegen eines Volumenmangels sind ein parenteraler Volumenersatz, die extrakorporale Reinfusion oder der peritoneovenöse Shunt indiziert. Die beiden letzteren Verfahren haben möglicherweise den Vorteil der Reinfusion vasoaktiver Substanzen, die den gelegentlich über die reine Volumenauffüllung hinausgehenden Effekt erklären. Bei Vorliegen organischer Schädigungen der Niere sind neben dem Absetzen der Noxe die üblichen Dialyseverfahren bei Fehlen anderweitiger Kontraindikationen indiziert.

Literatur

1. Bard C, Lafortune M, Breton G (1986) Ascites: ultrasound guidance or blind paracentesis? Can Med Assoc J 135:209–210
2. Bernardi M, De Palma R, Trevisani F et al. (1986) Effects of a new loop diuretic (muzolimine) in cirrhosis with ascites: comparison with furosemide. Hepatology 6:400–405
3. Better OS, Schrier RW (1983) Disturbed volume homeostasis in patients with cirrhosis of the liver. Kidney Int 23:303–311
4. Bichet DG, van Putten VJ, Schrier RW (1982) Potential role of increased sympathetic activity in impaired sodium and water excretion in cirrhotis. N Engl J Med 307:1552–1557
5. Billmann P, Schölmerich J, Wilms H (1983) Die Funktionsuntersuchung des peritoneovenösen Shunt-systems. ROEFO 138:288–291
6. Billmann P, Volk BA, Schölmerich J, Hasler K, Wilms H (1986) Lokale Lysetherapie bei thrombotischen Komplikationen des peritoneo-venösen Shunts. Z Gastroenterol 24:426–429
7. Blendis LM, Harrison JE, Russell DM, Miller C, Taylor BR, Greig PD, Langer B (1986) Effects of peritoneovenous shunting on body composition. Gastroenterology 90:127–134
8. Bloom D, McCalden TA, Rosendorff C (1975) Effects of jaundice plasma on vascular sensitivity to noradrenalin. Kidney Int 8:149–157
9. de Bold AJ (1985) Atrial natriuretic factor. A hormone produced by the heart. Science 230:767–770
10. Bories P, Compean DG, Michel H et al. (1986) The treatment of refractory ascites by the LeVeen shunt. A multi-centre controlled trial (57 patients). J Hepatology 3:212–218
11. Burmeister P, Schölmerich J, Diener W, Gerok W (1986) Renin, aldosterone, and arginine vasopressin in patients with liver cirrhosis – the influence of ascites retransfusion. Eur J Clin Invest 16:117–123
12. Decaux G, Mols P, Cauchie P, Flamion B, Delwiche F (1986) Treatment of hyponatremic cirrhosis with ascites resistant to diuretics by urea. Nephron 44:337–343
13. Descos L, Gauthier A, Levy VG et al. (1983) Comparison of six treatments of ascites in patients with liver cirrhosis. A clinical trial. Hepatogastroenterol 30:15–20
14. Epstein M, Berk DP, Hollenberg NK, Adams DF, Chalmers TC, Abrams HL, Merrill JP (1970) Renal failure in the patient with cirrhosis. The role of active vasoconstriction. Am J Med 49:175–185
15. Epstein M (1982) Peritoneovenous shunt in the management of ascites and the hepatorenal syndrome. Gastroenterology 82:790–799

16. Epstein M (1983) Renal sodium handling in cirrhosis. In: Epstein M (ed) The kidney in liver disease. Elsevier, New York, pp 25–53
17. Epstein M, Larios O, Johnson G (1985) Effects of water immersion on plasma catecholamines in decompensated cirrhosis. Implications for deranged sodium and water homeostasis. Miner Electrolyte Metab 11:25–34
18. Epstein M (1986) Renal prostaglandins and the control of renal function inliver disease. Am J Med 80 [Suppl 1 A]:46–55
19. Fine LG, Sakhrani LM (1983) Toward a physiological definition of the hepatorenal syndrome. In: Epstein M (ed) The kidney in liver disease. Elsevier, New York, pp 107–117
20. Fogel MR, Sawhney VK, Neal EA, Miller RG, Knauer CM, Gregory PB (1981) Diuresis in the ascitic patient: a randomized controlled trial of three regimens. J Clin Gastroenterol 3 [Suppl 1]:73–80
21. Gauthier A, Levy VG, Quinton A et al. (1986) Salt or no salt in the treatment of cirrhotic ascites: a randomized study. Gut 27:705–709
22. Gerbes AL, Arendt R, Wernze H, Riedel A, Xie Y, Liebermeister R, Paumgartner G (1986) Atrialer natriuretischer Faktor (ANF), Noradrenalin und Natriumausscheidung nach Wasserimmersion bei Patienten mit Leberzirrhose. Z Gastroenterol 24:38–39
23. Gerok W (1986) Biotransformation von Diuretika bei Leberkrankheiten. In: Knauf H, Mutschler E (Hrsg) Diuretika. Prinzipien der klinischen Anwendung. Urban & Schwarzenberg, München, S 73–92
24. Greig PD, Blendis LM, Langer B, Taylor BR, Colapinto RF (1981) Renal and hemodynamic effects of the peritonevenous shunt. II. Long-term effects. Gastroenterology 80:119–125
25. Häussinger D, Kaiser S, Stehle T, Gerok W (1986) Liver carbonic anhydrase and urea synthesis. The effect of diuretics. Biochem Pharmacol 35:3317–3322
26. Heinrich F, Loew D, Dycka J (1983) Repeated-dose, double-blind comparative trial of muzolimine-spironolactone, furosemide-spironolactone, and placebo-spironolactone. Clin Nephrol 19 [Suppl 1]: 69–75
27. Herzog P, Walther C, Holtermüller KH (1987) Natriumgehalt flüssiger Antacidum-Präparate. Dtsch Med Wochenschr 112:302–304
28. Huber M, Kästner S, Schölmerich J, Gerok W, Keppler D (1989) Analysis of leucotrienes in human urine: Enhanced excretion in patients with liver cirrhosis and hepatorenal syndrome. Eur J Clin Invest 19:53–60
29. Iwatsuki S, Popovtzer MM, Corman JL, Ishikawa M, Putnam CW, Katz FH, Starzl TE (1973) Recovery from "hepatorenal syndrome" after orthotopic liver transplantation. N Engl J Med 289:1155–1159
30. Jüngst D, Gerbes AL, Martin R, Paumgartner G (1986) Value of ascitic lipids in the differentiation between cirrhotic and malignant ascites. Hepatology 6:239–243
31. Kanel GC, Peters RL (1984) Glomerular tubular reflux – a morphologic renal lesion associated with the hepatorenal syndrome. Hepatology 4:242–246
32. Kao HW, Rakov NE, Savage E, Reynolds TB (1985) The effect of large volume paracentesis on plasma volume – a cause of hypovolemia? Hepatology 5:403–407
33. Keppler D, Hagmann W, Rapp S, Denzlinger C, Koch HK (1985) The relation of leukotrienes to liver injury. Hepatology 5:883–891
34. Keller E, Hoppe-Seyler G, Mumm R, Schollmeyer P (1981) Influence of hepatic cirrhosis and end-stage renal disease on pharmacokinetics and pharmacodynamics of furosemide. Eur J Clin Pharmacol 20:27–33
35. Kinney MJ, Schneider A, Wapnick S, Grosberg S, LeVeen H (1979) The "hepatorenal" syndrome and refractory ascites: successful therapy with the Le-Veen-type peritoneal-venous shunt and valve. Nephron 23:228–232
36. Knauf H, Mutschler E (1986) Wirkprofil von Diuretika. In: Knauf H, Mutschler E (Hrsg) Diuretika. Prinzipien der klinischen Anwendung. Urban & Schwarzenberg, München, S 93–111
37. Knauf H, Schollmeyer P, Gerok W (1986) Diuretika bei Nierenerkrankungen sowie Leberzirrhose mit Aszites. In: Knauf H, Mutschler E (Hrsg) Diuretika. Prinzipien der klinischen Anwendung. Urban & Schwarzenberg, München, S 141–160

38. Knauf H, Missmahl M, Schölmerich J, Gerok W, Mutschler E (1987) Altered kinetics of etozolin and its active metabolite ozolinone in hepatitis and hepatic cirrhosis with ascites. Drug Res 37:1385–1388
39. Koppel MH, Coburn JW, Mims MM, Golstein H, Boyle JD, Rubini ME (1969) Transplantation of cadaveric kidneys from patients with hepatorenal syndrome. Evidence for the functional nature of renal failure in advanced liver disease. N Engl J Med 280:1367–1371
40. Levy VG, Pauleau N, Opolon P, Caroli J (1975) Treatment of ascites by reinfusion of concentrated peritoneal fluid – review of 318 procedures in 210 patients. Postgr Med J 51:564–566
41. Linas SL, Anderson RJ, Miller PD, Schrier RW (1983) The rational use of diuretics in cirrhosis. In: Epstein M (ed) The kidney in liver disease. Elsevier, New York, pp 555–567
42. Medina JF, Prieto J, Guarner F, Quiroga J, Milazzo A (1986) Effect of spironolactone on renal prostaglandin excretion in patients with liver cirrhosis and ascites. J Hepatol 3:206–211
43. Mutschler E (1986) Diuretika. Arzneimitteltherapie 4:183–190
44. Papper S (1983) Hepatorenal syndrome. In: Epstein M (ed) The kidney in liver disease. Elsevier, New York, pp 87–106
45. Pariente EA, Bataille C, Bercoff E, Lebrec D (1985) Acute effects of Captopril on systemic and renal hemodynamics and on renal function in cirrhotic patients with ascites. Gastroenterology 88:1255–1259
46. Pavlow M (1883) The antitoxin functions of the liver. Lancet 2:1092–1093
47. Perez-Ayuso RM, Arroyo V, Planas R et al. (1983) Randomized comparative study of efficacy of furosemide versus spironolactone in non-azotemic cirrhosis with ascites. Relationship between the diuretic response and the activity of the renin-aldosterone system. Gastroenterology 84:961–968
48. Pinzani M, Daskalopoulos G, Laffi G, Gentilini P, Zipser RD (1987) Altered furosemide pharmacokinetics on chronic alcoholic liver disease with ascites contributes to diuretic resistance. Gastroenterology 92:294–296
49. Pockros PJ, Reynolds TB (1986) Rapid diuresis in patients with ascites from chronic liver disease: the importance of peripheral edema. Gastroenterology 90:1827–1833
50. Qazi R, Savlov ED (1982) Peritoneovenous shunt for palliation of malignant ascites. Cancer 49:600–602
51. Quintero E, Gines P, Arroyo V et al. (1985) Paracentesis versus diuretics in the treatment of cirrhotics with tense ascites. Lancet 1:611–612
51 a. Runyon BA, Canawati HN, Akriviadis EA (1988) Optimization of ascitic fluid culture technique. Gastroenterology 95:1351–1353
52. Schölmerich J, Volk BA, Köttgen E, Ehlers S, Gerok W (1984) Fibronectin concentration in ascites differentiates between malignant and nonmalignant ascites. Gastroenterology 87:1160–1164
53. Schölmerich J, Gerok W (1985) Diuretikatherapie bei Leberzirrhose mit Aszites. Therapiewoche 35:2185–2200
54. Schölmerich J, Diener W, Köttgen E, Maier KP, Costabel U, Gerok W (1985) Die extrakorporale Ascites-Reinfusion zur raschen Ascites-Elimination bei gastroenterologischen Notfallpatienten. Intensivmedizin 22:308–314
55. Schölmerich J, Volk BA, Köttgen E, Hasler C, Wilms H, Billmann P, Gerok W (1985) Ascites – neue Aspekte zur Pathophysiologie, Diagnostik und Therapie. Dtsch Med Wochenschr 110:512–518
56. Schölmerich J (1986) Hepatorenales Syndrom. In: Deutsch E, Blume W, Kleinberger G, Ritz R, Schuster HP (Hrsg) Akutes Nierenversagen und extrakorporale Therapieverfahren. Schattauer, Stuttgart, S 99–117
57. Schölmerich J (1987) Diagnostik und Therapie des Nierenversagens bei Leberzirrhose. Med Welt 38:1–7
58. Schölmerich J (1987) Diagnostik und Therapie des Ascites. Internist 28:448–458
59. Schölmerich J, Wenk E, Leser HG, Knauf H, Gerok W (1987) Xipamide in the treatment of cirrhotic ascites – results of two initial studies. Gastroenterology 92:1771

60. Schölmerich J, Zimmermann U, Köttgen E, Volk BA, Ehlers S, Gerok W (1987) Proteases and antiproteases related to the coagulation system in plasma and ascites. An approach to differentiate between malignant and cirrhotic ascites. Klin Wochenschr 65:634-638
61. Schölmerich J, Zimmermann U, Köttgen E, Volk BA, Hasler C, Diener W, Gerok W (1987) Proteases and antiproteases related to the coagulation in plasma and ascites. The influence of dexamethasone. Klin Wochenschr 65:639-642
61a. Schölmerich J, Zimmermann U, Köttgen et al. (1988) Proteases and antiproteases related to the coagulation system in plasma and ascites. Prediction of coagulation disorder in ascites retransfusion. J Hepatol 6:359-363
61b. Schrier RW, Arroyo V, Bernardi M, Epstein M, Henriksen JH, Rodés J (1988) Peripheral vasodilatation hypothesis: a proposal for the initiation of renal sodium and water retention in cirrhosis. Hepatology 8:1151-1157
62. Schroeder ET, Anderson GH, Smulyan H (1979) Effects of a portacaval or peritoneovenous shunt on renin in the hepatorenal syndrome. Kidney Int 15:54-61
63. Sellinger M, Haag K, Mielke G, Gerok W, Knauf H (1985) Akutes Nierenversagen und Tubulusnekrose bei Verschlußikterus. Effekt von Gallensäuren und Bilirubin an der Tubulusmembran des Menschen. Z Gastroenterol 23:503
64. Sherlock S, Senewiratne B, Scott A, Walker JG (1966) Complications of diuretic therapy in hepatic cirrhosis. Lancet 1:1049-1052
65. Skorecki KL, Brenner BM (1982) Body fluid homeostasis in congestive heart failure and cirrhosis with ascites. Am J Med 72:323-338
66. Solis-Herruzo JA, Garcia-Cabezudo J, Diaz-Rubio C et al. (1986) Urinary excretion of enzymes in cirrhotics with renal failure. J Hepatol 3:123-130
67. Stassen WN, McCullough AJ (1985) Management of ascites. Sem Liver Dis 5:291-307
68. Vaamonde CA (1983) Renal water handling in liver disease. In: Epstein M (ed) The kidney in liver disease. Elsevier, New York, pp 55-86
69. Vassalli JD, Hamilton J, Reich E (1976) Macrophage plasminogen activator: modulation of enzyme production by antiinflammatory steroids, mitotic inhibitors, and cyclicnucleotides. Cell 8:271-281
70. Volk BA, Schölmerich J, Wilms H, Hasler K, Köttgen E, Gerok W (1985) Treatment of refractory ascites by retransfusion and peritoneovenous shunting. Dig Surg 2:93-97
71. Volk BA, Schölmerich J, Wilms H et al. (1985) Peritoneo-venöser Shunt in der Aszitestherapie: Komplikationen der Behandlung. Dtsch Med Wochenschr 110:1685-1691
72. Wapnick S, Grosberg SJ, Evans MI (1979) Randomized prospective matched pair study comparing peritoneovenous shunt and conventional therapy in massive ascites. Br J Surg 66:667-670
73. Wernze H, Spech HJ, Müller G (1978) Studies on the activity of the renin-angiotensin-aldosterone system (RAAS) in patients with cirrhosis of the liver. Klin Wochenschr 56:389-397
74. Wilkinson SP, Smith IK, Williams R (1979) Changes in plasma renin activity in cirrhosis: a reappraisal based on studies in 67 patients with low-renin cirrhosis. Hypertension 1:125-129
75. Wietholz H, Schölmerich J, Knauf H, Gerok W, Spahn H, Mutschler E (1984) Pharmakokinetik von Xipamid bei Nieren- und Lebererkrankungen. Verh Dtsch Ges Inn Med 90:1902-1904

Therapie der Ösophagusvarizenblutung

E.-H. EGBERTS und M. SCHEURLEN

1 Einleitung

Ösophagusvarizen sind Venen, die um ein Vielfaches der ursprünglichen Lichtung erweitert sind, in der Ösophaguswand geschlängelt verlaufen, deren Wand unregelmäßig verdünnt ist und die ein unterschiedliches Ausmaß fibröser Veränderungen im Bereich der Media und Elastika aufweisen. Sie entstehen bis auf wenige Ausnahmen durch einen dauerhaft erhöhten Gefäßinnendruck infolge einer portalen Hypertension und leiten Blut aus dem Splanchnikusgebiet an der Leber vorbei in die obere Hohlvene.

Wesentlich seltener sind Ösophagusvarizen mit kraniokaudalem Blutfluß (Downhillvarizen). Sie werden durch eine Abflußbehinderung im Bereich der oberen Hohlvene verursacht und sind auf den oberen Anteil des Ösophagus beschränkt, wenn das Abflußhindernis distal der Einmündung der V. azygos liegt; bei zentraler Lokalisation des Strömungshindernisses erstrecken sich die Varizen über die gesamte Speiseröhre, und das Blut fließt über Pfortader und Leber in die V. cava inferior.

Die Endoskopie ist für die Diagnose einer Blutungsquelle im Bereich des oberen Gastrointestinaltraktes allen anderen Verfahren überlegen. Mit ihr läßt sich am schnellsten und sichersten die Blutungsquelle identifizieren, lokalisieren sowie die Blutungsintensität beurteilen. Zugleich kann festgestellt werden, ob eine Hiatushernie oder eine Schleimhautläsion vorliegt, was für die Behandlung mit Ballonsonden bedeutsam sein kann. Bei etwa der Hälfte der Kranken mit Leberzirrhose ist eine akute Blutung nicht die Folge einer Varizenhämorrhagie, sondern wird durch Erosionen, Ulzera oder auch durch ein Mallory-Weiss-Syndrom verursacht [95, 117, 184, 189]. In bis zu 10% liegen blutende Mehrfachläsionen vor, wie zusätzlich blutende Erosionen oder Ulzera [117, 123].

Varizenblutungen bei portaler Hypertension erfolgen in der Regel aus einer singulären Blutungsquelle, die in über 80% auf den distalen 5 cm des Ösophagus lokalisiert ist [24, 31, 45, 136]. In diesem Ösophagusabschnitt wurde durch anatomische und morphometrische Untersuchungen [129, 173, 174, 178] eine oberflächliche, nur durch Plattenepithel zum Lumen geschützte Lage erweiterter venöser Gefäße nachgewiesen. Als Ursache für die Entstehung der Gefäßdefekte wird die Kombination von intravasaler Druckerhöhung und Gefäßwandschwäche angesehen. Nach dem Laplace-Gesetz verhält sich die Wandspannung proportional zu dem Durchmesser und der transmurale

Druck reziprok zu der Wanddicke eines Hohlorganes. Verminderung der Gefäßwanddicke, Vergrößerung des Gefäßradius und Erhöhung des transmuralen Drucks sind demnach Faktoren, die einer Varizenruptur Vorschub leisten.

2 Blutungsrisiko

Entscheidend für die Ausbildung von Varizen bei portaler Hypertension ist der Druckgradient zwischen Pfortader und V. cava. Oberhalb eines Schwellenwertes von 12–14 mm Hg ist das Blutungsrisiko vermehrt, aber für höhere Druckgradienten läßt sich keine entsprechende Zunahme der Blutungsgefahr nachweisen [108, 148]. Auch bei direkten Messungen des Ösophagusvarizendrucks [137] konnte kein, mit moderneren Methoden allenfalls nur ein lockerer Zusammenhang zwischen Blutungsrisiko und Varizendruck festgestellt werden [66, 73, 175].

Die Beurteilung der Varizengröße während der Endoskopie wird nach verschiedenen Klassifikationen vorgenommen (Tabelle 1). In prospektiven Untersuchungen wurde ein signifikanter Anstieg des Blutungsrisikos mit Zu-

Tabelle 1. Klassifizierung der Ösophagusvarizen

Literatur	Varizen Grad I	Varizen Grad II	Varizen Grad III	Varizen Grad IV	Varizen Grad V
Dagradi 1966 [46]	Durchmesser: < 2 mm	Durchmesser: 2–3 mm	Durchmesser: 3–4 mm	Durchmesser: > 4 mm	Lumen okkludierend mit Rötungszeichen
Conn 1967 [43]	Einzelne Varizen auf distalen 3 cm bei Vasalva sichtbar	2–3 Varizen von 1–3 mm Durchmesser	4–6 Varizen von 3–6 cm Durchmesser	> 6 Varizen mit > 6 mm Durchmesser > distale 9 cm	
Denck 1977 [47]	Solitäre Varixknoten	Varizenkonvolut beschränkt auf den unteren Ösophagus	Ausgedehnte Varikose bis in den oberen Ösophagus		
Oberhammer 1978 [132]	Venektasien	Einzelne gut abgrenzbare Varizen ohne Epithelverdünnung	Deutliche Lumeneinengung mit geringen Epithelveränderungen	Lumen komplett verlegt, verdünntes Epithel, evtl. Erosionen	
Westaby 1984 [202]	Varizen ohne Protrusion in das Lumen	Portrusion bis zur Hälfte des Ösophaguslumens	Protrusion über die Hälfte des Ösophaguslumens		

Tabelle 2. Varizengröße und Blutungsrisiko

Literatur	Endoskopisch festgestellte Varizengröße			Beobachtungszeit (Monate)
	Keine/Kleine	Mittlere	Große	
Palmer 1956 [137]	2/34	7/39	13/38	0–6
Baker 1959 [6]	13/51	9/41	11/23	0–49
Dagradi 1966 [46]	0/34	14/24	9/17	1–86
Lebrec 1980 [108]	0/16	0/24	12/60	12
Witzel 1985 [205]	7/20	8/15	30/53	25
Koch 1986 [101]	1/3	6/17	2/10	36
Summe	25/158 (25%)	44/160 (28%)	77/201(38%)	

nahme der Varizengröße nachgewiesen (Tabelle 2). Allerdings ist die Korrelation zwischen Varizengröße und Blutung nicht sehr eng, denn kleine Varizen können ebenfalls bluten, während große Varizen nicht zwangsläufig zu Blutungen führen.

Dem endoskopischen Begriff der „roten Tüpfelung“, dem die Bezeichnungen „cherry red spots, red colour sign“ oder „varices on top of varices“ entsprechen, liegen wahrscheinlich kleine, intraepitheliale erweiterte Blutgefäße [173] oder subepitheliale Gefäße zugrunde [97], die mit den großen Varizen verbunden sind, und die ebenfalls auf eine erhöhte Blutungsgefahr hinweisen sollen [14].

Schleimhauterosionen spielen als auslösender Faktor für Varizenblutungen keine wesentliche Rolle. Histologische Untersuchungen der Ösophagusmukosa nach Dissektionsoperationen wegen Varizenblutung zeigten keine Refluxösophagitis [136, 143]. Auch die Funktion des unteren Ösophagussphinkters und der gastroösophageale Reflux [51, 52, 79] unterscheiden sich bei Patienten mit Zustand nach Varizenblutung nicht von einem gesunden Kollektiv. Schließlich spricht auch der fehlende Effekt einer Cimetidinprophylaxe zur Verhinderung einer Varizenblutung gegen einen wesentlichen pathogenetischen Einfluß der Refluxösophagitis [114].

Bei zwei Dritteln aller Patienten mit Leberzirrhose sind endoskopisch [20] und bei der Autopsie [134] Ösophagusvarizen nachweisbar. Nach der erstmaligen Varizendiagnose sind während eines mittleren Beobachtungszeitraumes von 3 Jahren bei einem Drittel [6, 101] bis zwei Dritteln [138a, 205, 206] der Patienten Varizenblutungen aufgetreten, und das Blutungsrisiko wird auf etwa 10%/Jahr [6, 188] geschätzt. Ob über diesen Zeitraum hinaus die Blutungsgefahr weiter linear ansteigt, ist fraglich. Rezidivblutungen treten in prospektiven Untersuchungen bei etwa zwei Dritteln der Patienten auf, wobei das Maximum innerhalb eines Jahres nach dem Auftreten der ersten Varizenblutung (Indexblutung) liegt [88, 150, 151].

3 Therapie

Jede akute gastrointestinale Blutung wird unter intensivmedizinischen Bedingungen betreut. Schocktherapie, Sicherung freier Atemwege und Intubation bei Bewußtlosigkeit sind primäre Maßnahmen, denen unmittelbar die endoskopische Diagnostik angeschlossen wird. Weitlumige venöse Zugänge sind erforderlich, um eine rasche Volumensubstitution vornehmen zu können; wenn dies peripher nicht möglich ist, eignet sich als zentralvenöser Zugang am besten die rechte V. jugularis interna [70]. Die Volumensubstitution erfolgt nicht mit kolloidalen Plasmaexpandern, weil diese die Gerinnungsfähigkeit beeinträchtigen können, sondern mit Humanalbumin, bis Blutkonserven, falls möglich Frischblut, zur Verfügung stehen. Die Aufrechterhaltung eines Hb-Wertes von 10 g% wird angestrebt. Thrombozyten werden nur bei anhaltender Blutung und einem Abfall unter 50 000 substituiert. Die Behandlung mit Gerinnungsfaktoren erfolgt nach den in Kapitel „Hämostasestörungen bei chronischer Leberschädigung" dargelegten Richtlinien. Eine zu große Volumenzufuhr ist zu vermeiden, weil dadurch der portalvenöse Druck um 0,6–2,8 cm H_2O/100 ml Blutvolumenzunahme angehoben wird [209]. Es wird davon ausgegangen, daß dadurch eine Blutung verstärkt oder neu ausgelöst werden kann [107]. Im Zweifelsfalle kann über die Kontrolle des zentralvenösen Drucks, der möglichst nicht über 12 cm H_2O steigen sollte, eine gewisse Abschätzung der Volumensituation erfolgen. Es besteht jedoch kein enger Zusammenhang zwischen dem zentralen Venen- und dem Pfortaderdruck [209]. Elektrolytstörungen, insbesondere Hypokaliämien und Störungen des Säure-Basen-Haushaltes, müssen bei der Infusionstherapie beachtet und ggf. korrigiert werden. Natriumhaltige Lösungen sind bei Aszites zu vermeiden. Bis zur oralen Nahrungszufuhr oder regelrechten parenteralen Ernährung sind 200–300 g Glukose/Tag zu infundieren, da die Gefahr der Hypoglykämie besteht. Die Komaprophylaxe erfolgt durch möglichst vollständige Entfernung des Blutes aus dem Magen, hohe Einläufe und mit oraler Lactulose und gleichzeitiger Neomycin- oder Paromomycingabe.

Bei allen Patienten wird eine Streßblutungsprophylaxe mit H_2-Rezeptoren-Blockern durchgeführt, nach Sklerosierung wird zusätzlich mit Sucralfatsuspension wegen der zu erwartenden Ösophagusulzera behandelt.

Die Blutstillung einer akuten Varizenblutung kann über lokal wirksame Maßnahmen wie Ballonsondentamponade, Sklerosierung und Sperroperationen, oder durch Drucksenkung im Pfortadergebiet entweder mit Medikamenten oder mit Shuntoperation vorgenommen werden.

3.1 Ballonsonden

Blutstillung durch lokale Kompression der Blutungsquelle als Maßnahme der ersten Hilfe ist eine unmittelbar einleuchtende Behandlungsform. Bei einer Ösophagusvarizenblutung versucht man dies mit Hilfe von Ballonsonden zu erreichen, die das blutende Gefäß vom Lumen her komprimieren sollen.

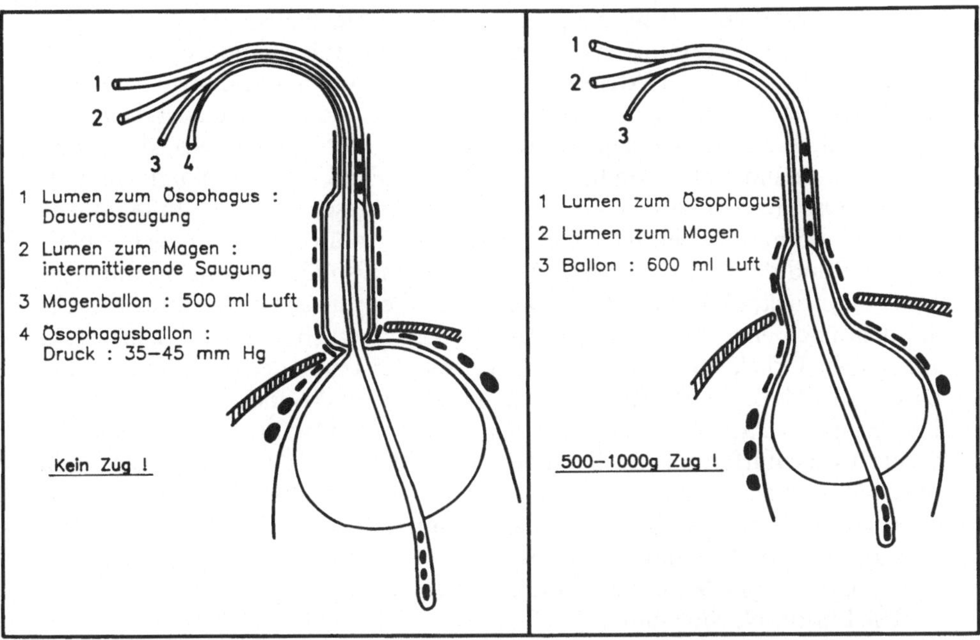

Abb. 1. *Links* Sengstaken-Blakemore-Sonde: Typ Minnesota; *rechts* Linton-Nachlas-Sonde

Zwei Sondentypen stehen zur Verfügung, die Sengstaken-Blakemore-Sonde und die Linton-Nachlas-Sonde, deren Wirkprinzip in Abb. 1 dargestellt ist.

Vor dem Einführen der Sonden sollte der Magen entleert werden, um die Aspirationsgefahr zu vermindern. Wegen der besseren Toleranz ist die pernasale Intubation anzustreben, wobei Xylocaingel als Gleitmittel und Lokalanästhetikum eingesetzt werden kann. Das Vorschieben wird durch gleichzeitiges Trinken aus einer Schnabeltasse erleichtert. Nach Einführen in den Magen läßt sich die korrekte Lage durch Insufflation von 75–100 ml Luft in den Magenballon und anschließendes Zurückziehen, wobei ein leicht federnder Widerstand auftritt, bis zur obligaten radiologischen Kontrolle überprüfen. Erst danach sollte die vollständige Insufflation von Magen- bzw. auch Ösophagusballon erfolgen.

Häufig kann wegen der Blutungsintensität die Röntgenkontrolle nicht abgewartet werden. In dieser Situation wird der Magenballon mit jeweils 100 ml Luft gefüllt und der dabei auftretende Ballondruck mit einem für die Blutdruckmessung gebräuchlichen Manometer bestimmt. Liegt der Ballondruck über 15 mm Hg im Vergleich zu dem Ballondruck, der vor Intubation bei dem entsprechenden Volumen gemessen wurde (um dieses Vorgehen rasch zu ermöglichen, wird jede Sonde mit einer Druck-Volumen-Tabelle versehen), ist von einer inkorrekten Sondenlage auszugehen. Eine weitere Insufflation darf nicht erfolgen, sondern die Luft muß abgelassen werden, und eine neuerliche Sondenplazierung ist vorzunehmen.

Die Sengstaken-Blakemore-Sonde ist eine Doppelballsonde. Der Magenballon dient der Fixation, er soll ein Hochrutschen der Sonde verhüten und damit die Verlegung der Atemwege durch den Ösophagusballon verhindern. Der Magenballon weist bei verschiedenen Ballonsonden eine unterschiedliche Größe auf. Bewährt hat sich die 4lumige Minnesota-Sonde, weil der große Magenballon mit 500 ml am besten gegen eine Dislokation der Sonde schützt.

Der Ösophagusballon wird mit Luft aufgeblasen, bis der Balloninnendruck 35–45 mm Hg beträgt. Dadurch soll eine Kompression auf die Ösophaguswand und damit auf die Varizen erfolgen und so die Blutung gestillt werden. Um Drucknekrosen im Ösophagus vorzubeugen, ist der geringste Druck, mit dem noch eine Blutstillung erfolgt, im Ösophagusballon einzustellen und alle 6 h der Druck für 5 min abzulassen. Nach Sistieren der Blutung wird der Druck alle 2 h um 5 mm Hg bis auf 25 mm Hg gesenkt und dabei für weitere 12 h belassen. Danach wird der Ösophagusballon vollständig entleert und die Sonde bis zur Entfernung noch mindestens 4 h belassen. Über die Magensonde (intermittierende Saugung 60–120 mm Hg) wird das Blut aus dem Magen entfernt und kontrolliert, ob die Blutung zum Stillstand gekommen ist. Durch eine zusätzliche Absaugvorrichtung für den Ösophagus (Dauerabsaugung 120–200 mm Hg) [19] ist die Sonde entscheidend verbessert worden.

Die Linton-Nachlas-Sonde [127] besteht aus einem birnenförmigen, 600 ml fassenden Ballon mit Sonden für Magen und Ösophagus. Sie wird mit einem Gewicht von 500–1000 g über ein Rollensystem unter Zug gesetzt und soll den portofugalen Blutfluß unterbrechen, indem sie die zuführenden Venen an der Zwerchfellschere abklemmt. Gleichzeitig erfolgt eine Kompression des Magenfundus und des unteren Ösophagus. Wegen möglicher Schleimhautläsionen wird empfohlen, die Extension nicht länger als 36 h aufrecht zu erhalten.

Mit beiden Sonden läßt sich eine Hämostase bei der Ösophagusvarizenblutung zunächst in etwa 80% der Anwendungen erzielen, die aber nur in etwa 43% bis zur Entlassung anhält. Die Frühletalität beträgt bei der ausschließlichen Ballonsondenbehandlung etwa 65% (Lit. s. bei [53]). Eine Kombination mit Vasopressin führt nach den bisherigen Erfahrungen [21, 63, 93, 102, 126, 195] und nach den Ergebnissen einer kleinen kontrollierten Studie [34] zu keiner Verbesserung der Resultate.

Tabelle 3. Komplikationen bei Behandlung mit Ballonsonden

	Sengstaken-Blakemore-Sonde		Linton-Nachlas-Sonde	
Zeitraum	1952–1986		1955–1980	
Anwendungen	1672		334	
		Letal		Letal
Ösophagusruptur	1,3%	1,1%	0,9%	0,9%
Aspiration	5,1%	1,8%	1,8%	0,3%
Asphyxie	1,9%	0,8%		
Schleimhautläsion	5,6%	0,4%	4,2%	
Summe	14%	4,1%	7%	1,2%

Tabelle 4. Allgemeiner Vergleich der Ballonsonden

	Sengstaken-Blakemore Sonde		Linton-Nachlas-Sonde
Blutstillung			
Ösophagusvarizen	=		=
Magenvarizen	Nein		Ja
Downhillvarizen	Möglich		Nein
Hiatushernie	Nein		Ja
Toleranz (Zug!)	Besser		Schlechter
Komplikationen	2	:	1

Die Komplikationen sind aus Literaturangaben in Tabelle 3 zusammengestellt und beziehen sich auf die Anwendung der Sengstaken-Blakemore-Sonde [9, 12, 13, 23, 28, 32, 37, 38, 45, 72, 77, 80, 86, 91, 92, 94, 112, 113, 116, 119, 124, 131, 135, 142, 146, 152, 164, 182, 185, 191, 192, 196, 197a, 198, 199]. Durch Einführung der zusätzlichen Absaugung für den Ösophagus dürfte die Häufigkeit der Aspirationen abnehmen.

Faßt man die Vor- und Nachteile der Sonden zusammen, so besteht kein Unterschied in der Effektivität bei der Ösophagusvarizenblutung. Bei Magenvarizen ist die Linton-Sonde vorzuziehen. Eine Blutstillung mit der Sengstaken-Sonde ist unter Umständen bei den äußerst seltenen Downhillvarizen möglich. Die Komplikationsrate ist bei der Sengstaken-Sonde wahrscheinlich höher, aber dieser Nachteil wird durch die bessere Toleranz aufgewogen, da der unangenehme Zug wegfällt. Bei einer bekannten Hiatushernie sollte die Linton-Sonde zum Einsatz kommen, da sie nicht so leicht verrutscht (Tabelle 4).

3.2 Medikamentöse Blutstillung

3.2.1 Vasopressin und Analoga

Peptidhormone des Hypophysenhinterlappens bewirken in pharmakologischen Dosen eine Drosselung der Splanchnikusdurchblutung und eine Drucksenkung im Pfortadergebiet. Dadurch soll die Blutstillung bei Varizenblutungen – und auch anderen gastrointestinalen Blutungen – gefördert werden. Unter Dauerinfusion von Vasopressin – die Halbwertzeit im Blut beträgt 2–7 min [87] – konnte bei Gesunden [3] und bei Leberzirrhotikern [17, 74] eine Drucksenkung um etwa 20% in der Pfortader oder eine Verminderung des Blutflusses [145] nachgewiesen werden.

Die Dosierung erfolgt empirisch, da über Dosis-Wirkungs-Kurven bei akuter Blutung keine Angaben vorliegen. In Tierexperimenten konnte mit einer Dosis über 0,008 E/kg/min keine weitere wesentliche Beeinflussung der Hämodynamik im Splanchnikusgebiet erzielt werden [87]. Am häufigsten wer-

Tabelle 5. Kontrollierte Untersuchungen mit Vasopressin

Literatur	Vasopressintherapie						Kontrollgruppe			
	Zufuhr	Dosis (E/min)	Dauer (h)	Hämostase	Frührezidiv	Frühletalität	Therapie	Hämostase	Frührezidiv	Frühletalität
Merigan 1962 [120]	i.v.	1	0,33	16/29 (55%)**	?	14/15 (93%)	Plazebo	0/24 (0%)	?	12/15 (80%)
Conn 1975 [41]	i.a.	0,1–0,4	7–74 28	12/17 (71%)**	?	8/17 (47%)	Konventionell	4/16 (25%)	?	6/16 (38%)
Mallory 1980 [118]	i.a.	0,1–0,4	1–192 46	8/18 (44%)*	2/8 (25%)	8/18 (44%)	Konventionell	3/20 (15%)	2/3 66%	9/20 (45%)
Fogel 1982 [60]	i.v.	0,66	24	4/14 (29%)	?	7/14 (50%)	Plazebo	7/19 (37%)	?	8/19 (42%)
Clanet 1978 [34]	i.v. i.a.	0,4 (+Linton-S.)	?	20/26 (77%)	10/20 (50%)	15/26 (548%)	Linton-Sonde	14/18 (78%)	9/14 64%	12/18 (67%)
Correia 1984 [45]	i.v.	0,3–0,9	12–18	11/17 (65%)	?	3/17 (18%)	Sengstaken-Sonde	14/20 (70%)	?	4/17 (24%)
Tsai 1986 [187] #	i.v.	0,66 0,33	6 18	11/20 (55%)	5/11 (45%)	11/20 (55%)	12 × 0,6 mg Nitroglyzerin + Vasopressin	9/19 (47%)	2/9 22%	11/19 (58%)
Gimson 1986 [69] #	i.v.	0,4	12	15/34	?	9/30 (30%)	0,04–0,4 mg/min Nitroglyzerin + Vasopressin	28/38 (68%)*	?	9/32 (28%)

* = $p < 0,05$; ** = $p < 0,01$; # = Komplikationsrate unter Nitroglyzerin signifikant niedriger.

Tabelle 6. Schwerwiegende Komplikationen bei Vasopressintherapie

Zeitraum Anwendungen (n = 454)	1956–1986 [%]	[%]
		Letal
Rhythmusstörungen	11	0,2
Myokardischämie	2	0,4
Herzinsuffizienz	1,8	0,2
Hypertonie	1,5	
Bakterielle Infektion	2	0,2
Thrombosen und Infarzierungen	2	1,3
Wasserintoxikation	1,1	
Varia	2,9	0,2
Summe	24	2,5

den Dosierungen von 0,3–0,66 E/min bis zum Blutungsstillstand infundiert, danach läßt man über 12 h die Behandlung ausschleichen (Tabelle 5). Aber auch höhere Dosen bis zu 1,5 E/min wurden verabreicht [33, 126].

Die intravenöse Dauerinfusion hat sich allgemein durchgesetzt. Der Vergleich zwischen der technisch wesentlich aufwendigeren intraarteriellen und der intravenösen Infusion zeigte tierexperimentell [7, 62] und in klinisch kontrollierten Untersuchungen [33, 93] keine unterschiedlichen Auswirkungen auf die Blutstillung. Unter Dauerinfusion wurden günstigere Ergebnisse erzielt als mit wiederholten Infusionen von 20 E Vasopressin über 20 min [155].

In 3 von 4 placebokontrollierten klinischen Untersuchungen [41, 60, 118, 120] war eine signifikante Besserung der Hämostase festzustellen, ohne daß sich dadurch jedoch die Prognose, gemessen an der Frühletalität im Krankenhaus, beeinflussen ließ (s. Tabelle 5).

Die Komplikationsrate der Vasopressintherapie liegt bei etwa 25%, mit letalem Ausgang in fast 3%. In erster Linie treten Herzrhythmusstörungen, Angina-pectoris-Anfälle und Linksherzversagen auf, deshalb ist diese Behandlung bei bekannter koronarer Herzkrankheit und bei manifester Herzinsuffizienz relativ kontraindiziert. Angaben aus der Literatur über schwerwiegende Nebenwirkungen bei Vasopressintherapie sind in Tabelle 6 aufgeführt (Literatur s. [53]).

3.2.2 Triglycyl-Vasopressin

Triglycyl-Lysin-Vasopressin (Glypressin, Glycylpressin, Terlipressin) wird erst durch enzymatische Abspaltung der 3 Glycylreste in das wirksame Lysin-Vasopressin übergeführt. Dadurch ist die Halbwertszeit wesentlich verlängert, so daß Injektionen in 4- bis 6stündigen Abständen bei der klinischen Anwendung ausreichen.

Die Dosierung wird mit initial 2 mg und dann 1 mg alle 4 h bis zum Blutungsstillstand empfohlen.

In einer placebokontrollierten [196] und in einer Vergleichsstudie mit Vasopressininfusion [63] wurden Ösophagusvarizenblutungen mit Triglycyl-Vasopressin signifikant häufiger gestoppt, und es traten weniger Nebenwirkungen als unter Vasopressin auf. Allerdings lag die Hämostaserate unter Vasopressin in der Vergleichsstudie von Freeman mit nur 9% ungewöhnlich niedrig, während die Krankenhausletalität bei beiden Regimen gleich war.

Bei 8 von 15 Patienten konnte bei intravariköser Druckmessung keine Drucksenkung nach Zufuhr von 1 mg Triglycyl-Vasopressin festgestellt werden [177].

Zu beachten ist eine Konstriktion der Bronchialmuskulatur bzw. eine Erhöhung des pulmonalarteriellen Drucks, die nach verschiedenen Erfahrungsberichten teilweise so erheblich waren, daß Intubation und Beatmung erforderlich wurden [21, 102]. Bisher wurde eine ischämische Nekrose des Zäkums nach Triglycyl-Vasopressin-Behandlung mitgeteilt [203]. Den Vorteilen der einfacheren Applikationsart und der möglicherweise geringeren Nebenwirkungsrate des Triglycyl-Vasopressins stehen die Nachteile der eingeschränkten Steuerbarkeit und des wesentlich höheren Preises gegenüber, aus diesen Gründen bevorzugen wir unter intensivmedizinischen Bedingungen die Vasopressindauerinfusion.

3.2.3 Vasopressin kombiniert mit Nitroglyzerin

Nitroglyzerin als ausgeprägter venöser und milder arterieller Dilatator vermindert in Kombination mit Vasopressin dessen unerwünschte kardiale Nebenwirkungen, wobei die Drucksenkung im Pfortadergebiet bestehen bleibt oder noch verstärkt wird [74].

In zwei klinischen Studien wurde die Vasopressintherapie und die Kombination mit Nitroglyzerin verglichen und eine Verringerung der Nebenwirkungen unter Nitroglyzerin nachgewiesen, jedoch zeigten sich keine Unterschiede bei der Frühletalität im Krankenhaus [69, 187]. In einer dieser Untersuchungen wurde zusätzlich die Hämostaserate verbessert [69] (Tabelle 7). Dabei wurde die intravenöse Nitroglyzerindosierung so gewählt, daß der systolische Blutdruck ca. 100 mm Hg betrug.

Jede Therapie, in der vasokonstriktorische und vasodilatatorische Medikamente kombiniert werden, bedarf der besonders sorgfältigen und vorsichtigen Dosierungskontrolle, damit sich die entgegengesetzten Wirkungen nicht gegenseitig neutralisieren. Dies kann bei der praktischen Durchführung Schwierigkeiten bereiten.

Nitropräparate können bei Hypo-, aber auch bei Normovolämie über eine Reduktion des Füllungsdrucks eine exzessive Minderung des Schlagvolumens mit ausgeprägter Hypotonie und wahrscheinlich vagal ausgelöster Bradykardie hervorrufen [76]. Deshalb erscheint die routinemäßige Kombinationstherapie problematisch. Bei Patienten mit kardialen Risikofaktoren und bei Auftreten von Komplikationen ist der Versuch mit einer Kombinationstherapie gerechtfertigt, nachdem eine Hypovolämie beseitigt ist.

3.2.4 Nitroglyzerin

Bei 10 Patienten der Child-Klassifikation A mit Varizen 3. Grades wurde nach 1,2 mg sublingual verabreichtem Nitroglyzerin fast eine Halbierung des intra-

Tabelle 7. Kontrollierte Untersuchungen mit Somatostatin

Literatur	Somatostatintherapie						Kontrollgruppe			
	Bolus [µg]	Dosis [µg/h]	Dauer [h]	Hämostase	Frührezidiv	Frühletalität	Therapie	Hämostase	Frührezidiv	Frühletalität
Basso 1983 [10]		250	48	10/11 (91%)[a]	?	1/11 (9%)	Pitressin 48 h 0,07 E/min	3/10 (30%)	?	5/10 (50%)
Kravetz 1984 [104]	50	250–500	48	16/30 (58%)	10/16 (63%)	14/30 (47%)	Vasopressin 48 h 0,4–0,6 E/min	18/31 (58%)	5/18 (28%)	14/31 (45%)
Jenkins 1985 [90]	250	250	24	10/10 (100%)[b]	3/10 (30%)	2/10 (20%)	Vasopressin je 6 h 0,4; 0,2; 0,1 E/min	4/12 (33%)	0/4 (0%)	4/12 (33%)
Testoni 1986 [100]		250	48	14/15 (93%)	?	1/14 (7%)	Cimetidin 1,2 g/24 h i.v. über 48 h	13/14 (92%)	?	0/14 (0%)

[a] = $p < 0,05$; [b] = $p < 0,003$.

variķösen Drucks gemessen [176]. Über Therapie mit Nitroglyzerininfusion 3–5 mg/h wurden gute Ergebnisse berichtet [83], kontrollierte Untersuchungen über eine Monotherapie mit Nitropräparaten liegen bisher nicht vor.

3.2.5 Somatostatin

Das Peptidhormon Somatostatin hemmt in pharmakologischen Dosen sekretorische und endokrine Funktionen des Intestinaltraktes, fördert die Magenschleimproduktion, entfaltet eine zytoprotektive Wirkung und vermindert die Durchblutung im Splanchnikusgebiet. Diese Eigenschaften, insbesondere die portaldrucksenkende Wirkung, verbunden mit geringen Nebenwirkungen, sind die rationale Grundlage für den Einsatz bei Varizenblutungen. Allerdings ist die Bewertung hinsichtlich der Beeinflussung der Splanchnikusdurchblutung [15–17, 55, 121, 127, 172] und der Drucksenkung in Ösophagusvarizen [35, 98] uneinheitlich.

Wegen der kurzen Halbwertszeit von 2–4 min [165] werden zunächst 250 µg als Bolus, dann 250 µg/h als Dauerinfusion über 24–72 h appliziert.

Kontrollierte Studien (s. Tabelle 7) ergaben einmal gleiche Wirksamkeit wie Vasopressin bei geringerer Nebenwirkungsrate [104], zwei weitere eine bessere Hämostase, wobei allerdings Pitressin mit 0,07 E/min sicher unterdosiert war [10] und Vasopressin mit 0,4 E/min über 6 h und anschließender Halbierung der Dosis alle 6 h im unteren Dosisbereich lag [90]. Unter teilweise zusätzlicher Anwendung der Sengstaken-Blakemore-Sonde zeigte ein randomisierter Vergleich mit Cimetidin [186], bei einer ungewöhnlich hohen Blutstillungsrate von insgesamt über 90%, unter Somatostatin eine Verkürzung der Blutungsdauer.

Faßt man die z. Zt. vorliegenden Befunde zusammen, so sind die Resultate nicht genügend überzeugend, um eine routinemäßige Behandlung der Varizenblutung mit Somatostatin zu empfehlen.

3.3 Medikamentöse Rezidivprophylaxe

Eine langfristige medikamentöse Drucksenkung im Pfortadergebiet ist durch β-Rezeptoren-Blocker einerseits über eine Reduktion des Herzminutenvolumens (β_1-Rezeptoren-Blockade) und andererseits über eine direkte Vasokonstriktion im Splanchnikusgebiet durch Aufhebung der vasodilatorischen Wirkung von β_2-Rezeptoren (β_2-Rezeptoren-Blockade) möglich [15, 81, 109]. Gemessen am Lebervenenschlußdruck minus freiem Lebervenendruck, kann bei akuter Gabe und bei chronischer Anwendung des nicht kardioselektiven β-Blockers Propranolol eine Reduktion dieses Gradienten um über 25% erzielt werden [27, 99, 109, 110, 171]. Dabei wurde in der V. azygos eine deutliche Reduktion des Blutflusses festgestellt, die möglicherweise ausgeprägter als die Druckminderung und vielleicht für die Rezidivprophylaxe wichtiger ist [18]. Da Propranolol weitgehend in der Leber metabolisiert wird und einem hohen

First-pass-Effekt unterliegt, ist eine individuelle Dosierung in Abhängigkeit von der Leberfunktion erforderlich, die sich an einer 25%igen Reduktion der Pulsfrequenz orientiert. Allerdings ist die Abnahme der Herzfrequenz kein verläßliches Kriterium für eine gleichzeitige Senkung des Drucks im Splanchnikusgebiet [18, 64, 147]. Trotz 25%iger Pulsfrequenzsenkung kam es bei 5 von 17 Patienten mit Leberzirrhose nicht zu einer Beeinflussung der portalen Hypertension [194].

In Tabelle 8 sind die Ergebnisse kontrollierter Untersuchungen zusammengefaßt. Bei 2 Studien trat eine Besserung der Überlebensrate und eine Senkung der Rezidivblutungen bei Propranololbehandlung im Vergleich mit Placebo ein [111, 171], in 2 anderen Studien zeigten sich jedoch keine Unterschiede [27, 193]. Nur in einer [1] von 3 Studien [48, 58] war die Sklerosierung der Behandlung mit Propranolol hinsichtlich der Verminderung von Rezidivblutungen überlegen, die Prognose war gleich. Keine Änderung der Behandlungsergebnisse war nach Sklerosierung mit und ohne gleichzeitige Propranololgabe zu verzeichnen [201].

Über die prophylaktische Propranololbehandlung liegt eine Studie vor, in der Blutungen und Letalität geringer waren als in der Placebogruppe [141].

Rezidivblutungen durch stauungsbedingte Schleimhautläsionen konnten in einer Untersuchung vermindert werden [11]. In einer weiteren prospektiven Studie war die Propranololbehandlung bei allen 14 Patienten mit stauungsbedingter Blutung aus Schleimhautläsionen erfolgreich. Die Propranololdosis betrug zunächst 20–80 mg/Tag und wurde täglich um 50–100% gesteigert, bis zum Blutungsstillstand, der innerhalb von 3 Tagen bei einer Dosis von 24–320 mg eintrat. Bei Enzephalopathie und Absinken des systolischen Drucks auf 75 mm Hg wurde Propranolol abgesetzt. Zusätzlich wurde in einer kleinen Gruppe im placebokontrollierten Cross-over-Verfahren eine Besserung der kongestiven Gastropathie unter 160 mg/Tag Propranolol registriert [82].

Die Ammoniakspiegel im Blut steigen unter β-Blockern an [4, 190], aber nur in Einzelfällen verschlechtert sich eine portosystemische Enzephalopathie [27, 82, 180]. Eine befürchtete Beeinträchtigung der Nierenfunktion bestätigte sich in klinischen Studien nicht [11]. Bei etwa einem Drittel der Patienten bestehen Kontraindikationen gegen die β-Blocker-Therapie wie Herzinsuffizienz, Asthma bronchiale, insulinpflichtiger Diabetes mellitus und offensichtliches Fehlen der Compliance [168].

Faßt man die Ergebnisse zusammen, so wurde die Prognose in keiner der bisher vorliegenden Studien zur Rezidivprophylaxe ungünstig beeinflußt und gegenüber Placebo wahrscheinlich verbessert. Es erscheint deshalb vertretbar, bei Patienten mit fehlender Kontraindikation, guter Compliance und endoskopisch nicht behandelbarer oberer intestinaler Blutung eine Propranololbehandlung vorzunehmen, wenn keine Shuntoperation durchgeführt werden soll.

Verschiedene andere β-Blocker wie Methylpropranolol [138], Metoprolol [22], Mepindolol [204] sind bisher nur in kleineren Serien eingesetzt worden, so daß die größten Erfahrungen mit Propranolol bestehen.

Tabelle 8. Kontrollierte Untersuchungen mit Propranolol (*N.S.*, nicht signifikant; *g.i.Bltg.*, gastrointestinale Blutung, *Skl*, Sklerosierung)

Literatur	Einschlußkriterien	Propranolol				Kontrollgruppe		
		Beobachtungszeit	Dosis [mg/Tag]	Blutung	Letalität	Therapie	Blutung	Letalität
Westaby 1986 [201]	6 h nach Varizenblutung	Mittel 7/6 Wo.	20–240 120 + Skl.	7/26 (30%)	9/26 35%	Sklerosierung	8/27 (30%)	7/27 (26%)
Sogaard 1981 [171]	Leberzirrhose, 6 Mon. nach Varizenblutung	18 Mon.	ca. 4/kg	0/15 (0%) [c]	0/15 0% [c]	Plazebo	8/15 (53%)	8/15 (53%)
Burroughs 1983 [27]	Leberzirrhose, 48 h nach Varizenblutung	Maximum 21 Mon.	80–800 198	12/26 (46%)	4/26 15%	Plazebo	11/22 (50%)	5/22 (23%)
Lebrec 1984 [111]	Leberzirrhose, 8–50 Tage nach g.i. Bltg.	24–38 Mon. 29 Mon.	40–360 160	6/38 (16%) [c]	3/29 9% [a]	Plazebo	23/36 (64%)	8/20 (40%)
Villeneuve 1985 [193]	Leberzirrhose, < 48 h nach Varizenblutung	12 Mon.	?	29/41 (61%)	16/41 38%	Plazebo	27/36 (76%)	10/36 (29%)
Dollet 1985 [48]	? h nach Varizenblutung	Maximum 90 Wo.	160	3/20 (15%)	4/20 20%	Sklerosierung	8/24 (33%)	6/24 (25%)
Alexandrino 1985 [1]	Varizenblutung	Maximum 36 Mon.	?	15/34 (44%)	? N.S.	Sklerosierung	6/31 (19%)	? (N.S.)
Fleig 1987 [58]	Leberzirrhose, 48 h nach Varizenblutung	Mittel 9/14 Mon.	60–320 160	10/34 (29%)	5/34 15%	Sklerosierung	10/36 (28%)	3/36 (8%)
Schwarz 1987 [166]	Leberzirrhose, < 4 Wochen nach Varizenblutung	12 Mon.	80–240	1/9 (11%)	1/9 11%	Sklerosierung	1/9 (11%)	0/9 (0%)
Pascal 1986 [141]	Leberzirrhose, Varizen II–IV°, keine Blutung	Mittel 8,5 Mon.	40–320	8/87 (9%)	13/87 15% [a]	Plazebo	23/89 (26%)	24/89 (27%)

[a] = $p < 0{,}05$; [c] = $p < 0{,}001$.

3.4 Sklerotherapie

In den letzten Jahren hat die älteste interventionelle Therapie bei Ösophagusvarizenblutung – die Sklerotherapie – eine Renaissance erlebt. Im methodischen Vorgehen besteht eine Vielfalt von Unterschieden, die in Tabelle 9 zusammengefaßt sind.

Zwei unterschiedliche Sklerosierungstechniken werden angewandt. Bei der intravasalen Sklerosierung handelt es sich um eine Verödungstherapie, wie sie in ähnlicher Weise auch bei Krampfadern der Beine angewandt wird. Therapieziel ist der permanente Gefäßverschluß durch Thrombosierung der Varizen.

Bei der paravasalen Technik wird ein Sklerosierungsmittel neben die Vene injiziert, so daß eine Quaddel entsteht. Durch die Quaddel soll eine mechanische Kompression des Gefäßes erfolgen und dadurch eine akute Blutung gestillt werden. Darüber hinaus bewirkt das Sklerosierungsmittel eine entzündliche Reaktion, die zur Narbenbildung führt. Durch die entstehende Narbenplatte werden die Varizen in die Tiefe abgedrängt; so wird ein Platzen der Varizen verhindert. Bei diesem Vorgehen bleibt der portosystemische Kollateralkreislauf über die Varizen erhalten.

Bei der praktischen Durchführung ist es jedoch nicht möglich, nur para- bzw. intravasal zu injizieren, fast immer wird eine Kombination der beiden Techniken erfolgen. Diese wird von einigen gezielt angestrebt [170].

Das endgültige Therapieziel der Sklerotherapie ist erreicht, wenn endoskopisch keine Varizen mehr zu erkennen sind. Die Behandlungsergebnisse der verschiedenen Techniken sind nach den in der Literatur mitgeteilten Resultaten gleich. In dem bisher einzigen kontrollierten Vergleich zwischen para- und intravasaler Technik [156] betrug die Hämostaserate nach intravasaler In-

Tabelle 9. Methodische Unterschiede bei der Sklerotherapie

Zeitpunkt	Akute Blutung Nach konservativer Blutstillung Im Intervall Prophylaktisch
Intervall	Tage – Wochen
Injektionsort	Intravasal Paravasal Intra- und paravasal
Instrument	Starres Ösophagoskop Fiberendoskop Zusatzgeräte: Ballon Tubus
Sklerosierungsmittel	Polidocanol 0,5–3% Alkohol 45–99% Natriumtetradecylsulfat 0,5% Äthanolaminoleat 5% Natriummorrhuat 5% Phenolmandelöl 5% Bucrylat

jektion 91% und nach paravasaler 18% ($p < 0{,}01$), letzterer Wert ist ungewöhnlich niedrig und widerspricht anderen Ergebnissen [47, 140] und eigenen Erfahrungen. Mit intravasaler Technik waren in dieser Studie weniger Behandlungen notwendig, und die Varizen wurden schneller zum Verschwinden gebracht, aber es traten häufiger Varizenrezidive auf.

Während zunächst starre Ösophagoskope in Intubationsnarkose eingesetzt wurden, wird die Behandlung jetzt mit Fiberendoskopen mit oder ohne Sedierung vorgenommen. Dies ist technisch einfacher, damit rascher durchführbar, und der personelle Aufwand ist geringer. Mit starren Endoskopen ist jedoch bei starken Blutungen die Absaugung des Blutes wesentlich effektiver, weil ausreichende Sichtverhältnisse als unabdingbare Voraussetzung für die Sklerotherapie geschaffen werden können, während dies mit flexiblen Instrumenten nicht immer gelingt.

Für Zusatzgeräte wie Magenballon und aufblasbare Manschette am Endoskop, die bei intravasaler Technik ein Abströmen des Sklerosierungsmittels verhindern sollen, ist ein Vorteil gegenüber der „freihändigen Sklerosierungstechnik" bisher nicht erwiesen.

Durch Verwendung eines flexiblen Tubus mit schlitzförmiger seitlicher Öffnung, der über das Endoskop geschoben wird, soll die intravasale Injektionstechnik verbessert werden. In einem kontrollierten Vergleich sind Rezidivblutungen zwar gleich häufig, aber weniger intensiv, und es besteht ein Trend zu frühzeitigerer Varizenobliteration, wenn mit Hilfe des Tubus sklerosiert wird [200].

Als Injektionsnadeln werden Metall- oder Teflonsonden mit Kanülen von 0,6–0,8 mm Außendurchmesser und einer Länge von 4–6 mm verwendet. Mit verschiedenen Injektionsnadeln sind noch keine vergleichenden Untersuchungen durchgeführt worden.

Verschiedene Sklerosierungsmittel werden angewandt, in Mitteleuropa und Skandinavien vor allem das Polidocanol (Äthoxysklerol) mit 0,5–1% (vereinzelt bis 3%) für die paravasale und mit bis zu 5% für die intravasale Injektion. In den angloamerikanischen Ländern wird überwiegend intravasal behandelt und Natriummorrhuat 5%, Äthanolaminoleat 5% und Tetradecylsulfat 1,5% eingesetzt.

Bei intravenöser Sklerosierung ergab der Vergleich zwischen 1%igem Polidocanol und 5%igem Äthanolaminoleat signifikant geringere Blutungen aus sklerosierungsbedingten Ulzera und eine raschere Obliteration der Varizen bei Anwendung von Äthanolaminoleat [96]. Bei kombinierter intra- und paravasaler Sklerosierung fand sich kein Unterschied in der Wirksamkeit zwischen 2,5- bis 3%igen Natriummorrhuat (Varicocid) und 2%igen Polidocanol [100]. In einer anderen Studie erwies sich bei intravasaler Sklerosierung 3%iges Tetradecylsulfat als weniger ulzerogen als 5%iges Morrhuat [68].

Bei 12 Patienten wurden gute Ergebnisse mit Fibrinklebern erzielt, wobei insbesondere keine Ulzera auftraten [54], allerdings liegen dazu noch keine weiteren Untersuchungen vor.

Es ist schwierig, eine Empfehlung für die Wahl eines Sklerosierungsmittels zu geben, da alle Gewebsschädigungen verursachen können und innerhalb bestimmter Grenzen die Wirkung verschiedener Substanzen durch Veränderung ihrer Konzentration oder der injizierten Menge, die sehr unterschiedlich gehandhabt wird, modifiziert werden kann. Eigene Erfahrungen bestehen mit Polidocanol, das bei erstmaliger Behandlung und bei akuter Blutung in 0,5%iger Konzentration eingesetzt wird, wobei 1–2 ml/Injektion paravasal appliziert werden und die Gesamtmenge pro Sitzung 40–60 ml beträgt. Dann wird die Behandlung mit 1%iger Lösung mit einer Gesamtdosis von 20–40 ml fortgeführt.

Ein wöchentliches Intervall zwischen den Sklerosierungssitzungen erwies sich in 2 kontrollierten Studien gegenüber einem 3wöchigem Abstand als günstiger. Die Obliteration der Varizen erfolgte rascher [157, 202], und die Zahl der Rezidivblutungen ließ sich in einer der beiden Studien signifikant vermindern [157].

Bei stationären Patienten kann die Sklerotherapie in Abständen von 4–7, bei ambulanter Behandlung nach 10–14 Tagen durchgeführt werden. Nur wenn sehr ausgeprägte Ulzerationen oder sehr heftige Schleimhautentzündungen vorliegen, wird bis zu deren Abheilung zugewartet, in der Regel aber die Behandlung fortgeführt, wobei Ulzera und schwer entzündete Schleimhautbereiche ausgespart werden.

Bei der Sklerotherapie während einer akuten Blutung wird mit den verschiedenen Methoden in etwa 90% eine initiale Blutstillung erreicht. In kontrollierten Untersuchungen (Tabelle 10) erweist sie sich gegenüber konservativen Maßnahmen hinsichtlich der primären Hämostase [139] und der Verringerung von Rezidivblutungen [8] als überlegen.

Die meisten Autoren ziehen bisher nach Diagnosesicherung mit Notfallendoskopie eine konservative Behandlung mit vasoaktiven Substanzen und/oder Ballonsonden vor, um im blutungsfreien Intervall zu sklerosieren. Kontrollierte Untersuchungen zeigen auch bei diesem Vorgehen im Vergleich mit konservativen Maßnahmen nahezu übereinstimmend eine Verringerung der Rezidivblutungen (s. Tabelle 10). Gelingt mit den konservativen Methoden die Blutstillung nicht, so ist auch in diesen Fällen mit Sklerotherapie noch in 90% eine Hämostase zu erzielen [59].

Ein kontrollierter Vergleich zwischen Sklerosierung während der akuten Blutung und Sklerotherapie nach initialer Blutstillung durch konservative Maßnahmen ist bisher noch nicht durchgeführt worden. Die Ergebnisse der Akutsklerosierung und eine prospektive Untersuchung [144] sprechen für die sofortige Sklerotherapie. Im Vergleich mit verzögertem Vorgehen ist die Komplikations- und Rezidivrate geringer, der Krankenhausaufenthalt kürzer und die Kurzzeitprognose besser [144]. Unter der Voraussetzung, daß ausreichende Sichtverhältnisse und gute technische und personelle Bedingungen vorliegen, führen wir die Akutsklerosierung durch, womit in über 90% eine Blutstillung erreicht wird, so daß Vasopressintherapie und Ballonsondentamponade mit ihren potentiellen Komplikationsmöglichkeiten nicht eingesetzt werden müssen. Bisher wurde in 3 Studien [115, 139, 208] eine Verbesserung der Langzeitprognose durch Sklerotherapie gegenüber konservativer Therapie aufgezeigt, während in 5 anderen Studien keine signifikanten Unterschiede nachweisbar

Tabelle 10. Kontrollierte Untersuchungen mit Sklerotherapie bei akuter Blutung und nach konservativer Blutstillung

Literatur	Sklerotherapie						Kontrollgruppe				
	Beobachtungszeit Monate	Technik	Hämostase	Frühletalität	Rezidiv Blutung	Überlebensrate	Therapie	Hämostase	Frühletalität	Rezidiv Blutung	Überlebensrate
Barsoum # 1982 [8]	> 12	s i	37/50 (78%)**	13/50 (26%)	3/37 (8%)*	35/50 (70%)	Sengstaken-Sonde	21/50 (42%)	21/50 (42%)	8/29 (28%)	24/50 (48%)
Paquet 1985 [139]	36	f p	20/21 (95%)	2/21 (10%)[a]	4/21 (20%)	14/21 67%)***	Sengstaken-Sonde	16/22 (73%)	6/22 (27%)	7/16 (44%)	5/22 (23%)
Cello ## 1987 [30]	36	f i	?	17/32 (53%)	16/32 (50%)	4/27 15%)	Portocavaler Shunt	?	18/32 (56)	6/32 (19%)***	0/28 (0%)
Macdougall 1982 [115]	12	f i		?	22/51 (43%)*	(75%)*	Sengstaken-Sonde Vasopressin		?	42/56 (75%)	(58%)
Yassin # 1983 [208]	1–35	f i		?	7/53 (29%)*	48/53 (91%)*	Ballonsonde Vasopressin Sperroperation		?	16/55 (29%)	42/55 (76%)
Terblanche 1983 [181]	60	s i		13/37 (35%)	14/28 (50%)***	14/37 (38%)	Konservativ, Sklerosierung nur bei Rezidivblutung		12/36 (33%)	20/26 (77%)	14/36 (37%)
Copenhagen 1984 [44]	12	f p		?	45/93 (48%)	33/93 (35%)	Sengstaken-Sonde		?	51/94 (54%)	21/94 (27%)
Korula 1985 [103]	14	f i			###	45/63 (67%)	Vasopressin Linton-Sonde			###	38/57 (66%)
Söderlund 1985 [169]	12	f i		16/57 (28%)	16/54 (30%)	30/57 (53%)	Sengstaken-Sonde Vasopressin		18/50 (36%)	16/47 (34%)	21/50 (42%)
Huizinga 1985 [85]	12	f i		9/37 (24%)	31/34 (90%)	12/34 (35%)	Sperroperation Stapler-Methode		13/39 (33%)	1/39 (3%)****	15/39 (39%)
Larson 1986 [106]		f i		2/44 (5%)	10/44 (23%)**	42/44 (95%)	Linton-Sonde Vasopressin		5/38 (13%)	20/38 (53%)	?
Warren 1986 [197a]	Median 26	f p/i			19/36 (53%)	31/36 (84%)**	Distaler splenorenaler Shunt			1/35 (3%)*	21/35 (59%)
Teres 1987 [183]	27	f i		2/55 (4%)	18/48 (37%)	35/48 (68%)	Distaler splenorenaler Shunt		3/57 (5%)	6/42 (14%)*	34/42 (81%)

* = p < 0,05; ** = p < 0,001; *** = p < 0,005; **** = p < 0,0005; # = Vorwiegend Patienten mit Schistosamiasis; ## alle Patienten Child C; ### = Transfusionsbedarf und Blutungsepisoden pro Monat in der sklerotherapierten Gruppe signifikant reduziert (p < 0,01)

waren. Die Verbesserung der Prognose kommt vorwiegend bei Patienten im Child-Stadium A und B zum Tragen, während für Kranke der Child-Gruppe C die Prognose unverändert schlecht bleibt [8, 115]. Keinen Unterschied in der Langzeitprognose der Patienten mit schlechter Leberfunktion (Child-Klassifikation C) ergaben kontrollierte Vergleiche zwischen Sklerotherapie und operativem Vorgehen [30, 85, 153, 183].

In einer Studie [197 a] zum Vergleich der Sklerotherapie mit dem distalen splenorenalen Shunt wurde allerdings eine signifikant höhere Überlebensrate der varizensklerosierten Patienten gefunden, sofern die Therapieversager dieser Gruppe (31 %) doch einer Shuntoperation zugeführt wurden. Möglicherweise konnte mit diesen Patienten ein Kollektiv identifziert werden, das von einer Shuntoperation profitiert.

Vor Abschluß der Sklerotherapie treten Rezidivblutungen in 30–50 % auf [30, 44, 58, 85, 115, 160]. Mit Wiederauftreten von Varizen ist in 15 % innerhalb von 12 Monaten [160] und in 60 % innerhalb von 20–30 Monaten nach Abschluß der Sklerotherapie zu rechnen [115, 181]. Aus diesem Grunde werden regelmäßige Nachkontrollen und ggf. erneute Sklerosierungen in 2- bis 6monatigen Abständen vorgenommen.

3.4.1 Prophylaktische Sklerosierung

Die prophylaktische Sklerosierung wurde in 6 Studien kontrolliert untersucht (s. Tabelle 11), ohne daß durch diese Untersuchungen die Frage zufriedenstellend beantwortet werden konnte, ob und für welche Patienten dieses Therapiekonzept von Nutzen ist. In einer ersten Studie [138 a] konnten eine signifikante Verringerung der Blutungsinzidenz und Steigerung der Überlebenszeit durch eine prophylaktische Sklerosierung bei einer Gruppe von Patienten gezeigt werden, die aufgrund der Varizengröße (Grad III–IV) und durch das Vorliegen von Stigmata wie den Rötungszeichen als besonders blutungsgefährdet angesehen wurden. Diese Ergebnisse wurden in einer weiteren Untersuchung von Witzel et al. [205] bestätigt. Wördehoff u. Spech [206] fanden lediglich eine Reduktion der Blutungshäufigkeit ohne Einfluß auf die Letalität, während in einer 4. Studie die Sklerosierung eine Verbesserung der Überlebensrate nur bei Patienten der Child-Gruppe A bewirkte [101].

Zwei kürzlich erschienene Studien stellen den Nutzen der prophylaktischen Sklerosierung noch weiter in Frage. In einer davon [155 a] war die Blutungsinzidenz bei den sklerosierten Patienten sogar noch höher als in der Kontrollgruppe. Die andere Studie [161 a] fand keinen signifikanten Unterschied zwischen den beiden Gruppen. Hier war lediglich bei den sklerosierten Patienten die Überlebensrate in der Untergruppe mit guter Leberfunktion (Child A und B) signifikant höher, ohne daß ein Einfluß auf die Zahl der Blutungsepisoden gefunden wurde. Bei Patienten mit endoskopisch sichtbaren Ösophagusvarizen ist aufgrund verschiedener kontrollierter Untersuchungen davon auszugehen, daß nur 30–60 % der Varizenträger auch aus diesen bluten werden [6, 40, 101, 138 a, 150, 205, 207], so daß bei mindestens der Hälfte der Patienten eine prophylaktische Sklerosierungstherapie nicht erforderlich wäre.

Tabelle 11. Kontrollierte Untersuchungen mit prophylaktischer Sklerotherapie (*f* flexibel, *p* paravasal, *i* intravasal)

Lteratur	Einschlußkriterien	Sklerotherapie				Kontrolle	
		Beobachtungszeit (Monate)	Technik	Blutung	Letalität	Blutung	Letalität
Paquet 1987 [183a]	Varizen III–IV mit Erosion, II–IV mit Gerinnungsfaktoren < 30%, beides	24–36	f p	2/32 (6%)[a]	2/32 (6%)[a]	22/33 (66%)	14/33 (42%)
Witzel 1985 [205]	Leberzirrhose, sichtbare Varizen	25	f i	5/56 (9%)[b]	12/56 (21%)[b]	30/53 (57%)	29/53 (55%)
Koch # 1986 [101]	Sichtbare Varizen	> 26 Mittel 36	f p/i	5/30 (17%)	11/30 (37%)	9/30 (30%)	10/30 (33%)
Wördehoff 1987 [206]	Leberzirrhose, Varizen II–IV	24–84 Mittel 44	f p	5/25 (20%)[a]	14/24 (58%)	15/24 (63%)	16/24 (67%)
Santangelo 1988 [155a]	Leberzirrhose, Varizen III–IV	Mittel 13	f i	17/49 (35%)	12/49 (24%)	7/46 (15%)[a]	11/46 (24%)
Sauerbruch 1988 # # [161a]	Leberzirrhose, Varizen > 4 mm	Mittel 22	f p/i	19/68 (28%)	24/68 (35%)	24/65 (37%)	30/65 (46%)

[a] = p < 0,05; [b] = p < 0,01; # Abnahme der Letalität nach Sklerotherapie nur bei Patienten der Child Gruppe A. # # Abnahme der Letalität nach Sklerotherapie nur bei Patienten der Child Gruppen A und B.

Eine prophylaktische Sklerotherapie ist daher offenbar nur dann erfolgreich, wenn es gelingt, eine Gruppe von Patienten zu charakterisieren, die besonders blutungsgefährdet ist und damit von dieser Maßnahme profitiert. Nachdem diese Patienten bisher noch nicht mit ausreichender Sicherheit identifiziert werden können, kann eine routinemäßige Durchführung der prophylaktischen Varizensklerosierung derzeit nicht empfohlen werden.

3.4.2 Komplikationen

Die bei prospektiven Untersuchungen beobachteten Komplikationen sind in Tabelle 12 aufgeführt. In etwa 3% kam es nach Sklerotherapie bei akuter Blutung oder im Intervall zu letalen Komplikationen infolge von Perforationen, tiefen Ösophagusulzerationen, Pneumonien oder massiven Blutungen aus Magenvarizen. In den bisher veröffentlichten Studien zur prophylaktischen Sklerosierung wurden keine tödlichen Komplikationen beobachtet.

Die häufigste unerwünschte Folge der Sklerotherapie sind Ösophagusulzera, deren Auftreten aber nicht von allen Autoren als Komplikation gewertet wird. Die Häufigkeit ihres Nachweises hängt von der Dauer der Untersu-

Tabelle 12. Komplikationen der Sklerotherapie bei prospektiven Untersuchungen

Literatur	Technik	Pat. n	Zeit-punkt	Steno-sen	Ösoph. Ulzera	Pneu-monie	Perfo-ration	Varia
Barsoum 1982 [8]	s, i	50	B		1	1		8 kleinere Komplikationen
Cello 1984 [29]	f, i	32	B					keine letalen Komplikationen
Paquet 1985 [139]	f, p	21	B	1	1			
Yassin 1983 [208]	f, i	53	B/I					6 Ösophagitis, 3 massive Bltg. bei Skleros.
Sarin 1987 [156]	f, i, p	54	B/I	4	6			20 Fieber
Macdougall 1982 [115]	f, i	51	I	9	15		2 (1)	
Westaby 1983 [200]	f, i	40	I	4	11	1 (1)		
Westaby 1984 [202]	f, p	55	I		30			
Copenhagen 1984 [44]	f, p	93	I			6 (3)	7 (6)	1 (1) Kreislaufversagen bei Endoskopie
Korula 1985 [103]	f, i	63	I	2	44	4	2 (2)	3 retrostern. Schmerzen > 5 Tage, 9 Fieber
Söderlund 1985 [169]	f, i	57	I	10	8 (4)		2 (2)	3 (3) Magenvarizenblutungen
Huizinga 1985 [85]	f, p	37	I		4 (1)			2 massive Bltg. bei Skleros., 3 Magenvarizenbltg.
Larson 1986 [106]	f, p/i	44	I		5		1 (1)	4 Spontane bakt. Peritonitis, 7 Pleuraerguß
Sarin 1986 [157]	f, i	96	I	7	38			33 Fieber
Fleig 1987 [58]	f, p	36	I	3	16		1	2 Pleuraerguß
Terés 1987 [183]	f, i	55	I	3	2			15 vorübergehende Dysphagie
Paquet 1982 [138a]	f, p	32	P	1	2			1 Pleuraerguß
Witzel 1985 [205]	f, p	56	P	2	3			7 Fieber
Koch 1986 [101]	f, i/p	30	P	3	3			1 Pleuraempyem
Wördehoff 1987 [206]	f, p	25	P	3	10			2 Pleuraerguß
Santangelo 1988 [155a]	f, i	49	P	10	32			
Sauerbruch 1988 [161a]	f, i/p	68	P	1	10		1	4 (1) Blutungen, 1 Pleuraerguß, 2 sonstige
Summe		1097		63	241 (5)	12 (4)	16 (12)	137 (5)

f, flexibel; *s*, starr; *i*, intravasal; *p*, paravasal; *B* Blutung; *I* blutungsfreies Intervall; *P*, Prophylaktisch; ( ), letal.

chungsintervalle ab. Normalerweise heilen sie folgenlos, können aber die Fortführung der Behandlung verzögern. Bei tiefen und ausgedehnten Ulzerationen besteht die Gefahr der Perforation und die Gefahr von Blutungen, die massiv und schwer beherrschbar sein können [44]. Als hilfreich haben sich dabei die Gabe von Sucralfatsuspensionen [154] und die lokale Behandlung mit Fibrinklebern erwiesen [56, 163].

Instrumentelle Perforationen sind selten und prognostisch ungünstig, wenn es nicht gelingt, durch sofortige Operation die drohende Mediastinitis zu verhindern. Häufiger sind Wandnekrosen nach zu tiefer und zu ausgedehnter Injektion des Sklerosierungsmittels. Diese meist letal endende Komplikation entwickelt sich schleichend über 5–7 Tage und ist klinisch zunächst häufig symptomarm. Als vereinzelte lokale Komplikationen sind Ösophagus-Trachea-, Ösophagus-Bronchus-, Ösophagus-Aorten-Fisteln [162], Pneumothorax [2] und Chylothorax [67] aufgetreten.

Ebenfalls selten sind Nebenwirkungen durch Abtransport des Sklerosierungsmittels in den systemischen Kreislauf. Nach Natriummorrhuat wurden flüchtige Lungeninfiltrate und Ateminsuffizienzen beschrieben [84, 125], und nach Polidocanol ein reversibler Herz-Kreislauf-Stillstand [128].

Kleine ein- oder doppelseitige Pleuraergüsse, die sich nahezu immer spontan resorbieren, werden bei gezielter Untersuchung in bis zu 77% nachgewiesen [5, 89]. Temperaturerhöhungen über 24–48 h nach dem Eingriff treten häufig auf [84, 103, 158] und klingen ohne Therapie ab.

Über 12–24 h nach dem Eingriff geben bis zur Hälfte der Patienten schwer quantifizierbare substernale Beschwerden, die gelegentlich sehr ausgeprägt sein können, und auch Odynophagien an [71]. Diese Beschwerden werden auf Ösophagospasmen zurückgeführt [65].

Stenosen treten als Spätkomplikationen in etwa 5% auf, sie lassen sich durch Bougierung problemlos behandeln und sind damit praktisch immer reversibel. Motilitätsstörungen des unteren Ösophagus sind nach Sklerotherapie zwar nachweisbar, ihnen scheint aber keine wesentliche klinische Relevanz zuzukommen [36, 133, 161].

Bei einer zusammenfassenden Bewertung der Sklerotherapie sind als Vorteile der Methode die Aufrechterhaltung der portalen Leberdurchblutung, die Synchronisation von Diagnostik, Therapie und Therapiekontrolle, das Fehlen von Ausschlußkriterien, der im Vergleich zu operativen Verfahren geringe Aufwand und die Möglichkeit der ambulanten Fortführung der Behandlung zu nennen. Für Patienten mit kompensierter oder geringgradig dekompensierter Leberfunktion kann bei vorsichtiger Bewertung der Ergebnisse nach Langzeitsklerosierung eine Besserung der Überlebensrate angenommen werden, was für die Kranken mit schlechter Leberfunktion im Child-Stadium C nicht zutrifft. Als Nachteile sind die Rezidivblutungen während und nach abgeschlossener Sklerotherapie anzusehen, die insgesamt höher als nach Shuntoperationen liegen, sowie die regelmäßigen endoskopischen Kontrollen und die ggf. wiederholt erforderlichen Sklerosierungen. Schwerwiegende Komplikationen sind bei guter Technik selten und in der Regel konservativ zu beherrschen.

3.5 Operationen

3.5.1 Sperroperationen

Sperroperationen in verschiedenen technischen Modifikationen haben zum Ziel, den Blutfluß zu den Varizen zu unterbrechen und so die Blutstillung zu bewirken, ohne die portale Durchblutung der Leber zu vermindern. Infolgedessen kommt es postoperativ nicht zu einer Enzephalopathie. Die portale Hypertension bleibt bestehen und damit ist die Ausbildung neuer venöser Kollateralen zu erwarten, so daß die Zahl der Rezidivblutungen sehr hoch ist. In einer kontrollierten Untersuchung betrug sie im ersten Jahr 60% [26] bei initialer über 90%iger Blutstillungsrate [26, 85]. Durch zusätzliche gastroösophageale Devaskularisation, verbunden mit einer Splenektomie, haben insbesondere japanische Chirurgen die Rezidivblutungen auf 0–16% gesenkt. Die hervorragenden Ergebnisse in Japan [179] sind im westlichen Bereich bisher nur vereinzelt erzielt worden [61]. Als Erklärung wird die große Routine der Japaner sowie die vorwiegend nichtalkoholische Genese der Zirrhose in Japan angeführt. Die Einführung des automatischen Nahtapparates (EEA-Stapler) hat die Transsektion technisch vereinfacht. Bei Notfalleingriffen liegt die perioperative Letalität bei etwa 30% und steigt bei Patienten der Child-Gruppe C bis auf 60–70%. Für elektive Eingriffe wird die perioperative Sterblichkeit mit 3–11% angegeben [49, 167].

3.5.2 Shuntoperation

Portosystemische Shuntoperationen bewirken eine effektive Senkung des Pfortaderdruckes, führen in der Regel zu einer Blutstillung und sind die wirksamste Maßnahme zur Verhinderung von Blutungsrezidiven. Allerdings ist der Notshunt während einer Blutung durch eine hohe perioperative Mortalität belastet, die je nach Ausschlußkriterien 21–36% beträgt und bei Child-Klassifikation C auf über 50% ansteigt [75]. Bei diesen Patienten mit schlechter Leberfunktion sind die Ergebnisse im kontrollierten Vergleich mit Sklerotherapie gleich schlecht (s. Tabelle 10).

Shuntoperationen während eines blutungsfreien Intervalls haben in 4 kontrollierten Studien an insgesamt fast 200 Patienten bei zusammenfassender Auswertung zwar die Rezidivblutungen deutlich gesenkt (8% im Vergleich zu 58% bei der nichtoperierten Kontrollgruppe), aber dennoch zu keiner Verbesserung der Überlebensrate geführt. Eine Enzephalopathie trat postoperativ bei 32% auf und betrug in der Kontrollgruppe 6% [39].

Für eine prophylaktische Shuntoperation besteht nach Studienergebnissen aus den 70er Jahren keine Indikation [25, 50].

Der Versuch, mit dem distalen splenorenalen Shunt nach Warren [197] den Druck in den Varizen selektiv ohne Verminderung der portalen Leberdurchblutung und damit ohne Beeinträchtigung der Leberfunktion zu senken, wurde in 6 Studien mit insgesamt über 300 Patienten kontrolliert. Unterschiede der Überlebensrate oder in der Anzahl der Rezidivblutungen waren nicht nachweisbar, in 3 der Untersuchungen wurde eine signifikant niedrigere Enzephalopathierate nach dem Warren-Shunt festgestellt [42, 57, 78, 105, 122, 149].

Mit den verschiedenen operativen Verfahren wie portokavaler Shunt, Warren-Shunt, Transsektion kombiniert mit Devaskulariation und Splenektomie sind die Ergebnisse in bezug auf Frühletalität, Langzeitüberlebensrate und Rezidivblutungen ähnlich und Unterschiede nicht gesichert. Die Enzephalopathierate ist nach Sperroperationen und möglicherweise auch nach dem Warren-Shunt geringer. Eindeutige Beweise für die Überlegenheit der Sklerotherapie gegenüber dem chirurgischen Vorgehen gibt es bisher nicht; aber bis auf wenige Ausnahmen wird die Sklerotherapie in den letzten Jahren als primäre Behandlung eingesetzt. Dazu haben die weite Verbreitung der Fiberendoskopie, die eindrucksvollen Erfolge bei der primären Blutstillung und das Fehlen von Ausschlußkriterien beigetragen. In vielen Zentren werden Operationen nur dann vorgenommen, wenn die Varizen endoskopisch nicht erreichbar sind, wie das bei Magenvarizen der Fall sein kann, oder wenn es zu ausgeprägten Rezidivblutungen während oder nach der Sklerosierung kommt, und wenn es trotz wiederholter Sklerotherapie nicht gelingt, die Varizen zum Verschwinden zu bringen.

4 Praktisches Vorgehen

Nach Einleitung der intensivmedizinischen Maßnahmen wird die frühzeitige Notfallendoskopie angestrebt (Abb. 2), die nur wenn zwingend erforderlich unter Sedierung mit Diazepam vorgenommen wird. Häufig kommt es schon beim Einführen des Fiberendoskopes zum Erbrechen von Blut und Koageln, so daß dann die Sicht meist ausreichend ist. Wegen der Aspirationsgefahr verbietet sich die Rachenanästhesie, und bei Bewußtseinstrübung ist die Intubation erforderlich. Gelingt es nicht, relativ rasch durch kontinuierliches Absaugen und Spülen mit verdünnter Heparinlösung (5000 E in 1000 ml Aq. dest.) ausreichende Sicht zu gewinnen, wird das Endoskop unter Ansaugung von Koageln entfernt und mit einem dicken Magenschlauch so lange gespült, bis die Spülflüssigkeit frei von Koageln ist. Ist die Blutung so stark, daß die Absaugung nicht ausreicht, kann das starre Ösophagoskop unter Intubationsnarkose zum Einsatz kommen, mit dem immer ausreichende Sicht bei Ösophagusvarizenblutungen zu erzielen ist. Liegen die technischen und personellen Voraussetzungen für die starre Endoskopie nicht vor, muß die Blutung mit Ballonsonden tamponiert und bei ungenügender Hämostase mit vasoaktiven Medikamenten behandelt werden.

Die Sklerosierung erfolgt mit 0,5% Polidocanol, wobei pro Injektion 2–3 ml paravasal zunächst distal der Blutungsquelle, bei fehlendem Effekt auch proximal davon injiziert werden. Maximal werden 40–60 ml auf den distalen Ösophagus verteilt. Bei Blutungsstillstand wird die Sklerosierung in 5- bis 7tägigen Abständen mit 1% Polidocanol, 1–2 ml/Injektion und 40 ml maximaler Gesamtmenge, bis zum endoskopischen Verschwinden der Varizen zunächst stationär und nach Stabilisierung des Allgemeinzustandes ggf. auch

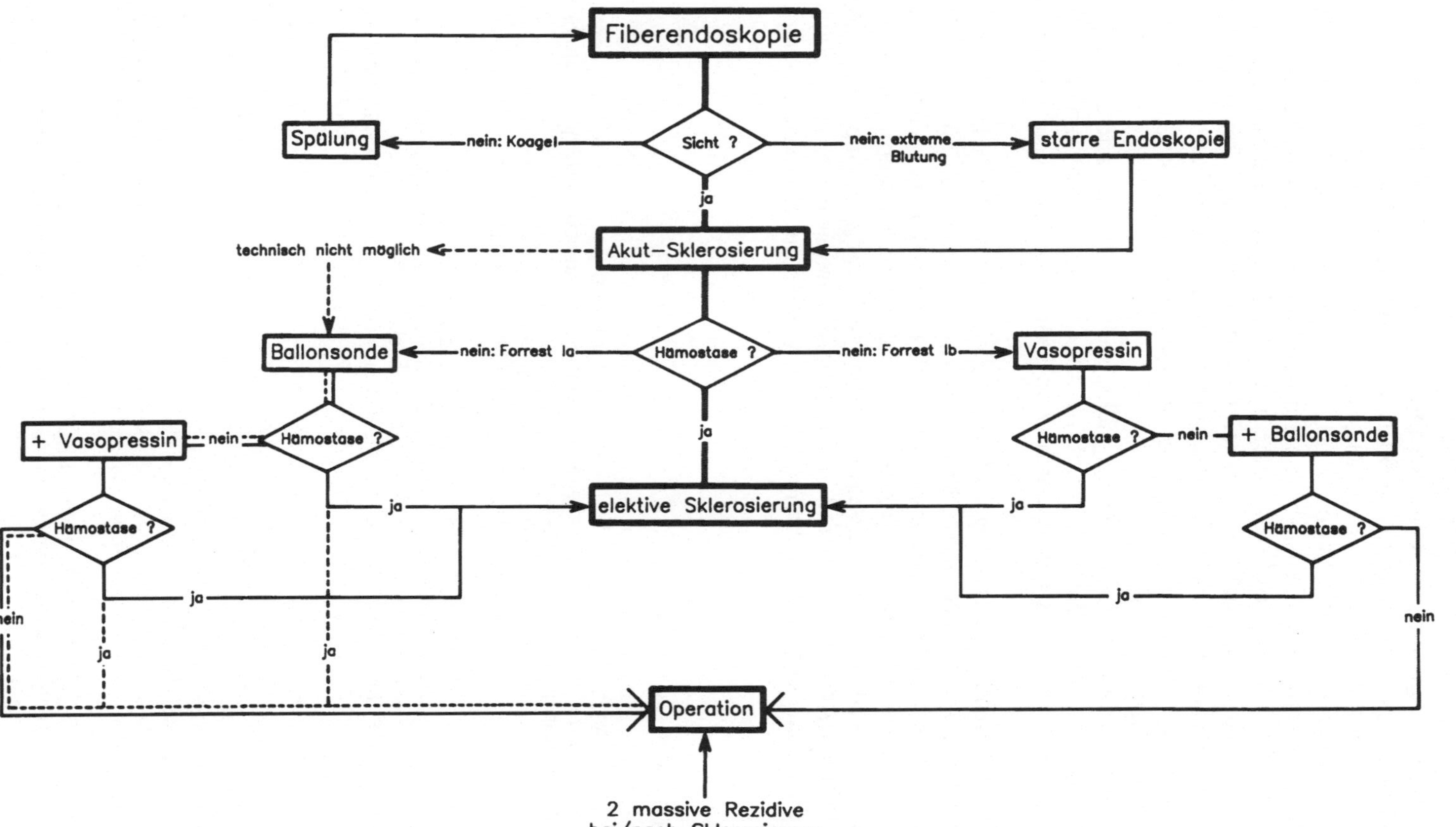

Abb. 2. Therapietaktik bei Ösophagusvarizenblutung

ambulant durchgeführt. Regelmäßige endoskopische Kontrollen erfolgen zunächst in 3-, später in 6- und schließlich in 12monatigen Abständen.

Kommt es nach Sklerosierung nicht zur Hämostase, wird bei Forrest-IA-Blutungen aus Magenvarizen und bei Hiatushernie mit der Linton Sonde, bei Ösophagusvarizen ohne Hiatushernie mit der Minnesota-Sonde tamponiert. Wenn die Blutungsintensität darunter nicht deutlich geringer wird, erfolgt nach etwa 6 h die zusätzliche Behandlung mit Vasopressin. Bei geringerer Blutungsintensität wird initial Vasopressin 0,4–0,6 E/min infundiert und nach Blutungsstillstand über 12–24 h ausgeschlichen. Bei Erfolglosigkeit kommt die Ballontamponade hinzu.

Gelingt die Blutstillung auch dann nicht, bleibt als Ultima ratio die Operation. Diese wird auch dann angestrebt, wenn es während der initialen oder nach abgeschlossener Sklerosierung zu 2 ausgeprägten Rezidivblutungen gekommen ist.

Muß während einer Blutung notfallmäßig operiert werden, wird im allgemeinen ein portokavaler Shunt bzw. mesokavaler Interpositionsshunt (H-Shunt) angelegt; ist dies operationstechnisch nicht möglich, bleibt nur die Sperroperation. Bei geplanter Operation wird der distale splenorenale Shunt vorgezogen, weil die Enzephalopathierate möglicherweise geringer als nach portokavalen Anastomosen ist. Patienten, die sich weder mit Sklerotherapie noch durch eine Operation behandeln lassen, werden mit Propranolol therapiert.

Literatur

1. Alexandrino P, Martins Alves M, Pinto Correia J (1985) Controlled trial of propranolol and endoscopic sclerotherapy in the recurrence of variceal bleeding. Hepatology 52:990 (Abstract)
2. Alwmark A, Bengmark S, Boerjesson B, Gullstrand P, Joelsson B (1982) Emergency and long-term transesophageal sclerotherapy of bleeding esophageal varices. Scand J Gastroenterol 17:409–412
3. Aronsen KF, Wetterlin S, Emas S, Vojtisek V, Mulder JL, Cort JH (1975) Die Wirkung von Triglycyl-Lysin-Vasopressin auf Kontrollpersonen und Patienten mit Blutungen des oberen Gastrointestinaltraktes. Klin Wochenschr 53:747–753
4. Arthur MJP, Tanner AR, Patel C, Wright R, Renwick AG, George CF (1983) Propranolol and hepatic encephalopathy in cirrhosis with portal hypertension. Gastroenterology 84:1093 (Abstract)
5. Bacon BR, Bailey-Newton RS, Connors AF (1985) Pleural effusions after endoscopic variceal sclerotherapy. Gastroenterology 88:1910–1914
6. Baker LA, Smith C, Liebermann G (1959) The natural history of esophageal varices. Am J Med 26:228–237
7. Barr JW, Lakin RC, Roesch J (1975) Similarity of arterial and intravenous vasopressin on portal and systemic hemodynamics. Gastroenterology 69:13–19
8. Barsoum M, Bolous F, El-Robby A, Rizk-Allah MA, Ibrahim A (1982) Tamponade and injection sclerotherapy in the mangement of bleeding oesophageal varices. Br J Surg 69:76–78
9. Barsoum MS, Mooro HAW, Bolous FI, Ramzy AF, Rizk-Allah MA, Mahmoud FI (1982) The complications of injection sclerotherapy of bleeding oesophageal varices. Br J Surg 69:79–81

10. Basso N, Bagarani M, Quandamcarlo C et al. (1983) Effective control of variceal bleeding by somatostatin: a double-blind, randomized, cross-over study. Gastroenterology 84:1100 (Abstract)
11. Bataille C, Bercoff E, Pariente EA, Valla D, Lebrec D (1984) Effects of propranolol on renal blood flow and renal function in patients with cirrhosis. Gastroenterology 86:129–133
12. Bauer JJ, Kreel I; Kark AE (1974) The use of the Sengstaken-Blakemore tube for immediate control of bleeding esophageal varices. Ann Surg 179:273–277
13. Bennett HD, Baker L, Baker LA (1952) Complications in the use of esophageal compression balloons (Sengstake tube). Ann Intern Med 90:196–200
14. Beppu K, Inokuchi K, Koyanagi N et al. (1981) Prediction of variceal hemorrhage by esophageal endoscopy. Gastrointest Endosc 27:213–218
15. Bosch J (1985) Effect of pharmacological agents on portal hypertension. A haemodynamic appraisal. Clin Gastroenterol 14:169–184
16. Bosch J, Kravetz D, Mastai R, Bruix J, Rigau J, Rodes J (1983) Azygos venous blood flow in cirrhosis: effects of balloon tamponade, vasopressin, somatostatin and propranolol. Hepatology 3:855 (Abstract)
17. Bosch J, Kravetz D, Rodes J (1981) Effects of somatostatin on hepatic and systemic hemodynamics in patients with cirrhosis of the liver: comparison with vasopressin. Gastroenterology 80:518–525
18. Bosch J, Masti R, Kravetz D et al. (1984) Effects of propranolol on azygos venous blood flow and hepatic and systemic hemodynamics in cirrhosis. Hepatology 4:1200–1205
19. Boyce WMH (1962) Modification of the Sengstaken-Blakemore balloon tube. N Engl J Med 267:195–196
20. Brick IB, Palmer ED (1953) Incidence and diagnosis of esophageal varices in cirrhosis of the liver: an esophagosopic study. Gastroenterology 25:378–384
21. Brieler HS, Thiede A (1979) Zur Wirkung vaso-pressorischer Substanzen auf blutende Oesophagusvarizen und andere intestinale Blutungen. Zentralbl Chir 104:1337–1344
22. Buetzow GH, Remmecke J, Braeuer A (1982) Metoprolol in portal hypertension. Klin Wochenschr 60:1311–1314
23. Burcharth F, Malmstrom J (1976) Experiences with the Linton-Nachlas and the Sengstaken-Blakemore tubes for bleeding esophageal varices. Surg Gynecol Obstet 142:529–531
24. Burgmann W (1965) Die wechselnde Füllung der Oesophagusvarizen. Med Welt 27:1507–1512
25. Burroughs AK, D'Heygere F, McIntyre N (1986) Pitfalls in studies of prophylactic therapy for variceal bleeding in cirrhotics. Hepatology 6:1407–1413
26. Burroughs AK, Bass NM, Osborne D, Dick R, Hobbs KF, Sherlock S (1983) Randomized controlled study of transhepatic obliteration of varices and oesophageal stapling transsection in uncontrolled oesophageal variceal hemorrhage. Liver 3:122–128
27. Burroughs AK, Jenkins WJ, Sherlock S et al. (1983) Controlled trial of propranolol for the prevention of recurrent variceal hemorrhage in patients with cirrhosis. N Engl J Med 309:1539–1542
28. Byrne WD, Samson PC, Dugan DJ (1962) Complications associated with the use of esophageal compression balloons. Am J Surg 104:250–256
29. Cello JP, Grendell JH, Crass RA, Trunkey DD, Cobb EE, Heilbron DC (1984) Endoscopic sclerotherapy versus portacaval shunt in patients with severe cirrhosis and variceal hemorrhage. N Engl J Med 311:1499–1594
30. Cello JP, Grendell JH, Crass RA, Weber TE, Trunkey DD (1987) Endoscopic sclerotherapy versus portacaval shunt in patients with severe cirrhosis and acute variceal hemorrhage. N Engl J Med 316:11–15
31. Chiles NH, Baggenstoss AH, Butt HR, Olsen AM (1953) Esophageal varices: comparative incidence of ulceration and spontaneous rupture as a cause of fatal hemorrhage. 25:565–573

32. Chojkier M, Conn HO (1980) Esophageal tamponade in the treatment of bleeding varices. Dig Dis Sci 25:267–272
33. Chojkier M, Grossmann RJ, Atterbury CE et al. (1979) A controlled comparison of continuous intraarterial and intravenous infusions of vasopressin in hemorrhage from esophageal varices. Gastroenterology 77:540–546
34. Clanet J, Tournut R, Fourtanier G, Joncquiert F, Pascal JP (1978) Traitement par la pitressine des hemorrhagies par rupture de varices oesophagiennes chez le cirrhotique. Acta Gastro-Enterol Belg 41:539–543
35. Clements D, Rhodes JM, Elias E (1986) Effect of somatostatin on oesophageal variceal pressure assessed by direct measurement. J Hepatol 2:262–266
36. Cohen LB, Simon C, Korsten MA, Scherl EJ, Skorniky J, Guelrud MB, Waye JD (1985) Esophageal motility and symptoms after endoscopic injection sclerotherapy. Dig Dis Sci 30:29–32
37. Conn HO (1958) Hazards attending the use of esophageal tamponade. N Engl J Med 259:701–707
38. Conn HO (1967) Ammonia tolerance in the diagnosis of esophageal varices. A comparison of endoscopic, radiologic and biochemical techniques. J Lab Clin Med 70:442–451
39. Conn HO (1985) Ideal treatment of portal hypertension in 1985. Clin Gastroenterol 14:259–288
40. Conn HO, Lindenmuth WW, May CJ, Ramsby GR (1972) Prophylactic portacaval anastomosis. Medicine 51:27–40
41. Conn HO, Ramsby GR, Storer EH et al. (1975) Intraarterial vasopressin in the treatment of upper gastrointestinal hemorrhage: a prospective, controlled clinical trial. Gastroenterology 68:211–221
42. Conn HO, Resnick RH, Grace ND et al. (1981) Distal splenorenal shunt vs. portal-systemic shunt: current status of a controlled trial. Hepatology 1:151–160
43. Conn HO, Simpson JA (1967) Excessive mortality associated with balloon tamponade of bleeding varices. JAMA 202:587–591
44. Copenhagen Varices Project (1984) Sclerotherapy after first variceal hemorrhage in cirrhoses. A randomized multicenter trial. N Engl J Med 311:1594–1600
45. Correia JP, Alves MM, Alexandrino P, Silveira J (1984) Controlled trial of vasopressin and balloon tamponade in bleeding esophageal varices. Hepatology 4:885–888
46. Dagradi AE, Stempien SJ, Owens LK (1966) Bleeding esophagogastric varices. Arch Surg 92:944–947
47. Denck H (1977) Die endoskopische Behandlung von Oesophagusvarizen. Chirurg 48:212–218
48. Dollet JM, Champigneulle B, Evangelista M, Bigard MA, Gaucher P (1985) Sclerotherapy versus propranolol after first variceal haemorrhage in alcoholic cirrhosis. Lancet II:97
49. Durtschi MB, Carrico CJ, Johansen KH (1985) Esophageal transection fails to salvage high-risk cirrhotic patients with variceal bleeding. Am J Surg 150:18–23
50. Eckardt VF, Ewe K (1981) Shunt-Therapie bei portaler Hypertension. Dtsch Med Wochenschr 106:387–389
51. Eckardt VF, Grace ND (1979) Gastroesophageal reflux and bleeding esophageal varices. Gastroenterology 76:39–42
52. Eckardt VF, Grace ND, Kantrowitz PA (1976) Does lower esophageal sphincter incompetency contribute to esophageal variceal bleeding. Gastroenterology 71:185–189
53. Egberts EH (1983) Die Behandlung der akuten Oesophagusvarizenblutung. Z Gastroenterol 21:82–92
54. Eimiller A, Neuhaus H, Paul F (1987) Fibrinkleber – ideales Mittel zur Oesophagusvarizensklerosierung. Z Gastroenterol 25:449 (Abstract)
55. Eriksson LS, Law DH, Sato Yuzo, Wahren J (1984) Influence of somatostatin on splanchnic haemodynamics in patients with liver cirrhosis. Glin Physiol 4:5–11
56. Fasching W, Publig W (1987) Endoskopische Behandlung gastrointestinaler Laesionen durch Injektion von Fibrinkleber. Z Gastroenterol 25:454 (Abstract)

57. Fischer JE, Bower RH, Atamain S, Welling R (1981) Comparison of distal and proximal splenorenal shunts. A randomized prospective trial. Ann Surg 194:531–544
58. Fleig WE, Stange EF, Hunecke R et al. (1987) Prevention of recurrent bleeding in cirrhotics with recent variceal hemorrhage: prospective, randomized comparison of propranolol and sclerotherapy. Hepatology 7:355–361
59. Fleig WE, Stange EF, Ruettenauer K, Ditschuneit H (1983) Emergency endoscopic sclerotherapy for bleeding esophageal varices: a prospective study in patients not responding to balloon tamponade. Gastrointest Endosc 29:8–14
60. Fogel MR, Knauer CM, Andres LL et al. (1982) Continuous intravenous vasopressin in active upper gastrointestinal bleeding. Arch Intern Med 96:565–569
61. Franco D, Smadja C (1985) Prevention of recurrent variceal bleeding: surgical procedures. Clin Gastroenterol 14:233–258
62. Freedman AR, Kerr JC, Swan KG, Hobson RW (1978) Primate mesenteric blood flow. Effects of vasopressin and its route of delivery. Gastroenterology 74:875–878
63. Freeman JG, Lishman AH, Cobden I, Record CO (1982) Controlled trial of terlipressin versus vasopressin in the early treatment of oesophageal varices. Lancet II:66–68
64. Garcia-Tsao G, Grace ND, Groszmann RJ et al. (1986) Short-term effects of propranolol on portal venous pressure. Hepatology 6:101–106
65. Gebhardt RL, Ansel HJ, Silvis SE (1982) Origin of pain during variceal sclerotherapy. Gastrointest Endosc 29:164 (Abstract)
66. Gertsch P, Loup P, Diserens H, Mosimann F, Mosimann R (1982) Endoscopic noninvasive manometry of esophageal varices: prognostic significance. Am J Surg 144:528–530
67. Gertsch P, Mosimann R (1983) Chylothorax complicating sclerotherapy for bleeding oesophageal varices. Br J Sug 70:562–566
68. Gibbert V, Feinstat T, Burns M, Trudeau W (1982). A comparison of the sclerosing agents sodium tetradecyl sulfate and sodium morrhuate in endoscopic injection. Gastrointest Endosc 28:147 (Abstract)
69. Gimson AES, Westaby D, Hegarty J, Watson A, Williams R (1986) A randomized trial of vasopressin and vasopressin plus nitroglycerin in the control of acute variceal hemorrhage. Hepatology 6:410–413
70. Goldfarb G, Lebrec D (1982) Percutaneous cannulation of the internal jugular vein in patients with coagulopathies. An experience based on 1000 attempts. Anesthesiology 52:321–323
71. Goodale RL, Silvis SE, O'Leary JF, Gebhard R, Mjollness L, Johnson M, Fryd D (1982) Early survival after sclerotherapy for bleeding esophageal varices. Surg Gynecol Obstet 155:523–528
72. Gow GA, McGregor DD (1960) Hemorrhage from esophageal varices. Can Med Assoc J 83:1032–1036
73. Gross E, Erhard J (1987) Endoskopisch geführte Druckmessung in distalen Oesophagusvarizen. Dtsch Med Wochenschr 112:125–127
74. Groszmann RJ, Kravetz D, Bosch J (1982) Nitroglycerin improves the hemodynamic response to vasopressin in portal hypertension. Hepatology 2:757–762
75. Haering R, Hirner A, Karavias Th (1985) Portale Hypertension: Stellenwert der portosystemischen Shunt-Operation und der Notfalleingriffe. Chirurg 56:425–431
76. Hallemans R, Naeije R, Mols P, Melot C, Reding P (1983) Treatment of portal hypertension with isosorbide dinitrate alone and in combination with vasopressin. Crit Care Med 11:536–540
77. Hamilton JE (1955) The management of bleeding esophageal varices associated with cirrhosis of the liver. Ann Surg 141:637–647
78. Harley H, Morgan T, Redeker AG, Reynolds TB, Villamil F, Weiner JM, Yellin A (1986) Results of a randomized trial of end-to-side portacaval shunt and distal splenorenal shunt in alcoholic liver disease and variceal bleeding. Gastroenterology 91:802–809
79. Heil Th, Mattes P, Loeprecht H (1979) Der gastrooesophageale Reflux – auslösender Faktor der Oesophagusvarizenblutung. Chirurg 50:640–642

80. Hermann RE, Traul D (1970) Experience with the Sengstaken-Blakemore tube for bleeding esophageal varices. Surg Gynecol Obstet 130:870–885
81. Hillon P, Lebrec D, Munoz C, Jungers M, Goldfarb G, Benhamou JP (1982) Comparison of the effects of a cardioselective and a nonselective betablocker on portal hypertension in patients with cirrhosis. Hepatology 2:528–531
82. Hosking SW, Kennedy HJ, Seddon I, Triger DR (1987) The role of propranolol in congestive gastropathy of portal hypertension. Hepatology 7:437–451
83. Huetteroth T, Staritz M, Meyer KH (1986) Oesophagusvarizenblutung: Medikamentöse Therapie und Prophylaxe. Arzneimitteltherapie 3:78–82
84. Hughes RW, Larson DE, Viggiano TR, Adson MA, van Heerden JA, Reeves CB (1982) Endoscopic variceal sclerosis: a one-year experience. Gastrointest Endosc 28:62–66
85. Huizinga WKJ, Angorn IB, Baker LW (1985) Esophageal transection versus injection sclerotherapy in the management of bleeding esophageal varices in patients at high risk. Surg Gynecol Obstet 160:539–546
86. Hunt PS, Korman MG, Hansky J, Parkin WG (1982) An 8-year prospective experience with balloon tamponade in emergency control of bleeding esophageal varices. Dig Dis Sci 27:413–416
87. Hussey KP (1985) Vasopressin therapy for upper gastrointestinal tract hemorrhage. Arch Intern Med 145:1263–1267
88. Jackson FC, Perrin EB, Felix WR, Smith AG (1971) A clinical investigation of the portacaval shunt: V. survival analysis of the therapeutic operation. Ann Surg 174:672–701
89. Janson R, Thelen M, Paquet KJ (1976) Mediastinale und pulmonale Komplikationen der Sklerosierungsbehandlung von Oesophagusvarizen. RöFo 124:44–47
90. Jenkins SA, Baxter JN, Corbett W, Devitt P, Ware J, Shields R (1985) A prospective randomized controlled clinical trial comparing somatostatin and vasopressin in controlling acute variceal haemorrhage. Br Med J 290:275–278
91. Joelsson B, Boerjesson B, Carlsson C, Gustafson I (1981) Acute treatment of bleeding oesophageal varices. Scand J Gastroenterol 16:81–85
92. Johansen TS, Baden H (1973) Re-appraisal of the Sengstaken-Blakemore balloon tamponade for bleeding esophageal varices; results in 91 patients. Scand J Gastroenterol 8:181–183
93. Johnson W, Widrich W, Ansell JE, Robbins AH, Nabseth DC (1977) Control of bleeding varices by vasopressin: a prospective randomized study. Ann Surg 186:369–376
94. Johnston GW, Rodgers HW (1964) Management of bleeding oesophageal varices when portal systemic shunt is inadvisable, with particular reference to the use of balloontamponade and sclerosing injection. Ulster Med J 33:110–118
95. Khodadoost J, Glass GBJ (1972) Erosive gastritis and acute gastroduodenal ulcerations as source of upper gastrointestinal bleeding in liver cirrhosis. Digestion 7:129–138
96. Kitano S, Iso Y, Koyanagi N, Higashi H, Sugimachi K (1987) Ethanolamine oleate is superior to polidocanol (aethoxysklerol) for endoscopic injection sclerotherapy of esophageal varices: a prospective randomized trial. Hepatogastroenterol 34:19–23
97. Kitano S, Terblanche J, Kahn D, Bornhman PC (1986) Venous anatomy of the lower oesophagus in portal hypertension: practical implications. Br J Surg 73:525–531
98. Kleber G, Sauerbruch T, Fischer G, Paumgartner G (1987) Erhöhung des transmuralen Oesophagusvarizendrucks unter Somatostatin-, nicht unter Placebo-Infusion. Gastroenterology 25:40 (Abstract)
99. Klein CP (1984) Neue Ergebnisse in der medikamentösen Therapie des Pfortaderhochdrucks. Herzmedizin 7:102–105
100. Kobe E, Schentke KU, Traenkner M, Traenkner T, Dude H (1987) Endoskopische Sklerosierungsbehandlung von Oesophagusvarizen – Vergleichende experimentelle und klinische Untersuchungen mit dem Fettsäurepräparat „Varicocid". Z Klin Med 42:629–631
101. Koch H, Henning H, Grimm H, Soehendra N (1986) Prophylactic sclerosing of esophageal varices – results of a prospective controlled study. Endoscopy 18:40–43

102. Kohaus H, Kautz G, Schoenleben K, Hauss J (1981) Klinische Erfahrungen und Indikation zur Anwendung von Glycyclpressin (Triglycyl-Lysin-Vasopressin) bei der gastrointestinalen Blutung. In: Sutor AH (Hrsg) Vasopressin analogues and haemostasis DDAVP (Minirin) TGLVP (Glycylpressin). Schattauer, Stuttgart, S 115–119
103. Korula J, Balart LA, Radvan G, Zweiban BE, Larson AW, Kao HW, Yamada S (1985) A prospective, randomized controlled trial of chronic esophageal vericeal sclerotherapy. Hepatology 5:584–589
104. Kravetz D, Bosch J, Teres J, Bruix J, Rimola A, Rodes J (1984) Comparison of intravenous somatostatin and vasopressin infusions in treatment of acute variceal hemorrhage. Hepatology 4:442–446
105. Langer B, Taylor BR, Mackenzie DR, Gilas T, Stone RM, Blendis L (1985) Further report of a prospective randomized trial comparing distal splenorenal shunt with end-to-side portacaval shunt. Gastroenterology 88:424–429
106. Larson AW, Cohen H, Zweiban B, Chapman D, Gourdji M, Korula J, Weiner J (1986) Acute esophageal variceal sclerotherapy. JAMA 255:497–500
107. Lebrec D (1986) Hemorrhage, blood transfusion, and portal pressure. Gastroenterology 90:1292–1294
108. Lebrec D, Corbic M, Nouel O, Benhamou JP (1980) Propranolol – a medical treatment for portal hypertension. Lancet II:180–182
109. Lebrec D, De Fleury P, Rueff B, Nahum H, Benhamou JP (1980) Portal hypertension, size of esophageal varices, and risk of gastrointestinal bleeding in alcoholic cirrhosis. Gastroenterology 79–1139–1144
110. Lebrec D, Hillon P, Munoz C, Goldfarb G, Nouel O, Benhamou JP (1982) The effect of propranolol on portal hypertension in patients with cirrhosis: a hemodynamic study. Hepatology 2:523–527
111. Lebrec D, Poynard T, Bernuau J et al. (1984) A randomized controlled study of propranolol for prevention of recurrent gastrointestinal bleeding in patients with cirrhosis: a final report. Hepatology 4:355–358
112. Leger L, Delaitre B, Nicodeme JP (1973) Hemorragies digestives chez le cirrhotique. J Chirur 106:45–56
113. Ludington LG (1958) A study of 158 cases of esophageal varices. Surg Gynecol Obstet 106:519–526
114. Macdougall BR, Williams R (1983) A controlled clinical trial of cimetidine in the recurrence of variceal hemorrhage: implications about the pathogenesis of hemorrhage. Hepatology 3:69–73
115. Macdougall BRD, Westaby D, Theodossi A, Dawson JL, Williams R (1982) Increased long-term survival in variceal haemorrhage using injection sclerotherapy. Results of a controlled trial. Lancet I:124–127
116. Magnenat P (1959) La sonde de Sengstaken-Blakemore. Rev Int Hepatol 9:541–562
117. Maier C (1981) Katamnestische Untersuchungen an 138 Patienten mit Leberzirrhose und oberer Gastrointestinalblutung. Dissertation, Tübingen
118. Mallory A, Schaefer JW, Cohen JR, Holt SA, Norton LW (1980) Selective intra-arterial vasopressin infusion for upper gastrointestinal tract hemorrhage. Arch Surg 115:30–32
119. Merigan TC, Hollister RM, Gryska PF, Starkey GWB, Davidson CS (1960) Gastrointestinal bleeding with cirrhosis. N Engl J Med 263:579–585
120. Merigan TC, Plotkin GR, Davidson CS (1962) Effect of intravenously administered posterior pituitary extract of hemorrhage from bleeding esophageal varices. N Engl J Med 266:134–135
121. Merkel C, Gatta A, Zuin R, Finucci GF, Nosadini R, Ruol A (1985) Effect of somatostatin on splanchnic hemodynamics in patients with liver cirrhosis and portal hypertension. Digestion 32:92–98
122. Millikan WR, Warren WD, Henderson JM (1985) The Emory prospective randomized trial: selective versus nonselective shunt to control variceal bleeding. Ann Surg 201:712–722

123. Minar E, Poetzi R, Dragosics B, Hirschl M, Lochs H, Marosi L (1983) Notfallendoskopie bei Patienten mit Leberzirrhose. Leber Magen Darm 13:21–26
124. Mitchell K, Silk DBA, Williams R (1980) Prospective comparison of two Sengstaken tubes in the management of patients with variceal haemorrhage. Gut 21:570–573
125. Monroe P, Morrow CF, Millen JE, Fairman RP, Glauser FL (1983) Acute respiratory failure after sodium morrhuate esophageal sclerotherapy. Gastroenterology 85:693–699
126. Murray-Lyon LM, Pugh RNH, Nunnerley HB, Laws JW, Dawson JL, Williams R (1973) Treatment of bleeding oesophageal varices by infusion of vasopressin into the superior mesenteric artery. Gut 14:59–63
127. Nachlas MM (1955) A new triple-lumen tube for the diagnosis and treatment of upper gastrointestinal hemorrhage. N Engl J Med 252:720–721
128. Naeije R, Hallemans R, Mols P, Melot C, Reding P (1982) Effects of vasopressin and somatostatin on hemodynamics and blood gases in patients with liver cirrhosis. Crit Care Med 10:578–582
129. Neuhaus B, Hoegemann B, Pott G, Van Husen N (1984) Fiberendoskopische Varizen- und Wandsklerosierung des Oesophagus. Diagnost Intensivmed 9:6–9
130. Noda T (1984) Angioarchitectural study of esophageal varices. Virchows Arch 404:381–392
131. Novis BH, Duys P, Barbezat GO, Clain J, Bank S, Terblanche J (1976) Fibreoptic endoscopy and the use of the Sengstaken tube in acute gastrointestinal haemorrhage in patients with portal hypertension and varices. Gut 17:258–263
132. Oberhammer E, Paquet KJ, Distelmaier W (1978) Endoskopische Befunde bei portaler Hypertension unter Einschluß der Notfallendoskopie. Therapiewoche 28:7178–7187
133. Ogle SJ, Kirk CJC, Bailey RJ, Johnson AG, Williams R, Murray-Lyon IM (1978) Oesophageal function in cirrhotic patients undergoing injection sclerotherapy for oesophageal varices. Digestion 18:178–185
134. Olsson R (1972) The natural history of esophageal varices. Digestion 6:65–74
135. Orloff MJ (1980) Emergency diagnosis and medical management of bleeding oesophageal varices. In: Orloff MJ, Stipa S, Ziparo V (eds) Medical and surgical problems of portal hypertension. Academic, London, pp 3–14
136. Orloff MJ, Thomas HS (1963) Pathogenesis of esophageal varix rupture. Arch Surg 87:131–137
137. Palmer ED, Brick IB (1956) Correlation between the severity of esophageal varices in portal cirrhosis and their propensity toward hemorrhage. Gastroenterology 30:85–90
138a. Paquet KJ (1982) Prophylactic endoscopic sclerosing treatment of the esophageal varices. A prospective controlled randomized trial. Endoscopy 14:4–5
138. Paquet KJ, Feussner H (1983) Ist der Beta-Blocker Methylpropranolol zur Prophylaxe von Blutungsrezidiven nach Wandsklerosierung der Speiseröhre wegen blutenden Oesophagusvarizen geeignet? Z Gastroenterol 21:427 (Abstract)
139. Paquet KJ, Feussner H (1985) Endoscopic sclerosis and esophageal balloon tamponade in acute hemorrhage from esophagogastric varices: a prospective controlled randomized trial. Hepatology 5:580–583
140. Paquet KJ, Kalk JF, Koussouris P (1986) Therapeutische und prophylaktische Sklerosierung von Oesophagusvarizen. Fortschr Med 104:412–414
141. Pascal JP (1986) Controlled trial of prophylactic betablockertherapy. In: (eds) International Symposium on Prophylaxis of Variceal Bleeding. Klinikum Großhadern, München, 24.–25. Januar 1986, pp 59–71
142. Pitcher JL (1971) Safety and effectiveness of the modified Sengstaken-Blakemore tube: a prospective study. Gastroenterology 61:291–298
143. Ponce J, Froufe A, De la Morena E, Mir J, Rayon M, Pina R, Berenguer J (1981) Morphometric study of the esophageal mucosa in cirrhotic patients with variceal bleeding. Hepatology 1:641–646
144. Prindiville T, Trudeau W (1986) A comparison of immediate versus delayed endoscopic injection sclerosis of bleeding esophageal varices. Gastrointest Endosc 32:385–388

145. Ranek L, Vilstrup H, Iversen J, Petersen P, Milandri M (1984) The effect of continuous vasopressin infusion on splanchnic blood flow, liver function, and portal and central venous pressures in patients with cirrhosis. Scand J Clin Lab Invest 44:251–256
146. Read AE, Dawson AM, Kerr DNS, Turner MD, Sherlock S (1960) Bleeding oesophageal varices treated by oesophageal compression tube. Br Med J 227–231
147. Rector WG, Reynolds TB (1985) Risk factors for haemorrhage from oesophageal varices and acute gastric erosions. Clin Gastroenterol 14:139–154
148. Reding P, Urbain D, Grivegnee A, Frere D (1986) Portal venous-esophageal luminal pressure gradient in cirrhosis. Hepatology 6:98–100
149. Reichle FA, Fahmy WF, Golssorkhi M (1979) Prospective comparative clinical trial with distal splenorenal and mesocaval shunts. Am J Surg 137:13–21
150. Resnick RH, Iber FL, Ishihara AM, Chalmers TC, Zimmerman H (1974) Liver physiology and disease: a controlled study of the therapeutic portacaval shunt. Gastroenterology 67:843–857
151. Reynolds TB, Donovan AJ, Mikkelsen WP, Redeker AG, Turrill FL, Weiner JM (1981) Results of a 12-year randomized trial of portacaval shunt in patients with alcoholic liver disease and bleeding varices. Gastroenterology 80:1005–1011
152. Reynolds TB, Freedman T, Winsor W (1952) Results of the treatment of bleeding esophageal varices with balloon tamponage. Am J Med Sci 225:500–506
153. Rikkers LF, Cormier RA, Bowers J, Buchi K (1985) Costs of sclerotherapy versus shunt surgery: Results of a randomized trial. Hepatology 5:1058 (Abstract)
154. Roark G (1984) Treatment of postsclerotherapy esophageal ulcers with sucralfate. Gastrointest Endosc 30:9–10
155. Sagar S, Harrison ID, Brearley R, Shields R (1979) Emergency treatment of variceal haemorrhage. Br J Surg 66:824–826
155a. Santangelo WC, Dueno MI, Estes BI, Krejs GJ (1988) Prophylactic sclerotherapy of large esophageal varices. N Engl J Med 318:814–818
156. Sarin SK, Nanda R, Sachdev G, Chari S, Anand BS, Broor SL (1987) Intravariceal versus paravariceal sclerotherapy: a prospective, controlled, randomized trial. Gut 28:657–662
157. Sarin SK, Sachdev G, Nanda R, Batra SK, Anand BS (1986) Comparison of the two time schedules for endoscopic sclerotherapy: a prospective randomized controlled study. Gut 27:710–771
158. Sarles HE, Sanowski RA, Talbert G (1985) Course and complications of endoscopic variceal sclerotherapy: a prospective study of 50 patients. Am J Gastroenterol 80:595–599
159. Sauerbruch T, Ansari H, Weinzierl M, Holl J (1986) Akute Blutung aus Oesophagusvarizen. Therapiewoche 36:1000–1006
160. Sauerbruch T, Weinzierl M, Koepcke W, Paumgartner G (1985) Long-term sclerotherapy of bleeding esophageal varices in patients with liver cirrhosis. Scand J Gastroenterol 20:51–58
161. Sauerbruch T, Wirsching R, Leisner B, Weinzierl M (1982) Esophageal function after sclerotherapy of bleeding varices. Scand J Gastroenterol 17:745–751
161a. Sauerbruch T, Wotzka R, Köpcke W, Härlin M, Heldwein W, Bayerdörfer E, Sander R, Ansari H, Starz I, Paumgartner G (1988) Prophylactic sclerotherapy before the first episode of varicel hemorrhage in patients with cirrhosis. N Engl J Med 319:8
162. Schmidt HD, Daniels V, Guenther R (1980) Oesophaguswandsklerosierung und transhepatische Verödung. Z Gastroenterol 18:243–251
163. Schmit W, Lux G (1987) Fibrinklebung von Oesophagusulzera nach endoskopischer Oesophagusvarizensklerosierung. Med Welt 38:657–659
164. Schroeder R, Vang J (1973) Zur Therapie der schweren Oesophagusvarizenblutung. Schweiz Med Wochenschr 103:1081–1086
165. Schusdziarra V, Harris V, Unger RH (1979) Half-life of somatostatin-like immunoreactivity in canine plasma. Endocrinology 104:109–110
166. Schwarz C, Salem G, Moeschl P, Klepetko W, Miholic J (1987) Prophylaxe der Rezidivblutung von Oesophagusvarizen. Therapiewoche 37:3267–3269

167. Siewert JR, Feussner H (1984) Chirurgische Indikationen bei der Oesophagusvarizenblutung. Dtsch Med Wochenschr 109:1453–1457
168. Silvain C, Chauvin C, Verneau A, Carretier M, Beauchant M (1985) Combien de cirrhotiques sont-ils sesceptibles d'etre traites par le propranolol au decours d'une hemorrhagie digestive. Gastroenterol Clin Biol 9:670–673
169. Söderlund C, Ihre T (1985) Endoscopic sclerotherapy v. conservative management of bleeding oesophageal varices. Acta Chir Scand 151:449–456
170. Soehendra N (1985) Sklerosierung und ihre Spätergebnisse. Chirurg 56:432–435
171. Sogaard PE (1981) Propranolol in portal hypertension. Lancet I:1204
172. Sonnenberg GE, Keller U, Perruchoud A, Burckhardt D, Gyr K (1981) Effect of somatostatin on splanchnic hemodynamics in patients with cirrhosis of the liver and in normal subjects. Gastroenterology 80:526–532
173. Spence RAJ, Sloan JM, Johnston GW (1984) Histologic factors of the esophageal transection ring as clues to the pathogenesis of bleeding varices. Surg Gynecol Obstet 159:253–259
174. Spence RAJ, Sloan JM, Johnston GW, Greenfield A (1983) Oesophageal mucosal changes in patients with varices. Gut 24:1024–1029
175. Staritz M, Manns M, Poralla T, Dippold W, Hommel G, Meyer KH (1985) Vergleich des intravasalen Oesophagusvarizendruckes (IOVD) und der Varizengröße bei Patienten mit Leberzirrhose mit und ohne Oesophagusvarizenblutung. Schweiz Med Rundschau (Praxis) 74:1425–1426
176. Staritz M, Poralla K, Meyer zum Büschenfelde K (1985) Intravascular oesophageal variceal pressure (IOVP) assessed by endoscopic fine needle puncture under basal contitions, Valsalva's manoevre and after glyceryltrinitrate application. Gut 26:525–530
177. Staritz M, Rambow A, Manns M, Huetteroth T, Meyer KH (1987) Einfluß von Glycylpressin (1 mg) auf den Oesophagusvarizendruck bei Patienten mit Leberzirrhose und vorangegangener Varizenblutung. Z Gastroenterol 25:572 (Abstract)
178. Stelzner F, Lierse W (1968) Der angiomuskuläre Dehnverschluß der terminalen Speiseröhre. Langenbecks Arch Chir 321:35–64
179. Sugiura M, Futagawa S (1984) Esophageal transection with paraesophagogastric devascularizations (the Sugiura procedure) in the treatment of esophageal varices. World J Surg 8:673–679
180. Tarver D, Walt RP, Dunk AA, Jenkins WJ, Sherlock S (1983) Precipitation of hepatic encephalopathy by propranolol in cirrhosis. Br Med J 287:585
181. Terblanche J, Kahn D, Campbell JA, Bornman PC, Jonker MAT, Wright J (1983) Failure of repeated injection sclerotherapy to improve long-term survival after oesophageal variceal bleeding. Lancet II:1328–1332
182. Terblance J, Yakoob HI, Bornman PC et al. (1981) Acute bleeding varices. Ann Surg 194:521–529
183. Teres J, Bordas JM, Bravo D et al. (1987) Sclerotherapy vs. distal splenorenal shunt in the elective treatment of variceal hemorrhage: a randomized controlled trial. Hepatology 7:430–436
184. Teres J, Bordas M, Bru C, Diaz F, Bruguera M, Rodes J (1976) Upper gastrointestinal bleeding in cirrhosis: clinical and endoscopic correlations. Gut 17:37–40
185. Teres J, Cecilia A, Bordas JM, Rimola A, Bru C, Rodes J (1978) Esophageal tamponade for bleeding varices. Gastroenterology 75:566–569
186. Testoni PA, Masci E, Passaretti S et al. (1986) Comparison of somatostatin and cimetidine in the treatment of acute bleeding esophageal varices. Curr Therap Res 39:758–766
187. Tsai Y, Lay CS, Lai KH et al. (1986) Controlled trial of vasopressin plus nitrogycerin vs. vasopressin alone in the treatment of bleeding esophageal varices. Hepatology 6:406–409
188. Tygstrup N (1986) Epidemiology and mortality of first variceal bleeding in cirrhotics. International Symposium on Prophylaxis of Variceal Bleeding, München, 24.–25. Januar 1986

189. Ungeheuer E (1974) Oesophagusvarizenblutung. Langenbecks Arch Chir 337:519–526
190. Van Buuren HR, Koorevaar G, Von Der Velden PC, Silberbusch J (1982) Propranolol increases arterial ammonia in liver cirrhosis. Lancet II:951–952
191. Varela PM, Cosme A, Muro J, Cano JM, Ortiz JO (1973) Utilitad de la Sonda-Balon de Sengstaken-Blakemore. Estudio Prospectivo. Rev Esp Enferm Apar Dig 39:283–298
192. Villanueva A, Magnenat P (1964) Resultats du traitement des hemorrhagies oesogastriques sur varices par la sonde de Sengstaken-Blakemore. Gastroenterologica 102:242–246
193. Villeneuve JP, Pomier Layrargues G, Willems B, Marleau D, Huet PM, Infante-Rivard C (1985) Propranolol for the prevention of recurrent variceal hemorrhage: a controlled trial. Hepatology 5:1053 (Abstract)
194. Vorobioff J, Picabea E, Villavicencio R, Puccini V, Rossi O, Bordato J, Audano M (1987) Acute and chronic hemodynamic effects of propranolol in unselected cirrhotic patients. Hepatology 7:648–653
195. Vosmik J, Jedlicka K, Mulder JL, Cort JH (1977) Action of the triglycyl hormonogen of vasopressin (glypressin) in patients with liver cirrhosis and bleeding esophageal varices. Gastroenterology 4:605–609
196. Walker S, Stiehl A, Raedsch R, Kommerell B (1986) Terlipressin in bleeding esophageal varices: a placebo-controlled, double-blind study. Hepatology 6:112–115
197. Warren WD, Zeppa R, Fomon JJ (1967) Selective trans-splenic decompression of gastroesophageal varices by distal splenorenal shunt. Ann Surg 166:437–455
197a. Warren WD, Galambos JT, Riepe SP, Henderson JM, Brooks WS, Salam AA, Millikan WJ, Kutner MH (1986) Distal splenorenal shunt versus endoscopic sclerotherapy for long-term management of variceal bleeding. Ann Surg 203:454–462
198. Welch CS, Kiley JE, Seeve TS, Goodrich EO, Welch HF (1956) Treatment of bleeding from portal hypertension in patients with cirrhosis of the liver. N Engl J Med 254:493–502
199. Wells RF (1973) Management of bleeding esophageal varices in the elderly. Geriatrics 90–93
200. Westaby D, Macdougall BRD, Melia W, Theodossi A, Williams R (1983) A prospective randomized study of two sclerotherapy techniques for esophageal varices. Hepatology 3:681–684
201. Westaby D, Melia W, Hegarty J, Gimson AES, Stellon AJ, Williams R (1986) Use of propranolol to reduce the rebleeding rate during injection sclerotherapy prior to variceal obliteration. Hepatology 6:673–675
202. Westaby D, Melia WM, Macdougall BRD, Hegarty JE, Williams R (1984) Injection sclerotherapy for Oesophageal varices: a prospective randomized trial of different treatment schedules. Gut 25:129–132
203. Willems MG, Schönemann J, Rey C, Schäfer H, Lindecken KD (1985) Ischämie des Zökums nach Glyzylpressin. Leber Magen Darm 15:165–168
204. Wink K (1984) Betarezeptorenblocker, portale Hypertonie und gastrointestinale Blutungen. Klinikarzt 13:688–693
205. Witzel L, Wolbergs E, Merki H (1985) Prophylactic endoscopic sclerotherapy of oesophageal varices. Lancet I:773–775
206. Wördehoff D, Spech HJ (1987) Prophylaktische Oesophagusvarizensklerosierung. Dtsch Med Wochenschr 24:947–951
207. Wördehoff D, Zwirner K, Gros H (1982) Konservative Therapie und Wandsklerosierung bei der Oesophagusvarizenblutung. Z Gastroenterol 20:139–144
208. Yassin YM, Sherif SM (1983) Randomized controlled trial of injection sclerotherapy for bleeding oesophageal varices – an interim report. Br J Surg 70:20–22
209. Zimmon DS, Kessler RE (1974) The portal pressure volume relationship in cirrhosis. Gut 15:99–101

Therapie der hepatischen Enzephalopathie

E.-H. Egberts

Ein Zusammenhang zwischen geistig-seelischen Funktionen und der Leber wurde bereits von den Babyloniern und im alten China um die Jahrtausendwende vor Christi angenommen. Hippokrates beschrieb ein delirantes Zustandsbild, vermutlich bei fulminanter Hepatitis. Bei der von Galen vertretenen „Säftelehre" kam einer gestörten Lebersekretion eine große Bedeutung für psychopathologische Veränderungen zu, dies spiegelt sich in auch heute noch alltäglichen Redewendungen wieder. Aber erst im 18. Jahrhundert beginnen eingehendere Beschreibungen und Untersuchungen der neuropsychiatrischen Symptomatik bei Lebererkrankungen [16], und ab Mitte der 50er Jahre werden wirksame Behandlungsmaßnahmen entwickelt.

1 Definition

Die hepatische Enzephalopathie ist ein klinisches Syndrom, das bei schweren akuten oder chronischen Lebererkrankungen auftreten kann.

Die Symptomatologie ist charakterisiert durch Funktionsstörungen des zentralen Nervensystems mit Beeinträchtigung intellektueller Funktionen, der Persönlichkeit und des Bewußtseins, EEG-Veränderungen und neuromuskulären Abnormalitäten (Tabelle 1). Dabei besteht in über 90% eine Hyperammonämie. Foetor hepaticus und Hyperventilation sind weitere, aber inkonstante Merkmale.

Das Ausmaß der zentralnervösen Störungen reicht vom klinischen Normalbefund, dem Stadium 0 einer Enzephalopathie, bis zur Bewußtlosigkeit, dem Koma im engeren Sinn. Dabei werden verschiedene Klassifikationen zur Beurteilung des Schweregrades einer Enzephalopathie verwandt. Die Einteilungen reichen von einer 3er bis zu einer 5er Skala.

Um eine feinere Beurteilung einer Enzephalopathie für Studienzwecke zu erhalten, wurde der PSE-(portosystemische Enzephalopathie)-Index eingeführt [34], in dem der mentale Zustand nach Tabelle 1, der Number-connection-Test, Flattertremor, EEG und Ammonniakkonzentration eingehen (Tabelle 2). Aufgrund der zerebralen Symptomatik allein kann nicht auf die Komagenese geschlossen werden, da gleichartige Veränderungen bei der CO_2-Narkose, Urämie und auch bei einer Barbituratintoxikation auftreten können (Tabelle 3).

Tabelle 1. Spektrum der zerebralen- und EEG-Veränderungen beim Leberkoma. (Modifiziert nach Conn [34])

GRAD DER ENZEPHALOPATHIE	BEWUSSTSEINSLAGE	INTELLEKT	VERHALTEN	NEUROMUSKULÄRE STÖRUNGEN	EEG
0° kein	unauffällig	unauffällig	unauffällig	nicht nachweisbar	unauffällig
1° leicht	Schlafstörungen (Hyper- und Insomnie, Inversion des Schlafrhythmus)	Konzentration Aufmerksamkeit Umstellungsvermögen Reaktionsgeschwindigkeit vermindert; Konzentrations- und Aufmerksamkeitsdauer vermindert	Persönlichkeitsakzentuierung; Neurasthenie; Euphorie/Depression; Geschwätzigk.; Reizbarkeit	Feinmotorik; Tremor feinschlägig; Schriftveränderung	Allgemeinveränderungen; verlangsamte Grundaktivität
2° mittel	Verlangsamung; Lethargie	kein Zeitgefühl; grobe Beeintr. des Rechnens; Amnesie	Hemmungslosigkeit; auffällige Personlichkeitsänderung; Angst; Apathie; inadäquat. Verhalten	Asterixis; verwaschene Sprache; Hyporeflexie; Rigor; Ataxie	4–7/sec; Bi- und triphasische Potentiale vereinzelt
3° schwer	Desorientiertheit; Somnolenz; Verwirrtheit; Stupor	Amnesie für PSE; Unfähigkeit zu Rechnen	bizarres Verhalten; Paranoia; Rage	Hyperreflexie; Nystagmus; Babinski; Clonus; Spastizität	0,5–3/sec; überwiegend
4° COMA	BEWUSSTSEINSLAGE	KEINE FUNKTION	ERLOSCHEN	Pupillendilatation; Opisthotonus; AREFLEXIE TONUSVERLUST	Abflachung; ISOELEKTRISCH

Tabelle 2. PSE-Index

	Graduierung					Multiplikator, Punkte
Mentaler Zustand	0	I	II	III	IV	3
Number-connection-Test (sec)	<30	<51	<81	<120	>120	1
Flattertremor	Nie	Rar	Wiederholt	Häufig	Dauernd	1
EEG (Frequenz)	>8	7–8	5–7	3–5	<3	1
Arterielles Ammoniak (µg/%)[a]	<150	<200	<250	<300	>300	

$$\frac{\text{Summe Punktzahl}}{\text{Maximal mögliche Punktzahl: 28}} = \text{PSE-Index}$$

[a] Methode nach Seligson-Hirahara.

Tabelle 3. Differentialdiagnose metabolischer Enzephalopathien

Ursache	Bewußtsein	Intellektuelle Funktion	Asterixis	Andere neurol. Zeichen	Foetor hepaticus	Atemfrequenz	EEG-frequenz	Ammoniak
Portosystemische Enzephalopathie	↓	↓	+	+	(+)	↑	Langsam	↑
Fulminantes Leberversagen	↓	↓	+	+	+	↑	Langsam	↑
CO_2-Narkose	↓	↓	+	Selten	∅	↓	Langsam	Normal
Urämie	↓	↓	+	Selten	∅	↑	Langsam	Normal
Barbituratintoxikation	↓	↓	Selten	Selten	∅	↓	Schnell	Normal

Als Ursache der Funktionsstörungen des zentralen Nervensystems werden metabolische Veränderungen angenommen, die, ebenso wie das klinische Bild, potentiell reversibel sind. Zwei Formen, das endogene und das exogene Leberkoma, lassen sich abgrenzen, die sich in Ätiologie, wahrscheinlich auch der Pathogenese, klinischem Bild und vor allem der Prognose unterscheiden (Tabelle 4).

Tabelle 4. Formen der hepatischen Enzephalopathie

Allgemeine Bezeichnungen	Leberkoma, Coma hepaticum, hepatische Enzephalopathie,	Hepatozerebrales Koma, hepatisches Präkoma.
Spezifische Bezeichnungen	Endogenes Leberkoma, Leberzerfallskoma, primäres Leberkoma, akute Leberdystrophie akute Leberinsuffizienz	Exogenes Leberkoma, Leberausfallskoma, sekundäres Leberkoma, episodischer Stupor, portokavale oder portosystemische Enzephalopathie, hepatozerebrale Intoxikation
Ätiologie	Aufgehobene Leberfunktion, akute Leberschädigung, Leberzellnekrosen, keine zusätzlichen Komafaktoren	Eingeschränkte Leberfunktion, chronische Leberschädigung, zirrhotischer Umbau oder Umgehungskreislauf, zusätzliche Komafaktoren
Hirnmorphologie	>50% Hirnödem	Hirnatrophie, spongiöse Partialnekrosen, Astrozytose
Verlauf	Perakut	Akut rezidivierend, chronisch
Letalität	>80%	Unterschiedlich
Langzeitprognose	Gut	Schlecht
Pathogenese	Ungeklärt	Ungeklärt
ZNS-Symptomatologie	Gleich	Gleich
Therapie	Gleich	Gleich

2 Endogenes Leberkoma

Der akute Leberzerfall ist glücklicherweise ein seltenes Ereignis. Hauptursache ist eine fulminant verlaufende Virushepatitis, während Halothanhepatitis, akute Schwangerschaftsfettleber, Alkohol und andere direkte Hepatotoxine sowie das Budd-Chiari-Syndrom seltenere Ursachen darstellen [132]. Morphologisches Substrat der akuten Leberschädigung ist die ausgedehnte Leberzellnekrose. Eine Verminderung der Leberzellmasse unter 28–35% geht mit einem nahezu vollständigen Zusammenbruch der Organfunktionen einher und entspricht damit einer virtuellen Hepatektomie, einem Zustand, der nicht mit dem Leben vereinbar ist [62, 151]. Das dabei auftretende Koma ist die unmittelbare Folge sowohl des Leberzerfalls, bei dem bisher noch nicht näher definierte Metaboliten freigesetzt werden, die toxisch auf das Gehirn wirken sollen, als auch des Funktionsverlustes, wodurch es nicht nur zu einem Mangel bisher unbekannter von der Leber hergestellter Produkte, sondern auch zu einer fehlenden Entgiftung endogen produzierter oder exogen zugeführter Substanzen kommt. Diesen wird auch eine pathogenetische Rolle beim Leberausfallskoma zugeschrieben, wo sie im einzelnen näher erörtert werden. Der Verlauf wird bestimmt durch Ausmaß und Geschwindigkeit der Lebernekrose und durch das Auftreten von Komplikationen. In wenigen Tagen, gelegentlich sogar innerhalb von Stunden, kann sich das Vollbild eines Komas entwickeln. Dabei ist die neuropsychiatrische Symptomatik ein früher und empfindlicher Hinweis auf den drohen Zusammenbruch der Leberfunktion und in der Frühphase den Laborwerten überlegen.

2.1 Komplikationen

Die häufigste, zum Tode führende Komplikation ist das Hirnödem, das bei 50–80% [46, 194] der Verstorbenen vorliegt. Histologisch können unspezifische lokalisierte und wenig ausgeprägte Ganglienzellausfälle sowie meist ubiquitäre regressive Parenchymzellveränderungen gefunden werden. Blutungen, Sepsis, Nierenversagen und respiratorische Insuffizienz sind weitere häufig letal verlaufende Komplikationen, und nur eine Minderheit kommt allein durch den Leberparenchymverlust ad exitum [15, 62].

2.2 Prognose

Die Letalität ist mit über 80% im Komastadium IV nach einer Sammelstatistik über 1280 Fälle sehr hoch [178]. Günstiger ist die Prognose, wenn nur das Stadium II – Letalität ein Drittel – oder das Stadium III – 50% Letalität – auftritt [174]. Dennoch ist der Einsatz aller therapeutischen Möglichkeiten zur Aufrechterhaltung vitaler Funktionen und zur Behandlung von Komplikationen gerechtfertigt, da es nicht nur zu einer Restitutio ad integrum der Leber, sondern auch der Schäden am übrigen Organismus kommen kann, wenn es gelingt, den Hiatus des potentiell letalen Stoffwechselchaos vom Beginn der akuten Dystrophie bis zur funktionellen Wiederherstellung durch regeneratorische Parenchymneubildung zu überbrücken [153].

2.3 Basistherapie

Die Basistherapie besteht in einer intensiv-medizinischen Versorgung mit bedarfsadaptierter Flüssigkeits- und Elektrolytzufuhr, Ausgleich von Hypalbuminämie mit natriumarmen Humanalbumin sowie einer Darmentleerung 2mal/Tag mittels Lactulose per os oder als Einlauf. Obligat ist eine ausreichende Kalorienzufuhr in Form von Glukose (200–400 g/Tag), die innerhalb von 48 h aufgebaut wird. Eine vollständige, frühzeitig begonnene parenterale Ernährung mit leberadaptierten Aminosäurelösungen (0,6 g/kg), Vitaminen, Spurenelementen und niedrig dosierter Fettzufuhr (0,5 g/kg) wird in einem Zentrum durchgeführt [90, 91]. Die prophylaktische Gabe von H_2-Rezeptoren-Blockern, so dosiert, daß eine kontinuierliche Erhöhung des pH-Wertes über 5 im Magen erzielt wird, senkt gastrointestinale Blutungskomplikationen und verbessert die Überlebensrate [105].

Die Maßnahmen zur Komabehandlung sind auf S. 222ff. und in Tabelle 12 dargestellt.

2.4 Therapie der Komplikationen

Die Behandlung komplizierender Gerinnungsstörungen erfolgt mit Fresh-frozen-Plasma, bis die Faktorenaktivität bei 50% liegt. Heparinisierung zeigte in einer kontrollierten Studie keinen Effekt [61]. Bei Zeichen des Hirnödems hat sich die rasche Gabe 20%iger Mannitlösung in einer Dosierung von 1 g/kg bei einer kontrollierten Untersuchung bewährt [23]. Wahrscheinlich entfalten 0,5 g/kg den gleichen Effekt [46]. Vorausgesetzt, daß die Plasmaosmolarität 320 mosmol nicht überschreitet, kann die Infusion wiederholt werden. Bei Nierenversagen darf Mannit nur bei laufender Hämodialyse oder Hämofiltration appliziert werden. Durch Kortikosteroide ließ sich das Auftreten eines Hirnödems in einer kontrollierten Untersuchung nicht verhindern [23].

2.4.1 Spezielle therapeutische Maßnahmen

Bisher ist es nicht gelungen, die Wirksamkeit spezieller therapeutischer Maßnahmen, die über eine intensivmedizinische Behandlung der Komplikationen des Leberzerfalls hinausgehen, in kontrollierten klinischen Untersuchungen nachzuweisen.

Kortikosteroide

So hat die Therapie mit Kortikosteroiden einer Überprüfung in mehreren kontrollierten Studien nicht standgehalten [44, 69, 134, 138, 195]. Möglicherweise führt diese Behandlung sogar zu einer Verschlechterung der Überlebensrate [69].

2.5 Leberassistenzverfahren

Verschiedene Methoden der Leberassistenz werden mit dem Ziel der Elimination von Toxinen oder der Zufuhr nicht näher definierter essentieller Substanzen eingesetzt.

Mit der Austauschtransfusion wird die gesamte zirkulierende Blutmenge des Patienten fraktioniert gegen Spenderblut ausgewechselt. Seit 1958 wurden Einzelbeobachtungen und kleinere Behandlungsserien mitgeteilt, wobei sich mit zunehmender Zahl der Beobachtungen die Hinweise auf eine günstige Wirkung verminderten [9, 12, 22, 64, 85, 89, 97, 98, 107, 112, 150, 173]. In einer einzigen kontrollierten Studie [137] war kein positiver Effekt nachweisbar.

Eine Weiterentwicklung des Blutaustausches ist die Plasmapherese. Das Patientenplasma wird mit unterschiedlichen Techniken von den Blutzellen getrennt, verworfen und durch Elektrolytlösungen oder Spenderplasma ersetzt [21, 26, 43, 45, 83, 93, 132]. Ein besonderes Verfahren ist die Hämodialyse über hochdurchlässige Membranen, die auch als Membranplasmapherese bezeichnet wird [30, 39]. Vergleichende Studien liegen nicht vor. Eine passagere Besserung des Bewußtseinszustandes wurde gelegentlich erzielt, ohne jedoch die Letalität zu senken. Mit diesen Verfahren werden möglicherweise auch Substanzen entfernt, die die hepatische Regeneration fördern [68].

Hämoperfusion über verkapselte Kohlepartikel [4, 5, 10, 18, 35, 63, 87, 200] oder Kunstharze [14, 176] wurde in meist kleineren unkontrollierten Untersuchungsserien vorgenommen. Darunter erlangte etwa die Hälfte der Patienten das Bewußtsein wieder, die Überlebensrate wurde jedoch nicht beeinflußt. Eine Überlebensrate von 65% wurde bei frühzeitigem Einsatz im Komastadium III und unter gleichzeitiger Gabe von Prostaglandin (PGE 2) zur Verminderung der gefürchteten Thrombozytenaggregation erzielt [67].

Die Perfusion von Schweinelebern [1, 2, 75, 127, 164, 169] ist wegen Erfolglosigkeit wieder verlassen worden. Mit Pavianlebern werden deutlich bessere Resultate erzielt, 15 von 38 Patienten überlebten [101, 102, Tung LC, 1986, persönliche Mitteilung].

Eine zukünftige Bedeutung der Leberassistenzverfahren könnte allenfalls darin liegen, als Vorbereitung bzw. zur Überbrückung zu dienen, bis eine Lebertransplantation vorgenommen werden kann. Von 13 Patienten, die wegen eines Leberzerfallskomas transplantiert wurden, haben 7 überlebt [80, 133].

3 Exogenes Leberkoma

Das exogene Leberkoma tritt wesentlich häufiger als das endogene Leberkoma auf, seine Frequenz nimmt zu [122]. Zugrunde liegt fast immer eine chronische Lebererkrankung, die morphologisch durch einen zirrhotischen Umbau und vor allem durch eine Ausweitung portosystemischer Kollateralen gekennzeichnet ist. Dadurch kann die Funktion der Leber in zweifacher Hinsicht eingeschränkt werden. Einerseits durch die Verminderung der Hepatozytenmasse und andererseits durch die Umleitung des Blutes über die portosystemischen Kollateralen an der Leber vorbei, so daß Blut aus dem Splanchnikusgebiet ohne Leberpassage und damit ohne metabolische Aufbereitung in den allgemeinen Kreislauf gelangt. Diese portosystemischen Shunts sind eine Conditio sine qua non für die Entstehung einer Hirnfunktionsstörung. Ihre entscheidende Bedeutung geht auch aus Einzelbeobachtungen hervor, bei denen trotz intakter Leber und nur auf dem Boden portosystemischer Shunts enzephalopathische Zustände auftraten [110]. Aus tierexperimentellen Untersuchungen ist dieser Zusammenhang schon seit dem letzten Jahrhundert bekannt [72], dem in der Bezeichnung portosystemischer Enzephalopathie (PSE) Rechnung getragen wird.

3.1 Verlaufsformen

Charakteristischerweise wird die PSE meist durch zusätzliche, exogene Faktoren ausgelöst oder verschlimmert. An erster Stelle steht dabei die gastrointestinale Blutung. Weitere Ursachen sind zu hohe Eiweißzufuhr, diuretische Therapie, interkurrente Infekte, Sedativa, Obstipation oder Operationen. Kommt es bei bereits bestehender Zirrhose zum Koma infolge eines weiteren akuten Parenchymverlustes durch einen nekrotischen Schub oder eine aufgepfropfte Hepatitis, wird dies von einigen als Mischform abgegrenzt. Sie soll etwa einem Drittel der akuten Komaepisoden zugrundeliegen [118]. Allerdings ist eine klare Trennung von den anderen Komaursachen meist nur schwer möglich.

Über die Häufigkeit der akut rezidivierenden PSE gibt es sehr unterschiedliche Angaben, die abhängig vom Patientengut und den Diagnosekriterien für eine PSE sind. Sie schwanken zwischen 2 und 50% [168]. Die Prävalenz der PSE mit Komastadium II–IV bei 200 konsekutiv stationär behandelten Patienten betrug 25% bei Zirrhose mit Aszites oder Ösophagusvarizen und nur 5% bei Patienten ohne Zeichen der portalen Hypertension [34]. Die Prognose nach der ersten Komaepisode ist schlecht. Nach einem Jahr leben nur noch 50%, nach 5 Jahren noch 20% [179].

Eine andere, deutlich seltenere Verlaufsform ist die chronisch persistierende PSE, die bei Kranken mit besonders ausgeprägten portosystemischen Shunt auftritt. Bei diesen Patienten persitieren leichtgradige enzephalopathische Symptome (Grad I), und sie reagieren besonders empfindlich auf zusätzliche präzipitierende Ursachen [199].

Die dritte Erscheinungsform, die sich nur graduell von der chronisch persistierenden PSE unterscheidet, ist die seit langem bekannte chronische subklinische oder latente PSE, deren Stellenwert in den letzten Jahren zunehmend Beachtung fand. Bei der klinischen Routineuntersuchung imponieren diese Patienten hinsichtlich ihrer zerebralen Funktion als unauffällig. Mittels empfindlicher psychometrischer Testmethoden sind jedoch zerebralen Funktionsstörungen bei etwa 60% der Patienten mit klinischen Zeichen der portalen Hypertension nachweisbar [167]. Die Prognose ist mit einer 50%igen Überlebensrate nach 5 Jahren deutlich besser als bei der akut rezidivierenden Verlaufsform (unveröffentlicht).

Morphologische Veränderungen am Gehirn bestehen aus einer wenig ausgeprägten Atrophie der Rinde, die auch bei Leberzirrhotikern ohne Enzephalopathie nachweisbar ist [172], und kleineren spongiösen Partialnekrosen am kortikomedullären Übergang. Mikroskopisch ist eine diffuse Vermehrung und Umformung der Alzheimer-Typ II-Astrozyten zu sogenannten Makroglialzellen („Leberglia“) festzustellen: ein charakateristischer, aber nicht spezifischer Befund, der mit dem Ausmaß und der Dauer der PSE, jedoch nicht mit dem Schweregrad der Leberschädigung zu korrelieren scheint [3]. Die Schwellung der Astrozyten ist unter Therapie rückbildungsfähig [49], während die anderen Veränderungen bestehen bleiben.

Nur vereinzelt wird eine besondere Verlaufsform mit allmählich progredienter neurologischer Symptomatik beobachtet, die dann allerdings ganz im

Vordergrund steht. Intentionstremor, zerebellare Ataxie und choreatische Bewegungsstörungen können auftreten, wobei hirnmorphologisch ähnliche Veränderungen wie beim Morbus Wilson vorliegen können [186]. Paraplegie mit Demyelisation des lateralen und anterioren kortikospinalen Traktes wurde ebenfalls beobachtet [135, 186, 204], deren Pathogenese unklar ist. Typische Symptome der PSE können fehlen.

3.2 Toxinhypothese

Zur Pathogenese der hepatischen Enzephalopathie werden aufgrund klinischer und tierexperimenteller Befunde verschiedene Hypothesen diskutiert, die untereinander Berührungspunkte aufweisen. Die Toxin- und Neurotransmitterhypothese bilden die rationale Grundlage für therapeutische Maßnamen. Auf die γ-Aminobuttersäure-(GABA-)Hypothese wird nicht eingegangen [66], weil sie bisher noch nicht zu routinemäßig anwendbaren therapeutischen Konsequenzen geführt hat.

Die erste Hypothese beruht auf der klinischen Beobachtung, daß durch orale Zufuhr stickstoffhaltiger Substanzen eine hepatische Enzephalopathie ausgelöst oder verschlechtert werden kann und umgekehrt sich diese günstig beeinflussen läßt, indem die intestinale Stickstoffbelastung vermindert wird. Dabei wird der Bakterienflora im Darm eine Rolle zugeschrieben. Durch bakterielle Enzyme können verschiedene toxische Substanzen aus stickstoffhaltigen Substraten gebildet werden, die man als endogene Neurotoxine bezeichnet. Dazu zählen Ammoniak, Merkaptane und Phenole, aber auch kurz- und mittelkettige Fettsäuren, die aus Nahrungsfetten unter Einwirkung von Darmbakterien entstehen.

Dem Ammoniak wird dabei eine zentrale Bedeutung beigemessen. Bei Hyperammonämie infolge angeborener Defekte des Harnstoffzyklus und beim Reye-Syndrom treten ähnliche neuropsychiatrische Symptome und auch teilweise entsprechende hirnmorphologische Veränderungen wie bei portosystemischer Enzephalopathie auf [34]. Gesteigerte Plasmakonzentrationen von Ammoniak, Fettsäuren und Phenol sowie eine vermehrte Ausscheidung von Merkaptanen werden bei der hepatischen Enzephalopathie regelmäßig gefunden und korrelieren teilweise mit dem Schweregrad der neuropsychiatrischen Störungen. Nach Gabe verschiedener stickstoffhaltiger Substrate als Ammoniakpräkursoren [28] und von Methionin [129] als Merkaptanvorläufer kann eine Enzephalopathie beim Menschen ausgelöst oder verschlechtert werden. Im Tierexperiment wurde eine synergistische Wirkung dieser Substanzen auf die Enzephalopathie nachgewiesen [205].

Die Einwände gegen eine verursachende Wirkung der aufgeführten Substanzen beruhen auf einer nur lockeren Korrelation zwischen Plasmakonzentration und Grad der Enzephalopathie, einem bei akuter Intoxikation mit diesen Substanzen auftretendem hyperkinetischen Syndrom im Tierversuch, das im Gegensatz zum klinischen Erscheinungsbild der hepatischen Enzephalopathie steht. Außerdem sind die experimentell erforderlichen Plasma- und

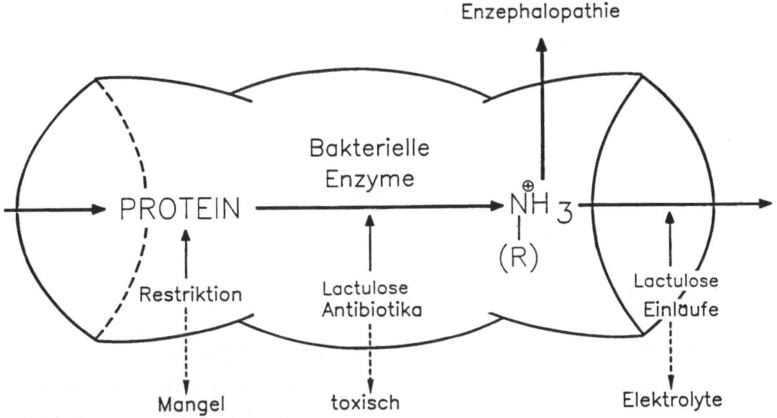

Abb. 1. Toxinhypothese

Gewebsspiegel beträchtlich höher als sie beim Menschen mit hepatischer Enzephalopathie angetroffen werden.

Mit keinem dieser Argumente läßt sich jedoch eine pathogenetische Rolle der vermuteten endogenen Neurotoxine ausräumen. Denn für die Hirnfunktionsstörung ist deren Konzentration in bestimmten Hirnarealen von größerer Bedeutung als die im Plasma gemessenen Spiegel. Die unterschiedliche zerebrale Symptomatologie im Tierexperiment kann auf den Auswirkungen der verschiedenartigen experimentellen Modelle auf das Nervensystem beruhen.

Die therapeutischen Konsequenzen, die aus der „Toxinhypothese" (Abb. 1) gezogen werden können, bestehen in:

1. Proteinrestriktion: um das Substrat, aus dem Toxine gebildet werden können, zu vermindern.
2. Beeinflussung der Darmflora: um eine Reduktion stickstoffhaltiger Metaboliten zu erzielen.
3. Purgieren: um die toxischen Substanzen vor Resorption aus dem Darm zu entfernen.

3.2.1 Proteinrestriktion

Seit Mitte der 50er Jahre ist bekannt, daß die hepatische Enzephalopathie durch Restriktion der oralen Proteinzufuhr verbessert werden kann. Zwar ist diese Maßnahme nie in einer kontrollierten Studie untersucht worden, aber die zahlreichen Mitteilungen über die Auswirkungen stickstoffhaltiger Substanzen auf die Enzephalopathie gestatten keine Zweifel an der Effektivität der Eiweißbeschränkung auf die zerebralen Symptome.

Tiefkomatöse Patienten können nicht essen und werden intravenös oder über eine Sonde ernährt und erhalten keine enterale Proteinzufuhr. Erst wenn sich die Enzephalopathie bessert und eine orale Nahrungsaufnahme möglich ist, erfolgt eine Eiweißzufuhr, die zunächst auf 20 g/Tag für 1 oder 2 Tage begrenzt ist und dann etwa alle 3 Tage um 10 g gesteigert wird. Anhand der neuropsychiatrischen Symptomatik wird die tolerierte Eiweißmenge titriert und auf diese Weise die individuelle Eiweißverträglichkeit ermittelt, die dann die Grundlage für die weitere diätetische Behandlung darstellt. Unter der Annahme, daß sich hohe Konzentrationsspitzen endogener Neurotoxine schädlich auswirken und sich durch gleichmäßige Nahrungszufuhr verhindern lassen, ist es möglicherweise sinnvoll, bei eingeschränkter Proteintoleranz die Eiweißzufuhr auf 6 Mahlzeiten zu verteilen. Zu diesem Vorgehen gibt es aber bisher keine Untersuchungen.

3.2.2 Eiweißqualität

Nicht immer korreliert die Menge der Eiweißzufuhr mit den Hirnfunktionsstörungen, so daß andere auslösende Ursachen oder eine wechselnde Proteinintoleranz bzw. eine Abhängigkeit von der Eiweißqualität in Betracht zu ziehen sind. Auf Zusammenhänge zwischen Art des zugeführten Eiweißes und Beeinträchtigung der Hirnfunktion verweist schon der Ausspruch einer Shakespeare-Figur, des imbezilen Christoph von Bleichwang: „Ich bin ein großer Rindfleischesser und ich glaube, dies schadet meinem Witz" (aus: „Was ihr wollt", Akt I, Szene 3). Ferner wurde beobachtet, daß Hunde mit portokavaler Anastomose nach Fleischfütterung wesentlich ausgeprägtere enzephalopathische Symptome entwickeln als unter einer Milch-Brot-Zufuhr. Einige dieser Versuchstiere verweigerten nach derartigen Episoden die Fleischaufnahme [72]. Später wurde in verschiedenen Untersuchungen gezeigt, daß eine Hierarchie in der Proteintoxizität besteht: am schädlichsten ist Blut, gefolgt von Fleisch, dann Fisch und Milch, während pflanzliches Protein die geringsten toxischen Wirkungen ausübt [13, 54, 70, 160, 201]. Eine endgültige Erklärung dafür gibt es nicht. Ammoniakgehalt, Aminosäurezusammensetzung und Fasermenge werden als Ursache diskutiert.

3.2.3 Milchprotein

Eine bessere Verträglichkeit von Milchprotein gegenüber gemischter Proteinzufuhr bei Enzephalopathie II.–III. Grades wurde bei 2 von 3 Patienten festgestellt [54], während in einer kontrollierten Untersuchung bei 8 Patienten, die zusätzlich zu einer Proteinrestriktion Milcheiweiß erhielten, keine Verbesserung der Enzephalopathie eintrat [165].

Allerdings tolerierte die Hälfte der Probanden wegen dyspeptischer Beschwerden die Milchproteindiät nicht, so daß diese vorzeitig beendet werden mußte.

3.2.4 Vegetarisches Protein

In einer Reihe kontrollierter klinischer Untersuchungen mit allerdings nur kleinen Kollektiven wurden die Auswirkungen vegetarischer Kost geprüft (s. Tabelle 5). Eine Besserung der Hirnfunktion wurde zwar in 7 der 8 [20, 40, 70, 84, 88, 183, 185] Studien bei Patienten mit wenig ausgeprägter Enzephalopathie konstantiert, konnte aber nur in 3 Studien [20, 84, 183] statistisch gesichert

Tabelle 5. Kontrollierte Studien mit vegetarischem Protein bei PSE

Literatur	Patienten		Studienprotokoll		Therapievergleich			Veränderungen		Bemerkungen
	n	PSE-Grad	Basistherapie	Design	Dauer in Tagen	vegetar. Protein [g]	Kontrolltherapie	PSE Klinik	EEG	
Greenberger 1977 [70]	3	~II	Lactulose Neomycin	Sequenz stationär	6mal 7	40–90	20–60 g Protein			Complianceprobleme bei vegetr. Kost 2 von 3 Pat. gebessert
Uribe 1982 [183]	10	I		Cross-over	4mal 7	a) 40 b) 80	40 g Protein Neomycin Mg-Milch	+	+	NH_3: n.s.
Shaw 1983 [152]	5	~I	Lactulose	Cross-over Stationär	2mal 28	40	40 g Protein	n.s.		Complianceprobleme bei vegetar. Kost Plasmaaminosäuren: n.s. N-Bilanz: n.s.
Jeppson 1983 (A) [84]	10			Sequenz Stationär	2mal 7	60	60 g Protein	+		
Dibilidox 1983 (A) [40]	6	0/I		Cross-over	2mal 14	40–50 35 g Hemizellulose	40 g Protein Neomycin Mg-Milch	n.s.	n.s.	
Bruijn 1983 [20]	8	0/I		Cross-over Stationär	2mal 7	57	a) 57 g Protein b) 57 g tier. Prot.	n.s.	+	pos. N-Bilanz: n.s. NH_3: n.s. Plasmaaminosäuren: n.s.
Keshavarzian 1984 [88]	6	~I	Lactulose 40 g Protein	Cross-over Stationär	2mal 5	Zusätzlich 40	Basistherapie	n.s.	n.s.	NH_3: n.s. Phe- und Typ-Anstieg im Plasma
Uribe 1985 [185]	8	0/I		Cross-over	2mal 15	40 20 g Hemizellulose	40 g Protein Neomycin Mg-Milch	n.s.	n.s.	NH_3: n.s.

werden. Die bessere Toleranz des vegetarischen Proteins wurde auch dadurch deutlich, daß die Proteinzufuhr erhöht [70, 88, 183] bzw. Lactulose oder Neomycin [70, 183] abgesetzt werden konnte. Letzterer Effekt konnte auch durch die zusätzliche Gabe von Hemizellulose [40, 185] erreicht werden.

Allerdings hat die rein vegetarische Diät den großen Nachteil, daß sie nur schwer einzuhalten ist. Die Bereitschaft, die voluminösen Nahrungsmengen an pflanzlichen Nährstoffen zu sich zu nehmen, die erforderlich sind, um mit rein vegetarischer Kost den Proteinbedarf zu decken, ist gerade bei den häufig anorektischen chronisch Leberkranken nicht vorhanden. So klagten die Patienten über vorzeitiges Sättigungsgefühl, aber auch über Blähungen, Flatulenz und Diarrhöen. Ein weiteres Problem ist die fehlende Schmackhaftigkeit, wenn gleichzeitig eine Salzrestriktion erforderlich ist. Diese Schwierigkeiten lassen sich nur durch intensive Diätberatung verringern.

3.2.5 Darmflora

Der oralen Zufuhr von Lactobazillus- oder Bifidumpräparaten liegt die Überlegung zugrunde, durch vermehrte Kolonisation des Darmes mit Saccharozyten das mikroökologische Gefüge der Darmflora so zu verändern, daß proteolytisch aktive Keimspezies verdrängt werden, um damit eine verminderte Produktion toxischer stickstoffhaltiger Metaboliten zu bewirken.

Zwei Patienten mit Enzephalopathie III.–IV. Grades erhielten mit Lactobacillus acidophilus angereicherte Milch zusätzlich zu einer Proteinrestriktion, wobei es zur Besserung der Enzephalopathie und zum Abfall der Ammoniakkonzentrationen im Blut kam [104]. Bei 10 Patienten mit Enzephalopathie Grad I/II führte die Zufuhr von gefriergetrocknetem Lactobacillus acidophilus in der Hälfte zur Besserung und bei 2 Patienten zur Verschlechterung der Enzephalopathie [136]. Eine Senkung des Ammoniakspiegels im Blut sowie ein Anstieg der Cholinesterase und des Quick-Wertes bei 24 Patienten mit portaler Hypertension wurde unter Zufuhr von Bifidobakterien beobachtet, ohne daß jedoch eine Angabe zur Enzephalopathie gemacht wurde [119]. Bei voller Dosierung des Bifidumpräparates (3mal 48 g Eugalan Töpfer forte) werden 14,5 g Milcheiweiß und 90 g Lactose zugeführt. Diese zusätzliche Eiweißzufuhr ist zumindest bei strenger Proteinrestriktion zu berücksichtigen. Ungeklärt ist, welche Rolle die hohe Lactosegabe bei diesen Studien spielte. Aus Untersuchungen in Populationen mit hoher Inzidens eines Lactasemangels ist bekannt, daß orale Lactose ebenso wirksam wie Lactulose bei der Behandlung der hepatischen Enzephalopathie ist [181]. Ein überzeugender Nachweis für die Veränderung der Darmbakterienflora durch Zufuhr von Lacto- oder Bifidobazillen sowie für die Beeinflussung der Enzephalopathie dadurch steht noch aus.

3.2.6 Lactulose

Lactulose ist ein synthetisches Disaccharid (4-Beta-Galaktosido-1-4-D-Fructose), für dessen Abbau der menschliche Organismus über keine Enzyme verfügt. Diese Substanz wird nach oraler Gabe nur in Spuren im Dünndarm resorbiert und gelangt unverändert in den Dickdarm. Dort erfolgt durch die Bakterienflora ein Abbau der Lactulose zu Milchsäure und anderen niedermolekularen organischen Säuren. Dies bewirkt nicht nur eine Erhöhung des osmotischen Drucks im Darmlumen mit konsekutiver intraluminaler Wasserretention und damit einer Zunahme des Stuhlvolumens, sondern auch eine Verschiebung des pH-Wertes in den sauren Bereich. Beides stimuliert die Darmmotilität und wirkt somit laxierend.

Auch die Behandlung mit Lactulose erfolgte initial unter der Vorstellung, das Wachstum von Lactobazillen und anderen fermentativen Bakterien zu fördern, um durch deren Überwucherung eine Reduktion proteolytisch wirksamer Darmkeime zu erzielen. Mit quantitativen bakteriellen Stuhlanalysen wurde eine derartige Verschiebung des Keimspektrums bisher aber nicht in eindeutiger Weise nachgewiesen [32, 51, 188].

Die Erhöhung der Wasserstoffionenkonzentrationen im Darmlumen bedingt eine Verschiebung des Reaktionsgleichgewichtes vom diffusionsfähigen Ammoniak (NH_3) zu dem nicht frei permeablen Ammoniumion (NH_4), so daß durch „saure Darmdialyse" vermehrt Ammonium mit den Fäzes ausgeschieden werden soll. Aber auch diesem Mechanismus kommt nach Untersuchungen am Menschen keine wesentliche quantitative Bedeutung zu [197].

Neuerdings wird der Lactuloseeffekt über das schon seit langem bekannte Phänomen der katabolen Repression erklärt. Die besagt, daß Bakterien nicht alle Substrate gleichzeitig verstoffwechseln, sondern gewisse Präferenzen haben. So werden in Gegenwart vergärbarer Kohlenhydrate die Enzymsysteme des Eiweißkatabolismus supprimiert, hingegen die zuckerabbauenden Enzyme stimuliert [126]. Dadurch entsteht nicht nur weniger Ammoniak, sondern auch weniger andere aus dem Eiweißabbau stammende Toxine, und zwar unabhängig vom pH-Wert [189, 190]. Damit stimmt auch der Befund überein, daß unter Lactulose beim Menschen eine vermehrte Stickstoffausscheidung im Stuhl erfolgt, der auf den Einbau von Proteinen in proliferierende Bakterien zurückgeführt werden kann [198]. Manche Antibiotika, unter anderem Aminoglykoside [126], verstärken den Effekt der katabolen Repression. Dies ist eine mögliche Erklärung für den Synergismus zwischen Lactulose und Neomycin, der klinisch gezeigt werden konnte, aber schwer zu erklären war, solange angenommen wurde, daß die Wirkung der Lactulose auf einem verstärkten Wachstum von Bifidusbakterien beruhte.

Die Wirksamkeit der Lactulose mit einer Besserungsrate von etwa 80% ist in kontrollierten Studien sowohl bei akut rezidivierender (Tabelle 6) als auch bei chronischer PSE (Tabelle 7) nachgewiesen worden, wobei kein signifikanter Unterschied zur Behandlung mit Neomycin besteht.

Die Dosierung erfolgt individuell mit dem Ziel, den pH-Wert des Stuhles unter 6 zu senken, was im allgemeinen der Fall ist, wenn 2–3 weiche – nicht flüssige – Stühle pro Tag abgesetzt werden [17]. Die dazu erforderliche Lactulosegabe beträgt etwa zwischen 3mal 15 und 3mal 50 ml nach dem Essen, da dann die Verträglichkeit besser ist. Besonders am Anfang der Behandlung treten in ca. 15% Tenesmen, Flatulenz und Diarrhöen auf, Erbrechen ist sehr selten. Vereinzelt können diese Nebenwirkungen zum Absetzen zwingen. Bei

Tabelle 6. Kontrollierte Studien mit oraler Lactulosezufuhr bei akuter rezidivierender PSE

Literatur	Patienten		Studienprotokoll		Therapievergleich			Veränderungen			Bemerkungen
	n	PSE-Grad 0–IV	Basistherapie	Design	Dauer (Tage)	Lactulose/Tag [g]	Kontrolltherapie	PSE		NH_3	
								Klinik	EEG		
Simmons 1970 [159]	21	II/III	40 g Protein	Gruppen Dop. blind	10	120	120 ml 50% Glukose	+	+		
Fessel 1973 [55]	48	II/IV	Einläufe Mg-Milch	Gruppen		180	Neomycin 5,7 g	n.s.			Schnellere Besserung unter Lactulose N-induzierte PSE
Atterbury 1978 [7]	45	II/III	20–40 g Protein Einläufe	Gruppen Dop. blind	5	135	118 ml 60% Sorbitol Neomycin	n.s.	n.s.	n.s.	N-induzierte PSE

Tabelle 7. Kontrollierte Studien mit oraler Lactulosezufuhr bei chronischer PSE

Literatur	Patienten		Studienprotokoll		Therapievergleich			Veränderungen			Bemerkungen
	n	PSE-Grad 0–IV	Basistherapie	Design	Dauer (Tage)	Lactulose/Tag [g]	Kontrolltherapie	PSE Klinik	PSE EEG	NH_3	
Ma 1969 [103]	10	I/II	Proteinrestriktion	Sequenz Stationär	21	90	Neomycin	n.s.	n.s.		Lactuloseintoleranz bei 2 Patienten
Elkington 1969 [51]	7		Proteinrestriktion	Cross-over Dop. blind Stationär	–	~100	100 ml 70% Sorbitol	n.s.	+	+	Proteintoleranz verbessert, Neomycin abgesetzt
Zeegen 1970 [203]	7		60–80 g Protein	Sequenz Stationär	–	100–150	$MgSO_4$	n.s.	n.s.	+	–
Bircher 1971 [17]	6		40 g Protein	Sequenz Stationär	–	90–150	a) Neomycin 2–8 g	n.s.	n.s.	n.s.	–
							b) Abführen	+	+	+	
Imler 1971 [82]	7	I/III	40–50 g Protein	Sequenz Stationär	2–8	23–63	Neomycin/ Aureomycin				Antibiotika bessere Wirkung
Germain 1973 [65	18	I/II	50 g Protein	Sequenz Dop. blind Ambulant	15	60	Saccharose	+	+	n.s.	–
Conn 1977 [33]	29	I/II	40 g Protein 7 Zentren	Cross-over Dop. blind	2 × ≧10	~125	6 g Neomycin Sorbitol	n.s.	n.s.	+	–
Craig 1984	24	Subklinisch	Freie Kost	Gruppen Dop. blind	90	90	90 ml Saccharose				Funktionsteste: +

Diarrhöen kann der Verlust freien Wassers zu einer Hypernatriämie führen, die bei Leberdekompensation mit einer besonders hohen Letalität verbunden zu sein scheint [59]. Die Langzeitcompliance kann durch Mischen der unangenehm süß schmeckenden Lactulose mit Fruchtsäften verbessert werden.

3.2.7 Lactitol

Lactitol (β-Galaktosido-Sorbitol) wirkt sehr wahrscheinlich in gleicher Weise wie Lactulose. Lactitol besitzt den Vorteil, nicht so süß und nicht so hygroskopisch wie Lactulose zu sein, so daß es auch in Tablettenform hergestellt werden kann. Gleiche Wirksamkeit bei schnellerem und besser kalkulierbarem Wirkungseintritt wurde in einer kontrollierten Untersuchung nachgewiesen [73].

3.2.8 Antibiotika

Die antibiotische Behandlung mit schwer resorbierbaren und damit intraluminal wirksamen Antibiotika wird unter der Vorstellung durchgeführt, die Darmflora zu reduzieren, um damit das Enzympotential für die Bildung stickstoffhaltiger Metaboliten zu vermindern. Nachdem im Tierversuch gezeigt worden war, daß unter Neomycinbehandlung der Ammoniakspiegel auch unter Eiweißzufuhr in dem venösen Darmblut gesenkt werden konnte [155], wurde Neomycin und das diesem chemisch und pharmakologisch sehr ähnliche Paromomycin seit den 50er Jahren das Mittel der Wahl zur Behandlung der Enzephalopathie. Aus dieser Zeit liegen eine Reihe unkontrollierter Berichte über die Wirksamkeit von Neomycin bei hepatischer Enzephalopathie vor. Erst etwa 20 Jahre später wurden kontrollierte Studien, in denen Lactulose und Neomycin miteinander verglichen wurden, durchgeführt. Sie ergaben eine gleiche Wirksamkeit der beiden Therapieformen. Die Effektivität der Neomycintherapie wurde lange Zeit als Beweis für die zentrale Rolle der Darmbakterien in der Pathogenese der portosystemischen Enzephalopathie angesehen. Allerdings wurde nie eine Korrelation zwischen klinischer Besserung und Veränderung der Stuhlflora unter Neomycin nachgewiesen [38, 130], was aber an methodischen Schwierigkeiten liegen könnte.

Angesichts der in vielen Untersuchungen nachgewiesenen Ammoniakbildung in der Mukosa des Dünndarms, welche aus Glutamin durch Vermittlung der Glutaminase erfolgt und mit über 50% zur enteralen Ammoniakproduktion beiträgt, sind neuere Untersuchungen, die auf eine Interferenz des Neomycins mit dem Glutaminstoffwechsel in den Enterozyten hinweisen, ein ganz anderer Ansatzpunkt zur Erklärung des Wirkungsmechanismus. So konnte in vitro die abakterielle Ammoniakproduktion von Enterozyten durch Neomycin vermindert und in vivo die Ammoniakabgabe des Dünndarms an das Portalblut reduziert werden [99]. Allerdings ließ sich die Veränderung der endogenen Ammoniakproduktion in perfundierten Dünndarmsegmenten nicht reproduzieren [131]. Somit ist der Wirkungsmechanismus der schwer resorbierbaren Aminoglykoside in der Behandlung der hepatischen Enzephalopathie letztlich nicht befriedigend geklärt.

Eine optimale Dosis für die Therapie und Prophylaxe der hepatischen Enzephalopathie ist nicht definiert. Empirisch haben sich in der akuten Phase 6–8 g verteilt auf 4 Dosen/Tag oral oder per Sonde bewährt. Gleiche Wirksamkeit entfalten Einläufe mit 1 %iger Neomycinlösung. Zur Prophylaxe werden 0,5–4 g/Tag gegeben.

Wegen möglicher, insgesamt selten auftretender Nebenwirkungen wie lokale Schädigung der Darmschleimhaut, antibiotikaassoziierte Kolitis und ototoxische Wirkungen ist eine Langzeittherapie nur bei Versagen anderer Maßnahmen gerechtfertigt. Bei eingeschränkter Nierenfunktion mit einem Kreatininwert von über 2 mg/dl sollten keine schwer resorbierbaren Aminoglykoside gegeben werden, da 1–3% der zugeführten Menge resorbiert werden und bei eingeschränkter Nierenfunktion nicht ausreichend ausgeschieden werden, so daß die Gefahr ototoxischer Nebenwirkungen wächst [199].

Metronidazol erwies sich in einer kontrollierten Studie bei einer Dosierung von 4mal 0,2 g als ebenso effektiv wie eine orale Neomycinbehandlung mit 4mal 1 g/Tag [117]. Dieses Antibiotikum beeinflußt vorwiegend die anaerobe Darmflora, deren Ureaseaktivität [19] zur Ammoniakbildung beiträgt und die potentiell toxische Amine über eine Decarboxylation von Aminosäuren produzieren kann [42]. Bei 5 Patienten, bei denen eine kombinierte Behandlung von Metronidazol und Neomycin vorgenommen wurde, fand sich eine ausgeprägtere Besserung der Befunde als unter der Behandlung mit den Einzelsubstanzen. Dies könnte ein Hinweis auf eine bessere Wirksamkeit der Kombinationstherapie sein [117]. Über chronische Metronidazolbehandlung gibt es keine Angaben. Als problematisch könnten sich aber die relativ häufig auftretenden neurotoxischen Nebenwirkungen erweisen.

Andere Antibiotika sind bisher nicht systematisch untersucht worden, aber von jedem Breitsprektrumantibiotikum, das die Darmflora unterdrückt und das in ausreichender Konzentration in den Darm gelangt, ist ein Effekt auf die hepatische Enzephalopathie zu erwarten. So wurde nach Chlortetracyclin [82, 154, 162] eine Besserung der hepatischen Enzephalopathie beobachtet. Auch Ampicillin könnte sich als wirksam erweisen, denn zumindest die Ammoniakproduktion im Magen konnte durch Ampicillin gesenkt werden, wobei eine Hemmung ureaseproduzierender Bakterien als Wirkungsmechanismus in Betracht kommt. Mit Vancomycin konnte bei 5 Patienten mit chronischer PSE, die auf Lactulose nicht ansprachen, eine Besserung erzielt werden [171].

3.2.9 Lactulose und Neomycin

Die Kombination von Lactulose mit Neomycin erscheint unter dem Gesichtspunkt der Manipulation der Bakterienflora auf den ersten Blick widersinnig, da Neomycin den für die Wirkung von Lactulose erforderlichen Stoffwechsel der Bakterien unterdrücken könnte. Dennoch hat sich erwiesen, daß bei den meisten Patienten die Medikamentenkombination additiv in Bezug auf die Senkung der Ammoniakproduktion wirkt [130, 198] und eine Besserung der klinischen Symptomatik eintritt [82, 199]. In der Mehrzahl bleibt der Stuhl-pH sauer, wenn Neomycin zum Lactuloseregime hinzugefügt wird; ein Hinweis dafür, daß neomycinresistente lactulosemetabolisierende Bakterien überwiegen [34, 198]. Wird oder bleibt der Stuhl-pH neutral, kann dies als Hinweis für eine Beeinträchtigung der lactuloseverstoffwechselnden Bakterien gelten, so daß eine Fortführung der Lactulosegabe sinnlos ist.

Bei akuter Enzephalopathie ist deshalb der simultane Behandlungsbeginn mit Lactulose und Neomycin in den obengenannten Dosierungen gerechtfertigt. Für die Langzeittherapie sollte zunächst Lactulose allein und dann Neomycin allein gegeben und erst bei unzureichender Wirksamkeit eine Kombinationsbehandlung unter Kontrolle des Stuhl-pH vorgenommen werden.

3.2.10 Purgieren

Einläufe sind die bei weitem effektivste Maßnahme, um rasch nitrogene Substanzen aus dem Dickdarm zu entfernen. Voraussetzung ist die richtige Durchführung, da sonst nur ein „hämorrhoidales Gurgeln" zustande kommt. Mindestens 1000 ml Flüssigkeit werden in Beckenhochlagerung eingeleitet, dann erfolgt eine Links- und anschließend eine Rechtsseitenlage und schließlich ein Aufrichten des Patienten. Die Wirkung angesäuerter Einläufe, z.B. mit Natriumacetatpuffer (pH = 4,5), ist nachgewiesenermaßen besser als physiologische Kochsalzlösung [121]. Auch mit Lactuloseeinläufen, 1000 ml mit Wasser im Verhältnis 1:1 oder 1:2 verdünnt, sind bei akuten PSE-Episoden wirksam [34]. In einer kontrollierten doppelblinden Untersuchung an 20 Patienten erwiesen sich Lactuloseeinläufe als ebenso wirksam wie eine Behandlung mit oralem Neomycin [182].

Ein doppelblinder Vergleich zwischen Einläufen mit Leitungswasser, 20%iger Lactulose und 20%igem Lactitol zeigte eine dem Leitungswasser überlegene Wirksamkeit der Disaccharidlösungen. Bei gleicher Effektivität der beiden Zuckerlösungen ist bei Diabetikern wegen möglicher Hyperglykämien Lactitol vorzuziehen [185a].

3.3 Neurotransmitterhypothese

Bei dieser Hypothese zur Pathogenese der PSE werden metabolische Störungen der Neurotransmitter (Überträgersubstanzen am synaptischen Spalt) in den Vordergrund gestellt. Dabei soll es zu einer vermehrten Produktion sogenannter falscher Neurotransmitter wie Phenyläthanolamin und Octopamin kommen, deren sympatomimetische Aktivität nur 2% der physiologischen Neurotransmitter Dopamin und Norepinephrin beträgt. Gleichzeitig wird die Synthese dieser exitatorisch wirksamen Überträgersubstanzen vermindert, hingegen wird vermehrt Serotonin, ein inhibitorischer Neurotransmitter, gebildet. Diese Vorgänge (s. Abb. 2) werden durch einen vermehrten Einstrom von aromatischen Aminosäuren (Tyrosin und Phenylalanin) sowie Tryptophan – den Präkursoren der Neurotransmitter – in das Gehirn ausgelöst [57]. Diese Aminosäuren werden in der Leber abgebaut und ihre Konzentrationen im Blut sind bei chronischen Lebererkrankungen insbesondere mit portosyste-

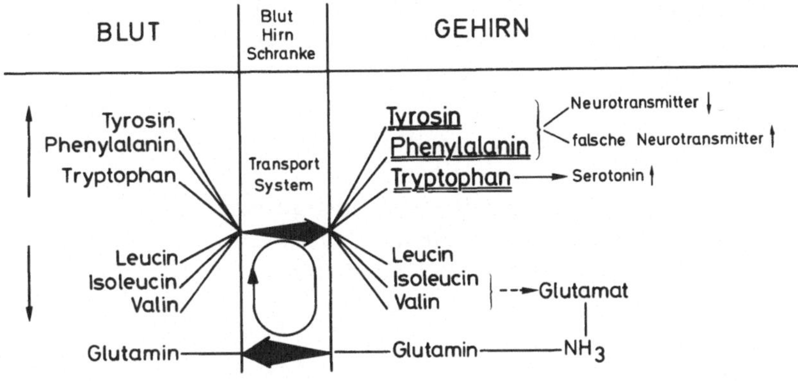

Abb. 2. Neurotransmitterhypothese

mischen Umgehungskreisläufen erhöht, während die Spiegel der verzweigtkettigen Aminosäuren (Leucin, Isoleucin und Valin) erniedrigt sind. Die Verminderung der verzweigtkettigen Aminosäuren kommt vor allem durch einen vermehrten Abbau in der Muskulatur zustande, wofür es aber bisher noch keine befriedigende Erklärung gibt [193]. Da die genannten Aminosäuren an der Blut-Hirn-Schranke um ein gemeinsames Transportsystem konkurrieren, steigen die Konzentrationen von Tryptophan und den aromatischen Aminosäuren im Gehirn an. Dieser Mechanismus wird weiter verschlimmert durch Änderungen an der Blut-Hirn-Schranke, insbesondere infolge der Aktivierung des Transportsystems durch die intrazerebral erhöhten Glutaminspiegel [56]. Damit wird eine Brücke zur Toxinhypothese geschlagen, denn der Glutaminanstieg resultiert aus einer Hyperammonämie. Für die Hypothese sprechen: erhöhte Serumspiegel falscher Neurotransmitter mit Korrelation zum Schweregrad der Enzephalopathie beim Menschen [24, 106, 120, 123, 145] und im Tierexperiment [41, 161] eine Reduktion adrenerger Neurotransmitter im Gehirn beim experimentellen Koma [6, 41, 53], erhöhte basale Prolaktinspiegel und reduzierte Sekretion von Wachstumshormon nach L-Dopa-Gabe als Ausdruck einer verminderten Speicherung dopaminergen Neurotransmitter [11, 94, 109], erhöhte Tryptophan-, Serotonin- und 5-Hydroxyindolessigsäure-Spiegel im Liquor und Gehirn bei Mensch und Tier [8, 140, 157].

Gegen die Hypothese wird angeführt: erhöhte Norepinephrinspiegel im Plasma sowie normale Liquorkonzentrationen von Norepinephrin und Dopamin bei enzephalopathischen Patienten [76, 143], widersprüchliche Angaben hinsichtliche der Neurotransmitterkonzentrationen bei postmortalen Untersuchungen im menschlichen Hirngewebe [37, 139], fehlende Zusammenhänge zwischen Aminosäureungleichgewicht im Plasma und Auftreten oder Ausmaß einer Enzephalopathie [27, 81, 115, 202], keine Provokation einer Enzephalopathie durch intraventrikuläre Gabe hoher Dosen falscher Neurotransmitter trotz intrazerebraler Reduktion von Norepinephrin und Dopamin im Tierexperiment [206].

Durch keines der erwähnten Argumente läßt sich die Hypothese widerlegen, wobei im Prinzip die gleichen Überlegungen gelten, wie sie schon bei der Toxinhypothese ins Feld geführt wurden.

Therapeutische Konsequenzen bestehen in:

1. Stimulierung der adrenergen Rezeptoren durch Bromocriptin und Dopamin,
2. Normalisierung des gestörten Neurotransmittermetabolismus über eine Korrektur der Aminosäureimbalanz durch vermehrte Zufuhr verzweitkettiger Aminosäuren oder deren Ketoanaloga.

3.3.1 Bromocriptin

Bromocriptin ist ein Dopaminrezeptoragonist. In einer kontrollierten Untersuchung an 7 Patienten mit PSE Grad I war kein Unterschied mit 15 mg Bromocriptin/Tag im Vergleich mit einer Placebobehandlung festzustellen. Konservative Behandlung mit Neomycin und Magnesiummilch erwiesen sich als effektiver. Allerdings trat bei 3 Patienten unter Bromocriptin eine Obstipation auf, die möglicherweise günstige Effekte maskiert haben könnte [180]. Bei einer weiteren Untersuchung an 4 Patienten mit höherer Dosierung (30 mg Bromocriptin/Tag) waren ebenfalls keine Besserungen zu verzeichnen [184]. In einer anderen kontrollierten Untersuchung an 6 Patienten mit chronisch persistierender und therapierefraktärer PSE konnte jedoch bei allen mit 15 mg Bromocriptin/Tag ein positiver Effekt gezeigt werden, wobei gleichzeitig die Behandlung mit Lactulose zur Vermeidung einer Obstipation fortgeführt und eine Proteinrestriktion weiter eingehalten wurde [116].

3.3.2 L-Dopa

L-Dopa ist ein Synthesevorläufer von Dopamin, der in adrenergen Nervenzellen weiter zu Dopamin umgewandelt wird. Er passiert die Blut-Hirn-Schranke, während diese für Dopamin impermeabel ist.

Mit dem Ziel, adrenerge Wirkungen im ZNS zu verstärken, wurde Dopamin in mehreren unkontrollierten Untersuchungen [2a, 58, 86, 96, 102a, 125, 128, 144, 149] bei insgesamt 98 Patienten eingesetzt, wobei eine Besserung in etwas über der Hälfte der behandelten Patienten eintrat. Ausgeprägte gastrointestinale Nebenwirkungen insbesondere bei langfristiger Therapie traten häufig auf [56]. In einer kontrollierten Untersuchung an 75 Kranken mit akuter PSE fand sich in einer kontrollierten Studie kein Unterschied zwischen Dopa und Placebo, wobei allerdings ein Kollektiv mit einer hohen Letalität von 50% untersucht wurde, so daß dadurch Therapieeffekte maskiert worden sein könnten [113]. Auch eine kontrollierte Untersuchung an allerdings nur 3 Patienten führte nur bei einem Kranken zur Besserung [102a]. Zum gegenwärtigen Zeitpunkt ist die Effektivität der Behandlung mit Dopa für die PSE nicht nachgewiesen.

3.3.3 Verzweigtkettige Aminosäuren

Mit der Zufuhr der verzweigtkettigen Aminosäuren (vkAS) Leucin, Isoleucin und Valin sollen die erniedrigten Blutspiegel dieser Aminosäuren erhöht werden, um damit deren kompetitive Wirkung an der Blut-Hirn-Schranke wiederherzustellen und auf diese Weise den gestörten Neurotransmittermetabolismus zu normalisieren. Dieses neue therapeutische Prinzip wurde begierig aufgegriffen. Ab Mitte der 70er Jahre erschienen zahlreiche Mitteilungen von verschiedenen Arbeitsgruppen, in denen über die Behandlung der PSE mit Aminosäurelösungen berichtet wurde, die entweder nur verzweigtkettige Aminosäuren enthielten oder in denen der Anteil der aliphatischen Aminosäuren erhöht und der Prozentsatz der aromatischen Aminosäuren erniedrigt war. In diesen Berichten an insgesamt über 100 Patienten wurden positive Auswirkungen mit dem neuen Behandlungsverfahren festgestellt.

Inzwischen sind kontrollierte Untersuchungen mit jeweils unterschiedlichen Studienprotokollen an verschiedenen Zentren durchgeführt worden. Die Ergebnisse waren nicht einheitlich, so daß die Wirksamkeit des neuen Therapiekonzepts kontrovers beurteilt wird (Tabelle 8).

In einigen Studien erfolgte die Kontroll- oder Basistherapie mit Neomycin oder Lactulose, also Medikamenten, deren Wirksamkeit für die Behandlung der PSE als gesichert angesehen wird. Die Behandlung mit verzweigtkettigen Aminosäuren führte zu besseren Resultaten [29, 48, 55a, 170] oder ließ keine signifikanten Unterschiede erkennen [60, 146, 187] und wies damit zumindest eine der Vergleichstherapie entsprechende Wirksamkeit auf. Darüber hinaus zeichnete sich eine Verkürzung der Komadauer unter verzweigtkettigen Aminosäuren ab [146, 170]. Faßt man die Studien über die akute episodische PSE zusammen, so kam es unter der Kontrolltherapie bei 83 von 164 Patienten (51%) zu einer Besserung der PSE, während bei der Behandlung mit verzweigtkettigen Aminosäuren bei 122 von 183 behandelten Kranken (67%) die Erfolgsquote deutlich höher lag. Eine Beeinflussung der Überlebensrate konnte jedoch nicht erzielt werden. Im Kontrollkollektiv verstarben 52 von 164 Patienten (32%) und unter Behandlung mit verzweigtkettigen Aminosäuren 40 von 183 Kranken (22%).

In 2 Studien bestand die Basistherapie nur in einer intravenösen Kalorienzufuhr, die zur Hälfte bis zu 2 Dritteln mit Fett erfolgte, und die Kontrolltherapie wurde mit Glukose [191] bzw. mit einer isonitrogenen konventionell zusammengesetzten Aminosäurelösung [114] vorgenommen. In diesen beiden Studien unterschieden sich die Behandlungsergebnisse nicht signifikant. Sie differieren von den anderen Untersuchungen, bei denen positive Auswirkungen der verzweigtkettigen Aminosäuren festgestellt wurden, vor allem durch die intravenöse Fettzufuhr. Dabei ist die Besserungsrate der portosystemischen Enzephalopathie mit nur 31% [114] in der Studie mit der höchsten Fettzufuhr (100 g/Tag) und der geringsten Glukosegabe (150 g/Tag) deutlich geringer, als bei den anderen Untersuchungen, in denen die PSE bei 52–88% gebessert werden konnte. Bislang ist aber nicht geklärt, in welcher Weise sich eine hochdosierte intravenöse Ernährung mit Fett auf die PSE auswirkt. Un-

Tabelle 8. Kontrollierte Studien mit i.v.-Zufuhr verzweigtkettiger Aminosäuren (*vkAS*) bei PSE

Literatur	Patienten		Studienprotokoll		Therapievergleich				Veränderungen				Bemerkungen
	n	PSE-Grad 0–IV	Basistherapie	Design	Dauer (Tage)	vkAS [%]	AS [g]	Kontrolltherapie	PSE Klinik	PSE EEG	Plasma AS	Überlebensrate	
Egberts 1982 [48]	15	0/latent	Oral 12 g Protein	Cross-over Blind	2mal 6	40	~69	Isonitrogene, konventionelle AS-Lösung	+	+	+	Entfällt	Pos. N-Bilanz: n.s. NH_3: n.s. Leberfunktion: n.s.
Rossi-Fanelli 1982 [146]	34	III/IV	400 g Glukose	Gruppen 4 Zentren	2–4	100	~57	Lactulose oral/rektal	n.s.		+	n.s.	Mittlere PSE-Dauer: Kontrolle: 28 h Therapie: 28 h
Freemann 1983 (A) [60]	17		Neomycin Lactulose	Gruppen Dop. blind	2	100	40	50 g Glukose i.v.	n.s.	n.s.	+		–
Wahren 1983 [191]	50	2:II 18:III 30:IV	30 Kal/kg 50% Fett 50% KH	Gruppen Dop. blind 5 Zentren	≦5	100	40	100 g Glukose i.v.	n.s.	n.s.	+	n.s.	AS-Lösung: Leucins 70%, Valin 20%, Isoleucin 10%

Fiaccadori 1985 [55a]	48	II–IV	500 g Glukose	Gruppen	7	a) 35 b) plus Lactul.	~60	Lactulose	+	n.s.	+	+	–
Cerra 1985 [29]	59	II–IV	420–550 g Glukose	Gruppen Dop. blind 8 Zentren	≦14	36	≧85	Neomycin	+	+	+	+	N-Bilanz unter Therapie positiv; NH_3: n.s.
Michel[a] 1984 [114]	70	25:I 30:II 15:III	150 g Glukose	Gruppen	5	35	≧70	Isonitrogene, konventionelle AS-Lösung	n.s.		+	n.s.	Arginin in Therapiezielsetzung um 50% reduziert. NH_3: n.s.
Vilstrup 1984 (A) [187]	54	II	400 g Glukose Lactulose	Gruppen Dop. blind 4 Zentren	≦14	40	~60	60 g Glukose i.v.	n.s.			n.s.	Zerebroprotektiver Effekt vorhanden
Strauss 1986 [170]	32	3:I 19:II 10:III	Proteinrestriktion	Gruppen 2 Zentren	≦5	36	~60	Neomycin					Mittlere PSE-Dauer: Kontrolle: 71 h Therapie: 33 h

[a] PSE-Graduierung von I. bis III.

klar ist ebenfalls, ob die Erniedrigung der Argininmenge auf nur 6 g im Vergleich zu 12,5 g in der Kontrolle zu einer Beeinträchtigung der Harnstoffsynthese geführt hat [114]. Ungewöhnlich war die Zusammensetzung der Aminosäurelösung (70% Leucin, 20% Valin, 10% Isoleucin) in der Multizenterstudie [191]. Überproportional hohe Leucindosen erscheinen angesichts des dadurch möglichen Aminosäureantagonismus wenig sinnvoll [166], und so konnte in dieser Untersuchung auch kein signifikanter Anstieg der vkAS im Plasma nachgewiesen werden, sondern es kam lediglich zu einem Abfall der Konzentrationen der aromatischen Aminosäuren.

Inzwischen ist in anderen Untersuchungen gezeigt worden, daß die Auswirkungen auf den Proteinmetabolismus und auf die Aminosäurespiegel im Plasma günstiger sind, wenn Aminosäurelösungen mit vkAS angereichert sind, als wenn nur verzweigtkettige Aminosäurelösungen infundiert werden. So ist eine positive Stickstoffbilanz nur über wenige Tage bei hochdosierter Zufuhr vkAS zu erzielen. Bei Lösungen, die mit vkAS angereichert sind, kann jedoch eine positive Stickstoffbilanz langfristig aufrechterhalten werden [77, 142]. Eine ausgeglichene Stickstoffbilanz ist nicht nur ein grundsätzliches Therapieziel, sondern sie hat bei der hepatischen Enzephalopathie einen besonderen Stellenwert. Durch die Verbesserung der katabolen Stoffwechsellage, in der sich enzephalopathische Patienten befinden, fallen weniger Metaboliten aus dem Proteinabbau, insbesondere Ammoniak und aromatische Aminosäuren, an. Das wirkt sich nach den bisherigen Vorstellungen günstig auf die Enzephalopathie aus. Dem entsprechen auch die Ergebnisse von Cerra et al. [129], die ab dem 3. Behandlungstag positive Stickstoffbilanzen messen konnten.

Aus den bisher vorliegenden kontrollierten Studien an Patienten mit akuter PSE, in denen Glukose (etwa 400 g/Tag) der Hauptkalorienlieferant war, wird deutlich, daß die PSE durch Zufuhr vkAS gebessert wird und daß gleichzeitig eine positive Stickstoffbilanz erreicht werden kann. Letztere war nur mit einer Zufuhr von ca. 80 g Aminosäuren/Tag unter Verwendung einer mit vkAS angereicherten (35%) Aminosäurelösung möglich.

3.3.4 Orale Zufuhr verzweigtkettiger Aminosäuren

Für chronisch Leberkranke mit portaler Hypertension und einer zerebralen Funktionsstörung geringerer Ausprägung kommt eine Infusionstherapie, die in der Regel nur unter stationären Bedingungen durchführbar ist, nicht in Betracht. Bei diesen Kranken stellt die orale Behandlung mit vkAS eine mögliche Alternative dar, die in einer Reihe kontrollierter Studien überprüft wurde. Dabei sind 2 Studienarten voneinander zu unterscheiden: 1. der isonitrogene Vergleich, in dem ein Teil der Eiweißbausteine durch vkAS ersetzt wird, und 2. die zusätzliche Gabe vkAS.

Der isonitrogene Vergleich (s. Tabelle 9) zeigte eine Besserung der Hirnfunktion [47, 48, 124, 175] oder eine bessere Verträglichkeit [79] bei Zufuhr vkAS. Keine Auswirkungen auf die Hirnfunktion wurde festgestellt, wenn diese zu Beginn der Untersuchung als normal eingestuft wurde [108, 163] oder

Tabelle 9. Kontrollierte Studien mit oraler Zufuhr, verzweigtkettiger Aminosäuren (*vkAS*) bei PSE unter isonitrogenen Bedingungen

Literatur	Patienten		Studienprotokoll		Therapievergleich				Veränderungen			Bemerkungen
	n	PSE-Grad 0–IV	Basistherapie	Design	Dauer (Tage)	vkAS [%]	AS [g]	Kontrolltherapie Protein	PSE Klinik	PSE EEG	Plasma AS	
Swart 1981 [163]	8	0	Lactulose	Sequenz Stationär	6mal 5	35	40–80	Isonitr.	n.s.	n.s.	+	N-Bilanz: n.s.
Egberts 1982 [47]	22	Latent	Lactulose 14 Pat.	Cross-over Dop. blind Stationär	2mal 7	35	75	Isonitr. Casein	+	+	+	N-Bilanz: n.s. tendenziell besser NH_3: ↓
Henderson 1982 (A) [73]	4	.		Cross-over Stationär	11	30	50	Isonitr. Casein	n.s.	n.s.	+	N-Bilanz: n.s.
McGhee 1983 [111]	4	Sub-klinisch		Cross-over Stationär	2mal 11	30	50	Isonitr. Casein	n.s.	n.s.	+	N-Bilanz: n.s.
Horst 1984 [79]	26	0/I		Gruppen	≦28	35	20–80	Isonitr.	+	n.s.	+	N-Bilanz: n.s.
Okita 1985 [124]	10	Sub-klinisch	Lactulose 3 Pat.	Sequenz	3mal 14	38	80	Isonitr.	+		+	N-Bilanz: + Präalbumin: +
Christie 1985 [31]	8	5:0 2:1 1:III	Anti-PSE-Medikam.	Cross-over Dop. blind	2mal 6	47	80	Isonitr. Casein	n.s.		n.s.	
Tschepe 1985 (A) [175]	18	Sub-klinisch		Cross-over Dop. blind Ambulant	2mal 21	38	80	Isonitr.	+	n.s.	+	Anthropometrie: +
Marsh 1985 (A) [105]	8	0		Cross-over	2mal 5	35		Isonitr. Isokal.	n.s.		+	N-Bilanz: n.s.
Marchesini 1987 (A) [105]	59		=40 g Protein	Dop. blind Cross-over	90			Isonitr. Casein				PSE-Index: +

die Zahl der symptomatischen Patienten so gering war, daß statistische Beurteilungen fragwürdig erscheinen [31, 73, 111].

Zusätzliche Zufuhr vkAS wurde fast nur an kleinen Kollektiven untersucht (s. Tabelle 10); die Aussagekraft wird weiter eingeschränkt, da bei einigen Untersuchungen Patienten ohne dokumentierte Enzephalopathie [141, 156] eingeschlossen wurden oder eine Basistherapie mit Lactulose oder Neomycin erfolgte. Signifikante Besserung der Enzephalopathie konnte nur vereinzelt nachgewiesen werden [71, 74, 95]. Aber alle Studien zeigen, daß es bei der vermehrten Stickstoffzufuhr über vkAS nicht zu einer Beeinträchtigung der zerebralen Leistungen kam. Bei Patienten, die ihren minimalen Proteinbedarf nicht decken können, ohne daß eine Enzephalopathie eintritt, ist jede Steigerung der Stickstoffzufuhr, die mit einer besseren Verträglichkeit einhergeht, einer unzureichenden Zufuhr an Eiweißbausteinen überlegen. Verbesserungen des Ernährungszustandes sind in den Studien jedoch bisher nur in beschränktem Umfang aufgezeigt worden [71, 95, 158].

Anhand der bisherigen Studien zur oralen Zufuhr vkAS läßt sich demonstrieren, daß eine Besserung der PSE nur dann nachweisbar ist, wenn symptomatische Patienten behandelt werden und wenn die untersuchten Kollektive nicht zu klein sind. Weniger eindeutig sind die Ergebnisse hinsichtlich der Beeinflussung des Ernährungszustandes.

3.2.5 Ketoanaloga verzweigtkettiger Aminosäuren

Ketoanaloga der vkAS werden im Körper durch Transaminierung zu vkAS umgewandelt, so daß damit deren Defizit unter gleichzeitiger Senkung des Ammoniakspiegels ausgeglichen werden soll. In einer kontrollierten Studie an Patienten mit PSE II. – III. Grades [74] wurden Ornithinsalze der Ketoanaloga mit guten Ergebnissen appliziert (s. Tabelle 11). Eine andere Kurzzeitstudie kam zu ähnlichen Resultaten [120]. Eine Verbesserung der Langzeitprognose bei kontinuierlicher Behandlung, allerdings nicht im Rahmen einer kontrollierten Studie, wurde in Betracht gezogen [74]. In einer 3. Studie, die sich über mehrere Wochen erstreckte, wurden Kalziumsalze der Ketoanaloga verabreicht. Hierbei wurden keine Effekte auf Plasmaaminosäuren, Ammoniakspiegel und Hirnfunktion deutlich. Kalziumsalze der Ketoanaloga zeigten sich im kontrollierten Vergleich als nicht so wirksam wie deren Ornithinsalze [74]. Ornithinsalze der Ketoanaloga sind bisher noch nicht im Handel erhältlich.

3.4 Praktisches Vorgehen bei akuter PSE

An erster Stelle bei der Therapie der akut rezidivierenden PSE steht die Behandlung der auslösenden Ursache, die aber weder immer bekannt noch immer therapeutischen Maßnahmen zugänglich ist.

Bei gastrointestinalen Blutungen ist die rasche Blutstillung vorrangig. Deshalb sollte schnell die Lokalisation der Blutungsquelle mittels Notfallendoskopie erfolgen, um gezielte Maßnahmen ergreifen zu können. Mit Transfusionen wird angestrebt, den Hämoglobinwert bei etwa 10 g% zu erhalten. Bei

Tabelle 10. Kontrollierte Studien mit oraler Zufuhr verzweigtkettiger Aminosäuren (*vkAS*) bei PSE

Literatur	Patienten		Studienprotokoll		Therapievergleich				Veränderungen			Bemerkungen
	n	PSE-Grad 0–IV	Basis-therapie	Design	Dauer (Tage)	vkAS [%]	AS [g]	Kontroll-therapie Protein	PSE Klinik	PSE EEG	Plasma AS	
Herlong 1980 [74]	8	II/III	Lactulose	Cross-over Dop. blind Stationär	2mal 7	34–44	29–49	20–40 g	n.s.	+	+	
Schäfer 1981 [165]	8	I/II	Lactulose 40–50 g Protein	Sequenz Ambulant	3mal 28–56	26	85–95	a) Milch-protein isonitr. b) KH isokal	n.s.	n.s.	n.s.	Verdoppelung der AS-Zufuhr! Bilirubin: ↓
Langhans 1981 (A) [95]	72	Latent	Lactulose Ambulant	Gruppen	≦120	25–27	70–85	40–80 g	+	n.s.	n.s.	Quick: ↑ Cholin-esterase: ↑
Eriksson 1982 [52]	7	I/II	Lactulose 4 Pat.	Cross-over Dop. blind Stationär/ Ambulant	2mal 14	38–54	70–130	40–100 g	n.s.	n.s.	+	Besserung einzelner psychometrischer Teste unter Therapie
Simko 1983 [158]	10	=I		Gruppen Dop. blind Ambulant	90	~25	~98	~51 g	n.s.			Fettdepot: ↑ Transferrin: ↑
Sieg 1983 [156]	14	3:I 11:0		Cross-over Dop. blind Ambulant	2mal 90	26	94	50 g	n.s.	n.s.	+	
Guanieri 1984 [71]	8	II	Lactulose	Gruppen Ambulant	100–120 120	26	67	~40 g		+	+	Muskel-DNA: ↑
Riggio 1984 [141]	23	0/I		Gruppen Ambulant	60	40–50	56–77	35–56 g	n.s.		n.s.	
Karavia 1986 (A)	14	4:0 8:I 2:I		Gruppen Ambulant	90	~35		Plazebo	+		+	

Tabelle 11. Kontrollierte Studien mit oraler Zufuhr von vkKA

Literatur	Patienten		Studienprotokoll		Therapievergleich				Veränderungen			Bemerkungen
	n	PSE-Grad 0–IV	Basistherapie	Design	Dauer (Tage)	vkKA[a] [%]	Protein [g]	Kontrolltherapie	PSE Klinik	PSE EEG	Plasma AS	
Herlong 1980 [74]	8	II/III	Lactulose 20–40 g Protein	Cross-over Dop. blind Stationär	2mal 7	4,5 g Orn/Ca-Salze	20–40	9 g vkAS	+	+	+	Langzeittherapie könnte Überleben verbessern
Walker 1982 [192]	12	≦I	Lactulose 40 g Protein	Cross-over Dop. blind Ambulant	2mal 28	15,24 Ca-Salze	40	isokal. KH	n.s.	n.s.	n.s.	NH_3: n.s.

[a] *vkKA* verzweigtkettige Ketoanaloga.

Tabelle 12. Maßnahmen bei akuter PSE

Behandlung bei Grad III/IV		
Einläufe:	1000 ml 2–3mal am 1. Tag (1 zu 1, Lactulose + H_2O)	
Lactulose:	3 × 30 ml/24 h	oral/Sonde
Neomycin:	4 × 1,5–2 g/24 h	oral/Sonde
Glukose i.v.:	200 g/24 h	
Komalösung i.v.:	1 g AS/kg/24 h	
Keine Besserung innerhalb von 24–48 h oder bei Komplikationen		
Parenterale Ernährung:	7 g Glu/kg/24 h 1 g AS/kg/24 h (leberadaptierte Lösung	Erhaltungsdosis in 2–3 Tagen aufbauen
	0,5 g Fett/kg/12 h	Beginn nach 1 Woche
Blutungsprophylaxe:	Ranitidin i.v. 150–200 mg/24 H	
Orale Ernährung: (sobald möglich)	Proteinrestriktion 20 g/24 h Steigerung jeweils 10 g/24 h	Ausschleichen der enterale Ernährung
Behandlung bei Grad I/II		
Einläufe:	1000 ml 2–3mal am 1. Tag (1 zu 1, Lactulose + H_2O)	
Lactulose:	3 × 30 ml/24 h oral	
Proteinrestriktion:	20–40 g, Steigerung 10-g-weise <3 Tage	

Erniedrigung der Gerinnungsfaktoren unter 50% werden diese mit Fresh-frozen-Plasma substituiert.

Infektionen werden frühzeitig und hochdosiert antibiotisch behandelt, bei Aszites ist nach einer spontanen bakteriellen Peritonitis zu fahnden, die sehr symptomarm verlaufen kann. Störungen des Wasser- und Elektrolythaushaltes werden durch entsprechende Substitution ausgeglichen und Diuretika zunächst abgesetzt. Das gleiche gilt für Sedativa und Transquilizer.

Eine Hypoglykämie tritt zwar nur relativ selten auf, muß aber beachtet und ausgeglichen werden.

Spezifische Maßnahmen gegen die PSE (s. Tabelle 12) beginnen mit hohen Einläufen mit Acetatpuffer oder verdünnter Lactulose, die 2- bis 3mal in den ersten 24 h durchgeführt werden, um die Zeit bis zum Wirkungseintritt der oral oder per Sonde anfänglich mit ca. 3mal 30 ml applizierten Lactulose zu überbrücken. Bei schwerer Enzephalopathie III. oder IV. Grades wird gleichzeitig Neomycin 4mal 1,5–2 g oral oder per Sonde zugeführt. Glukosezufuhr mit zunächst etwa 200 g/24 h ist eine obligate Maßnahme. Zusätzlich ist die Gabe einer Komalösung (Comafusin Hepar, Comaminohek), die eine besonders hohe Konzentration vkAS enthält, mit etwa 1 g AS/kg/24 h zu empfehlen. Darunter wachen einige Patienten gelegentlich erstaunlich schnell innerhalb weniger Stunden wieder auf. Kommt es nach 24–48 h unter diesen Maßnahmen zu keiner Besserung oder liegen schwerwiegende komplizierende Faktoren wie Blutung, Sepsis, Trauma oder ein nekrotischer Schub vor, die eine schnelle Besserung nicht erwarten lassen, ist der frühzeitige Beginn einer parenteralen Ernährung angezeigt. Innerhalb von 2–3 Tagen wird die Zufuhr schrittweise gesteigert, bis 400–500 g Glukose (7 g Glukose/kg/Tag) und 70–85 g Aminosäuren (1 g AS/kg/Tag) einer sog. leberadaptierten Aminosäu-

Tabelle 13. Maßnahmen bei chronischer PSE

Hirnfunktion objektivieren	Funktionsteste z. B.:	Zahlenverbinden Liniennachfahren
Ernährungszustand feststellen	Muskelmasse z. B.: Fettdepots z. B.:	Oberarmumfang Hautfaltendicke
Kalorienzufuhr	Nach Bedarf	
Proteinzufuhr	Restriktion nach Verträglichkeit	
Eiweißtoleranz	Bevorzugung pflanzlicher Proteine Faserreiche Kost Gleichmäßige Verteilung Lactulose nach Stuhlfrequenz	
N-Substitution	vkAS 0,25 g/kg/24 h	
Therapieresistenz	Neomycin 0,5–4 g/24 h	

relösung (Aminofusin Hepar, Hepaminohek, Aminosteril Hepa, Amino Mel Hepa) zugeführt werden. Bei parenteraler Ernährung über länger als 7 Tage ist eine Fettzufuhr in niedriger Dosierung mit 40 g (0,5/kg/12 h) wahrscheinlich günstig. Sie verhindert einen Mangel an essentiellen Fettsäuren und stellt eine protektive Maßnahme gegen eine Leberverfettung dar [78]. Während der parenteralen Ernährung ist eine Streßblutungsprophylaxe mit H_2-Rezeptoren-Blockern, z. B. Ranitidin 150–200 mg i.v./Tag, sinnvoll. Sobald eine orale Nahrungszufuhr wieder möglich ist, wird sie mit einer strengen Proteinrestriktion von 20 g/Tag begonnen und in Abständen von etwa 3 Tagen bzw. nach der Verträglichkeit mit je 10 g gesteigert. Währenddessen wird die parenterale Ernährung entsprechend reduziert und die Neomycinbehandlung ausgeschlichen.

Bei chronischer PSE erleichtert die Objektivierung der zerebralen Funktion mittels einfacher wenig zeitaufwendiger Testverfahren, wie z. B. Zahlenverbinden oder Liniennachfahren, die Verlaufsbeurteilung und die Überprüfung therapeutischer Maßnahmen (s. Tabelle 13).

Bei klinisch manifester Symptomatik, also ab Grad I einer Enzephalopathie, ist die diätetische Beratung Therapiegrundlage. Entsprechend der Proteintoleranz werden Ernährungspläne mit eingeschränkter Eiweißzufuhr aufgestellt. Dabei ist der Ernährungszustand zu berücksichtigen, der bei chronisch Leberkranken in der Mehrzahl unzureichend ist. Dies ist bei der Proteinzufuhr zu bedenken, denn mit etwa 50 g Eiweiß/Tag kann zwar noch eine ausgeglichene Stickstoffbilanz erzielt werden; aber wenn Mangelzustände vorliegen, reicht diese Menge nicht aus, um Defizite auszugleichen, so daß dann eine höhere Eiweißzufuhr anzustreben ist. Dabei läßt sich die Proteintoleranz durch verschiedene Maßnahmen verbessern. Bevorzugung pflanzlichen Proteins und faserreiche Kost sowie gleichmäßige Verteilung der Nahrungszufuhr über den Tag können zunächst versucht werden. Kontinuierliche Lactulosetherapie, die entsprechend der Defäkationsfrequenz, die 2- bis 3mal/Tag liegen sollte, dosiert wird, stellt die nächste Maßnahme dar. Schließlich kann die Substitution von Proteinbausteinen mit vkAS entweder in isolierter Form (Bramin Hepa, Falkamin Pellets, Lactostrict spezial) oder angereichert in speziellen Proteinpräparaten (Falkamin, Lactostrict) erfolgen. Reichen diese Maßnahmen nicht aus, wird Neomycin in einer Dosierung von 0,5–4 g/Tag zunächst allein und dann in Kombination mit Lactulose eingesetzt. Bei weiterer Therapieresistenz ist ein Behandlungsversuch mit Bromocriptin 15 mg/Tag gerechtfertigt.

Über die Behandlungsnotwendigkeit bei latenter oder subklinischer Enzephalopathie, die nur anhand von Hirnfunktionsprüfungen mittels psychologischer Testverfahren festgestellt werden kann, besteht noch keine einheitliche Auffassung. Wir halten bei eindeutig pathologischen Ausfall der Hirnfunktionsteste die Behandlungsindikation für gegeben und verabfolgen Lactulose oder reine vkAS ohne Proteinzusatz in einer Dosierung von 0,25 g/kg Körpergewicht und Tag.

Literatur

1. Abouna GM, Korkley JR, Hull GJ, Ashcroft T, Kerr NNS (1969) Treatment of hepatic coma by extracorporeal pig-liver perfusion. Lancet I:64–68
2. Abouna GM, Serrou B, Boehmig HG, Amemiga H, Martineau G (1970) Long-term hepatic support by intermittent multispecies liver perfusions. Lancet II:391–396
2a. Abramsky O, Goldschmidt Z (1974) Treatment and prevention of acute hepatic encephalopathy by intravenous levodopa. Surgery 75:188–193
3. Adams RD, Foley JM (1953) The disorder of movement in the more common varieties of liver disease. Electroencephalogr Clin Neurophysiol 3 [Suppl]:51
4. Agishi T, Yamashita N, Ota K (1980) Clinical results of direct charcoal haemoperfusion for endogenous and exogenous intoxication. In: Sideman S, Chang TMS (eds) Haemoperfusion kidney and liver support and detoxification. Hemisphere, Washington, pp 255–273
5. Amano I, Kano H, Takahira H et al. (1978) Hepatic assist system using bead-type charcoal. In: Chang, TMS (ed) Artificial kidney, artificial liver and artificial cells. Plenum Press, New York, pp 89–98
6. Arias J, Alsasua A, Estebanez E, Lopes-Sanches ML, Arias JI, Duran M, Garcia de Jalon PD, Duran Sacristan H (1982) Efecto de Levodopa sobre los niveles cerebrales de noradrenaline, dopamine y acido homovainillico en la encefalopatia portosistemica experimental. Rev Clin Esp 166:221–224
7. Atterbury CE, Maddrey WC, Conn HO et al. (1978) Lactulose and neomycin-sorbital in the treatment of acute portal-systemic encephalopathy: a double blind controlled clinical trail. Gastroenterology 23:389–406
8. Baldessarini RJ, Fischer JE (1973) Serotonin metabolism in rat brain after surgical diversion of the portal venous circulation. Nature (New Biol) 245:25–28
9. Baltzer G, Dölle W, Bähr U et al. (1971) Austauschtransfusion bei akutem Leberversagen. Dtsch Med Wochenschr 96:1329–1333
10. Bartels O, Neidhardt B, Neidhardt M et al. (1977) Untersuchungen und Erfahrungen mit der Kohle-Haemoperfusion bei Leberkoma. In: Demling L, Bartels O (Hrsg) Entgiftung mit Haemoperfusion. Bundernagel Freiburg, S 119–131
11. Bauer AGC, Wilson JHP, Lamberts SWJ, Blom W (1983) Hyperprolactinemia in hepatic encephalopathy: the effect of infusion of an amino acid mixture with excess branched chain amino acids. Hepatogastroenterol 30:174–177
12. Berger RL, Liversage RM, Chalmers TC, Graham JH, McGoldrick DM, Stohlman F (1966) Exchange transfusion in the treatment of fulminating hepatitis. N Engl J Med 274:497–499

13. Bessman AN, Mirick GS (1958) Blood ammonia levels following the ingestion of casein and whole blood. J Clin Invest 37:990–998
14. Bihari D, Hughes RD, Gimson AES et al. (1983) Effects of serial resin haemoperfusion in fulminant hepatic failure. Int J Artif Organs 6:299–302
15. Bianchi L (1977) Leberinsuffizienz und Leberkoma – pathologisch-anatomische Substrate. Leber Magen Darm 7:221–226
16. Binder H (1981) Die neuropsychiatrische Symptomatik des sogenannten „Coma hepticum". Wiener Klin Wochenschr 93:3–19
17. Birchner J, Haemmerli UP, Scollo-Lavizzari G, Hoffmann K (1971) Treatment of chronic portal-systemic encephalopathy with lactulose. Report of six patients and review of the literature. Am J Med 51:148–159
18. Blume U, Helmstaedt D, Sybrecht G et al. (1976) Haemoperfusion therapy of acute hepatic failure. Dtsch Med Wochenschr 101:559–565
19. Brown CL, Hill MJ, Richards P (1971) Bacterial ureases in uraemic men. Lancet II:406–409
20. Bruijn KM, Blendis LM, Zilm DH, Carlen PL, Anderson GH (1983) Effect of dietary protein manipulations in subclinical portal-systemic encephalopathy. Gut 24:53–60
21. Brunner G, Losgen H (1983) Plasma exchange in liver disease. In: Gurland HJ, Lysaght MJ (ed) Plasma separation and plasma fractionation. Karger, Basel, pp 115–123
22. Burnell JM, Dawborn JK, Epstein RB, Guthman RA, Leinbach GE, Thomas ED, Volwiler W (1967) Acute hepatic coma treated by cross-circulation or exchange transfusion. N Engl J Med 276:935–943
23. Canalese J, Gimson AES, Davis C et al. (1982) Controlled trial of dexamethasone and mannitol for the cerebral oedema of fulminant hepatic failure. Gut 23:625–629
24. Cangiano C, Farber MO, Cardielli-Cangiano P et al. (1982) Plasma levels of false neurotransmitters across the brain in portal-systemic encephalopathy. Euro J Clin Invest 12:15–21
25. Capocaccia L, Cangiano C, Attili AF, Angelico M, Cascino A, Rossi-Fanelli F (1977) Octopamine and ammonia plasma levels in hepatic encephalopathy. Clin Chim Acta 75:99–105
26. Carakushansky G, Neu RL, Gardner LI (1969) Plasmapheresis in hepatic coma. Lancet I:152–153
27. Cascino A, Cangiano C, Calcaterra V, Rossi-Fanelli F, Capocaccia L (1978) Plasma amino acids imbalance in patients with liver disease. Am J Dig Dis 23:591–598
28. Caulaert C, Deviller Ch, Halff M (1932) Troubles provoques par l'ingestion de sels amoniacaux chez l'homme attent de cirrhose de laennec. C R Soc Biol 111:739–742
29. Cerra FB, Cheung NK, Kaplowitz JEN et al. (1985) Disease-specific amino acid infusion (F080) in hepatic encephalopathy: A prospective randomized, double-blind, controlled trial. OPEN 9:288–295
30. Chase RA, Davies M, Trewby PN, Silk DBA, Williams R (1978) Plasma amino acid profiles in patients with fulminant hepatic failure treated by repeated polyacrylonitrile membrane hemodialysis. Gastroenterology 75:1033–1040
31. Christie ML, Sack DM, Pomposelli J, Horst D (1985) Enriched branched-chain amino acid formula versus a casein-based supplement in the treatment of cirrhosis. Parenter Enteral Nutr 9:671–678
32. Conn HO, Floch MH (1970) Effects of lactulose and lactobacillus acidophilus on the fecal flora. Am J Clin Nutr 23:1588–1594
33. Conn HO, Leevy CM, Vlahcevic ZR, Rodgers JB, Madrey WC, Seeff L, Levy LL (1977) Comparison of lactulose and neomycin in the treatment of chronic portal-systemic encephalopathy: a double-blind controlled trial. Gastroenterology 72: 573–583
34. Conn HO, Lieberthal MM (1979) The hepatic coma syndrome and lactulose. Williams & Wilkins, Baltimore
35. Cordopatri F, Boncinelli S, Marsili M et al. (1982) Effects of charcoal haemoperfusion with prostacyclin on the coagulation-fibrinolysis system and platelets of patients with fulminant hepatic failure – preliminary observation. Int J Artif Organs 5:243–247

36. Crossley IR, Williams R (1984) Progress in the treatment of chronic portasystemic encephalopathy. Gut 25:85–98
37. Cuilleret G, Pomier-Layrargues G, Pons F, Cadilhac J, Michel H (1980) Changes in brain catecholamine levels in human cirrhotic hepatic encephalopathy. Gut 21:565–569
38. Dawson AM, McLaren J, Sherlock S (1957) Neomycin in the treatment of hepatic coma. Lancet II:1263–1268
39. Denis J, Opolon P, Nusinovici V, Granger A, Darnis F (1978) Treatment of encephalopathy during fulminant hepatic failure by haemodialysis with high permeability membrane. Gut 19:787–793
40. Dibilidox M, Uribe M, Malpica S, Guillermo E, Villallobos A, Garcia-Ramos G (1985) Successful use of dietary fiber for the treatment of hepatic encephalopathy and diabetes. Hepatology 3:331 (Abstract)
41. Dodsworth JM, Cummings MG, James JH, Fischer JE (1974) Decreased brain norepinephrine in acute hepatic coma. Gastroenterol 66:881
42. Drasar BS, Hill MJ (1974) Human intestinal flora. Academic, London, pp 90–94
43. Durden WD, Siemsen AW, Briggs WA (1969) Exchange transfusions in the treatment of fulminant hepatitis and coma. Am J Gastroenterol 51:129–137
44. European Association for the study of the liver (1979) Randomised trial of steroid therapy in acute liver failure. Gut 20:620–623
45. Eckert P, Liehr H (1981) Akutes und chronisches Leberversagen. Thieme, Stuttgart
46. Ede RJ, Williams R (1986) Hepatic encephalopathy and cerebral edema. Semin Liver Dis 6:107–118
47. Egberts E-H, Hamster W, Schomerus H, Jürgens P (1982) Beeinflussung der latenten PSE durch orale Zufuhr verzweigtkettiger Aminosäuren, eine Doppelblind-crossover-Studie. Verh Dtsch Ges Inn Med 88:1043–1046
48. Egberts E-H, Schomerus H, Hamster W, Jürgens P (1982) Effekt von parenteralen Aminosäurenlösungen auf die latente PSE. Randomisierte, einfach blinde Crossover-Studie mit psychometrischen Untersuchungen. In: Holm E (Hrsg) Aminosäuren- und Ammoniakstoffwechsel bei Leberinsuffizienz. Witzstrock, Baden-Baden, S 184–192
49. Eisenburg J (1986) Coma hepaticum. In: Hornbostel H, Kaufmann W, Siegenthaler W (Hrsg) Innere Medizin in Praxis und Klinik. (Bd IV, 3. Aufl. Thieme, Stuttgart, S 15.306–15.322
50. Elithorn A, Lunzer M, Weisman J (1975) Cognitive deficits associated with chronic hepatic encephalopathy and their response to Levodopa. J Neurol Neurosurg Psychiatr 38:794–798
51. Elkington SG, Floch MH, Conn HO (1969) Lactulose in the treatment of chronic portal-systemic encephalopathy: a double-blind clinical trial. N Engl J Med 281:408–412
52. Eriksson LS, Persson A, Wahren J (1982) Branched-chain amino acids in the treatment of chronic hepatic encephalopathy. Gut 23:801–806
53. Faraj BA, Camp VM, Ansley JD, Scott J, Ali FM, Malveaux EJ (1981) Evidence of central hypertyraminemia in hepatic encephalopathy. J Clin Invest 67:395–402
54. Fenton JCB, Knight EJ, Humpherson PL (1966) Milk-and-cheese diet in portal-systemic encephalopathy. Lancet I:164–166
55. Fessel JM, Conn HO (1973) Lactulose in the treatment of acute hepatic encephalopathy. Am J Med Sci 266:103–110
55a. Fiaccadori F, Ghinelli F, Pedretti G et al. (1985) Branched-chain enriches amino acid solutions in the treatment of hepatic encephalopathy: a controlled trial. Ital J Gastroenterology 17:5–10
56. Fischer JE (1985) Portal-systemic encephalopathy. In: Wright R, Millward-Sadler GH, Alberti KGMM, Karren S (eds) Liver and biliary disease, 2nd edn. Bailliere Tindall Saunders, London, pp 1276–1273
57. Fischer JE, Baldessarini RJ (1971) False neurotransmitters and hepatic failure. Lancet II:75–80

58. Fischer JE, Funovics JM, Falcao HA, Wesdorp RIC (1976) L-Dopa in hepatic coma. Ann Surg 183:386–391
59. Fraser CL, Arieff AI (1985) Hepatic encephalopathy. N Engl J Med 313:865–873
60. Freeman JG, Bassendine M, Health P, James OFW, Record CO (1983) Double blind trial of branched chain amino acid infusions in cases of hepatic encephalopathy. Gut 24:73 (Abstract)
61. Gazzard BL, Clark R, Boriakchanyavat V, Williams R (1974) A controlled trial of heparin therapy in the coagulation defect of paracetamol-induced hepatic necrosis. Gut 15:89–93
62. Gazzard BL, Portmann B, Murray-Lyon IM, Williams R (1975) Causes of death in fulminant hepatic failure and relationship to quantitative histological assessment of parenchymal damage. Q J Med 44:615
63. Gelfand MC, Winchester JF, Knepshield JH et al. (1978) Biochemical correlations of reversal of hepatic coma treated with charcoal haemoperfusion. Trans Am Soc Artif Intern Organs 24:239–242
64. Gelfand MJ, Sussman L, Caimol BC, Florita C, Jonson F (1967) Successful treatment of hepatic coma by exchange transfusions. J Am M Assoc 201:630–633
65. Germain L, Frexinos J, Louis A, Ribet A (1973) Effect of lactulose on postshunt hepatic. A controlled trial. Arch Fr Mal App Dig 62:293–301
66. Gerok W (1985) Metabolische Grundlagen der hepatischen Encephalopathie. Internist 26:377–387
67. Gimson AES, Braude S, Mellon PJ et al. (1982) Earlier charcoal haemoperfusion in fulminant hepatic failure. Lancet II:681–683
68. Goldberg M, Strecker W, Feeny D, Ruhenstroth-Bauer G (1980) Evidence for and characterisation of a liver cell proliferation factor from blood plasma of partially hepaectomised rats. Horm Metab Res 12:94–96
69. Gregory PB, Knauer CM, Kempson RL, Miller R (1976) Steroid therapy in severe viral hepatitis. N Engl J Med 294:681–687
70. Greenberger NJ, Carley JE, Schenker S, Bettinger I, Stamnes C, Beyer P (1977) Effect of vegetable and animal protein diets in chronic hepatic encephalopathy. Am J Dig Dis 22:845–855
71. Guarnieri GF, Toigo G, Situlin R, Pozzato G, Faccini L et al. (1984) Muscle biopsy studies on malnutrition in patients with liver cirrhosis: preliminary results of long-term treatment with a branched-chain amino acid enriched diet. In: Capocaccia L, Fischer JE, Rossi-Fanelli F (eds) Hepatic encephalopathy in chronic liver failure. Plenum, New York, pp 193–208
72. Hahn M, Massen O, Nencki M, Pawlow J (1893) Die Eck'sche Fistel zwischen der unteren Hohlvene und der Pfortader und ihre Folgen für den Organismus. Arch Exp Pathol Pharmakol 32:161–210
73. Hawley K, Morgan MY (1986) Randomised controlled double blind trial of lactitol and lactulose in acute hepatic encephalopathy in cirrhotic patients. Gut 27
73a. Henderson JM, Millikan WJ, Warren WD (1982) Manipulation of the amino acid profile in cirrhosis with hepatic aid or FO80 to reverse encephalopathy. Hepatology 2: (Abstract 133)
74. Herlong HF, Maddrey WC, Walser M (1980) The use of ornithine salts of branched-chain ketoacids in portal-systemic encephalopathy. Ann Intern Med 93:545–550
75. Hickman R, Saunders SJ, King JB, Harrison GG, Terblanche J (1971) Pig liver perfusion in the treatment of fulminant hepatic necrosis. Scand J Gastroenterol 6:563–568
76. Hörtnagl H, Lochs H, Kleinberger G, Hackl JM, Hammerle AF, Binder H, Wewalka F: Plasma catecholamine. Klin Wochenschr 59:1159–1164
77. Holdsworth JD, Dianigi P, Clague, MB, James OFW, Wright PD (1984) Body protein metabolism and plasma amino acids in cirrhosis of the liver. The effect of varying the branched chain amino acid content of intravenous amino acid solutions. Clin Nutr 3:153–162
78. Holm E, Staedt U, Leweling H, Bäßler KH, Specker M, Tschepe A (1983) Fettstoffwechsel und parenterale Fettzufuhr bei Leberinsuffizienz. Infusionstherapie 10:184–204

79. Horst D, Grace ND, Conn HO, Schiff E, Schenker S, Viteri A, Law D, Atterbury CE (1983) Comparison of dietary protein with an oral, branched chain-enriched amino acids supplement in chronic portal-systemic encephalopathy: a randomized controlled trial. Hepatology 4:279–287
80. Hughes R, Williams R (1986) Clinical experience with charcoal and resin hemoperfusion. Semin Liver Dis 6:164–173
81. Hutson DG, Ono J, Dombro RS, Levi JU, Livingstone A, Zeppa R (1979) A longitudinal study of tryptophan involvement in hepatic coma. Am J Surg 137:235–239
82. Imler M, Kurtz D, Bockel R, Stahl J (1971) Comparative study of the treatment of portocaval encephalopathy with lactulose, lactic bacilli and antibiotics. Therapeutique 47:237–248
83. Inoue N, Yoshiba M, Yamakazi Z et al. (1981) Continuous flow membrane plasmapheresis utilizing cellulose acetate hollow fibre in hepatic failure. In: Brunner G, Schmidt FW, (eds) Artificial liver support. Springer, Berlin Heidelberg New York, pp 175–180
84. Jeppson B, Kjällman A, Oslund U, Alwmark A, Gullstrand P, Joelsson B (1983) Effect of vegetable and mixed protein diets in mild chronic portal systemic encephalopathy (PSE). European Society for Parenteral and Enteral Nutrition 1983, (Abstract)
85. Jones EA, Clain D, Clink HM, MacGillivray MM, Sherlock S (1967) Hepatic coma due to acute hepatic necrosis treated by exchange blood transfusion. Lancet II:169–172
86. Jouboud F, Chauveau P, Fresneau M et al. (1974) Le traitement du coma hepatique par L-dopa. A propos de 22 cas. Arch Fr Mal App Dig 63:164–165
87. Kennedy HJ, Greaves M, Triger DR (1985) Clinical experience with use of characoal haemoperfusion: is prostacyclin required? Life Supp Syst, 3:115–122
88. Keshavarzian A, Meek J, Sutton C, Emery VM, Hughes EA, Hodgson HJF (1984) Dietary protein supplementation from vegetable sources in the management of chronic portal systemic encephalopathy. Am J Gastroenterol, 79:945–949
89. Klebanoff G, Armstrong RG, Cline RE (1972) Resuscitation of a patient in stage IV hepatic coma using total body washout. J Surg Res 13:159–165
90. Kleinberger G, Kotzaurek R, Pall H, Pichler M, Szeless S (1976) Parenterale Ernährung bei Coma hepaticum. Leber Magen Darm 6:340–346
91. Kleinberger G (1978) Parenterale Ernährung beim Coma hepaticum. Infusionsther Klin Ernähr 1:193–209
92. Korge M (1986) Influence of an oral aminoacid-mixture on the plasma amino acid of cirrhotic patients with portacaval shunt. Dig Dis Sci 31 [Suppl] (Abstract 519)
93. Krummenerl T, Lohmann J, Kamanabroo D, Pott G, Wawerka J, Gerlach U (1983) Behandlung des akuten Leberversagens durch Plasmapherese. Dtsch Med Wochenschr 108:261–266
94. Langer M, Masala A, Alagna S, Rassu S, Madeddu G, Solinas A, Chiandussi L (1981) Growth hormone (GH) secretion in hepatic encephalopathy. Clin Endocrinology 4:189–192
95. Langhans E, Holm E, Staedt U, Harmann M (1981) Diätetische Anwendung verzweigtkettiger Aminosäuren bei Patienten mit Leberzirrhose. Eine kontrollierte Untersuchung biochemischer und psychometrischer Parameter sowie des EEG. Z Gastroenterol 19:495 A
96. Lanzinger G, Kommerell B (1974) Levodopa-Therapie beim hepatischen Koma. Dtsch Med Wochenschr 99:700–705
97. Ledermann RJ, Davies FB, Davies PJ (1968) Exchange transfusion as treatment of acute hepatic failure due to antituberculous drugs. Ann Intern Med 68:830–838
98. Lee C, Tink A (1958) Exchange transfusion in hepatic coma. Report of a case. Med J Austr I:40
99. Leeuwen PA (1985) Ammonia generation in the gut and the influence of lactulose and neomycin. Proefschrift, Maastricht
100. Lepore MJ, Martel AJ (1970) Plasmapheresis with plasma exchange in hepatic coma. Methods and results in five patients with acute fulminant hepatic necrosis. Ann Intern Med 72:165–174

101. Lie TS (1981) Treatment of acute and hepatic failure by extracorporal haemoperfusion over human and baboon liver. In: Brunner G, Schmidt FW (eds) Artificial liver support. Springer, Berlin Heidelberg New York, pp 268–273
102. Lie TS, Dengler HJ, Gütgemann A et al. (1977) Die extrakorporale Perfusion mit Pavianlebern zur Behandlung des Leberzerfallskomas. Dtsch Med Wochenschr 102:1506–1511
102a. Lunzer M, James IM, Weinmann J, Sherlock S (1974) Treatment of chronic hepatic encephalopathy with levodopa. Gut 15:555–561
103. Ma MH, McLeod JG, Blackburn CRB (1969) Long-treatment of portal-systemic encephalopathy with lactulose. Aust Ann Med 18:117–123
104. Macbeth WAAG, Kass EH Jr, McDermott WV (1965) Treatment of hepatic encephalopathy by alteration of intestinal flora with lactobacillus acidophilus. Lancet I:399–403
105. MacDougall BRD, Bailey RJ, Williams R (1972) H_2-receptor antagonists and antacids in the prevention of acute gastrointestinal haemorrhage in fulminant hepatic failure. Lancet I:617–619
106. Manghani KK, Lunzer MR, Billing BH, Sherlock S (1975) Urinary and serum octopamine in patients with portal-systemic encephalopathy. Lancet II:943–946
107. Marin GA, Montoya CA, Sierra JL, Senior JR (1971) Evaluation of corticosteroid and exchange transfusion treatment of acute yellow-phosphorous intoxication. N Engl J Med 284:125–128
107a. Marchesini G, Bianchi GP, Zoli M et al. (1987) BCAA oral nel trattamento dell encephalopatia epatica. 5. Nationaler Kongreß der italienischen Gesellschaft für künstliche Ernährung. Triest, Oktober, 1987
108. Marsh WH, Block KP (1985) A comparative evaluation of a branched-chain amino acid enriched diet in stable cirrhosis. American Association for the Study of Liver Disease (Abstract 352)
109. McClain CJ, Kromhout JP, Elson MK, Van Thiel DH (1981) Hyperprolactinemia in portal systemic encephalopathy. Dig Dis Sci 26:353–357
110. McDermott WV, Adams RD (1954) Episodic stupor associated with an Eck fistula in the human with particular reference to the metabolism of ammonia. J Clin Invest 33:1–9
111. McGhee A, Henderson JM, Millikan WJ, Bleider JC, Vogel R, Kassouny M, Rudman D (1983) Comparison of the effects of hepatic-acid and a casein modular diet on encephalopathy, plasma amino acids, and nitrogen balance in cirrhotic patients. Ann Surg 197:288–293
112. McKechnie JC, Hersh T (1971) Exchange transfusion in hepatic coma. A review of 19 cases. Am J Gastroenterol 56:17–43
113. Michel H, Solere M, Granier P, Cauvet G, Bali JP, Pons F, Bellet-Hermann H (1980) Treatment of cirrhotic hepatic encephalopathy with L-Dopa. A controlled trial. Gastroenterology 79:207–211
114. Michel H, Bories P, Aubin JP, Pomier-Layrargues G, Bauret P, Bellet-Herman H (1985) Treatment of acute hepatic encephalopathy in cirrhotics with a branched chain amino acids enriched versus a conventional amino acids mixture. A controlled study of 70 patients. Liver 5:282–289
115. Morgan MY, Milsom JP, Sherlock S (1978) Plasma ratio of valine, leucine, and isoleucine to phenylalanine and tyrosine in liver disease. Gut 19:1068–1073
116. Morgan MY, Jakobovits AW, James IM, Sherlock S (1980) Successful use of bromocriptine in the treatment of chronic hepatic encephalopathy. Gastroenterology 78:663–670
117. Morgan MH, Read AE, Speller DCE (1982) Treatment of hepatic encephalopathy with metronidazole. Gut 23:1–7
118. Müting D (1979) Auslösende Faktoren und klinisches Bild des Leberkomas bei 152 Leberzirrhosepatienten. MMW 121:453–456
119. Müting D, Reikowski J, Leimbeck R, Flaßhoff H-J, Rausche A (1983) Untersuchungen über die Wirkung einer Bacteriumbifidum-Milch auf Darmflora und Leberfunktion. Therapiewoche 33:6856–6865

120. Müting D, Koussouris P, Paquet KP (1984) Nutrition in acute and chronic liver diseases with consideration of the protein tolerance. In: Holm E, Kasper H (eds) Metabolism and nutrition in liver disease. Falk Symposium, Freiburg. MTP Press, Lancaster, pp 369–380
121. Müting D, Kalk JF, Stössel-Kirchner C, Feussner H (1985) Kontrollierte Studie über die Wirkung hoher Natriumacetat-Puffer-Einläufe bei hepatischer Enzephalopathie. Z Gastroenterol 23:374
122. Müting D (1986) Pathogenese und Klinik der hepatischen Enzephalopathie. Therapiewoche 36/7:587–596
123. Nespoli A, Bevilacqua G, Staudacher C, Rossi N, Salerno F, Castelli MR (1981) Pathogenesis of hepatic encephalopathy and hyperdynamic syndrome in cirrhosis. Arch Surg 116:1129–1138
124. Okita M, Watanabe A, Nagashima H (1985) Nutritional treatment of liver cirrhosis by branched-chain amino acid-enriched nutrient mixture. J Nutr Sci Vitaminol (Tokyo) 31:291–303
125. Ossorio Castellanos C, Noguera Hernando E, Isaria Munoz T (1974) La utilizacion de L-dopa en el tratamiento del coma hepatico. Rev Esp Enferm Apar Dig 43:563–572
126. Paigen K, Williams B (1970) Catabolite repression and other control mechanismus in carbohydrate utilization. Adv Microb Physiol 4:251–324
127. Parbroo SP, Chalstrey LJ, Ajdukiewicz AB, James JM, Hillenbrandt P, Kennedy J (1971) Extracorporeal perfusion of pig liver in the treatment of acute liver failure. Br J Surg 58:746–748
128. Parkes JD, Sharpstone P, Williams R (1970) Levodopa in hepatic coma. Lancet II:1341–1343
129. Phear EA, Ruebner B, Sherlock S, Summerskill WHJ (1957) Methionine toxicity in liver disease and its prevention by chlortetracycline. Clin Sci 15:93–117
130. Pirotte J, Guffens JM, Devos J (1974) Comparative study of basal arterial ammonaemia and of orally-induced hyperammonaemia in chronic portal systemic encephalopathy treated with neomycin, lactulose and association of neomycin and lactulose. Digestion 10:435–444
131. Plauth M, Brunner I, Graser T, Fürst P, Hartmann F (1986) Der isoliert vaskulär und luminal perfundierte Rattendünndarm als Modell zur Untersuchung der intestinalen Ammoniogenese. 5. Gemeinsame Jahrestagung der deutschen und österreichischen Arbeitsgemeinschaften für künstliche Ernährung, Salzburg
132. Pott G, Kamanabroo D, Krummenerl T, Lohmann J, Gerlach U (1983) Therapie des akuten Leberversagens. Dtsch Med Wochenschr 108:1327–1329
133. Peleman RR, Gavaler RR, van Thiel DJ, Starzl TE (1985) Liver transplantation for acute and subacute hepatic failure. Hepatology 5:1045 (Abstract)
134. Rakela J, Redeker AG, Edwards VM, Decker R, Oberby LR, Mosley JW (1978) Hepatitis-A virus infection in fulminant hepatitis and chronic active hepatitis. Gastroenterology 74:879
135. Read AE, Sherlock S, Laidlaw J, Walker JG (1967) The neuropsychiatric syndromes associated with chronic liver disease and an extensive portal-systemic collateral circulation. Q J Med 36:135–150
136. Read AE, McCarthy CF, Heaton KW, Laidlaw J (1966) Lactobacillus acidophilus (Enpac) in treatment of hepatic encephalopathy. Br Med J 1:1267–1269
137. Redeker AG, Yamahiro HS (1973) Controlled trial of exchangetransfusion therapy in fulminant hepatitis. Lancet I:3–6
138. Redeker AG, Schweitzer IK, Yamahiro HS (1976) Randomization of corticosteroid therapy in fulminant hepatitis. N Engl J Med 294:728–729
139. Riederer P, Jellinger K, Rausch WD, Kleinberger G, Kothbauer P (1978) Zur Biochemie der hepatischen Enzephalopathie. Z Gastroenterol 12:768–777
140. Riederer P, Jellinger K, Kleinberger G, Weiser M (1980) Oral and parenteral nutrition with L-valine: mode of action. Nutr Metab 24:209–217
141. Riggio O, Cangyno C, Cascino A, Merli M, Stortonie M et al. (1984) Long term dietary supplement with branched chain amino acids: a new approach in the prevention of

hepatic encephalopathy: results of a controlled study in cirrhotics with portocaval anastomosis. In: Capocaccia L, Fischer JE, Rossi-Fanelli F (eds) Hepatic encephalopathy in chronic liver failure. Plenum, New York, pp 183–192
142. Rocchi E, Cassanelli M, Gibertini P, Pietrangelo A, Casalgrandi G, Ventura E (1985) Standard or branched-chain amino acid infusions as short-term nutritional support in liver cirrhosis? J Parenter Enteral nutr 9:447–451
143. Rössle M, Herz R, Lehmann G, Luft M, Gerok W (1982) Therapie der hepatischen Enzephalopathie. Infusionstherapie 9:256–258
144. Rosa H, Melo-Souza SE (1976) Therapie der hepatischen Enzephalopathie mit L-dopa. (i Portugiesisch) Azq Gastroenterol 13:147–152
145. Rossi-Fanelli F, Cangiano C, Attilli A et al. (1976) Octopamine plasma levels and hepatic encephalopathy. A re-appraisal of the problem. Clin Chim Acta 67:255–261
146. Rossi-Fanelli F, Riggio O, Cangiano C, Cascino A, de Conciliis D, Merli M, Stortoni M, Giunchi G (1982) Branched-chain amino acids vs lactulose in the treatment of hepatic coma. A controlled study. Dig Dis Sci 27:929–935
147. Sabbaj J, Sutter VL, Finegold SM (1970) Urease and deaminase activities of faecal bacteria in hepatic coma. Antimicrobiol Chemotherapy 16:181–185
148. Sabin S, Merritt JA (1968) Treatment of hepatic coma in cirrhosis by plasmapheresis and plasma infusions. Ann Intern Med 68:1–7
149. Sarrazin A, Emerit J, Olivier L et al. (1971) Traitement du coma hepatique par la L-dopa. Premiers resultats. Nouv Presse Med 79:2226–2227
150. Saunders SJ, Bosmann SCW, Barnard CN, Terblanche J (1970) Austauschtransfusionen und Kreuzzirkulation mit Pavianen bei der Behandlung des akuten Leberversagens. Internist 11:77–84
151. Scotto JP, Opolon P, Eteve J, Vergoz D, Thomas M, Caroli J (1973) Liver biopsy and prognosis in acute liver failure. Gut 14:927
152. Shaw S, Worner TM, Lieber CS (1983) Comparison of animal and vegetable protein sources in the dietary management of hepatic encephalopathy. Am J Clin Nutr 38:59–63
153. Shearman DJC, Finlayson NDC (1982) Diseases of the gastrointestinal tract and liver. Churchill Livingstone, Edinburgh
154. Sherlock S, Summerskill WHJ, Dawson AM (1956) The treatment and prognosis of hepatic coma. Lancet II:689–694
155. Silen W, Harper HA, Mawdsley DL, Weirich WL (1955) Effect of antibacterial agents on ammonia production within the intestine. Proc Soc Exp Biol Med 88:138–140
156. Sieg A, Walker S, Czygan P, Lanzinger-Rossnagel G, Stiehl A, Kommerell B (1983) Branched-chain amino acid-enriched elemental diet in patients with cirrhosis of the liver. A double blind crossover trial. Z Gastroenterol 21:644–655
157. Simert G, Nobin A, Rosengren E, Vang J (1978) Neurotransmitter changes in the rat brain after portocaval anastomosis. Eur Surg Res 10:73–85
158. Simko V (1983) Long-term tolerance of a special amino acid oral formula in patients with advanced liver disease. Nutr Rep Int 27:765–773
159. Simmons F, Goldstein H, Boyle JD (1970) A controlled clinical trial of lactulose in hepatic encephalopathy. Gastroenterology 59:827–832
160. Smith III RB, Vorhees AB, Davidson EA, Barker HG (1964) Toxic effects of ingested whole proteins and amino acid mixtures in patients with portal systemic encephalopathy. Surg Forum 15:98–99
161. Smith AR, Rossi-Fanelli F, Ziparo V, James JH, Perelle BA, Fischer JE (1978) Alterations in plasma and CSF amino acids, amines and metabolites in hepatic coma. Ann Surg 187:343–350
162. Summerskill WHJ, Wolfe SJ, Davidson CS (1957) The management of hepatic coma in relation to protein withdrawal and certain specific measures. Am J Med 23:59–76
163. Swart GR, Frenkel M, van den Berg JWO (1981) Minimum protein requirements in advanced liver disease: a metabolic ward study of the effects of oral branched chain amino acids. In: Walser H, Williamson JR (eds) Metabolism and clinical implications

of branched chain amino and ketoacids. Elsevier/North-Holland, New York, pp 427–432
164. Swift JE, Ghent WR, Beck JT (1967) Direct transhepatic cross-circulation in hepatic coma in man. Can Med Assoc J 17:1435–1445
165. Schäfer K, Winther MB, Ukida M, Leweling H, Reiter HJ, Bode JC (1981) Influence of an orally administered protein mixture enriched in branched chain amino acids on the chronic hepatic encephalopathy (CHE) of patients with liver cirrhosis. Z Gastroenterol 19:356–362
166. Schauder P (1984) Therapeutische Bedeutung verzweigtkettiger Keto- und Aminosäuren. Internist 25:313–319
167. Schomerus H, Hamster W, Blunck H, Reinhard U, Mayer K, Dölle W (1981) Latent portasystemic encephalopathy. I. Nature of cerebral functional defects and their effect on fitness to drive. Dig Dis Sci 26:622–630
168. Schomerus H (1986) Erscheinungsformen, Häufigkeit und Therapie der portokavalen Enzephalopathie. Therapiewoche 36:1027–1030
169. Schwemmle K (1971) Behandlung des Leberkomas mit der heterologen Leberperfusion. MMW 113:519–523
170. Strauss E, dos Santos WR, Cartapatti da Silva E, Lacet CM, Capacci MLL, Bernardini AP (1986) Treatment of hepatic encephalopathy: A randomized clinical trial comparing a branched chain enriched amino acid solution to oral neomycin. Nutr Supp Serv 6:18–21
171. Tarao K, Ikeda T, Hayashi K, Sakurai A, Tsuchiya T, Ito T (1986) Therapeutic efficacy of vancomycin hydrochoride, a nonabsorbable antibiotics, on intractable (lactulose resistant) chronic hepatic encephalopathy in cirrhotic patients. Jpn J Gastroenterol 83:1006–1014
172. Tarter RE, Sandford SS, Hays AL, van Thiel DH (1986) Cerebral morphological abnormalities associated with non-alcoholics cirrhosis. Lancet II:893–895
173. Trey C, Burns, DG, Saunders SJ (1966) Treatment of hepatic coma by exchance blood transfusion. N Engl J Med 274:473–481
174. Trey C, Lipworth L, Davidson CS (1970) Parameters influencing survival in the first 318 patients reported to the fulminant hepatic failure surveillance study. Gastroenterology 58:306
175. Tschepe A, Holm E, Leweling H, Staedt U, Weber K (1985) Oral administration of branched chain amino acids (BCAA) in patients with liver cirrhosis. A double-blind, randomized crossover study. European Society of Parenteral and Enteral Nutrition
176. Tsuburaya T, Matsushita M, Kashimo I et al. (1982) Evaluation of XAD-4 hemoperfusion for hepatic failure. Hepatology 2:118
177. Gestrichen
178. Tygstrup N, Ranek L (1981) Fulminant hepatic failure. Clin Gastroenterol 10:191–208
179. Ufer Ch, Dölle W, Martini GA (1966) Überlebensdauer und Prognose bei Kranken mit Leberkoma. Internist 7:43–47
180. Uribe M, Farca A, Marquez MA, Garcia-Ramos G, Guevara L (1979) Treatment of chronic portal systemic encephalopathy with bromocriptine. A double-blind controlled trial. Gastroenterology 76:1347–1351
181. Uribe M, Marquez MA, Garcia-Ramos G et al. (1980) Treatment of chronic portal systemic encephalopathy with lactose in lactase deficient patients. Dig Dis Sci 25:924–928
182. Uribe M, Berthier JM, Lewis H et al. (1981) Lactulose enemas plus placebo tablets vs. Neomycin tablets plus starch enemas in acute portal systemic enzephalopathy. Gastroenterology 81:101–106
183. Uribe M, Marquez MA, Garcia-Ramos G, Ramos-Uribe MH, Vargas F, Villalobos A, Ramos C (1982) Treatment of chronic portal-systemic encephalopathy with vegetable and animal protein diets. Dig Dis Sci 27:1109–1116
184. Uribe M, Garcia-Ramos G, Ramos M, Valverda C, Marquez MA, Farca A, Guevara L (1983) Standard and higher doses of bromocriptine for severe chronic portal-systemic encephalopathy. Am J Gastroenterol 78:517–522

185. Uribe M, Dibilidox M, Malpica S et al. (1985) Beneficial effect of vegetable protein diet supplemented with psyllium plantago in patients with hepatic encephalopathy and diabetes mellitus. Gastroenterology 88:901–907
185a. Uribe M, Campollo O, Vargas F et al. (1987) Acidifying enemas (Lactitol and Lactulose) vs. nonacidifying enemas (Tap water) to treat acute portal-systemic encephalopathy: a double-blind, randomized-trial. Hepatology 7:639–644
186. Victor M, Adams RD, Cole M (1965) The acquired (non-Wilsonian) type of chronic hepato-cerebral degeneration. Medicine 44:345–396
187. Vilstrup H, Gluud C, Hardt F et al. (1985) Branched chain enriched amino acid infusion to patients with hepatic encephalopathy. J Hepatology [Suppl 27] (Abstract 337)
188. Vince A, Zeegen R, Drinkwater JE, O'Grady F, Dawson AM (1974) The effect of lactulose on the fecal flora of patients with hepatic encephalopathy. J Med Microbiol 7: 163–168
189. Vince A, Killingley M, Wrong OM (1978) Effect of lactulose on ammonia production in a fecal incubation system. Gastroenterology 74:544–549
190. Vince A, Burridge SM (1980) Ammonia production by intestinal bacteria: the effects of lactose, lactulose, and glucose. J Med Microbiol 13:177–191
191. Wahren J, Denis J, Desurmont P et al. (1983) Is intravenous administration of branched chain amino acids effective in the treatment of hepatic encephalopathy? A multicenter study. Hepatology 3:475–480
192. Walker S, Götz R, Czygan P et al. (1982) Oral ketoanalogs of branched chain amino acids in hyperammonemia in patients with cirrhosis of the liver. A double-blind crossover study. Digestion 24:105–111
193. Walser M (1984) Therapeutic aspects of branched-chain amino and keto acids. Clin Sci 66:1–15
194. Ware AJ, D'Agostino A, Combes B (1971) Cerebral oedema: A major complication of massive hepatic necrosis. Gastroenterology 61:877–884
195. Ware AJ, Jones RE, Shorey JW, Combes B (1974) A controlled trial of steroid therapy in massive hepatic necrosis. Am J Gastroenterol 62:130–133
196. Weber FL (1979) The effect of lactulose on urea metabolism and nitrogen excretion in cirrhotic patients. Gastroenterology 77:518–523
197. Weber FL, Fresard KS (1981) Comparative effects of lactulose and magnesium sulfate on urea metabolism and nitrogen balance in cirrhotic subjects. Gastroenterology 80:994–998
198. Weber FL, Fresard KM, Lally BR (1982) Effects of lactulose and neomycin on urea metabolism in cirrhotic subjects. Gastroenterology 82:213–217
199. Weber FL (1984) Hepatic encephalopathy. Gastroenterology 4:197–237
200. Williams R, Silk DBA (1977) Kritischer Überblick über die Kohle-Hämoperfusion beim akuten Leberversagen. Hepatologie Akt 16:5–11
201. Young PC, Burnside CR, Knowles HC, Schiff L (1957) The effects of intragastric administration of whole blood on the concentration of blood ammonia in patients with liver disease. J Lab Clin Med 50:11–16
202. Yoshida K, Hirayama C (1980) Clinical evaluation of serum levels of tryptophan in hepatobiliary disease. Clin Chim Acta 101:235–240
203. Zeegen R, Drinkwater JE, Fenton JCB, Vince A, Dawson AM (1970) Some observations on the effects of treatment with lactulose on patients with chronic hepatic encephalopathy. Q J Med 39:245–263
204. Zieve L, Mendelson DF, Goepfert M (1960) Shunt encephalopathy. II. Occurrence of permanent myelopathy. Ann Intern Med 53:53–63
205. Zieve L, Doizaki WM, Zieve FJ (1974) Synergism between mercaptans and ammonia or fatty acids in the production of coma: a possible role for mercaptans in the pathogenesis of hepatic coma. J Lab Clin Med 83:16–28
206. Zieve L, Olsen RL (1977) Can hepatic coma be caused by a reduction of brain noradrenalin or dopamine? Gut 18:688–691

Hämostasestörungen bei chronischer Leberschädigung

A. Jedrychowski

1 Einführung

Die Leber spielt eine Schlüsselrolle in der Regulation der Blutstillung. Sie ist der Bildungsort fast aller Gerinnungsfaktoren sowie von Gerinnungs- und Fibrolyseinhibitoren, sie entfernt aus dem Kreislauf aktivierte Hämostaseprodukte, und nicht zuletzt trägt sie wesentlich zur Thrombozytenfunktion und Integrität der kleinen Blutgefäße bei. Dies erklärt, warum die Erkrankungen der Leber oft mit komplexen Hämostasestörungen einhergehen und nicht selten durch lebensbedrohliche Blutungen kompliziert werden. Es ist auch verständlich, daß eine rationelle Prophylaxe sowie Therapie der hämorrhagischen Komplikationen bei Leberkranken nur aufgrund von Kenntnissen der physiologischen Rolle der Leber bei der Hämostaseregulation möglich ist.

Ein regelrechter Ablauf der Blutstillung ist hauptsächlich von einem stabilen Gleichgewicht zwischen den Hauptkomponenten des Hämostasesystems: der Gerinnung und der Fibrinolyse abhängig. Die wichtigsten Etappen der Aktivierung dieser beiden Komponenten sind in den Abb. 1 und 2 schematisch und vereinfacht dargestellt. Die Umwandlung des im Plasma gelösten Fibrinogens in ein Fibringerinnsel stellt den Endpunkt einer Gerinnungskaskade dar (Abb. 1). In der Initialphase (Phase I) der Gerinnung werden Gerinnungsenzyme (Faktoren) durch einen Oberflächenkontakt im endogenen System oder eine Freisetzung von Gewebsthromboplastinen im exogenen System kaskadenartig aktiviert. Als Folge dieser Reaktionen wird ein Prothrombinaktivator gebildet, der aus dem aktiven Faktor X (F Xa), Phospholipid, dem F V und Ca^{++}-Ionen besteht. In der Phase II der Gerinnung wird das Prothrombin zum hochaktiven Enzym Thrombin umgewandelt. Unter Thrombinwirkung werden in der Phase III vom Fibrinogen 2 Oligopeptidgruppen (Fibrinopeptid A und B) abgespalten und dadurch Fibrinmonomere gebildet, die dann zu Fibrinsträngen aggregieren. Das endgültige, unlösliche Fibringerinnsel entsteht durch eine Quervernetzung der Fibrinstränge, wobei der F XIIIa diesen Prozeß katalysiert.

Die Auflösung eines Gerinnsels (Fibrinolyse) verläuft ebenfalls in 3 Phasen (Abb. 2). Zunächst wird ein Plasminogenaktivator aus den Zellen freigesetzt. Es sind 2 immunologisch verschiedene Aktivatorformen bekannt: 1. Ein sog. vaskulärer Plasminogenaktivator, der aus dem Endothelium bzw. Gewebe (Herz, Uterus) freigesetzt wird, und 2. Urokinase, die durch Epithelzellen gebildet wird. Aktivatoren bewirken eine Umwandlung von Plasminogen in

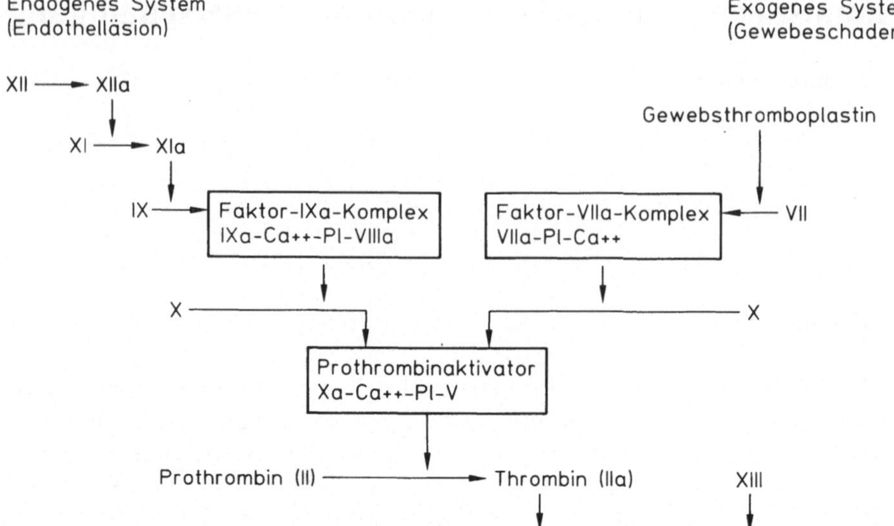

Abb. 1. Vereinfachtes Schema der Blutgerinnung. Der Gerinnungsprozeß wird durch Kontakt von Blut mit Subendothelium bzw. durch Gewebeschädigung ausgelöst. Inaktive Gerinnungssfaktoren werden zu aktiven Enzymen kaskadenartig umgewandelt. Faktor X wird zum komplexen Prothrombinaktivator auf 2 Wegen aktiviert: durch den Faktor-VIIa-Komplex oder den Faktor-IXa-Komplex. Römische Zahlen bezeichnen die Gerinnungsfaktoren. Die aktivierte Form der Gerinnungsfaktoren ist durch den Zusatz a gekennzeichnet. *Pl*, Phospholipid; *Fm*, Fibrinmonomere; *Fs*, lösliche Fibrinstränge; *Fi*, unlösliches Fibringerinnsel

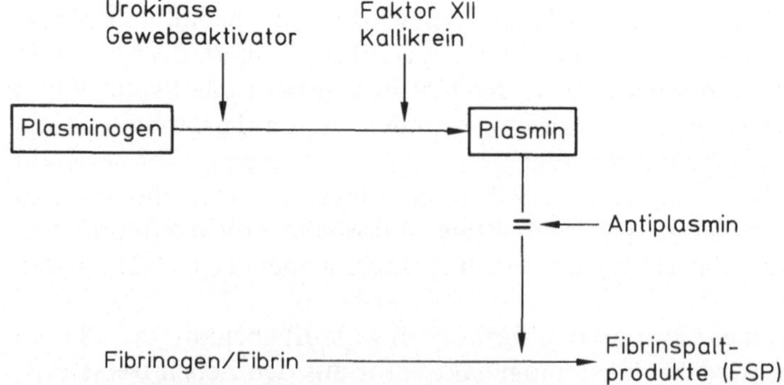

Abb. 2. Fibrinolytisches System. Die Auflösung eines Gerinnsels wird durch die Freisetzung von Plasminogenaktivatoren initiiert. Die Aktivatoren bewirken eine Umwandlung von Plasminogen in ein hochaktives proteolytisches Enzym Plasmin, welches das Fibringerinnsel auflöst. Es entstehen dabei Fibrin- und Fibrinogenspaltprodukte (*FSP*)

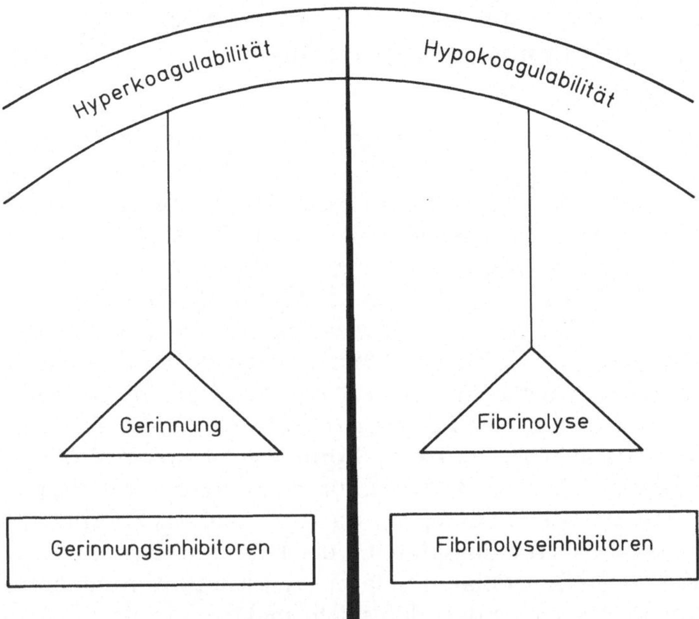

Abb. 3. Gleichgewicht des Hämostasesystems. Die Gerinnungs- und Fibrinolyseaktivatoren werden durch Inhibitoren kontrolliert. Der Zustand einer Hyper- bzw. Hypokoagulabilität kann vor allem durch Reduktion von Inhibitoren bzw. mangelnde Clearance von aktivierten Gerinnungs- oder Fibrinolyseenzymen entstehen

ein hochaktives, proteolytisches Enzymplasmin, welches das Fibringerinnsel auflöst. Es entstehen dabei zahlreiche Fibrin- und Fibrinogenspaltprodukte (FSP), von denen die Fragmente X, Y, D und E gut definiert sind. Die FSP stören den Blutstillungsprozeß, indem sie die Fibrinpolymerisation und wahrscheinlich auch die Thrombozytenaggregation hemmen.

Das hämostatische Gleichgewicht zwischen dem Gerinnungs- und dem Fibrinolysesystem wird nicht nur durch eine fast äquimolare Plasmakonzentration von den Schlüsselenzymen Prothrombin und Plasminogen (ca. 2 μM) gewährleistet, sondern auch durch ein sehr effizientes System von Inhibitoren beider Systeme gesichert (Abb. 3). Die physiologischen Inhibitoren der Blutgerinnung werden in 2 Gruppen eingeteilt:

- Serinproteaseinhibitoren (Antithrombine);
- Protein-C-System.

Unter den Fibrinolyseinhibitoren spielt α_2-Antiplasmin die wichtigste Rolle; es inaktiviert das Plasmin in einer 1:1 stöchiometrischen Reaktion.

2 Die physiologische Rolle der Leber bei der Hämostaseregulation

2.1 Die Leber als Bildungsort der Gerinnungsaktivatoren

Es gibt heute genügend experimentelle Beweise, daß alle Gerinnungsfaktoren, mit Ausnahme des Willebrand-Faktors (VIII: R-Ag), in der Leber, und zwar vorwiegend in den Hepatozyten, synthetisiert werden [49, 59, 110, 121, 124, 155, 178]. Der von Willebrand-Faktor wird im Gefäßendothel und der Faktor VIII (FVIII: C; antihämophyler Faktor) vorwiegend in den Hepatozyten synthetisiert [59, 77, 178]. Die Mechanismen, die die Produktion von Gerinnungsfaktoren in der Leber kontrollieren, sind allerdings wenig geklärt. Die Vitamin-K-abhängigen Faktoren (II, VII, IX und X), die den sog. Prothrombinkomplex bilden, werden in Form von inaktiven Präkursoren synthetisiert. Vitamin K karboxyliert die Glutaminsäurereste von Präkursoren und ermöglicht damit die Bindung von Ca-Ionen und des Phospholipids; diese Bindung ist für die Gerinnungsaktivität der Faktoren unerläßlich. Bei einem Vitamin-K-Mangel findet man im Plasma inaktive Prothrombinpräkursoren [161]. Es konnte gezeigt werden, daß solche inaktive Prothrombinvorstufen auch ohne Vitamin K-Mangel bei Leberkranken vorkommen [14, 34, 115]. Möglicherweise wird der Karboxylierungsprozeß in den geschädigten Leberzellen beeinträchtigt, so daß ein Teil des Prothrombins bei Leberkranken in der aktiven, nichtkarboxylierten Form vorliegt. Das Vitamin K hat dagegen keinen Einfluß auf die Synthese des Prothrombins, und es ist nicht zu erwarten, daß die Vitamin-K-Gabe ein Ansteigen dieses wichtigen Gerinnungsfaktors bei Zirrhosepatienten bewirken kann [34].

Das Fibrinogen gehört zu den Akute-Phase-Proteinen und seine erhöhte Produktion wird bei entzündlichen Prozessen in den Hepatozyten durch Interleukin-1 stimuliert.

Tabelle 1. Eigenschaften plasmatischer Hämostasefaktoren

Faktor	Plasmakonzentration mg/dl	Halbwertszeit
Fibrinogen (I)	200–400	4–5 Tage
Prothrombin (II)	5–15	36–72 h
Proakzelerin (V)	ca 5	12–15 h
Prokonvertin (VII)	ca 0.1	2–5 h
Antihämophiler F (VIII)	1	10–18 h (VIII:C 5 h)
Christmans F. (IX)	0,5–0,7	16–30 h
Stuart Power F. (X)	ca 0,8	30–34 h
Faktor (XI)	ca 0,6	10–20 h
Hagemann F. (XII)	1–5	48–52 h
Faktor XIII	1–4	4–6 Tage
Plasminogen	6–25	2,5 Tage
Antithrombin III	22–39	48 h
α_2-Antiplasmin	6–10	2,6 Tage

Die Halbwertszeiten der Gerinnungsfaktoren sind in dem intravaskulären Kompartiment sehr kurz (Tabelle 1); sie betragen für das Fibrinogen 4–5 Tage, für Prothrombin 3 Tage, für den Faktor X 1,5 Tage, für Faktor VIII 12 h und für den Faktor VII lediglich 5 h. Die Kenntnis dieser Werte ist für eine rationelle Substitutionstherapie bei Leberinsuffizienz mit hämorrhagischen Komplikationen von Bedeutung.

2.2 Gerinnungsinhibitoren

Das hämostatische Gleichgewicht wird durch Gerinnungsinhibitoren reguliert. Die wichtigsten dieser Inhibitoren: Antithrombin III (AT III), α_2-Makroglobulin, C1-Inaktivator und das Vitamin-K-abhängige Protein C werden in der Leber synthetisiert [43, 89, 90, 125, 126].

Das Antithrombin III gilt als der wichtigste Inhibitor und Regulator der Gerinnungskaskade. Es blockiert die Thrombinwirkung, indem es einen 1:1 stöchiometrischen Komplex mit dem aktivierten Prothrombin bildet. Die Thrombininaktivierung dauert unter physiologischen Bedingungen wenige Minuten. Der progressive Ablauf der Inaktivierung wird bei Anwesenheit von Heparin in eine Sofortreaktion umgewandelt, wobei das AT III die Funktion des Heparinkofaktors übernimmt. Die Plasmakonzentration von AT III (2,5 μM) ist etwas höher als die des Prothrombins (2,0 μM). Antithrombin III hemmt auch die aktivierten Gerinnungsfaktoren IX, X, XI und XII. Die Halbwertszeit beträgt 2,5–3 Tage.

Die Inhibitorwirkung des Protein C besteht in der Inaktivierung der Gerinnungsakzeleratoren (F V und F VIII) sowie in einer geringen Steigerung der Fibrinolyse [63].

2.3 Leber und Fibrinolysesystem

Das Proenzym Plasminogen, ein einkettiges Protein von 93 000 Daltons, wird in der Leber produziert. Seine Halbwertszeit beträgt 2–2,5 Tage. Unter Wirkung von Plasminogenaktivatoren wird das inaktive Proenzym in ein sehr potentes, aktives zweikettiges Fibrinolyseenzym Plasmin umgewandelt [139]. Unter Plasmineinfluß kommt es zum proteolytischen Abbau von Fibrin und Fibrinogen mit Bildung von hochmolekularen Derivaten, sog. Fibrinogen- und Fibrinspaltprodukten (FSP). Die FSP haben vielfältige biologische Wirkungen; sie haben einen gerinnungs- und thrombozytenaggregationshemmenden Effekt und sie steigern die Gefäßpermeabilität sowie die Vasodilatation [94].

Das Plasmin wird durch einen, ebenfalls in der Leber synthetisierten Fibrinolyseinhibitor α_2-Antiplasmin (α_2-AP) in einer 1:1 stöchiometrischen Reaktion blockiert [4]. Da die normale α_2-AP-Konzentration im Plasma (1 μM) deutlich niedriger als die des Plasminogens ist (1,5–2 μM), kann schon eine mäßige α_2-AP-Senkung, wie es z. B. bei Leberinsuffizienz der Fall ist, die Regulation der Fibrinolyse ernsthaft beeinträchtigen. Aoiki und Yamanaka [4] konnten eine gute Korrelation zwischen der α_2-AP-Konzentration und der Fibrinolyseinhibitoraktivität im Plasma nachweisen. Die übrigen Fibrinolyseinhibitoren (α_2-Makroglobulin und α_1-AT), die zum Teil auch außerhalb der Leber synthetisiert werden, sind von untergeordneter Bedeutung [3].

Die normale Leber ist das einzige Organ, das keine Plasminogenaktivatoren produziert [6, 100, 129]. Da sie dabei die Fibrinolyseaktivatoren aus dem Kreislauf zu entfernen vermag, läßt sich ihre Gesamtwirkung als antifibrinolytisch bezeichnen.

2.4 Die Clearancefunktion der Leber

Die Clearancemechanismen der Leber spielen eine sehr wichtige Rolle bei der globalen Regulation der Hämostase. Die normale Leber hat die einzigartige Fähigkeit, zwischen den aktiven und den genuinen, nichtaktiven Gerinnungsfaktoren zu unterscheiden. Die zirkulierenden aktivierten Gerinnungsenzyme werden durch die Leber aus dem Blut entfernt, während die inaktiven Prokoagulanzien (Faktoren IX, VII und X) bei der Passage durch die Leber unbeeinflußt bleiben [40, 157, 175]. Weiterhin, wie schon erwähnt, vermag die Leber auf eine sehr effiziente Weise die zirkulierenden Plasminogenaktivatoren aus dem Kreislauf zu entfernen [44, 81]. Die Halbwertszeit der PA-Aktivität im Plasma beträgt normalerweise ca. 13 min. Bei Patienten mit Leberzirrhose ist diese Zeit wesentlich verlängert [32].

Eine weitere wichtige Clearancefunktion der Leber besteht in der Entfernung von Fibrinspaltprodukten aus dem Blut [55]; bekanntlich ist die Plasmakonzentration dieser Produkte bei Leberkranken erhöht. Da die FSP als Thrombininhibitoren (AT VI) wirken und die Fibrinpolymerisation sowie die Thrombozytenaggregation stören [94, 96], trägt ihre Steigerung im Plasma bei Leberschädigung zur allgemeinen Hämostasestörung bei.

Zusammenfassung: Die Leber trägt durch ihre Synthese und Clearancefunktionen entscheidend zur Erhaltung eines stabilen Gleichgewichtes des Hämostasesystems bei. Beide Hauptkomponenten dieses Systems, Gerinnung und Fibrinolyse, können zwar schnell unter der Wirkung von entsprechenden Aktivatoren kaskadenartig aktiviert werden, sie werden jedoch sehr effizient durch die in der Leber produzierten Gerinnungs- und Fibrinolyseinhibitoren sowie hepatische Clearancemechanismen gehemmt, so daß weder die Blutgerinnung noch die Fibrinolyse unkontrolliert, bzw. generalisiert verlaufen können (s. Abb. 3).

3 Pathophysiologie und Klinik

Eine chronische Leberschädigung mit Parenchymreduktion und eingeschränkter Leberzellfunktion führt zu komplexen Hämostasestörungen, die ihren Ursprung vorwiegend in der verminderten Synthese und reduzierten Clearan-

Tabelle 2. Hämostasestörungen bei chronischer Leberschädigung

Hämostasekomponente	Befunde	Pathogenese
Fibrinogen	↓ Dysfibrinogenämie	Verminderte Lebersynthese Erhöhte Sialierung des Fibrinogens
Prothrombin F VII, IX, X	↓	Synthesestörung Bildung inaktiver Faktoren
Faktor V	↓	Synthesestörung Gesteigerter Umsatz
Faktor VIII	↑	Akute-Phase-Reaktion? Verminderte Clearance?
Faktoren XI, XII, XIII	↓ im fortgeschrittenen Stadium	Synthesestörung Erhöhter Umsatz
Antithrombin III	↓	Synthesestörung Erhöhter Umsatz
α_2-Antiplasmin	↓	Synthesestörung Erhöhter Umsatz
Plasminogenaktivator	↑	Verminderte Clearance Freisetzung aus dem Kollateralkreislauf
Plasminogen	↓	Synthesestörung Erhöhter Umsatz
Fibrinspaltprodukte	↑	Erhöhter Umsatz Verminderte Clearance
Thrombozyten	Thrombopenie Thrombozytenfunktionsstörung	Hypersplenismus Erhöhter Umsatz Thrombozytenantikörper KM-Insuffizienz Vermindertes Thrombozytenvolumen

cefunktion der Leber sowie in der portalen Hypertonie und Splenomegalie haben. Die Hämostasestörungen sind in hohem Maße von dem Schweregrad der Erkrankung abhängig. Bei Patienten mit unkomplizierter, kompensierter Zirrhose sind sie gering, oft sogar mit Hilfe von empfindlichen Koagulationstesten kaum nachweisbar. Bei fortgeschrittener und vor allem dekompensierter Zirrhose können sie nicht nur laborchemisch fast immer dokumentiert werden, sie führen nicht selten zu hämorrhagischen Komplikationen. Insgesamt ist bei 85% der Zirrhotiker einer der Gerinnungstests pathologisch, in 15–30% der Fälle kommt es zur klinisch relevanten Diathese [48, 71, 95]. Die beobachteten Hämostaseveränderungen sind von der Ätiologie der Erkrankung unabhängig. Eine Ausnahme stellt hier die primär-biliäre Zirrhose dar, so daß die Hämostaseveränderungen bei dieser Form der chronischen Leberschädigung getrennt besprochen werden.

In der Tabelle 2 sind die wichtigsten Koagulationsstörungen bei chronischer Leberschädigung dargestellt.

3.1 Verminderte Synthese und Fehlbildung der Gerinnungsfaktoren

3.1.1 Defekte Fibrinpolymerisation

Im klassischen Fall führt eine fortgeschrittene Leberzirrhose zu einer verminderten Synthese fast aller Gerinnungsenzyme und des Fibrinogens. Lediglich der F VIII, vor allem jedoch F VIII: R-Ag, der nicht in den Hepatozyten gebildet wird, zeigt normale bzw. sogar erhöhte Werte. Repräsentativ für die mangelnde Synthese der Gerinnungsenzyme ist eine Verminderung der Plasmakonzentration von Faktoren II, V, VII und X, die mit Hilfe der Thromboplastinzeit (Quick-Test) erfaßt werden können. Die Auswirkungen des Prothrombinmangels können durch eine Prothrombinfehlbildung bei Leberkranken verstärkt werden [14, 34]. Die immunologischen Untersuchungen haben gezeigt, daß die Prothrombinaktivität bei Leberschädigung um ca. 20% niedriger als der Prothrombinantigen ist [115, 116]. Es ist anzunehmen, daß ein Teil des Prothrombins bei Leberkranken in der nicht karboxylierten und nicht aktiven Form vorliegt. Wie weit dieser Befund für eine spontane Blutungsneigung bei chronischen Leberkrankheiten relevant ist, bleibt zunächst unklar, um so mehr, als einige Autoren keine Prothrombinfehlbildung bei Leberzirrhose nachweisen konnten [60]. Die Gefahr einer Produktion des inaktiven Prothrombins sollte man jedoch immer dann berücksichtigen, wenn die Leberkranken mit Cephalosporinen behandelt werden. Es wurde nämlich gezeigt, daß diese Antibiotika schon bei Lebergesunden die Prothrombinkarboxylierung hemmen und die Bildung eines inaktiven Prothrombins induzieren [11]. Dieser Effekt kann bei Leberkranken verstärkt auftreten und damit die Blutungsneigung zusätzlich begünstigen.

Niedrige Werte für die Kontaktfaktoren XI und XII sind vor allem bei Patienten mit Hypalbuminämie zu erwarten [173]. Ihr Mangel macht sich durch Verlängerung der Partialthromboplastinzeit bemerkbar; diese Zeit bleibt oft auch nach Substitution mit Prothrombinkomplexkonzentraten pathologisch.

Eine bedeutsame Verminderung des Fibrinogens findet erst bei ausgeprägter Leberinsuffizienz statt. Die meisten Patienten mit chronischer Leberschädigung zeigen eine normale bzw. nur gering verminderte Konzentration des Plasmafibrinogens [98]. Doch trotz des normalen Fibrinogenspiegels ist die 4. Basisreaktion der Gerinnung, d. h. die Fibrinpolymerisation und damit auch die Bildung eines festen Blutgerinnsels, bei Leberkranken beeinträchtigt. Die Ursache dafür liegt in einer Dysfibrinogenämie, die durch die Produktion eines funktionell minderwertigen Fibrinogenmoleküls bedingt ist [61, 128, 156]. Es hat sich gezeigt, daß die Inzidenz einer Dysfibrinogenämie bei chronisch Leberkranken relativ hoch ist; sie kann bei 50–70% der Patienten nachgewiesen werden [50, 61]. Die dadurch verursachte Störung der Fibrinpolymerisation scheint mit dem Auftreten einer gastrointestinalen Blutung korreliert zu sein [61]. Besonders relevant ist hier die Beobachtung bei Kranken mit Ösophagusvarizenblutungen; 5 von 6 Patienten mit einer Störung der Fibrinpolymerisation starben, wobei alle 7 Patienten mit einer regelrechten Fibrinpolymerisation überlebten. Eine Dysfibrinogenämie kann vermutet werden, wenn die

Thrombinzeit bei normalem Fibrinogenspiegel und Abwesenheit von FSP verlängert ist. Die gestörte Polymerisation selbst ist auf einen erhöhten Sialinsäuregehalt im Fibrinogen zurückzuführen, der durch gesteigerte Aktivität der Sialyltransferase bedingt ist [51]. Die Bildung eines festen Blutgerinnsels kann bei Zirrhotikern zusätzlich durch einen F-XIII-Mangel bedingt sein [86].

3.1.2 Verminderung der Gerinnungs- und Fibrinolyseinhibitoren

Die Plasmakonzentration des AT III, das als wichtigster Inhibitor des plasmatischen Gerinnungssystems gilt, ist bei Leberzirrhose vermindert [43, 105]. Die klinische Bedeutung dieses Befundes ist nicht völlig klar. Vor allem offen bleiben die Fragen, in welchem Grad das Absinken von AT III bei Leberkranken Folge einer Synthesestörung oder eines erhöhten Verbrauchs ist und inwieweit der AT-Mangel eine latente Verbrauchskoagulopathie (VK) bei Zirrhotikern begünstigt. Die Tatsache, daß die AT-III-Verminderung mit dem Albumin und der Cholinesterase korreliert [105], deutet eher auf eine mangelnde Lebersynthese als auf einen erhöhten AT-III-Verbrauch hin. Die Rolle des AT-III-Mangels bei Begünstigung einer VK bei Zirrhotikern scheint ebenfalls nur gering zu sein. So haben z. B. Damus und Wallace [36] niedrige AT-III-Werte bei Leberkranken unabhängig von den Zeichen einer VK gemessen. Es ist auch wenig wahrscheinlich, daß der AT-III-Mangel eine generalisierte Thrombenbildung bei Zirrhotikern induziert, weil die AT-III-Reduktion bei diesen Patienten meistens parallel mit Prothrombinverminderung einhergeht [8].

Der neuerdings entdeckte Protein-C-Inhibitor, der die Faktoren V und VIII inaktiviert und die Fibrinolyse steigert, ist ebenfalls bei Zirrhotikern vermindert [52, 116]. Die Untersuchungen von Francis [52] zeigten allerdings, daß das Absinken des Protein C bei Leberzirrhose wenig Einfluß auf die Steigerung der Fibrinolyse hat. Die Verminderung des α_2-Plasmininhibitors (α_2-AP) ist hierin von weit größerer Bedeutung. Aoki et al. [4] konnten nachweisen, daß diese Verminderung mit der Syntheseleistung der Leber korreliert und bei fortgeschrittener Leberzirrhose zur Fibrinolysesteigerung beiträgt.

Die Tatsache, daß die wichtigsten Inhibitoren der Gerinnung und der Fibrinolyse bei Leberzirrhose gleichzeitig vermindert sind, bewirkt einen labilen Zustand der Gesamthämostase, in dem sowohl die Gerinnung als auch die Fibrinolyse viel leichter als bei Gesunden aktiviert werden können.

Die Beeinflussung eines dieser Systeme, sei es medikamentös, sei es durch Komplikationen, kann das labile Gleichgewicht zwischen der Fibrinolyse und der Gerinnung leicht stören und zur schwer kontrollierbaren Blutung führen.

3.1.3 Gesteigerte Fibrinolyse

Eine chronische Leberschädigung führt zur Fibrinolysesteigerung [21, 37, 47, 58, 79, 103, 166]. Diese relativ oft bei Leberzirrhose nachweisbare Hämostasestörung hat mehrere Ursachen:

- verminderte Plasminogenaktivator-(PA-)Clearance in der Leber;
- verminderte Antiplasminsynthese;

- Freisetzung des Plasminogenaktivators aus der zirrhotisch veränderten Leber und aus dem splanchnischen Kollateralkreislauf;
- sekundäre Hyperfibrinolyse als Folge einer Verbrauchskoagulopathie.

Bei den Patienten mit Leberzirrhose, vor allem im aktiven Krankheitsstadium, wird eine erhöhte Plasminogenaktivator-(PA-)Aktivität gefunden [37, 47, 79]. Es handelt sich dabei sowohl um Gewebe- als auch Urokinasetypen des PA [21]. Die Untersuchungen von Fletcher et al. [47] sowie von Das und Cash [37] haben weiterhin gezeigt, daß eine Fibrinolysesteigerung, die man normalerweise auch nach Injektion von Nikotinsäure bzw. nach körperlicher Belastung beobachtet, bei Zirrhotikern signifikant höher ist als bei Gesunden. Diese übermäßige Reaktion wurde durch eine reduzierte Clearance des PA durch die zirrhotisch veränderte Leber erklärt.

Die fibrinolytische Aktivität im Plasma wird weiterhin durch eine lokale Freisetzung von PA in der Leber und im Portalkreislauf zusätzlich erhöht. Während eine fibrinolytische Aktivität in der normalen Leber weitgehend fehlt, konnten Astrup [6] sowie Denk et al. [38] ihr Vorkommen in der zirrhotischen Leber nachweisen. Die Aktivität lokalisiert sich in den Kapillaren des einsprossenden jungen Bindegewebes, das sich im Rahmen eines zirrhotischen Umbaus der Leber entwickelt. Weiterhin wurde eine signifikante Erhöhung der fibrinolytischen Aktivität in der Ösophagus- und Magenschleimhaut bei Zirrhotikern gefunden [120]. Die vermehrte Freisetzung von Fibrinolyseaktivatoren wird durch eine hypoxämische Endothelschädigung in den Portalgefäßen als Folge der Portalhypertonie und der venösen Stauung erklärt. Sie ist besonders bei Patienten mit Ösophagusvarizen ausgeprägt und könnte hier lokal die Blutungsneigung wesentlich steigern. Die infolge des PA-Anstieges entstandene Tendenz zur Hyperfibrinolyse wird durch die mangelnde Synthese der Fibrinolyseinhibitoren verstärkt.

Obwohl eine erhöhte lokale und systemische Fibrinolyseaktivität bei chronischer Leberschädigung gut dokumentiert ist, bestehen nach wie vor Zweifel, inwieweit diese Veränderungen zu einer klinisch relevanten Hyperfibrinolyse und damit zur Entstehung der hämorrhagischen Komplikationen bei Zirrhotikern beitragen. Zum einen sind die Angaben über den Umfang der Hyperfibrinolyse bei Zirrhotikern divergent [20, 22, 37, 103, 112, 166]. Diese Divergenzen sind sowohl methodisch als auch durch Patientenauswahl bedingt. Kinetische Studien mit Hilfe moderner Untersuchungstechniken lassen die Häufigkeit der Hyperfibrinolyse bei Zirrhosepatienten auf 15–20% einschätzen [160], d.h. deutlich niedriger als ursprünglich angenommen. Zum anderen besteht keine überzeugende Korrelation zwischen der erhöhten Fibrinolyseaktivität im Plasma und der allgemeinen Blutungstendenz, vor allem wenn die Fibrinolyse allein, unabhängig von den anderen Hämostasefaktoren, analysiert wird [20]. Gegen eine klinisch relevante Hyperfibrinolyse bei Zirrhotikern sprechen außerdem die bisherigen Therapieversuche mit Fibrinolyseinhibitoren, die zu keiner Besserung der gestörten Hämostase führten [101, 167].

Viele Autoren betrachten eine Fibrinolysesteigerung bei Leberkranken als ein sekundäres Phänomen, das infolge einer Verbrauchskoagulopathie ent-

steht. Diese Erklärung scheint jedoch nur bei einem kleinen Teil von Patienten mit nachweisbaren Zeichen einer intravasalen Gerinnung plausibel zu sein. Bei den meisten Patienten mit den Zeichen eines latenten Verbrauchs ist eher eine gleichzeitige Aktivierung beider Systeme, d. h. der Gerinnung und der Fibrinolyse, anzunehmen, um so mehr, als die bei Zirrhotikern den Verbrauch auslösenden Faktoren (Endotoxine, Endothelschädigung im splanchischen Gefäßbereich, Lebernekrose) gleichzeitig auch die Fibrinolyse aktivieren können, ohne daß sich eine präzise Sequenz dieser Ereignisse festlegen läßt [119, 139, 163]. In diesem Sinne könnte man auch die Ergebnisse von Hughes et al. [76] deuten, die bei Patienten mit chronischer Leberkrankheit eine signifikant erhöhte Konzentration des durch Plasminwirkung abgespalteten Fibrinogenfragmentes $B\beta_{1-42}$ fanden, wobei das unter Thrombinwirkung entstandene Fibrinopeptid A noch im Normbereich war, d. h., es lag eine Hyperfibrinolyse vor, ohne daß eine Thrombinaktivierung nachgewiesen werden konnte.
Zusammenfassung: Die Patienten mit Leberzirrhose zeigen eine geringe bis mäßige systemische und lokale Hyperfibrinolyse. Der prognostische Stellenwert einer gesteigerten Fibrinolyse im Hinblick auf mögliche hämorrhagische Komplikationen läßt sich jedoch nicht eindeutig definieren. Beim Abschätzen des Blutungsrisikos müssen auf jeden Fall neben der Fibrinolyseparameter auch andere Hämostasestörungen (Gerinnungsfaktorenmangel, Thrombozytopenie) sowie lokale Veränderungen im Ösophagus und Magen berücksichtigt werden. Es ist anzunehmen, daß eine erhöhte lokale Hyperfibrinolyse in der Ösophagus- und Magenschleimhaut das Blutungsrisiko an diesen Stellen erhöht.

3.2 Verbrauchskoagulopathie

Unter einer Verbrauchskoagulopathie versteht man einen erhöhten Umsatz der Hämostasefaktoren, der meistens als Folge lebensbedrohlicher Komplikationen (Schock, Bakterientoxine) entsteht und bis zur disseminierten intravasalen Gerinnung (DIC) und Verschlüssen in der peripheren Mikrozirkulation führt. Es werden dabei Gerinnungsfaktoren und Thrombozyten verbraucht und sekundär die Fibrinolyse aktiviert. In extremen Fällen wird das Blut ungerinnbar.

Das Konzept der Verbrauchskoagulopathie (VK) bei Leberzirrhose geht auf die Beobachtungen von Bergström, Blombäck und Kleen [12] zurück. Dieses Konzept wurde durch Studien von Tytgat et al. [167] und Collen et al. [31, 32] gestützt. Es konnte gezeigt werden, daß die Halbwertszeiten für Fibrinogen, Plasminogen und Prothrombin bei Zirrhotikern gekürzt sind, und daß Heparin, jedoch nicht die Fibrinolyseinhibitoren, eine Besserung dieser Befunde bewirkt. Weiterhin sprechen der Nachweis von löslichen Fibrinogen-Fibrinmonomer-Komplexen [29] sowie vor allem eine Erhöhung der Fibrinmonomer- und der Fibrinopeptid-A-Konzentration im Plasma [67, 115] für eine direkte Thrombinaktivierung bei Patienten mit chronischer Leberschädigung.

Der erhöhte Verbrauch von Hämostasefaktoren kann bei Leberkranken mehrere Ursachen haben:

- Thrombinaktivierung in nekrotisch veränderten Leberarealen;
- verminderte Leberclearance der aktivierten Gerinnungsfaktoren:
- systemische Endotoxinämie:
- verminderte Inhibitorenaktivität;
- Blutstauung und Endothelschädigung im portalen Kollateralkreislauf [10, 70, 109, 133, 167, 169].

Aufgrund der gewonnenen Erkenntnisse scheint das Vorliegen einer Verbrauchskoagulopathie bei Leberzirrhose weitgehend bewiesen. Es sind jedoch auch hier, ähnlich wie bei der oben diskutierten Fibrinolysesteigerung, Zweifel angebracht, wie ausgeprägt dieser erhöhte Verbrauch ist, in welchem Grade er auf eine disseminierte und inwieweit auf eine lokale Verbrauchskoagulopathie zurückzuführen ist, und wie relevant der Nachweis eines latenten Verbrauchs für die Entwicklung hämorrhagischer Komplikationen bei Zirrhotikern ist. Es bestehen große methodische Schwierigkeiten, das Ausmaß der VK bei Leberinsuffizienz abzuschätzen [29, 76]. Die für VK typischen Laborbefunde: niedrige Fibrinogen- und F-V-Konzentrationen, Thrombozytopenie und Steigerung von FSP sowie verlängerte Thrombinzeit, können bei Leberkranken Folge einer mangelnden Leberzellsynthese und reduzierter Clearancefunktion der Leber sein, ohne daß ein signifikanter Verbrauch vorliegt. Eine Bestimmung der Thrombin- und Plasminogensynthese sowie der fraktionierten Abbaurate beider Proteine bei Zirrhotikern zeigte, daß die Hypoprothrombinämie und Hypoplasminogenämie vorwiegend Folgen einer verminderten Synthese und im geringen Maße eines vermehrten Verbrauchs sind [30, 32]. Die Konzentrationen von Plasminogen und Prothrombin im Plasma korrelierten gut mit der Syntheserate, sie zeigten jedoch keine Korrelation mit ihrem Katabolismus. Eine Besserung der Laborbefunde nach Heparingabe bei Zirrhosepatienten kann ebenfalls nur eingeschränkt als Beweis für das Vorliegen einer VK interpretiert werden. Es ist bekannt, daß eine Low-dose-Heparinbehandlung die phagozytäre und katabole Funktion des RES verbessert [92]. Diese Wirkung von Heparin könnte bei Leberkranken die Clearance von aktivierten Gerinnungsfaktoren bzw. Fibrinolyseaktivatoren und FSP verbessern und auf diesem Wege die Hämostaseparameter günstig beeinflussen [140]. Ein weiterer Unsicherheitsfaktor stellt die Dysfibrinogenämie dar; von den abnormalen Fibrinogenmolekülen können leichter Fibrinspaltprodukte freigesetzt werden und zur erhöhten FSP-Konzentration im Plasma beitragen [29, 61]. Eine Verminderung des F VIII ist als VK-Parameter ebenfalls sehr unzuverlässig, weil seine Aktivität bei Leberinsuffizienz großen Schwankungen unterliegt [162]. Alle hier aufgeführten Schwierigkeiten und Einschränkungen bewirken, daß eine Bestimmung des Ausmaßes der VK bei Zirrhotikern aufgrund der üblichen Laboruntersuchungen kaum möglich ist. Es ist auch nicht verwunderlich, daß eine Korrelation zwischen gemessenen VK-Parametern und der Blutungsneigung bei chronischen Leberkrankheiten fehlt [20] und die Studienergebnisse verschiedener Autoren bezüglich der klinischen Relevanz einer Verbrauchskoagulopathie bei Zirrhotikern sehr divergent sind [18, 70, 72, 87, 107, 120, 149, 160, 166, 169]. Insgesamt überwiegt die Meinung, daß das Ausmaß der chronischen Verbrauchskoagulopathie bei Zirrhotikern gering ist. So fand z. B. Morongiu [107] bei 46% von 26 Zirrhosepatienten Zeichen einer sehr diskreten Verbrauchskoagulopathie (FSP und Fibrinogen waren normal), wobei keine Korrelation mit dem Schweregrad der Krankheit vorlag. Knot et al. [87] konnten sogar aufgrund der gleichzeitig durchgeführten kinetischen Studien des markierten α_2-Antiplasmins und AT III überhaupt keine Beweise für das Vorliegen einer VK bei Leberzirrhose erbringen. In einer anderen Studie konnten Stein und Harker [160] zwar bei 30% der Patienten mit Leberzirrhose eine parallele Halbwertszeitverkürzung von Thrombozyten sowie des Fibrinogens und Plasminogens finden, es bestand jedoch keine Korrelation zwischen dem Umsatz jedes einzelnen Faktoren. Die Gabe von Heparin bei diesen Patienten verlängerte zwar die Fibrinogenhalbwertszeit, sie blieb jedoch ohne Einfluß auf die Thrombozytenzahl.

Zusammenfassend kann gesagt werden, daß bei Patienten mit Leberzirrhose ein erhöhter Umsatz von Hämostasefaktoren vorliegt, der vorwiegend lokal durch nekrotische und regeneratorische Leberveränderungen sowie eine Endothelschädigung und Endotoxinfreisetzung im splanchnischen Kollateralkreislauf ausgelöst ist. Dieser erhöhte Umsatz ist bei den meisten Patienten diskret. Eine ausgeprägte, klinisch relevante VK, die zu einer disseminierten intravasalen Gerinnung führen könnte, stellt ein sehr seltenes Ereignis dar [20, 160, 169]. Sie ist am ehesten bei Patienten mit Leberinsuffizienz und schwerwiegenden Komplikationen wie z. B. hämorrhagischer Schock bzw. Sepsis sowie nach Anlage des Le-Veen-Shunts zu erwarten. Das Auftreten einer manifesten Verbrauchskoagulopathie bei diesen Patienten stellt allerdings den behandelnden Arzt in Anbetracht der ausgeprägten Labilität des gesamten Hämostasesystems bei fortgeschrittener Zirrhose vor äußerst schwierige und therapeutisch kaum zu bewältigende Fragen.

3.3 Thrombopenie und Thrombozytenfunktionsstörung

Thrombozytopenie ist ein häufiges Begleitsymptom bei Leberzirrhose; sie wird in 30%–77% der Fälle beobachtet [5, 23, 54, 57]. Als Ursache kommen vor allem eine Splenomegalie, Knochenmarkinsuffizienz, toxische Alkoholwirkung, Thrombozytenantikörperbildung sowie eine latente VK in Frage. Die wichtigste Rolle spielt dabei der gesteigerte Thrombozytenabbau, wobei eine gewisse Korrelation zwischen Milzgröße und Thrombozytenzahl besteht [5, 148]. Die Thrombopenie wird bei fortschreitender Zirrhose durch die Bildungsstörung im Knochenmark zunehmend verschlechtert [150]; diese läßt sich zum Teil durch Folsäuremangel [177] und zum Teil durch direkte toxische Alkoholwirkung [35] erklären. Die Bildung von Thrombozyten-AK kann die Thrombozytenzahl bei einigen Patienten mit aktiver chronischer Hepatitis zusätzlich senken [99]. Dagegen scheint die latente VK kaum eine Rolle bei der Entstehung der zirrhotischen Thrombopenie zu spielen; so z. B. konnten

Scharf et al. [149] keine Thrombozytenaktivierung bei Leberzirrhose nachweisen; eine Heparingabe bewirkte keine Verlängerung der Thrombozytenhalbwertszeit.

Neben der Abnahme der Thrombozytenzahl besteht bei ca. 50% der Patienten mit chronischer Leberschädigung eine Störung der Thrombozytenfunktion, die zu einer verzögerten Thrombozytenaggregation führt [9, 93, 144]. Es werden bei Leberkranken verschiedene intrinsische Plättchendefekte, wie z. B. ein vermindertes Thrombozytenvolumen [144], eine reduzierte Serotoninaufnahme [2] sowie eine verminderte Glykoprotein-I-Konzentration [123] und ein erhöhter Sialinsäuregehalt [148] in den Thrombozyten, nachgewiesen. Die genaue klinische Bedeutung dieser Thrombozytenveränderung ist noch nicht völlig geklärt. Da jedoch die Mehrheit der Patienten mit fortgeschrittener Leberinsuffizienz eine mangelhafte Thrombozytenfunktion zeigt [144] und die verzögerte Plättchenaggregation mit der verlängerten Blutungszeit in vivo korreliert, kann man annehmen, daß sowohl die Thrombopenie als auch die gestörte Plättchenfunktion wesentlich zu den hämorrhagischen Komplikationen bei chronischen Leberkranken beitragen.

3.4 Chronische Hepatitis

Die Hämostasestörungen bei Patienten mit chronischer Hepatitis unterscheiden sich nicht wesentlich von denen, die bei Leberzirrhose beobachtet werden. Selbstverständlich ist das Ausmaß der Hämostaseveränderungen von der Aktivität der Krankheit und vom Grad des zirrhotischen Umbaus abhängig. So z. B. lassen sich bei Patienten mit persistierender Hepatitis nur sporadisch sehr diskrete Veränderungen einzelner Gerinnungsparameter nachweisen, die keinerlei Blutungsrisiko für den Kranken darstellen. Dagegen sind die Hämostasestörungen bei aggressiven und schnell fortschreitenden Formen einer chronischen Hepatitis ähnlich wie bei dekompensierter Leberzirrhose ausgeprägt. Insgesamt ist die Variabilität der Hämostasebefunde charakteristisch, die die natürlichen Fluktuationen des Krankheitsverlaufes sowie die Einwirkungen der Therapie widerspiegelt. Bei Patienten mit aggressiver Hepatitis findet man vor allem niedrigere Werte für den F V, AT III und Fibrinogen, dagegen wird das Absinken von Prothrombin in Kombination mit AT-III-Verminderung öfters beim zirrhotischen Umbau der Leber registriert [29].

3.5 Biliäre Zirrhose

Das Hämostasesystem bei Patienten mit einer primär- bzw. sekundär-biliären Zirrhose zeigt Veränderungen, die sich wesentlich von den Befunden bei den anderen Zirrhoseformen unterscheiden. Die Aktivität aller Gerinnungsenzyme, die Fibrinogenkonzentration und AT III sind bei den meisten Patienten normal bzw. erhöht, vorausgesetzt, daß kein Vitamin-K-Mangel vorliegt [27, 41, 138, 140, 151]. Bei mangelnder Vitamin-K-Substitution können allerdings die Vitamin-K-abhängigen Faktoren (F II, F VII, F IX und F X) absinken. Der Faktor V bleibt auch bei fortgeschrittener Zirrhose oft erhöht [39]. Die gesteigerte Aktivität der Gerinnungsfaktoren ist durch ihre erhöhte Synthese in der cholestatisch veränderten Leber bedingt [27, 159]. Der direkte Synthesestimulus ist allerdings nicht bekannt, da weder cholestatisches Serum noch Gallensäuren, noch Galle selbst eine erhöhte Proteinsynthese bewirken.

Ebenfalls, im Gegensatz zu anderen Formen der Leberzirrhose, ist die Fibrinolyseaktivität im Plasma bei biliärer Zirrhose nicht erhöht, sondern vermindert. Die oft sehr deutlich verminderte Fibrinolyse ist durch ein Absinken der Plasminogenaktivatoraktivität und durch einen erhöhten Antiplasmingehalt verursacht [41, 80]. Die Ursache dieser Veränderungen sowie ihre pathophysiologische Bedeutung bleiben nach wie vor unklar. Obwohl die Patienten mit biliärer Zirrhose eine meist normale Gerinnung und eine verminderte Fibrinolyse aufweisen, besteht bei ihnen kein erhöhtes Risiko thromboembolischer Komplikationen. Mit einer erhöhten Blutungsneigung, als Folge der Hämostasestörungen, wird man bei diesen Patienten auffallend selten konfrontiert.

Zusammenfassung: Die Hämostasedefekte bei chronischen Leberschäden werden vorwiegend durch verminderte Synthese von Gerinnungsfaktoren und -inhibitoren, Bildung abnormer Gerinnungsfaktoren, eine verminderte Clearancefunktion der Leber sowie Thrombozytopenie und Thrombozytenfunktionsstörung bedingt. Eine latente Verbrauchskoagulopathie sowie eine Hyperfibrinolyse werden bei einem Teil der Patienten ebenfalls nachgewiesen, sie sind jedoch für die Entstehung von hämorrhagischen Komplikationen nicht primär verantwortlich.

4 Diagnostik

Die Bestimmung von Hämostaseparametern gehört zu den häufigsten Laboruntersuchungen, die bei Patienten mit chronischer Leberkrankheit durchgeführt werden. Die Hämostasetests werden sowohl zur Bestimmung der Leberzellfunktion als auch zur Beurteilung des Blutungsrisikos nach diagnostischen und chirurgischen Eingriffen bei dekompensierter Leberzirrhose eingesetzt.

4.1 Stellenwert der Hämostasetests bei Bestimmung der Leberzellfunktion

Die Veränderungen der Hämostaseparameter bei chronischer Leberschädigung sind vom Schweregrad der Erkrankung abhängig. Sie umfassen hauptsächlich die Verminderung von Vitamin-K-abhängigen Faktoren (F II, F VII, F IX, F X, Protein C), Faktoren der Fibrinogengruppe (F V, F XIII) und im geringeren Maße der Kontaktgruppe (F XI, F XII). Weiterhin werden das Absinken von AT III und Plasminogen sowie der Anstieg des F VIII und eine Steigerung der Fibrinolyse mit FSP-Erhöhung im Plasma registriert.

Der Versuch, die Prognose bei chronisch Leberkranken mit Hilfe der Labortests zu bestimmen, ist immer mit einem verhältnismäßig großen Unsicherheitsfaktor belastet. Verschiedene Studien zeigten, daß die größte prognostische Aussage die Tests der Leberzellsynthese haben. Hier hat sich die Bestimmung von Vitamin-K-abhängigen Faktoren des Prothrombinkomplexes (F II, VII und X) als besonders nützlich erwiesen. Alle diese Faktoren sind bei chronischer Leberschädigung vermindert, wobei besonders das Prothrombin und der Faktor VII eine gute Korrelation mit der Synthesestörung in der Leber und mit dem Schweregrad der chronischen Leberkrankheit zeigen [113]. Da diese beiden Faktoren sehr kurze Halbwertszeiten haben, kann durch ihrer wiederholten Bestimmung nicht nur der Schweregrad der Erkrankung, sondern auch ihre Dynamik zuverlässig beurteilt werden.

Zur Erfassung des Prothrombinkomplexes werden in der Praxis 3 Methoden angewandt: Thromboplastinzeit; Normotest und Thrombotest (Tabelle 3).

Mit der Thromboplastinzeit (Prothrombinzeit, Quick-Wert) werden die wesentlichen Komponenten des Prothrombinkomplexes (F II, VII und X) und darüberhinaus der F V und das Fibrinogen erfaßt. Der Normotest ist vom F V und Fibrinogen unabhängig, so daß die Methode nur auf die Faktoren II, VII und X reagiert. Mit dem Thrombotest werden wiederum ausschließlich alle Komponenten des Prothrombinkomplexes (II, VII, IX und X) erfaßt. Der Quick-Wert und der Normotest haben die beste Sensitivität [168], wobei der Normotest, der vom F V und Fibrinogen unabhängig ist, eine etwas bessere Korrelation mit der Syntheseleistung in der Leber zeigt [66]. Allerdings sind diese Unterschiede für praktische Zwecke belanglos, und die beiden Tests können als gleich aussagekräftig betrachtet werden. Der Thrombotest ist zeitaufwendig und für die Routinediagnostik nicht praktikabel.

Bei leichten und mäßigen Leberschädigungen stellt die Verlängerung der Thromboplastinzeit (d.h. die Erniedrigung des Quickwertes), die sich durch Vitamin-K-Gabe (10 mg) nicht korregieren läßt, den zuverlässigsten Leberzellfunktionstest; die Werte unterhalb von 40% gehen meistens mit einer schlechten Prognose einher. Die quantitative Bestimmung der einzelnen Gerinnungsfaktoren ist zeitaufwendig und sie bringt, verglichen mit dem Quick-Wert bzw. Normotest, allein nur selten eine wesentliche Verbesserung der Informationen über den klinischen Schweregrad der Lebererkrankung [145]. Erst bei fortgeschrittenen Erkrankungen und ausgeprägter Einschränkung der Proteinsynthese werden die Aktivitäten von Vitamin-K-unabhängigen Faktoren (z.B. F V und XIII) sowie die Plasminogen-, AT III-, α_2-Antiplasmin- und Fibrinogenkonzentration im Plasma erniedrigt. Die Bestimmung von AT III, Plasminogen und α_2-AP hat in diesen Fällen einen höheren prognostischen Wert als der Normotest allein [141]. Für prognostische Zwecke bei dekompensierter Zirrhose hat sich weiterhin die Bestimmung von Faktoren V und XIII in Kombination mit Plasminogen als besonders aussagekräftig erwiesen. So z.B. deutet eine anhaltende Verminderung von Faktor V unter 50%, Faktor XIII unter 35% und Plasminogen unter 20% der Norm auf eine ausgeprägte Beeinträchtigung der Leberzellfunktion sowie eine sehr schlechte Prognose hin [13, 91]. In der Studie von Biland [13] sind alle Patienten innerhalb weniger

Tabelle 3. Suchteste zur Erfassung hepatogener Hämostasedefekte

Teste Normalwerte	Bewertung
Thromboplastinzeit TPZ (Quick) 70–120%	*Unter Normalbereich* 1. Gestörte Lebersynthese (Mangel von Faktoren I, II, V, VII und X) 2. Vitamin-K-Mangel 3. Fibrinspaltprodukte 4. Verbrauchskoagulopathie 5. Heparin 6. Angeboren (selten) 7. Hemmkörper (z. B. bei LE)
Normotest 80–120%	Die Methode ist vom FI- und V-Mangel unabhängig, sonst Bewertung wie bei TPZ
Partielle Thromboplastinzeit PTT 30–45 s	*Verlängert* 1. Gestörte Lebersynthese (Mangel von Faktoren XII, XI, IX und VIII, mit geringerer Empfindlichkeit auch X, V, II und I) 2. Hohe FSP-Konzentration 3. Heparin 4. Hemmkörper
Thrombinzeit TZ 17–24 s	*Verlängert* 1. Hypofibrinogenämie (<100 mg/dl) 2. Dysfibrinogenämie 3. Fibrinspaltprodukte 4. Heparin 5. Dysproteinämie –Plasmozytom –Makroglobulinämie
Reptilase-Zeit 18–20 s	Standardtest zur Differenzierung zwischen Wirkung von Heparin oder FSP bei verlängerter TZ (fehlende Beeinflußbarkeit durch Heparin)
Euglobulinlysezeit 3–6 h	*Verkürzt* 1. Hyperfibrinolyse 2. Verbrauchskoagulopathie 3. Hypofibrinogenämie

Wochen gestorben, deren Hämostasebefunde unterhalb der angegebenen Grenzen lagen. Eine Senkung des Quick-Wertes unter 20% geht ebenfalls oft mit dem Tode des Patienten einher [39, 165]. Mit zunehmender Leberinsuffizienz muß man schließlich mit Absinken der Kontaktfaktoren (XI und XII), mit Hyperfibrinolyse und dem Anstieg von FSP im Plasma rechnen; diese Veränderungen führen zur Verlängerung der partiellen Thromboplastinzeit (PTT) und Thrombinzeit (TZ) sowie zur Verkürzung der Euglobulinlysezeit (Tabelle 3).

4.2 Beurteilung des Blutungsrisikos bei chronischer Leberschädigung

Wie schon oben erwähnt, ist die Blutungsneigung bei chronischen Leberkrankheiten eine Resultante des gestörten Gleichgewichts zwischen den Aktivatoren und Inhibitoren des Gerinnungs- und des Fibrinolysesystems sowie der Thrombozytopenie und der Kapillaropathie.

4.2.1 Bestimmung von Gerinnungsfaktoren- und -inhibitoren

Die Bestimmung von Gerinnungsfaktoren hat im Einzelfall bis auf extrem niedrige Werte nur einen geringen prognostischen Wert im Hinblick auf das Blutungsrisiko. So z.B. konnten Eve et al. [45] keine Korrelation zwischen der Prothrombinzeit und der Leberblutungszeit nach laparoskopischer Leberbiopsie nachweisen. Es ist auch meistens sehr schwierig zu erklären, warum die niedrigen Gerinnungsfaktoren bei einigen Patienten mit Blutungen einhergehen, bei anderen dagegen mit gleich niedrigen Werten keine Blutungsneigung vorliegt [48]. Im allgemeinen jedoch ist eine anhaltende Verminderung des Quick-Wertes bzw. von individuellen Gerinnungsfaktoren unterhalb der Grenze von 40% der Norm mit einem wesentlich erhöhten Blutungsrisiko verbunden. Jegliche invasiven diagnostischen Maßnahmen wie Leberbiopsie, Laparoskopie bzw. operative Eingriffe sollten unter diesen Umständen erst nach entsprechender Substitutionsbehandlung und Verbesserung der Hämostaseparameter durchgeführt werden. Eine Dysfibrinogenämie kann das Blutungsrisiko zusätzlich steigern [131]. Labordiagnostisch kann eine verlängerte Thrombinzeit bei Patienten, die keine wesentliche Erhöhung von FSP und Fibrinogen >100 mg% zeigen, als Hinweis auf das Vorliegen einer Dysfibrinogenämie gedeutet werden. Eine verminderte Fibrinogenkonzentration im Plasma spielt dagegen keine signifikante Rolle bei der Entstehung der hämorrhagischen Komplikationen [91]. Ebenfalls scheinen die niedrigen AT-III-Werte kein bedeutendes Blutungsrisiko darzustellen.

4.2.2 Fibrinolyse

Die Veränderungen der fibrinolytischen Aktivität im Plasma bei chronischer Leberschädigung sind von der Leberfunktion, von dem Ausbau des Kollateralkreislaufes und von der Aktivität der Krankheit abhängig. Es können folgende Patientenkollektive unterschieden werden:

- Patienten mit wenig aktiver und kompensierter Leberzirrhose, die meistens eine völlig normale Fibrinolyse haben.
- Kranke mit wenig aktiver, aber dekompensierter Leberzirrhose und ausgeprägtem Kollateralkreislauf. Bei diesen Patienten wird eine mäßige, primäre und sekundäre Hyperfibrinolyse beobachtet, die als Folge der mangelnden Inhibitorensynthese, der unzulänglichen Leberclearance von Plasminogenaktivatoren und einer lokalen Verbrauchskoagulopathie im splanchnischen Kollateralkreislauf entsteht. Sie führt gelegentlich zu Hämatomen und Nasenblutungen. Darüberhinaus kommt es bei diesen Patienten nicht selten

zu Sickerblutungen aus den Ösophagusvarizen und Magenerosionen, wobei in diesen Fällen die systemische Hyperfibrinolyse durch eine lokale Steigerung der fibrinolytischen Aktivität in der Ösophagus- und Magenschleimhaut [120] wesentlich verstärkt ist.

- Eine besondere Gruppe von Leberkranken bilden Patienten, die im Verlauf ihrer chronischen Leberschädigung einen akuten nekrotischen Schub erleiden. Bei diesen Patienten kann es, ähnlich wie bei akutem Leberversagen, zu einer sekundären Hyperfibrinolyse kommen, die als Folge einer Verbrauchskoagulopathie im Bereich der ausgedehnten Lebernekrosen zu deuten ist.

Eine laborchemische Differentialdiagnostik bezüglich der primären und der sekundären Hyperfibrinolyse ist bei chronischen Leberkranken äußerst schwierig, wenn nicht gar unmöglich. In beiden Fällen werden eine gekürzte Euglobulinzeit, eine erhöhte FSP-Konzentration und ein Absinken des Plasminogens beobachtet. Die gleichzeitig bestehende niedrige α_2-Antiplasminaktivität bei konstant bleibenden Thrombozyten und Fibrinogen wird eher zugunsten einer primären Hyperfibrinolyse sprechen, wobei ein rasches Absinken von Fibrinogen und Thrombozyten auf eine Verbrauchskoagulopathie mit sekundärer Hyperfibrinolyse hinweist. Die Bestimmung der löslichen Fibrin-Fibrinogenkomplexe und des Fibrinopeptids A, die als Zeichen gesteigerter Thrombinaktivität gelten [29, 67], kann die Differentialdiagnose der primären und der sekundären Fibrinolyse weiterhin erleichtern. Sie ist jedoch aufgrund der meistens mangelnden therapeutischen Konsequenzen nur selten notwendig.

Die Patienten mit Leberzirrhose und einer akuten, alkoholbedingten Fettleberhepatitis mit entzündlichen Infiltrationen zeigen oft eine normale Plasminogenkonzentration, einen normalen bzw. erhöhten Fibrinogenspiegel und eine eher verminderte Plasminogenaktivatoraktivät. Diese Veränderungen werden durch eine für akute Fettleber spezifische Zellschädigung mit entsprechender Reaktion der Akut-Phasen-Proteine erklärt [112].

Der Nachweis einer gesteigerten systemischen Fibrinolyse hat nur geringe prognostische Bedeutung bei der Beurteilung des Blutungsrisikos, um so mehr, da er nicht selten bei stabilen nichtblutenden Leberzirrhotikern gelingt [140]. Im Falle einer geplanten Operation bzw. eines diagnostisch-invasiven Eingriffs muß jedoch eine Kombination von niedrigem Fibrinogen (unter 150 mg%) und erhöhter fibrinolytischer Aktivität (Euglobulinlysezeit unter 90 min) als Index für ein wesentlich erhöhtes Blutungsrisiko gedeutet werden [64, 146]. Bei Patienten mit Ösophagusvarizenblutungen ist eine derartige Befundkonstellation prognostisch ebenfalls ungünstig. Die prognostische Aussagekraft einer Hyperfibrinolyse nimmt wesentlich zu, wenn man gleichzeitig die Fibrinolyseaktivität sowie den Normotest bestimmt und die Ergebnisse in Form eines Indexes darstellt [20].

4.2.3 Thrombozyten

Eine Thrombozytopenie sowie eine Störung der Thrombozytenfunktion mit verminderter Aggregationsfähigkeit stellen ein erhöhtes Blutungsrisiko dar.

Die Thrombozytenfunktion kann mit Hilfe der Blutungszeit nach Duke, des Thrombozytenretentionstests und der induzierten Thrombozytenaggregation beurteilt werden. Die klinische Erfahrung zeigt, daß eine Thrombozytenzahl von weniger als 60 000 und eine Blutungszeit länger als 6 min das Blutungsrisiko nach einer Leberbiopsie bzw. einem chirurgischen Eingriff bedeutend erhöhen [65, 154]. Es ließ sich allerdings keine Korrelation zwischen Thrombozytenveränderungen und einer spontanen Blutungsneigung nachweisen.

4.2.4 Verbrauchskoagulopathie

Die Verbrauchskoagulopathie (VK) ist labordiagnostisch durch das Absinken sämtlicher Gerinnungsfaktoren, des AT III und der Thrombozytenzahl sowie durch den Anstieg der Fibrinmonomere und der FSP gekennzeichnet. Der F I wird durch die Fibrinogenbestimmung, F II, VII X und V durch die Thromboplastinzeit, F VIII durch die PTT, Fibrinspaltprodukte immunologisch bzw. durch die Thrombinzeit und das AT III immunologisch erfaßt. Die Fibrinolysezeit wird sekundär verlängert.

Wie schon oben erläutert, wird bei den chronischen Leberkrankheiten, vor allem im Stadium der Leberinsuffizienz, ein erhöhter, protrahiert verlaufender Verbrauch von Gerinnungsfaktoren angenommen, der zum Teil intravaskulär, vorwiegend jedoch lokal im ausgedehnten Kollateralkreislauf stattfindet. Leider ist es äußerst schwierig, den Anteil der VK an der Gerinnungsstörung und Blutungsneigung bei Leberkranken quantitativ zu erfassen. Alle soeben erwähnten, für die VK typischen Laborbefunde können bei dekompensierter Leberzirrhose pathologisch ausfallen, doch dafür kann sowohl eine VK als auch eine Kombination von Leberzellinsuffizienz, mangelnder Leberclearancefunktion und Splenomegalie verantwortlich sein. Das Vorkommen der VK und vor allem ihr Schweregrad bei chronischen Leberkrankheiten wird von verschiedenen Autoren unterschiedlich eingeschätzt. Im allgemeinen überwiegt jedoch die Meinung, daß die VK bei den meisten Zirrhotikern gering ausgeprägt ist [32, 140, 160]. Sie ist auf jeden Fall klinisch zu wenig bedeutend, um eine Heparinbehandlung zu rechtfertigen [140]. Selbstverständlich kann eine schwerwiegende Komplikation, wie z. B. hämorrhagischer Schock bzw. eine Sepsis oder das Anlegen eines peritoneo-jugularen Shunts, zu einer klinisch relevanten Koagulopathie führen. Als Hinweis dafür können eine rapide Verminderung von Fibrinogen (unter 100 mg/dl), F VIII und Thrombozytenzahl (unter 100 000) sowie eine rasche Erhöhung von FSP (über 100 mg/l) und ein Nachweis thrombininduzierter Fibrinogenderivate (Fibrinopeptid A, Fibrin-Fibrinogen-Komplexe) gewertet werden. Das Absinken von F VIII kann hier einen besonderen diagnostischen Stellungswert haben, da dieser Faktor bei Leberkranken oft normal bzw. sogar erhöht ist.

4.2.5 Hämostasebefunde bei chronischer Cholestase und malignen Lebertumoren

Bei den Patienten mit chronischer Cholestase, sei es als Folge einer primärbiliären Zirrhose, sei es als Folge eines extrahepatischen Gallengangverschlusses, wird eine Erhöhung der Faktoren II, VII, IX und X beobachtet, so lange kein signifikanter Vitamin-K-Mangel vorliegt [27, 39]. AT III kann normal bzw. erhöht sein [71, 141]; dieser Inhibitor hat sich dabei als ein guter diskriminierender Parameter zwischen dem parenchymatösen Ikterus und einer extrahepatischen Cholestase erwiesen. Die Cholestasepatienten zeigen weiterhin eine ausgeprägt verlängerte Fibrinolysezeit, die vorwiegend durch sehr niedrige Plasminogenaktivatoraktivität bedingt ist [41, 80].

Die PBC-Patienten im fortgeschrittenen Stadium der Krankheit und Zeichen einer Leberzellinsuffizienz können allerdings ähnliche Hämostasestörungen wie bei alkoholbedingter Zirrhose aufweisen [19].

Bei primären Lebertumoren sowie Lebermetastasen werden erhöhte Fibrinogen- und Faktor-VIII-Konzentrationen gefunden [19, 140, 174]. Darüberhinaus weisen die Patienten mit Lebermetastasen, ähnlich wie Kranke mit chronischer Cholestase, eine deutlich verminderte PA-Aktivität und Zeichen einer gering ausgeprägten VK auf [47, 80, 118].

Zusammenfassung: Der Schweregrad der Hämostasestörungen und das geschätzte Blutungsrisiko bei chronischen Leberkrankheiten lassen sich nur mit Hilfe einer Kombination von mehreren Labortesten und unter Berücksichtigung verschiedener Komponenten des Hämostasesystems erfassen. Das Blutungsrisiko ist im allgemeinen sehr gering bei Patienten mit folgenden Hämostasebefunden [146]:

- Thrombozytenzahl über 80 000;
- Blutungszeit normal;
- Quick-Wert $>40\%$;
- Fibrinogen $>1{,}5$ g/l;
- FSP <20 µg/ml;
- Euglobulinlysezeit >90 min.

Es ist zu empfehlen, alle diese Parameter bei jedem Patienten im Rahmen der Basisdiagnostik zu bestimmen, da dadurch die Diagnostik von Komplikationen (z. B. VK) wesentlich erleichtert wird.

Bei der Verminderung der Thrombozytenzahl unter 60 000 und des Quick-Wertes unter 40% sowie einer Verlängerung der Blutungszeit über 6 min sind jegliche invasive diagnostische Eingriffe (Leberbiopsie, Laparoskopie) und operative Maßnahmen kontraindiziert, da die Gefahren hämorrhagischer Komplikationen groß sind.

Zur Einschätzung einer spontanen Blutungsneigung hat sich der Quotient aus Fibrinolyseaktivität (gemessen mit Hilfe der Fibrinplattenmethode) und Normotest als ein sehr aussagekräftiger Index erwiesen [20]. Bei Patienten mit alkoholischer Leberzirrhose ist die Bestimmung von F VIII, AT II, Plasminogen und α_2-AP ebenfalls von prognostischer Bedeutung [136, 141].

5 Therapie

Die Komplexität der Hämostasestörungen bei Leberkranken verlangt, daß ihre Behandlung in hohem Grade individuell gestaltet werden muß. Grundsätzlich ist diese Behandlung symptomatisch, da eine günstige Beeinflussung der Hämostasedefekte auf die Dauer nur über die kausale Therapie der Leberkrankheit zu erreichen ist.

Im folgenden werden zunächst die Wirkmechanismen und Dosierung der wichtigsten Hämostatika sowie die Indikationen für ihre Anwendungen gegeben. Anschließend werden allgemeine Behandlungsrichtlinien und Therapieschemata besprochen, die bei der Aufstellung eines individuellen Therapieplans behilflich sein können.

5.1 Hämostatika

5.1.1 Fresh-frozen-Plasma

Fresh-frozen-Plasma (FFP) ist nach wie vor ein unumstrittener Eckpfeiler der Behandlung bzw. Prophylaxe jeglicher hämorrhagischer Komplikationen bei Leberkranken. Es enthält alle Gerinnungsfaktoren in inaktivierter Form, darunter auch die labilen Faktoren V und VIII sowie die Fibrinolysekomponenten (Plasminogen) und die Gerinnungs- und Fibrinolyseinhibitoren (AT III, Protein C, Antiplasmin) in physiologischen Konzentrationen. Damit kann man mit Hilfe von FFP-Infusionen die wichtigsten plasmatischen Hämostasedefekte bei Leberkranken korrigieren. Der einzige Nachteil dieser Behandlung besteht in den relativ hohen Volumina, die zur Hämostasekorrektur erforderlich sind. In vielen Fällen werden initial 10–20 ml FFP/kg Körgergewicht benötigt, um ein ausreichendes Hämostasepotential zu erreichen; die Prothrombinzeit sollte nach der Infusion nicht mehr als 3 s über den Kontrollwert verlängert sein [108, 114].

In einer Studie von Spector et al. [158] brauchte man 600–1800 ml FFP um bei 8 von 13 Patienten eine akzeptable Verkürzung der Prothrombinzeit zu erreichen; Nettoanstieg von Faktoren II, V, VII und X schwankte dabei zwischen 5 und 58%. Bei den restlichen 5 Patienten führten die FFP-Infusionen über 1 l keine gewünschte Besserung des Hämostasepotentials herbei. Wegen der kurzen Halbwertszeit des F VII sollten die Intervalle zwischen den FFP-Applikationen ca. 6 h betragen. In diesen Fällen kann bei Patienten, die größere Volumina von FFP benötigen, die Plasmaferese mit Substitution von Fresh-frozen-Plasma in Betracht gezogen werden [16, 108].

5.1.2 Antithrombin III

Das AT III gehört zu den α_2-Globulinen mit einem Molekulargewicht von 65000 Dalton. Der Hauptsyntheseort ist die Leberzelle, die normale Konzentration des AT III im Plasma liegt im Durchschnitt um 20,0 mg/dl. In der Gleichgewichtsregulation des Gerinnungsprozesses spielt das AT III die wichtigste Rolle, da es alle Gerinnungsfaktoren mit proteolytischer Funktion, besonders Thrombin, Faktor IXa, Xa, XIa und XIIa hemmt [142, 143]. Es ist in der Lage, die etwa 5-fache Menge von Thrombin, die in der Blutbahn gebildet werden kann, zu hemmen. Plasmakallikrein und Plasmin werden ebenfalls durch AT III gehemmt. Damit kann das AT III auf jeder Aktivierungsstufe der Gerinnungskaskade regulierend eingreifen.

Die Neutralisierung aktivierter Gerinnungsenzyme durch AT III erfolgt durch die Bildung eines inaktiven Enzyminhibitorkomplexes. In Abwesenheit von Heparin läuft diese Interaktion langsam ab. In der Gegenwart von Heparin wird die Reaktion des AT III mit den Gerinnungsenzymen um ein Vielfaches beschleunigt.

Bei Patienten mit chronischer Leberschädigung besteht ein Gerinnungsgleichgewicht auf niedrigem Niveau, so daß ein AT-III-Defizit meistens keiner Korrektur bedarf. Kommt es jedoch zu einer Ösophagusvarizenblutung, so gesellt sich zu der bestehenden Synthesestörung nicht selten ein gesteigerter Verbrauch, der zu einem extremen Abfall der AT-III-Werte bis auf 30% führen kann [73]. Die AT-III-Substitution sollte man in diesen Fällen schon nach Absinken des Antithrombins auf weniger als 70% beginnen. Die Initialdosis beträgt im Durchschnitt 20–30 IE/kg Körpergewicht, wobei eine AT-III-Einheit/kg Körpergewicht die Antithrombinaktivität im Plasma um ca. 1% steigert [17].

Bei der Substitutionsbehandlung ist zu berücksichtigen, daß die berechnete Halbwertszeit von ca. 2,8 Tagen nur für den kongenitalen Mangel gültig ist, während beim erworbenen Mangel durch erhöhten Verbrauch meist wesentlich kürzere Halbwertszeiten vorliegen und die Substitution in entsprechend höherer Dosierung und kürzeren Intervallen erfolgen muß [74]. Die Erhaltungsdosis beträgt 50% der Initialdosis und muß in 6stündigen Intervallen verabreicht werden.

5.1.3 Prothrombinkomplexkonzentrate

Prothrombinkomplexkonzentrate (PKK) enthalten in geringem Volumen hohe Konzentrationen der Vitamin-K-abhängigen Faktoren (II, VII, IX und X). Sie vermögen jedoch allein den Hämostaseeffekt bei Leberkranken nicht auszugleichen, da ihnen vor allem der Faktor V fehlt. Es ist auch nicht zu erwarten, daß nach ihrer Verabreichung die Prothrombinzeit, die unter anderem vom Faktor V abhängig ist, wesentlich verkürzt wird. Zu den gefürchteten Nebenwirkungen einer Behandlung mit PKK gehören thrombohämorrhagische Komplikationen wie Thrombosen, Lungenembolien bzw. disseminierte und lokale Verbrauchskoagulopathien [1, 26, 83, 97, 176]. Die Konzentrate können eine unbestimmte Menge von aktivierten Substanzen enthalten. Die dadurch induzierte lokale VK in den Nekrosezonen kann die Mikrozirkulation in der Leber und damit die Leberzellfunktion zusätzlich verschlechtern. Obwohl das Risiko dieser Komplikationen im Falle neuerer Präparate möglicherweise gering ist, kann man es nicht ganz vernachlässigen. Die Heparingabe vermag der Induktion einer VK durch Prothrombinkomplexkonzentrate nicht zuverlässig vorzubeugen [56]. Die Indikation für eine Verabreichung von PKK bei Leberkranken sollte auf wenige Fälle (Quick-Wert unter 30%, hämorrhagische Komplikationen) beschränkt werden, in denen die Substitution mit Fresh-frozen-Plasma allein nicht ausreichend ist und der potentielle Nutzen der Behandlung gewichtiger als die möglichen Komplikationsgefahren ist. Sie kann auch im Sinne einer prophylaktischen Maßnahme gerechtfertigt sein, wenn die Aktivität des Prothrombinkomplexes im Plasma auf weniger als 15% vermindert ist. Die Dosierung kann nach der Faustregel bestimmt werden, daß nach Verabreichung von 1 IE/kg Körpergewicht (1 IE = Aktivität des betreffenden Gerinnungsfaktors in 1 ml Frischplasma) die Aktivität der entsprechenden Faktoren im Blut des Patienten um 1–2% ansteigt [97]. Zur Prophylaxe der drohenden VK-Induktion sollte vor der PKK-Gabe die Antithrombin-III-Konzentration im Plasma auf die Werte über 70% angehoben werden.

5.1.4 Vitamin K

Vitamin-K_1-Gabe ist bei Patienten mit Cholestase und verlängerter Prothrombinzeit zu empfehlen. Eine Verbesserung der Hämostase ist allerdings nur dann zu erwarten, wenn im Vordergrund der Vitamin-K-Mangel und nicht die verminderte Syntheseleistung in der Leber besteht. Da der Tagesbedarf für Vitamin K bei ca. 1 mg liegt, genügt die Gabe von 10 mg (i.m.) Vitamin K wöchentlich [116]. Das Ansprechen auf die Behandlung im Sinne der Prothrombinzeitverkürzung kann schon nach 8 h beobachtet werden. Bei den meisten Patienten mit chronischer Leberschädigung ist allerdings eine Vitamin-K-Behandlung zwecklos, da die Gerinnungsstörungen bei diesen Patienten durch eine mangelnde γ-Karboxylierung und nicht durch Vitamin-K-Mangel bedingt sind [14]. Höhere Vitamin-K-Dosen können sogar die Leberzellfunktion verschlechtern.

An eine prophylaktische Gabe von Vitamin K sollte im Falle einer Antibiotikabehandlung, vor allem mit Cephalosporinen, gedacht werden. Es konnte gezeigt werden, daß einige Cephalosporine (z. B. Moxalaktam) eine Hypoprothrombinämie bewirken, die bis zu hämorrhagischen Komplikationen führen kann [127]. Die Ursache dafür ist wahrscheinlich die Tatsache, daß die N-Methyl-Thiotetrazol-Kette der Cephalosporine die Karboxylierung der Glutaminsäure im Prothrombin hemmt [102]. Vitamin-K-Gabe kann das Absinken der Prothrombinkomplexfaktoren nach Moxalaktam verhindern.

5.1.5 Antifibrinolytika

Die Zirrhotiker mit und ohne hämorrhagische Komplikationen zeigen zwar nicht selten eine gesteigerte Fibrinolyseaktivität im Plasma, doch eine Behandlung mit Antifibrinolytika ist in den meisten Fällen nicht indiziert. Es wird vor allem befürchtet, daß die Gabe von Antifibrinolytika die latente VK bei den Zirrhosepatienten verstärken könnte und damit eine weitere Destabilisierung der Hämostase sowie eine Verschlechterung der Mikrozirkulation in der Leber durch Thrombenbildung herbeiführen würde [167]. Eine Ausnahme von dieser negativen Einstellung gegenüber Antifibrinolytika bildet eine relativ kleine Gruppe von Zirrhotikern mit Weichteilblutungen, bei denen die gesteigerte Fibrinolyse nicht selten im Vordergrund der Hämostasestörungen steht. Bei diesen Patienten können Antifibrinolytika (z. B. Epsilon-Aminokapronsäure 4 g initial und dann 2 g alle 6 h langsam i.v.) zur erfolgreichen Blutstillung führen, und zwar auch dann, wenn eine vorangehende Behandlung mit Frischplasma und Thrombozytensubstitution erfolglos ist [52a]. Die Frage, ob die Zirrhotiker mit Gastrointestinalblutungen von einer zusätzlichen Antifibrinolytikagabe neben der üblichen Substitutionstherapie mit Frischplasma, AT III und Thrombozytenkonzentraten ebenfalls profitieren könnten, muß offenbleiben, da entsprechende klinische Studien fehlen. Eine solche Therapie wird zur Zeit nicht empfohlen.

5.1.6 Heparin

Die Heparinbehandlung wird gelegentlich bei Leberkranken eingeleitet, um die VK zu verhindern. Wie schon oben besprochen, konnte man in mehreren Studien tatsächlich eine Verlängerung der Halbwertszeit verschiedener Hämostasekomponenten und sogar eine Besserung des Hämostasepotentials unter Heparinapplikation zeigen [24, 33, 69, 167]. So z. B. haben Cordova et al. [33] bei Zirrhosepatienten ohne Blutung nach 2 Wochen einer niedrig dosierten Heparintherapie (5000 IE s.c. alle 12 h) einen relevanten Anstieg von Fibrinogen, Quick-Wert, Plasminogen, α_1-Antiplasmin und Thrombozyten, sowie ein signifikantes Absinken von FSP im Plasma nachgewiesen. Die unter diesen Umständen durchgeführten Leberbiopsien verliefen komplikationslos.

Doch trotz dieser positiven Effekte bleibt die Problematik der Heparinbehandlung bei chronischer Leberschädigung aus vielen Gründen kontrovers, und die Indikation für Heparingabe wird (wenn überhaupt) nur in seltenen Fällen gestellt. Die Wirkung und Elimination von Heparin bei chronischer Leberschädigung ist nur eingeschränkt kalkulierbar. Zum einen ist die Eliminationskonstante von der Heparindosis und der gewählten Methode zur Halbwertszeitbestimmung abhängig [111, 122], zum anderen sind die Art und der Schweregrad der Leberschädigung sowie AT-III-Aktivität im Plasma für die Heparinsensitivität von großer Bedeutung. Die Patienten mit völlig kompensierter Zirrhose ohne Ösophagusvarizen und ohne hämorrhagische Komplikationen zeigten eine normale Heparinhalbwertszeit (nach Injektion von 2500 IE i.v.), gemessen am hemmenden Effekt von Heparin auf den aktivierten Faktor X (Anti-Xa-Aktivität) und an der Veränderung von Vollblutgerinnungszeit im Verhältnis zu verabreichten Heparineinheiten (Heparinsensitivität) [153]. Teien [164] konnte dagegen bei Patienten mit dekompensierter Leberzirrhose eine signifikant verlängerte Halbwertszeit für Heparin (117 verglichen mit 74 min) und eine erhöhte Heparinsensitivität nachweisen. Außerdem können bei den Zirrhotikern mit nekrotischem Schub, ähnlich wie bei akutem Leberversagen, eine erhöhte Heparinsensitivität und gleichzeitig eine verkürzte Halbwertszeit vorliegen [104, 153], das Heparin bewirkt also bei diesen Patienten eine erhöhte Blutungsneigung bei geringerer antikoagulatorischer Wirkung. Als mögliche Ursachen werden niedrige AT-III-Aktivität mit verringerter Heparin-AT-III-Komplexbildung, eine Schädigung der Endothelzellen und das Auftreten von heparinneutralisierenden Plasmafaktoren (z. B. histidinreiches Glykoprotein, Plättchenfaktor IV) diskutiert. Nicht zu vernachlässigen ist auch die Tatsache, daß die Heparininfusion die AT-III-Aktivität vermindert [106] und damit unter ungünstigen Umständen das Risiko der VK steigern kann. Da man mit allen diesen Faktoren bei einer aktiven, dekompensierten Leberzirrhose mit portaler Hypertonie rechnen muß, ist die Heparinbehandlung eines Leberzirrhotikers in den meisten Fällen nicht indiziert. In den wenigen unkontrollierten Studien konnte keine günstige Beeinflussung des Krankheitsverlaufs bzw. der Prognose nach Heparingabe beobachtet werden [69, 167].

5.1.7 Thrombozyten

Aufgrund der bisherigen Erfahrungen liegt die Indikation zur Thrombozytensubstitution bei:

a) Thrombozytopenie unter 10000/µl mit einer Blutungsneigung;
b) Thrombozytopenie 10000–20000 mit Blutungsneigung und Zeichen einer VK;
c) Thrombozytenzahl über 20000 mit Blutungsneigung im Rahmen einer Operationsvorbereitung [75].

5.2 Therapieempfehlungen bei Leberkranken ohne hämorrhagische Komplikationen

Die Leberkranken, die weder unter hämorrhagischen Komplikationen leiden noch keinerlei Belastungen wie z. B. invasiven diagnostischen Maßnahmen bzw. Operationen ausgesetzt sind, bedürfen in den meisten Fällen keiner Korrektur der Hämostasestörungen. Wie schon erwähnt, befindet sich das Hämostasesystem bei diesen Patienten in einem besonderen Gleichgewicht auf niedrigem Niveau, wobei der verminderten Aktivität von Gerinnungsfaktoren eine niedrige Inhibitorenkonzentration gegenübersteht. Das Fibrinolysesystem ist zwar leicht zu ungunsten der Hyperfibrinolyse verschoben (einer erhöhten Plasminogen-Aktivator-Aktivität steht meistens ein geringgradig verminderter Inhibitorenspiegel gegenüber), doch diese Verschiebung ist in den meisten Fällen kaum von klinischer Bedeutung.

Das sog. Gleichgewicht der Hämostase auf dem niedrigen Niveau, obwohl labil, ist meistens ausreichend, um spontanen Blutungen vorzubeugen. Ein Versuch, dieses Gleichgewicht auf ein höheres Niveau anzuheben, ist nur dann sinnvoll, wenn die eingesetzten therapeutischen Maßnahmen eine Besserung der Leberzellfunktion und dadurch eine Steigerung der Synthese von Gerinnungsfaktoren und Inhibitoren zur Folge haben. Jegliche Versuche, die Hämostasestörungen bei unkomplizierter Zirrhose durch eine Substitution von Faktoren bzw. Inhibitoen zu mildern, werden lediglich zu einer „Korrektur“ der hämostatischen Laborbefunde führen, ohne daß der Zustand des Patienten bzw. die Prognose seiner Erkrankung sich bessert. Eine ungezielte Substitutionstherapie kann sich sogar negativ auswirken, da sie das labile Gleichgewicht zwischen Gerinnung und Fibrinolyse sowie zwischen Inhibitoren und Aktivatoren dieser beiden Systeme stört und dadurch unkalkulierbar werden kann. Sie ist außerdem von einer nur kurz dauernden Wirkung, die auf die Zeitdauer der Substitution beschränkt ist. In einer schon oben erwähnten neueren Studie von Cordova [33] konnte gezeigt werden, daß Heparingabe eine Verlängerung der Halbwertszeit mehrerer Hämostasekomponenten bewirkt. Es fehlen jedoch die Beweise, daß dadurch der Krankheitsverlauf bzw. der Zustand des Patienten beeinflußt wird. Es gibt auch keine klinischen Berichte, daß durch solche Behandlung die Blutungsneigung vermindert wird. Nach Absetzen von Heparin kehren die Laborwerte in kurzer Zeit auf das Vorbehandlungsniveau wieder zurück.

5.3 Therapieempfehlungen bei Patienten, bei denen diagnostische oder operative Maßnahmen geplant werden

Wie oben ausgeführt, bedürfen die Patienten mit unkompliziert verlaufender chronischer Leberschädigung keinerlei Korrektur der Hämostasestörungen. Diese Einstellung ändert sich jedoch, wenn bei den gleichen Patienten ein diagnostischer Eingriff (Leberbiopsie, Laparoskopie) oder eine operative Behandlung notwendig sind. In diesen Fällen muß man je nach dem Grad der Hämostasestörungen mit einem wesentlich erhöhten Blutungsrisiko rechnen. Dies ist dadurch zu erklären, daß in einer Streßsituation das labile Hämostasegleichgewicht leicht gestört werden kann. Zum einen wird der Verbrauch von Gerinnungsfaktoren durch Freisetzung des thromboplastischen Materials erhöht, zum anderen kann sich die Synthese von Gerinnungsfaktoren und -inhibitoren durch vorübergehende Verschlechterung der Leberfunktion vermindern. Diese beiden Mechanismen werden zum weiteren Absinken des Hämostasepotentials führen und bei bestehendem Inhibitorenmangel und Thrombozytopenie eine gesteigerte Blutungsneigung zur Folge haben. Aus diesem Grunde ist eine Korrektur der Hämostase bei Leberkranken vor einem diagnostischen bzw. operativen Eingriff obligat. Als Richtlinien gelten folgende Werte:

Thrombozytenzahl über 60000; Blutungszeit normal; Quick-Wert über 40%, Fibrinogen über 1,5 g/l, FSP unter 20 µg/ml; Euglobulinlysezeit über 90 min. Dieses Ziel läßt sich am ehesten erreichen, wenn man sowohl die Aktivatoren als auch die Inhibitoren der Gerinnung und der Fibrinolyse und wenn notwendig auch die Thrombozyten kurzfristig vor und nach dem operativen Eingriff substituiert. Ein ideales Substitutionspräparat stellt das Frischplasma dar, das die Aktivatoren und Inhibitoren der Gerinnung und der Fibrinolyse in ausgewogenen Proportionen enthält. Eine alleinige Substitution mit Frischplasma kann allerdings durch verhältnismäßig große Volumenmengen, die man zu diesem Zweck benötigt, beschränkt sein.

5.4 Patienten mit chronischer Leberschädigung und akutem nekrotischen Schub

Eine besondere Gruppe von Leberkranken, bei denen eine Korrektur der Hämostasestörung evtl. indiziert ist, stellen die Patienten dar, die im Verlauf ihrer chronischen Krankheit eine akute Verschlechterung im Sinne des sog. nekrotischen Schubs erleiden. Es gibt 2 Gründe, um den Versuch einer Hämostasekorrektur in diesen Fällen als erstrebenswert zu empfehlen. Zum einen muß bei einer akut sich verschlechternden Leberzellfunktion und einem kritischen Absinken der Gerinnungsfaktoren und -inhibitoren mit steigendem Blutungsrisiko gerechnet werden, zum anderen können die ausgedehnten Lebernekrosen zur Freisetzung des thromboplastischen Materials führen und ähnlich wie bei akutem Leberversagen eine Verschlechterung der Mikrozirkulation in der Leber und weitere Leberzellschädigung herbeiführen [46, 171]. Diese Patienten werden oft konservativ ähnlich wie die Kranken mit akutem Leberversagen behandelt. Im Rahmen der Behandlung ist eine optimale Korrektur der Hämostaseparameter zu empfehlen, die in der Anlehnung an die Erfahrungen bei akutem Leberversagen durchgeführt werden kann [170, 171]; in der Tabelle 4 sind die Einzelheiten der Behandlung zusammengestellt. Nach Initialgabe von 2000 AT III wird in 6- bis 8stündigen Intervallen eine Substitution von 500 IE AT III und 250 ml Fresh-frozen-Plasma verabreicht. Es kann sein, obwohl keine entsprechenden Studien vorliegen, daß diese Gruppe von Patienten zusätzlich von Heparingaben profitiert, die jedoch in niedriger Dosierung von 125 IE/h appliziert werden sollten. Die vorgeschlagene Behandlung ist in gewissem Sinne experimentell und ihr Nutzen bei Patienten mit nekrotischem Schub muß erst in einer entsprechenden klinischen Studie belegt werden. Die klinischen Erfahrungen bei Patienten mit akutem Leberversagen zeigen unter dieser Behandlung eine Besserung des Hämostaseparameter, eine Änderung

Tabelle 4. Behandlung der Hämostasestörung bei nekrotischem Schub einer chronischen Leberschädigung

Präparat	Dosierung
Fresh-frozen-Plasma	250 ml, 6- bis 8 stündlich
Antithrombin III	2000 E Anfangsdosis, dann 500 E 6- bis 8 stündlich
Vitamin K_1	10 mg/Tag
PPSB[a]	1000–3000 E/Tag (nach Anheben von AT III >50%)
Heparin[b]	125 E/h i.v.

[a] Indiziert, wenn der Quick-Wert auch nach einer Frischplasmasubstitution unterhalb von 20% bleibt.

[b] Relative Indikation, wenn die Substitutionstherapie mit Frischplasma, AT III und PPSB zu keiner Besserung der Hämostase führt und ein Verdacht auf eine klinisch relevante VK vorliegt. Bei Blutung keine Heparinbehandlung.

des Krankheitsverlaufes konnte jedoch nicht überzeugend dokumentiert werden [46, 171]. Ob Heparinbehandlung eine Besserung der Prognose bei Zirrhosekranken mit akutem nekrotischen Schub bewirken kann, bleibt ebenfalls ungewiß.

5.5 Behandlung der hämorrhagischen Komplikationen

Die meisten hämorrhagischen Komplikationen bei Patienten mit chronischer Leberschädigung treten lokal im Bereich des Gastrointestinaltraktes auf. Diffuse Weichteilblutungen bzw. Nasenblutungen stellen seltener ein klinisch relevantes Problem dar.

Obwohl eine Kombination von Thrombozytopenie (unter 100 000/µl) und verlängerter Blutungszeit (über 6 min) häufiger bei Patienten mit Blutungen vorkommt [7], hat die Messung von Hämostaseparametern einen relativ geringen prognostischen Wert, d. h., sie erlaubt meistens nicht die Wahrscheinlichkeit des Auftretens einer spontanen Blutung bei einem Patienten zu bestimmen. Selbstverständlich ist der Schweregrad einer Blutung von dem Grad der Hämostasestörungen wesentlich abhängig und die Korrektur dieser Störungen bei der Blutstillung spielt neben der lokalen Maßnahme (z. B. Sklerosierung) eine sehr wichtige Rolle. Akute Gastrointestinalblutungen stellen eine der häufigsten (20–70%) und nicht selten tödlichen Komplikationen einer dekompensierten Leberzirrhose dar. Die Ursache dieser Komplikationen ist vielfältig. Die entscheidende Bedeutung scheinen lokale Faktoren zu haben, und zwar eine Kombination des gesteigerten portalen Venendrucks, der Schleimhautschädigung und die hohe fibrinolytische Aktivität der Ösophagus- bzw. Magenmukosa. Darüberhinaus muß bei mindestens 20% der Patienten mit Leberzirrhose und einer massiven Gastrointestinalblutung mit einer systemischen Gerinnungsstörung als potentieller Mitursache gerechnet werden [116, 152]. Die häufigsten Blutungsquellen sind: ösophagogastrale Varizen; chronische peptische Ulzerationen; akute Ulzera nach Einnahme von Antiphlogistika und akute Streßulzera. Die Zirrhotiker ohne Leberinsuffizienz sowie mit mäßiger Leberinsuffizienz bluten vorwiegend aus den Ösophagusvarizen oder chronischen bzw. medikamenteninduzierten Ulzera. Die Patienten mit schwerer Leberinsuffizienz bluten dagegen (bis 80% der Fälle) aus den akuten, nicht medikamentenbedingten Streßulzera, und zwar unter Streßsituationen, die durch Niereninsuffizienz, respiratorische Insuffizienz oder Sepsis bedingt sind [53].

Obwohl eine erfolgreiche Behandlung der Gastrointestinalblutungen primär von den Möglichkeiten einer lokalen Blutstillung abhängig ist, spielt eine supportive Therapie, vor allem die Korrektur der Hämostasestörungen, eine nicht unerhebliche Rolle. Man sollte dabei berücksichtigen, daß die Verschlechterung des Hämostasepotentials bei blutenden Patienten sehr rasch zunimmt und eine frühzeitige Behandlung äußerst wichtig ist.

Die Korrektur der Hämostasestörungen kann grundsätzlich nur durch eine Substitution von Gerinnungsfaktoren und -inhibitoren sowie Fibrinolyseinhibitoren erfolgreich sein. Dabei ist Fresh-frozen-Plasma das einzige Präparat, mit dessen Hilfe eine optimale Substitutionstherapie möglich ist. Obwohl große Mengen dieses Präparates infundiert werden müssen, liefert das FFP alle nötigen Hämostasefaktoren in ausgeglichenen Proportionen. Um eine ausreichende Korrektur der Hämostase zu erreichen, werden 10–20 ml FFP/kg Körpergewicht/24 h geteilt in 4 Portionen alle 6 h benötigt [114]. Da die Konzentration des AT III im Frischplasma meistens nicht ausreicht, um den schweren Mangel zu kompensieren, sollte man das Antithrombin III in Form eines Konzentrates (1000–2000 E/Tag) substituieren, bis der AT-III-Gehalt im Plasma den Wert von 70% übersteigt. Damit kann die Gefahr einer intravasalen Thrombinaktivierung weitgehend gebannt werden. Als Verlaufskontrolle ist in den meisten Fällen die Bestimmung des Quick-Wertes, der Thrombinzeit und der AT-III-Konzentration ausreichend. Weitere supportive Maßnahmen umfassen Bluttransfusionen, Vitamin-K-Injektionen und Thrombozytenkonzentratinfusionen. Es wird daran erinnert, daß die Blutverluste in erster Linie mit Hilfe von Erythrozytenkonzentraten ergänzt werden sollten, da diese verglichen mit Vollblut viel geringere Mengen von aktivierten Thrombozyten und Gerinnungsfaktoren sowie Zitrat enthalten und gleichzeitig einen hohen Hämatokrit aufweisen. Thrombozytenkonzentrate werden bei einer Thrombozytopenie unter 30000/µl verabreicht.

Andere therapeutische Maßnahmen, wie Infusionen von Prothrombinkomplexkonzentraten, Antifibrinolytika und Heparin, sind umstritten, und ihre Verwendung gehört nicht zur Standardtherapie einer akuten GI-Blutung bei Zirrhotikern.

5.5.1 Prothrombinkonzentrate

Eine gezielte Teilsubstitution der Gerinnungsfaktoren durch Infusion von Prothrombinkomplexkonzentraten ist möglich. Allerdings können die Konzentrate bei vorliegender Hyperkoagulabilität den intravasalen Verbrauch verstärken [1, 15, 73], und aus diesen Gründen sind sie bei akut blutenden Patienten mit Zeichen einer VK nicht indiziert. Diese Gefahr ist besonders gut von Hiller et al. [73] bei einem ihrer Patienten mit akuter GI-Blutung belegt; die Gabe von PPSB-Konzentraten führte zwar zu einer Normalisierung des Quick-Wertes, doch gleichzeitig kam es trotz Heparinschutzes zu einem enormen Anstieg von SFMC und FSP, so daß an einer dramatischen Zunahme der VK nicht zu zweifeln war. Es ist zwar möglich, daß die Gefahr einer nachteiligen Verstärkung der VK bei Anwendung der neuesten, von aktiven Komponenten weitgehend befreiten Konzentrate viel geringer als bisher angenommen ist, doch bei fehlenden klinischen Studien können die Vorbehalte gegen eine unbedenkliche Konzentratengabe bei blutenden Patienten nicht aufgehoben werden.

5.5.2 Antifibrinolytika

Bei Zirrhosepatienten mit akuter gastrointestinaler Blutung wird nicht selten eine Hyperfibrinolyse beobachtet. Unter Annahme, daß diese Patienten gleichzeitig eine deutlich gesteigerte lokale Fibrinolyse im Ösophagus und Magenschleimhaut aufweisen, werden gelegentlich Antifibrinolytika empfohlen, um die Festigkeit des Blutgerinnsels am Ort der Blutung zu verbessern [117, 137]. Dennoch ist eine antifibrinolytische Behandlung in den meisten Fällen nicht indiziert, weil dadurch das labile Hämostasegleichgewicht rasch zugunsten des auch sonst drohenden Verbrauchs verschoben werden kann. Im allgemeinen waren bisherige Erfahrungen mit Antifibrinolytika bei Zirrhosepatienten eher enttäuschend [101, 167].

Hinsichtlich des labilen Fibrinolysesystems sollte man zur Senkung des portalen Druckes Glypressin (GVP) dem L-Vasopressin (LVP) vorziehen, da das LVP, nicht aber GVP die fibrinolytische Aktivität im Plasma signifikant erhöht [135].

5.5.3 Heparin

Die negative Korrelation zwischen F VIII:C im Plasma und FSP im Serum sowie eine positive Korrelation zwischen dem F VIII/Ag/C-Quotienten und Serum-FSP bei blutenden Zirrhotikern können auf eine Hyperkoagulabilität und VK bei diesen Patienten hinweisen [10]. Zur Vorbeugung einer manifesten Verbrauchskoagulopathie wurde von einigen Autoren [134, 179] Heparinbehandlung vorgeschlagen, die allerdings bis heute sehr umstritten bleibt. Eine Heparingabe bei Leberkranken mit Blutungen ist besonders bedenklich, weil man mit einer erhöhten Heparinsensitivität in diesen Fällen rechnen muß. Da die Patienten routineweise mit Frischplasma und AT-III-Präparaten behandelt werden, kann man nicht ausschließen, daß die Anhebung von Antithrombin III die Heparinsensitivität noch weiter steigern wird und dadurch die Blutungsneigung erhöht. Ein günstiger Effekt einer Heparinbehandlung konnte nicht nachgewiesen werden. So belegen die Resultate einer klinischen Studie von Heene [70], daß eine 10tägige Antikoagulationstherapie mit Heparin (250 E/kg Körpergewicht/24 h) weder klinisch noch gerinnungsanalytisch in der Gruppe der Ösophagusvarizenblutungen eine Besserung erbrachte. Dabei sind die Risiken, die bereits vorliegende hämorrhagische Diathese bei Leberkranken durch Heparingabe zu verstärken, nicht unbedeutend [162]. Eine Heparinbehandlung bei 5 Patienten mit akuter GI-Blutung und Zeichen einer VK konnte z. B. nicht ausgewertet werden, da alle Patienten in der Frühphase der Behandlung starben. Eigene frühere Erfahrungen, die sich allerdings nur auf Einzelfälle beziehen, sind ebenfalls ausgesprochen negativ; eine Heparingabe (6000–10 000 E/24 h) bei blutenden Zirrhotikern führte immer zu einer wesentlichen Verstärkung der Blutung und mußte abgebrochen werden.

Im Hinblick auf die negativen klinischen Erfahrungen einer Heparinbehandlung sowie die damit verbundenen Risiken und unter Berücksichtigung der Tatsache, daß die VK bei Leberkranken auch im Falle einer Blutung nur relativ selten klinisch relevant ist, gilt eine Heparingabe bei Zirrhotikern mit akuter GI-Blutung als nicht indiziert.

5.6 Prophylaxe und Behandlung der hämorrhagischen Komplikationen nach Anlage eines peritoneovenösen Shunts und nach portokavaler Shuntoperation

Hämostasestörungen gehören neben Infektionen zu den häufigsten und gefürchtesten Komplikationen nach Anlage eines peritoneovenösen Shunts [25, 62, 68, 88, 172]. Pathophysiologisch sind diese Störungen komplexerer Natur und noch nicht ausreichend erforscht; sie sind sowohl durch eine VK [25, 68, 130, 147] als auch durch eine primäre Hyperfibrinolyse [88, 172] gekennzeichnet. Allerdings, obwohl die Laborbefunde nach Shuntanlage (bis zu 70% der Fälle) Zeichen einer VK oder Hyperfibrinolyse zeigen, werden schwerwiegende hämorrhagische Komplikationen relativ selten beobachtet [68]. Bei einigen Patienten mit Verbrauchskoagulopathie nach Anlage des peritoneovenösen Shunts (PVS) konnten prokoagulatorische Substanzen im Aszites nachgewiesen werden [130]. Man nimmt an, daß die Einschwemmung von diesen Substanzen sowie Endotoxinen die VK auslöst. Eine Heparinbehandlung führt erwartungsgemäß zur Besserung der Hämostaseparameter bei diesen Patienten [68]. Dabei kann das Heparin (ca. 10000 IE/24 h i.v. als Dauerinfusion) die Entwicklung eines manifesten VK vor allem dann erfolgreich verhindern, wenn es prophylaktisch bei noch ausreichendem Hämostasepotential (Quick über 30%, AT III über 70%) verabreicht wird [114, 116]. Auffallend ist jedoch, daß bei einem Teil der Patienten weder Heparin noch AT III dem Auftreten von hämorrhagischen Komplikationen vorzubeugen vermag [25, 68]. Diese Beobachtungen legen die Vermutung nahe, daß die VK nicht die einzige und vielleicht auch nicht die wichtigste Ursache der Hämostasestörungen nach PVS-Anlage ist. Köttgen et al. [88] sowie Volk et al. [172] weisen darauf hin, daß die beobachteten Gerinnungsstörungen in erster Linie durch primäre Hyperfibrinolyse bedingt sind, die wiederum als Folgen der Reinfusion von Plasminogenaktivatoren aus dem Aszites zustandekommt. Dafür könnte der gute prognostische Stellungswert der Plasminogenbestimmung im Aszites sprechen; bei allen Patienten, bei denen die Plasminogenkonzentration über 0,7 CTA U/ml lag, traten postoperativ keine Gerinnungsstörungen auf [172]. Aufgrund der klinischen Erfahrungen bei 21 Patienten nach PVS-Anlage, wird von Volk et al. [172] bei niedriger Plasminogenkonzentration im Aszites (unter 0,7 CTA U/ml) prophylaktisch die intraperitoneale Gabe von 16 mg Dexamethason 24 h vor Aszitesreinfusion vorgeschlagen. Wenn diese Maßnahme zu keinem ausreichenden Plasminogenanstieg führt, wird eine antifibrinolytische Behandlung unmittelbar nach Shuntimplantation empfohlen (Aprotinin 200000 IW in 4stündigen Intervallen über 3–4 Tage).

Sowohl die Erfahrungen mit Antifibrinolytika als auch mit Heparinbehandlung sind aus verständlichen Gründen auf eine relativ kleine Zahl von Patienten beschränkt; kontrollierte Studien zu dieser Problematik fehlen. Da die Pathophysiologie der Hämostasestörungen nach PVS ebenfalls nicht genau geklärt ist, muß die postoperative Prophylaxe und Behandlung hämorrhagischer Komplikationen individuell gestaltet werden. Sie sollte auf jeden Fall sowohl die Substitution von Hämostasefaktoren (Fresh-frozen-Plasma, AT III) als auch die Heparin- und Antifibrinolytikaapplikation einbeziehen. Dabei sollte eine antifibrinolytische Behandlung immer unter einem gleichzeitigen Heparinschutz erfolgen. Zur Verlaufskontrolle sind Bestimmung von Thromboplastinzeit, Thrombinzeit, FSP, Euglobulinlysezeit, Plasminogen und Thrombozytenzahl zu empfehlen. Die Probleme der Hämostasestörungen nach portokavaler Shuntoperation sind denen nach PVS-Anlage sehr ähnlich. Das Risiko einer VK durch Einschwemme von prokoagulatorischen Substanzen über den Shunt in die Blutbahn bei reduzierter Clerancefunktion des RES ist nach Anlage eines portokavalen Shunts ebenfalls erhöht. Die wenigen klinischen Erfahrungen [64, 132] zeigen, daß auch diese Patienten in der postoperativen Phase von einer Substitutionstherapie mit Fresh-frozen-Plasma sowie von Heparin- und evtl. Antifibrinolytikagabe profitieren. Die Heparintherapie wird mit 1000–2000 IE i.v. eingeleitet und anschließend mit 2000–4000 IE s.c. alle 4–6 h fortgesetzt [132]. Eine Substitution mit Gerinnungsfaktorenkonzentrationen sowie eine Behandlung mit Antifibrinolytika ist ohne Heparingabe kontraindiziert.

6 Zusammenfassung und Ausblick

Die Leber spielt eine Schlüsselrolle in der Regulation der Blutstillung. Sie ist der Bildungsort fast aller Gerinnungsfaktoren sowie Gerinnungs- und Fibrinolyseinhibitoren, sie entfernt aus dem Kreislauf aktivierte Hämostaseprodukte, und sie trägt wesentlich zur Thrombozytenfunktion und Integrität der kleinen Blutgefäße bei. Eine Leberschädigung mit Parenchymreduktion und eingeschränkter Leberzellfunktion führt zu komplexen Hämostasestörungen, die vorwiegend durch die verminderte Synthese und reduzierte Clearancefunktion der Leber sowie z. T. durch portale Hypertonie und Splenomegalie bedingt sind.

Die verminderte Aktivität der plasmatischen Gerinnungsenzyme und der Gerinnungs- und Fibrinolyseinhibitoren bewirkt bei Leberkranken einen labilen Zustand der Gesamthämostase, indem sowohl die Gerinnung als auch die Fibrinolyse viel leichter als bei Gesunden aktiviert werden können. Als Folge des labilen Hämostasegleichgewichtes können bei einem Teil der Patienten eine Verbrauchskoagulopathie und Hyperfibrinolyse induziert werden.

Eine Korrektur der Hämostasestörungen ist bei hämorrhagischen Komplikationen, bei nekrotischem Schub einer chronischen Leberschädigung, bei akutem Leberversagen und bei Leberkranken vor invasiven diagnostischen Maßnahmen bzw. Operationen notwendig. Jegliche Versuche, die Hämostasedefekte bei unkomplizierter Zirrhose zu mildern, werden lediglich zu einer Korrektur der hämostatischen Laborbefunde führen, ohne daß der Zustand des Patienten oder die Prognose seiner Erkrankung sich bessern.

Akute gastrointestinale Blutungen stellen eine der häufigsten und nicht selten tödlichen Komplikationen einer dekompensierten Leberzirrhose dar. Die Ursachen dieser hämorrhagischen Komplikationen liegen sowohl in lokalen Faktoren im Sinne einer portalen Hypertonie und Schleimhautschädigung als auch in komplexen systemischen und lokalen Gerinnungsstörungen. Das Absinken von Gerinnungsfaktoren und -inhibitoren, die Bildung abnormer Gerinnungsfaktoren und Thrombozytopenie sowie eine gesteigerte lokale Fibrinolyse in der Ösophagus- und Magenschleimhaut sind für das Ausmaß der Blutung mit verantwortlich. Bei einer massiven Blutung kann sich zusätzlich eine sytemische Verbrauchskoagulopathie entwickeln.

Eine Korrektur der Hämostaseparameter läßt sich in den meisten Fällen durch Infusionen von Fresh-frozen-Plasma, Antithrombin III und Thrombozytenkonzentration sowie Vitamin-K-Gabe erreichen. Eine weitere Optimierung der Behandlung ist zu erwarten, wenn es gelingt, die Beteiligung der Verbrauchskoagulopathie und der Hyperfibrinolyse an den hämorrhagischen Komplikationen bei Leberkranken genauer zu definieren. Diese beiden Prozesse scheinen zwar für das Auftreten von Blutungen nicht primär verantwortlich zu sein, doch ihr negativer Einfluß auf die Blutstillung sollte nicht unterschätzt werden. So z. B. ist es gut vorstellbar, daß die lokal in der Ösophagus- und Magenschleimhaut gesteigerte Fibrinolyseaktivität die Bildung eines festen Blutkoagels stört und damit die Blutstillung bei hämorrhagischen Komplikationen verzögern kann. Folglich wird von einigen Autoren die Gabe von Antifibrinolytika bei blutenden Patienten empfohlen. Doch trotz einer guten pathophysiologischen Begründung bleibt diese Empfehlung nach wie vor umstritten. Es wird vor allem befürchtet, daß die Antifibrinolytika das labile Hämostasegleichgewicht bei dekompensierter Leberzirrhose zugunsten der Verbrauchskoagulopathie verschieben könnten und damit eine Verschlechterung der Hämostase herbeiführen. Diese Bedenken sind nicht unbegründet, und sie können nur im Rahmen einer kontrollierten Studie zerstreut werden. Dabei muß die bisherige hämostaseologische Routinediagnostik durch neuere und empfindlichere Methoden zum Nachweis einer Verbrauchskoagulopathie oder Hyperfibrinolyse ergänzt werden. Es ist vor allem wünschenswert, daß im Rahmen einer entsprechenden klinischen Studie die Indikatoren für Thrombozytenaktivierung (β-Thromboglobulin, PF4) sowie die Fibrinogenfragmente A und B-β-1-42 gleichzeitig bestimmt werden. Mit Hilfe dieser Methoden lassen sich der Grad der Thrombin- und Plasminaktivierung und die Dynamik der Verbrauchskoagulopathie bei Leberinsuffizienz bestimmen, und es ist zu hoffen, daß dadurch die Wirksamkeit einer antifibrinolytischen Behandlung bei hämorrhagischen Komplikationen objektiviert werden kann.

Zur Vorbeugung einer Verbrauchskoagulopathie bei blutenden Zirrhotikern wird gelegentlich Heparin in niedriger Dosierung empfohlen. Diese Therapie ist jedoch mit schwer kalkulierbaren Risiken verbunden und sie kann nicht im Rahmen einer Standardbehandlung angewandt werden. Die beste Prophylaxe der Verbrauchskoagulopathie besteht in einer rasch begonnenen und konsequent durchgeführten Substitutionstherapie mit FFP und AT III.

Eine gezielte Substitution der Gerinnungsfaktoren durch Infusion von Prothrombinkomplexkonzentraten ist bei blutenden Patienten mit Zeichen einer Verbrauchskoagulopathie nicht indiziert, da damit der Verbrauch erhöht werden kann.

Eine optimale Korrektur der Hämostasestörungen ist weiterhin bei Patienten mit nekrotischem Schub einer chronischen Leberschädigung sowie bei akutem Leberversagen indiziert, und zwar auch dann, wenn keine hämorrhagischen Komplikationen vorliegen. Die Prognose bei diesen Patienten ist infolge des kritischen Absinkens der Gerinnungsfaktoren und -inhibitoren mit einem hohen Blutungsrisiko belastet. Außerdem können die ausgedehnten Lebernekrosen zur Freisetzung des thromboplastischen Materials führen und eine lokale Verbrauchskoagulopathie mit Verschlechterung der Mikrozirkulation in der Leber bewirken. Es ist denkbar, daß sich das Risiko der mikrothrombotischen Komplikationen in den Nekrosezonen durch Heparingabe vermindern läßt und daß gerade diese Patientengruppe von einer niedrig dosierten Heparinbehandlung profitiert. Doch der Nutzen einer solchen Behandlung muß erst in einer entsprechenden klinischen Studie nachgewiesen werden.

Abschließend muß nochmal betont werden, daß die Komplexität der Hämostasestörungen bei Leberkranken einen hohen Grad an individueller Gestaltung der Therapie verlangt. Grundsätzlich ist diese Behandlung symptomatisch, und eine dauerhafte Verbesserung der Hämostase ist nur über die kausale Therapie der Leberkrankheit zu erreichen.

Literatur

1. Abildgaard CH F (1981) Hazards of prothrombin-complex concentrates in treatment of hemophilia. N Engl J Med 304:670
2. Ahtee L, Briley M, Raisman R, Lebrec D, Langer SZ (1981) Reduced uptake of serotonin but unchanged ^{3}H-imipramine binding in the platelets from cirrhotic patients. Life Sci 29:2323–2329
3. Aoki N, Moroi N, Matsuda M, Tachiya K (1977) The behaviour of alpha$_2$-Plasmin inhibitor in fibrinolytic states. J Clin Invest 60:361–369
4. Aoki N, Yamanaka T (1978) The alpha$_2$-plasmin inhibitor levels in liver diseases. Clin Chim Acta 84:99–105
5. Aster R (1966) Pooling of platelets in the spleen: role in the pathogenesis of "hypersplenic" thromboeytopenia. J Clin Invest 45:645–657
6. Astrup T, Rasmussen J, Amery A, Poulsen HE (1960) Fibrinolytic activity of cirrhotic liver. Nature 185:619–620
7. Audhuy B, Doffoel M, Wiesel ML, Hemmendinger S, Cazenave JP, Bockel R (1983) Importance des troubles de l'hemostase primaire dans la survenue des hemorrhagies digestives hautes du cirrhotique. Ann Gastroenterol Hepatol (Paris) 20:177–182
8. Aurousseau MH, d'Angeli GD, Josso F (1981) Antithrombin III versus prothrombin in liver cirrhosis. Haemostasis 10:104–107
9. Ballard H, Aaron J (1976) Platelet aggregation in portal cirrhosis. Arch Intern Med 136:316–319
10. Bartaglia E, Belmonte P, Vertolli U, Azzurro M, Martines D (1983) Bleeding in cirrhotic patients: a precipitating factor due to intravascular coagulation or to hepatic failure? Haemostasis 13:328–334
11. Bechthold H, Andrassy K, Koderisch H, Weilemann LS, Sonntag HG, Ritz E (1984) Evidence for impaired hepatic vitamin K_1 metabolism in patients treated with N-methyl-thiotetrazole cephalosporins. Thromb Haemost 51:358–361
12. Bergström K, Blombäck B, Kleen G (1960) Studies on the plasma fibrinolytic activity in a case of liver cirrhosis. Acta Med Scand 168:291–305

13. Biland L, Duckert F, Prisender S, Nymann D (1978) Quantitative estimation of coagulation factors in liver disease. The diagnostic and prognostic value of factor XIII, factor V and plasminogen. Thromb Haemost 39:646–656
14. Blanchard RA, Furie BC, Jörgensen M, Gruger SF, Furie B (1981) Acquired vitamin K – dependent carboxylation deficiency in liver disease. N Engl J Med 305:242–248
15. Blatt PM, Lundbald RL, Kingdon HS, McLean G, Roberts MK (1974) Thrombogenic materials in prothrombin complex concentrates. Ann Intern Med 81:766–770
16. Blatt PM, White GC, Kingdon HS (1981) Use of prothrombin complex concentrates in acquired coagulopathies. In: Lusher JM, Barnhart MJ (eds) Acquired bleeding disorders in children. Abnormalities of hemostasis. Masson, New York, p 127
17. Blauhut B, Necek S, Vinazzer H, Bergmann H (1982) Substitution therapy with an antithrombin III-concentrate in shock and DIC. Thromb Res 27:271–278
18. Bloom AL (1975) Annotation; intravascular coagulation and the liver. Br J Haematol 30:1–7
19. Bloom AL (1981) Pathogenesis of haemostatic abnormalities in liver disease. In: Bloom AL, Thomas DP (eds) Haemostasis and thrombosis. Churchill Livingstone, Edinburgh, pp 422–427
20. Boks AL, Brommer EJP, Solko W, Schalm W, van Vliet HDM (1986) Hemostasis and fibrinolysis in severe liver failure and their relation to hemorrhage. Hepatology 6:79–86
21. Booth N, Anderson JA, Bennett B (1984) Plasminogen activators in alcoholic cirrhosis: demonstration of increased tissue type and urokinase type activator. J Clin Pathol 37:772–777
22. Boyett JD, Sullivan JF, Rocca RCD (1970) Hyperfibrinolysis in cirrhosis. Nebr Med J 55:230–236
23. Breddin K (1962) Hämorrhagische Diathesen bei Lebererkrankungen unter besonderer Berücksichtigung der Thrombozytenfunktion. Acta Haematol 27:1–16
24. Brodsky J, Siegel NH, Kahn SB, Roos EM, Petkov C (1970) Simultaneous fibrinogen and platelet survival with (^{75}Se) Selenomehtionine in man. (Studies in diseases with normal coagulation and in hepatocellular disease with abnormal coagulation). Br J Haematol 18:341–355
25. Büller HR, Hobbelen MJ, Princeen AWN, Moelker HCT, ten Cate JW (1983) The effects of antithrombin III, heparin and a novel heparinoid infusions on the bleeding tendency using an experimental model in the rat. Thromb Res 31:787–797
26. Burri HP (1984) Frisch gefrorenes Plasma (FGP) Indikation und Anwendung. Ther Umsch 41:560–564
27. Cederblad C, Korsan-Bengtsen K, Olsson R (1976) Observations of increased levels of blood coagulation factors and other plasma proteins in cholestatic liver disease. Scand J Gastroenterol 11:391–396
28. Coccheri S, Gasbarrini G (1973) The relevance of blood clotting tests in chronic aggressive hepatitis. Scand J Gastroenterol 8 [Suppl 19]:97–101
29. Coccheri S, Palareti G, Dalmonte PR, Poggi M, Boggian O (1979) Investigations on intravascular coagulation in liver disease: soluble fibrin monomer complexes in liver cirrhosis. Haemostasis 8:8–18
30. Collen D (1984) Intravascular coagulation in liver disease. In: Fondu P, Thijs O (eds) Haemostatic failure in liver disease. Nijhoff, Boston, pp 44–48
31. Collen D, Rouvier J, Verstraete M (1972) Metabolism of iodine-labelled plasminogen and prothrombin in cirrhosis of the liver. Clin Res 20:483 (Abstract)
32. Collen D, Rouvier J, Chamone DAF, Verstraete M (1978) Turnover of radiolabelled plasminogen and prothrombin in cirrhosis of the liver. Eur J Clin Invest 8:185–199
33. Cordova C, Musca A, Violi F, Alessandri C, Vezza E (1982) Improvement of some blood coagulation factors in cirrhotic patients treated with low doses of heparin. Scand J Haematol 29:235–240
34. Corrigan JJ, Jeter M, Earnest DL (1982) Prothrombin antigen and coagulant activity in patients with liver disease. JAMA 248:1736–1739
35. Cowan D (1973) Thrombokinetic studies in alcohol-related thrombocytopenia. J Lab Clin Med 81:64–76

36. Damus PS, Wallace GA (1975) Immunologic measurement of antithrombin III-heparin cofactor and alpha$_2$-macroglobulin in disseminated intravascular coagulation and hepatic failure coagulopathy. Thromb Res 6:27–38
37. Das PC, Cash JD (1969) Fibrinolysis at rest and after exercise in hepatic cirrhosis. Br J Haematol 17:431–443
38. Denk H, Schmack H, Deutsch E (1970) Histochemical detection of fibrinolytic activity in liver biopsies. Acta Hepatosplenol 17:221–228
39. Deutsch E (1965) Blood coagulation changes in liver diseases. In: Popper H, Schaffner F (eds) Progress in liver diseases, vol 2. Grune & Stratton, New York, pp 69–93
40. Deykin D (1966) The role of the liver in serum induced hypercoagulability. J Clin Invest 45:256–263
41. Dioguardi N, Mari D, Ninno E del, Mannucci PM (1973) Fibrinolysis in cholestatic jaundice. Br Med J 2:778–779
42. Donaldson G, Davies S, Darg A, Richmond J (1969) Coagulation factors in chronic liver disease. J Clin Pathol 22:199–204
43. Duckert F (1973) Behaviour of antithrombin III in liver disease. Scand J Gastroenterol 8 [Suppl 19]:109–112
44. Emeis JJ, van den Hoogen CM, Jense D (1985) Hepatic clearance of tissue type plasminogen activator in rats. Thromb Haemost 54:661–664
45. Ewe K (1981) Bleeding after liver biopsy does not correlate with indices of peripheral coagulation. Dig Dis Sci 26:388–393
46. Fischer M, Falkensammar C, Klein HJ, Irsigler K, Brunder H, Schnack H (1976) Therapeutische Möglichkeiten bei Verbrauchskoagulopathien aktiver Leberzirrhosen: niederdosierte Heparintherapie. Wien Klin Wochenschr 88:488–494
47. Fletcher AP, Biederman O, Moore D, Alkjaersig N, Sherry S (1964) Abnormal plasminogen-plasmin system activity (fibrinolysis) in patients with hepatic cirrhosis: its cause and consequences. J Clin Invest 43:681–695
48. Flute PT (1979) Clotting abnormalities in liver disease. In: Popper H, Schaffner F (eds) Progres in liver disease, vol VI. Grune & Stratton, New York, pp 301–312
49. Foreman WB, Barnhart MJ (1964) Cellular site for fibrinogen synthesis. JAMA 184:128–132
50. Francis JL, Armstrong DJ (1982) Acquired dysfibrinogenaemia in liver disease. J Clin Pathol 35:667–672
51. Francis JL, Sommonds VL, Armstrong DJ (1983) fibrinogenbound sialic acid and liver sialyltransferase activity in an experimental animal model of cirrhosis. Thromb Haemost 50:202
52. Francis RB, Thomas W (1984) Behaviour of protein C inhibitor in intravascular coagulation and liver disease. Thromb Haemost 52:71–74
52a. Francis RB, Feinstein DJ (1984) Clinical significance of accelerated fibrinolysis in liver disease. Haemostasis 14:460–465
53. Franco D, Deporte A, Durandy Y, Bismuth H (1977) Upper gastrointestinal haemorrhage in hepatic-cirrhosis: causes to hepatic failure and stress. Lancet 1:218–220
54. Frick W (1967) Thrombozytopenie und Leberzirrhose. Schweiz Med Wochenschr 97:407–413
55. Gans H, Lowman JT (1967) The uptake of fibrin and fibrin-degradation products by the isolated perfused rat liver. Blood 29:526–539
56. Gazzard BG, Lewis ML, Ash G, Rizza CR, Bidwell E, Williams R (1974) Coagulation factor concentrates in the treatment of haemorrhagic diathesis of fulminant hepatic failure. Gut 15:993–998
57. Gehrmann G, Elbers C (1970) Thrombopenisches Hyperspleniesyndrom bei splenomegaler Leberzirrhose. Dtsch Med Wochenschr 27:1429–1432
58. Ghezzo F, Mazzone R, Romano S, Emanueli G (1986) Increased whole blood fibrinolytic activity in cirrhotic patients. Thromb Haemost 55:147
59. Giddings JC (1984) Coagulation factors synthesis by the liver, with special reference to factor VIII and factor V. In: Fondu P, Thijs O (eds) Haemostatic failure in liver disease. Nijhoff, Boston, pp 5–22

60. Girolami A, Padrasti G, Capellato G, Quaino V (1980) An immunological study of prothrombin in liver cirrhosis. Blut 41:61–66
61. Green G, Thomson JM, Dymock JW, Poller L (1976) Abnormal fibrin polymerization in liver disease. Br J Haematol 34:427–439
62. Greig PD, Langer B, Blendis LM, Taylor BR, Glyn MFX (1980) Complications after peritoneovenous shunting for ascites. Am J Surg 139:125–131
63. Griffin JA, Evatt B, Zimmerman TS, Kleiss AJ, Wideman C (1981) Deficiency of protein C in congenital thrombotic disease. J Clin Invest 68:1370–1373
64. Grossi D, Rousselot L, Panke W (1962) Coagulation defects in patients with cirrhosis of the liver undergoing portasystemic shunt. Am J Surg 104:512–526
65. Haanen C (1973) Coagulation and liver disease (General discussion). Proc Symp Coagul Liver Dis. Scand J Gastroenterol 8 [Suppl 19]:161
66. Hadchouel P, Touboul JP, Caroli J (1973) Study on the correlation between Normotest, Quick's method and specific coagulation factors in liver disease. Scand J Gastroenterol 8 [Suppl 19]:151–154
67. Harenberg J, Hepp G, Schmidt-Gayk H (1979) Fibrinopeptide A in human plasma evaluation of a new radioimmune-assay technique on microliter plates. Thromb Res 15:513–522
68. Harmon DC, Demirijan Z, Ellman L, Fischer JE (1979) Disseminated intravascular coagulation with the peritoneovenous shunt. Ann Intern Med 90:774–776
69. Heene DL (1973) Leber und Blutstillung. Therapeutische Probleme. Thromb Diathes Haemorrh [Suppl] 55:145–151
70. Heene DL (1975) Gerinnungsstörung bei portaler Hypertension. Z Gastroenterol 13:147–157
71. Heene DL (1979) Hämostasestörungen bei Lebererkrankungen. In: Kühn HA, Wernze H (Hrsg) Klinische Hepatologie. Thieme, Stuttgart, S 3.105–3.119
72. Hillenbrand P, Parbhoo SP, Jedrychowski A, Sherlock S (1974) Significance of intravascular coagulation and fibrinolysis in acute hepatic failure. Gut 15:83–88
73. Hiller E, Hegemann F, Possinger K (1981) Hypercoagulability in acute oesophageal variceal bleeding. Thromb Res 22:243–251
74. Hiller E, Riess H (1985) Klinische Bedeutung der Gerinnungsinhibitoren Antithrombin III und Protein C. Therapiewoche 35:1533–1541
75. Höcker P (1980) Granulozyten- und Thrombozytensubstitution. Infusionstherapie 4:197–203
76. Hughes RD, Lane DA, Ireland H, Langley PG, Gimson AES, Williams R (1985) Fibrinogen derivatives and platelet activation products in acute and chronic liver disease. Clin Sci 68:701–707
77. Jaffe EA, Hoyer LW, Nachman RL (1973) Synthesis of antihemophilic factor antigen by cultured human endothelial cells. J Clin Invest 52:2757–2764
78. Januszko T, Furman M, Buluk K (1966) The kidneys and the liver as the organs regulating the fibrinolytic system of the circulating blood. Thromb Diathes Haemorr 15:554–560
79. Jedrychowski A (1974) The role of the liver in mechanisms regulating fibrinolytic activity. Folia Med Cracov 16:153–191
80. Jedrychowski A, Hillenbrand P, Ajdukiewicz AB, Parbhoo SP, Sherlock S (1973) Fibrinolysis in cholestatic jauncide. Br Med J 1:640–642
81. Jedrychowski A, Parbhoo SP, Hillenbrand P (1972) Plasminogen activator in bile during extracorporeal perfusion of pig liver. Gut 13:54–57
82. Jedrycowski A, Parbhoo SP, Hillenbrand P (1972) Inhibition of fibrinolysis in extracorporeal pig liver perfusion. Scand J Gastroenterol 7:551–554
83. Kasper CK (1975) Thromboembolic complications. Thromb Diathes Haemorrh 33:640–644
84. Kaulla KN von (1964) Liver in regulation of fibrinolytic activity. Lancet 1:1046–1047
85. Kingdon HS, Lundblad RL, Veltkam JJ, Aronson DL (1975) Potentially thrombogenic materials in factor IX concentrates. Thromb Diathes Haemorrh 33:617–631

86. Klingemann HG, Egbring R, Havemann K (1980) Structure of fibrin and fibrin monomer in renal and hepatic failure. Klin Wochenschr 58:533–535
87. Knot EAR, Driyfhout HR, Kahle LH, ten Cate JW, Tijtgat GN (1984) Kinetic studies of radiolabelled alpha$_2$-antiplasmin and antithrombin III simultaneously in patients with liver disease. Haemostasis 14/1:110
88. Köttgen E, Schölmerich J, Diemer W, Gerok W (1982) Untersuchungen zur Blutungsneigung bei Ascites-Reinfusion. Verh Dtsch Ges Inn Med 88:1170–1173
89. Koj A (1974) Acute phase reactants – their synthesis, turnover and biological significance. In: Allison AL (ed) Structure and function of plasma proteins, vol 1. Plenum, London, pp 73–131
90. Koj A, Regoeczi E, Toews CJ, Leveille R, Gauldie J (1978) Synthesis of antithrombin III and alpha$_2$-antitrypsin by the perfused rat liver. Biochim Biophys Acta 539:496–504
91. Kupfer HG, Gee W, Ewald AT (1963) Statistical correlation of liver function tests with coagulation factor deficiences in Laennec's cirrhosis. Thromb Diath Haemorrh 10:317–331
92. Lahnborg G, Berghem L, Lagergren H, Schildt B (1976) Effect of low-dose heparin on the phagocytic and catabolic function of the reticuloendothelial system in man during surgery. Ann Chir Gynaecol 65:376–381
93. Langley PG, Hughes RD, Williams R (1982) Platelet adhesiveness to glass beads in liver disease. Acta Haematol 67:124–127
94. Larrieu MJ, Dray L, Ardaillou N (1975) Biological effects of fibrinogen fibrin degradation products. Thromb Diathes Haemorrh 34:686–692
95. Lasch HG, Müller-Berghaus G (1980) Pro – kontra: Verbrauchskoagulopathie – Heparinbehandlung? Argumente für eine Heparinbehandlung. Internist 21:382–384
96. Latallo ZS, Budzynski A, Lipinski B, Kowalski E (1964) Inhibition of thrombin and of fibrin polymerisation, two activities derived from plasmin-digested fibrinogen. Nature 203:1184
97. Lechner K (1980) Rationelle Substitutionstherapie bei Gerinnungsstörungen. Infusionstherapie 7:190–194
98. Lechner K, Niessner H, Thaler E (1977) Coagulation abnormalities in liver disease. Semin Thromb Hemost 4:40–56
99. Leone G, Agostini A, Mango G, Landolfi R, Valori V, Bizzi B (1981) Megathrombocytes, platelet regeneration time and platelet associated IgG in idiopathic thrombocytopenic purpura and in thrombocytopenia associated with chronic liver disease. Acta Haematol (Basel) 65:40–47
100. Lewis JH (1950) Studies on a proteolytic enzyme system of the blood. II. Fibrinolysokinase activators for profibrinolysin. J Clin Invest 29:1059–1068
101. Lewis JH, Doyle AP (1964) Effects of epsilon aminocaproic acid on coagulation and fibrinolytic mechanisms. JAMA 188:56–63
102. Lipsky JJ (1983) N-Methyl-thiotetrazole inhibition of the gamma carboxylation of glutamic acid: possible mechanisms of antibiotic-associated hypoprothrombinemia. Lancet II:192–193
103. Van de Loo J, Schmiesing G (1965) Faktoren des fibrinolytischen Systems bei Leberkrankheiten. Thromb Diath Haemorrh 14:580–591
104. Lorenz R (1986) Heparin bei akuter und chronischer Lebererkrankung (Kommentar). Leber Magen Darm 16:122–125
105. Mannucci L, Dioguardi N, del Ninno E, Mannucci PM (1973) Value of normotest and antithrombin III in the assessment of liver function. Scand J Gastroenterol 8 [Suppl 19]:103–107
106. Marciniak E, Gockerman JP (1977) Heparin-induced decrease in circulating antithrombin-III. Lancet II:581–584
107. Marongiu F, Mamusa AM, Mameli G, Mulas G, Solinas A, Demelia L, Contu L (1985) Alpha$_2$-antiplasmin and fibrinopeptide A in liver cirrhosis (abstract) Haemostasis 14:110

108. Martinez J, Palascak JE (1982) Hemostatic alterations in liver disease. In: Zakin D, Boyer TD (eds) Hepatology. A textbook of liver disease. Saunders, Philadelphia, pp 546–579
109. Matthias FR (1982) Umsatzstörungen im Gerinnungs- und Fibrinolyse-System durch Erkrankungen der Leber. Schwerpunktmed 5:21–27
110. Matti R, Ambrus JL, Sokal IE, Mink E (1964) Production of members of the blood coagulation and fibrinolysis systems by the isolated perfused liver. Proc Soc Exp Biol Med 116:69–72
111. McAvoy TT (1979) The biological half-life of heparin. Clin Pharmacol Ther 25:372–379
112. Mowat NAG, Brunt PW, Ogston D (1974) The fibrinolytic enzyme system in acute and chronic liver injury. Actat Haematol (Basel) 52:289–293
113. Nanji AA, Blank DW (1983) Clinical status as reflected in biochemical tests on patients with chronic alcoholic liver disease. Clin Chem 29:992–993
114. Neidhardt B, Schricker K Th (1982) Hämostasestörungen bei Leberzirrhose. Teil 2: Therapie. Fortschr Med 100:836–840
115. Oehler G, Bleyl H, Bischoff B, Henk R (1974) Vergleich von Prothrombin-Aktivität und -Konzentration bei verschiedenen Funktionszuständen der Leber. Verh Dtsch Ges Inn Med 80:1452–1456
116. Oehler G, Heckers H (1985) Hämostase bei gestörter Leberfunktion. Haemostaseologie 5:75–81
117. Oehler G, Lasch HG (1984) Gerinnungsstörungen im Schock. In: Riecker G (Hrsg) Schock. Springer, Berlin-Heidelberg-New York (Handbuch der Inneren Medizin Bd IX 12, S 203)
118. Ogston D, Bennett NB, Ogston CM (1971) The fibrinolytic enzyme system in hepatic cirrhosis and malignant metastases. J Clin Pathol 24:822–826
119. Ogston D, Ogston CM, Ratnoff OD (1969) Studies on a complex mechanism for the activation of plasminogen by kaolin and by chloroform: the participation of Hagemann factor and additional factors. J Clin Invest 1786–1801
120. Oka K, Tanaka K (1979) Local fibrinolysis of esophagus and stomach as a cause of hemorrhage in liver cirrhosis. Thromb Res 14:837–844
121. Olson JP, Miller LL, Troup SB (1966) Synthesis of clotting factors. J Clin Invest 45:690–701
122. Olsson P, Lagergreen H, Ek S (1963) The elimination from plasma of intravenous heparin. Acta Med Scand 173:619–630
123. Ordinas A, Maragall S, Castillo R, Nurden AT (1978) A glycoprotein I defect in platelets of three patients with severe cirrhosis of the liver. Thromb Res 13:297–302
124. Owen CA, Bowie EJW (1981) Generation of plasmatic coagulation factors by the isolated rat live perfused with completely synthetic blood substitute. Thromb Res 22:259–266
125. Owens RM, Miller LL (1980) Net biosynthesis of antithrombin III by the isolated liver perfused for 12–24 hours. Biochim Biophys Acta 627:30–39
126. Pabinger-Fasching J (1984) Protein C – ein in der Leber gebildeter Gerinnungsinhibitor. Haemostaseologie 4:50–53
127. Pakter RL, Russel TR, Meilke CH, West D (1982) Coagulopathy associated with the use of moxalactam. JAMA 248:1100
128. Palascak JE, Martinez J (1977) Dysfibrinogenemia associated with liver disease. J Clin Invest 60:89–95
129. Permin PM (1950) The fibrinolytic activator in animal tissue. Acta Physiol Scand 21:159–167
130. Phillips LL, Rodgers JB (1979) Procoagulant activity of ascitic fluid in hepatic cirrhosis. Surgery 86:714–721
131. Poller L (1977) Coagulation abnormalities in liver disease. In: Poller L (ed) Recent advances in blood coagulation, vol 2. Churchill Livingstone, Edinburgh, pp 267–292
132. Popov S (1973) Therapeutische Probleme (Diskussion). Thromb Diath Haemorrh [Suppl] 55:153–159

133. Popper H, Franklin M (1948) Viral versus toxic hepatic necrosis. Arch Pathol 46:338–376
134. Potron G, Droulle C, N'Guyen P et al. (1984) Main problems in the treatment of bleeding in cirrhotic patients. In: Fondu P, Thijs O (eds) Haemostatic failure in liver disease. Nijhoff, Boston pp 127–154
135. Prowse CV, Douglas JG, Forrest JAH, Forsling ML (1980) Haemostatic effects of lysine vasopressin and triglycyl lysine vasopressin infusion in patients with cirrhosis. Eur J Clin Invest 10:49–54
136. Ragni MU, Lewis JH, Spero JA, Hasiba U (1982) Bleeding and coagulation abnormalities in alcohol cirrhosis liver disease. Alcoholism: Clin Exp Res 6 (2):267–274
137. Ratnoff OD (1982) Disordered hemostasis in hepatic disease. In: Schiff L, Schiff ER (eds) Diseases of the liver. Lippincott, Philadelphia, pp 237–258
138. Ritland S, Skrede S, Blomhoff JP, Gjone E (1973) Coagulation factors as indicators of protein synthesis in chronic liver disease. Scand J Gastroenterol 8 [Suppl 19]:113–117
139. Robbins KC (1982) The plasminogen-plasmin enzyme system. In: Colman RW, Hirsh J, Marder VJ, Salzman EW (eds) Hemostasis and thrombosis: basic principles and clinical practice. Lippincott, Philadelphia, pp 623–639
140. Rock WA (1984) Laboratory assessment of coagulation disorders in liver disease. Clin Lab Med 4:419–442
141. Rodzynek JJ, Urbain D, Leutaud P, Wettendorff P, Delcourt A (1984) Antithrombin III, plasminogen and alpha$_2$-antiplasmin in jaundice, clinical usefulness and prognostic significance. Gut 25:1050–1056
142. Rosenberg RD (1975) Actions and interactions of antithrombin and heparin. N Engl J Med 292:146–151
143. Rosenberg RD (1984) The heparin-antithrombin mechanism. Triangle 23:43–48
144. Rubin M, Weston M, Langley P, White Y, Williams R (1979) Platelet functions in chronic liver disease. Relation to disease severity. Dig Dis Sci 24:197–202
145. Ruiz F, Grainger SL, Hall RJC, Ingram JC, Pollard V, Swan AV (1982) Relation of simple clotting tests to clotting factor levels in liver disease. Clin Lab Haematol 4:247–256
146. Samama M (1984) The significance of several coagulation tests in the evaluation of the risk of bleeding. In: Fondu P, Thijs O (eds) Haemostatic failure in liver disease. Nijhoff, Boston, pp 81–91
147. Sauder D, Seaton TL, Johnston M, Hirsch J (1977) Changes in the coagulation status of patients undergoing autotransfusion of concentrated ascitic fluid as treatment of refractory ascites. Blood 50 [Suppl 1]:267 (Abstract)
148. Scharf R, Schneider W, Heisig S, Schramm W (1983) Thrombozytopenie bei Leberzirrhose. Klin Wochenschr 61:703–708
149. Scharf R, Schramm W, Heisig S, Schneider W (1982) Does chronic disseminated intravascular coagulation (DIC) cause thrombocytopenia in patients with stable liver cirrhosis? Haemostasis 12:39
150. Schneider W, Scharf RE, Schramm W (1982) Thrombozyten und Lebererkrankungen. Verh Dtsch Ges Inn Med 88:1336–1339
151. Schneider M, Schulz K, Teichmann W (1973) Zum Verhalten der Blutgerinnungsfaktoren bei Patienten mit Verschlußikterus. Z Innere Med 28:403–407
152. Schuster HP, Prellwitz W, Schönborn H, Olberman M (1976) Blutgerinnungsstörungen als Mitursache massiver gastrointestinaler Blutungen bei Patienten mit Leberzirrhose. Med Welt 27:1392–1394
153. Sette H, Hughes RD, Langley PD, Gimson AES, Williams R (1985) Heparin response and clearance in acute and chronic liver disease. Thromb Haemost 54:591–594
154. Sharma P, McDonald G, Banaji M (1982) The risk of bleeding after percutaneous liver biopsy. Relation to platelet count. J Clin Gastroenterol 4:451–453
155. Shaw E, Giddings JC, Peake JR, Bloom AL (1979) Synthesis of procoagulant factor VIII. Factor VIII related antigen and other coagulation factors by the isolated perfused rat liver. Br J Haematol 41:585–596

156. Soria J, Soria C, Ryckewaert JJ, Samama M, Thomson JM, Poller L (1980) Study of acquired dysfibrinogenemia in liver dysfibrinogenemia in liver disease. Thromb Res 19:29–41
157. Spaet TH (1962) Studies on the in vivo behaviour of blood coagulation product I in rats. Thromb Diath Haemorrh 8:276–285
158. Spector J, Corn M, Ticktin HE (1966) Effect of plasma transfusions on the prothrombin time and clotting factors in liver disease. N Engl J Med 275:1032–1037
159. Stakeberg H (1974) Substrate incorporation into lipids and proteins in human liver slices. Acta Med Scand [Suppl] 561:1–30
160. Stein SF, Harker LA (1982) Kinetic and functional studies of platelets, fibrinogen, and plasminogen in patients with hepatic cirrhosis. J Lab Clin Med 99:217–230
161. Stenflo J, Ganrot PO (1972) Vitamin K an the biosynthesis of prothrombin: Identification and purification of a dicumarol-induced prothrombin from bovine plasma. J Biol Chem 247:8167–8175
162. Straub PW (1977) Diffuse interavascular coagulation in liver disease? Semin Thromb Hemost 4:29–39
163. Sundsmo JS, Fair DS (1983) Relationships among the complement, kinin, coagulation and fibrinolytic systems. Springer Semin Immunpathol 6:231–258
164. Teien AN (1977) Heparin elimination in patients with liver cirrhosis. Thromb Haemost 38:701–706
165. Tucker JS, Woolf JL, Boyes BE (1973) Coagulation studies in acute hepatic failure. Gut 14:418
166. Tytgat G, Collen D, De Vreker R, Verstraete M (1968) Investigation on the fibrinolytic system in liver cirrhosis. Acta Haematol (Basel) 40:265–274
167. Tytgat GN, Collen D, Verstraete M (1971) Metabolism of fibrinogen in cirrhosis of the liver. J Clin Invest 50:1690–1701
168. Veltkamp JJ, Kreuning J (1973) The diagnostic value of coagulation studies in chronic liver disease. Scand J Gastroenterol 8 [Suppl 19]:93–95
169. Verstraete M, Vermylen J, Collen D (1974) Intravascular coagulation in liver disease. Ann Rev Med 25:447–455
170. Vogel GE (1983) Early treatment with AT III in acute liver failure. Behring Inst Mitt 73:79–93
171. Vogel GE, Komm Ch, Lorenz R, Bottermann P (1984) Das akute Leberversagen – neue therapeutische Aspekte. Intensivbehandlung 9:60–66
172. Volk BA, Schölmerich J, Wilms H, Köttgen E, Witz G, Billmann P, Hoppe-Seyler P, Gerok W (1985) Peritoneo-venöser Shunt in der Aszitestherapie. Dtsch Med Wochenschr 110:1685–1691
173. Walker JRA, Willner MA, Johnston CA, Rand PB, Neame J, Hirsh J (1983) Factors XI and XII are low in subjects with liver disease. Dig Dis Sci 28:967–970
174. Van der Watt JA, Gomperts ED, Kew MC (1977) Hemostatic factors in primary hepatocellular cancer. Cancer 40:1593–1603
175. Wessler S, Yin ET, Gaston LW, Nicol J (1967) A distinction between the role of precursor and activated forms of clotting factors in the genesis of stasis thrombi. Thromb Diath Haemorrh 18:12–23
176. White GC, Roberts HR, Kingdon HS, Lundblad RL (1977) Prothrombin complex concentrates: potentially thrombogenic materials and clues to the mechanism of thrombosis in vivo. Blood 49:159–170
177. Wintrobe M (1981) Clinical hematology. 8th edn Lea & Febiger, Philadelphia, p 581
178. Wion K, Kelly DA, Summerfield JAS, Tuddenham EGD, Lawn D (1985) Distribution of factor VIII mRNA and antigen in human liver and other tissues. Nature 317:726–729
179. Zetterquist E, von Francken J (1963) Coagulation disturbances with manifest bleeding in extrahepatic portal hypertension and in liver cirrhosis. Preliminary results of heparin treatment. Acta Med Scand 173:753–760